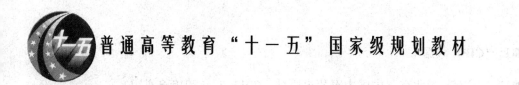 普通高等教育"十一五"国家级规划教材

中医学基础

（供中药学、药学、中医护理等专业用）

主　编　谢　宁（黑龙江中医药大学）
副主编　郑洪新（辽宁中医药大学）
　　　　赵文静（黑龙江中医药大学）
　　　　李笑然（苏州大学）
　　　　曹继刚（湖北中医药大学）

中国中医药出版社
·北京·

图书在版编目（CIP）数据

中医学基础/谢宁主编. —北京：中国中医药出版社，2011.2 （2016.8重印）
普通高等教育"十一五"国家级规划教材
ISBN 978 – 7 – 5132 – 0233 – 6

Ⅰ.①中…　Ⅱ.①谢…　Ⅲ.①中医医学基础 – 高等学校 – 教材　Ⅳ.①R22

中国版本图书馆 CIP 数据核字（2011）第 004649 号

中 国 中 医 药 出 版 社 出 版
北京市朝阳区北三环东路 28 号易亨大厦 16 层
邮政编码　100013
传真　010 64405750
三河市文昌印刷装订厂
各地新华书店经销
＊
开本 850×1168　1/16　印张 30.25　字数 676 千字
2011 年 2 月第 1 版　2016 年 8 月 9 次印刷
书　号　ISBN 978 – 7 – 5132 – 0233 – 6
＊
定价　39.00 元
网址　www.cptcm.com

编 写 说 明

《中医学基础》是高等中医药院校中药学、药学、公共（卫生）事业管理、中医护理、医学心理学等专业的一门主干基础课。这门课程系统讲授中医学理论体系的形成和发展、阴阳五行、藏象、精气血津液、经络、体质、病因、发病、病机、诊法、辨证、防治原则、常用中药及方剂等基础理论、基本知识和基本技能。随着高等医学教育事业的不断发展，近年来又增加了一些新的专业和专业方向，对教学工作提出了更高的要求。为了适应新形势下对教学、科研工作的需要，我们组织长期从事教学工作的一线教师编写了这本教材。

在编写过程中，参考了普通高等教育中医药类规划教材《中医学基础》、《中医基础理论》、《中医诊断学》、《中药学》、《方剂学》和部分院校的自编教材。本着简明、准确、实用的原则，结合多年的教学、临床体会，对教材的体例和内容进行了适当的调整和增减，力求使本教材达到科学性、系统性和完整性的要求，使学习者对中医药的基本理论有较为全面的了解，为进一步的学习打下良好基础。

本教材绪论由谢宁、刘锐编写。第一篇第一章由赵博编写；第二章第一、二节由郑洪新编写，第三、四节由蒋筱编写，第五节由朱向东编写；第三章由翁宁榕编写；第四章由刘晓艳编写；第五章和第七章由田丙坤编写；第六章由曹继刚、王进编写。第二篇由林晓峰、王国华、谢宁编写。第三篇第十至十四章及第二十八章由任艳玲编写；第十五章和第三十章由赵文静编写；第十六至十九章、第二十五章、第二十七章及第二十九章由宋诚挚编写；第二十至二十四章、第二十六章及第三十一至三十三章由常惟智编写。第四篇由李笑然、谢宁编写。

本书可作为中医药院校在校学生及自学中医者的教材，同时对从事中医教学和临床工作的人员亦具有一定参考价值。

本书中不足之处在所难免，敬请同道提出宝贵意见，以便再版时修订提高。

《中医学基础》编委会
2011 年 1 月

目 录

第四篇　方剂学基础

绪 论

中医学历史悠久，源远流长，是我国人民几千年来同疾病作斗争的丰富经验总结，也是我国传统文化的重要组成部分。中医学为中国人民的保健事业和民族昌盛作出了巨大贡献。

中医学有其独特的理论体系，是世界传统医学中最为完善的一种医学。它突出了人体是一个统一的整体，以阴阳五行学说为指导思想，以脏腑经络理论为核心，通过对人体客观的观察，进行综合的辨证分析来认识疾病，然后运用天然的植物、动物、矿物药来防治疾病。它重视人与自然及社会的关系，强调人的统一性，提倡养生保健，以预防为主。

这里，首先将中医学的发展概况及其学术特点等问题，作简要介绍。

一、中医学发展概况

中医学的形成和发展，大体上可分为两个阶段。

（一）中医学的形成

自先秦至汉末，是中医学理论体系的形成时期，其代表著作有四部。

1. 《黄帝内经》 约成书于春秋战国至汉末，分《素问》、《灵枢》两部分，共18卷162篇，是现存的第一部中医学经典著作。系统地阐述了人体的组织结构、生理、病理，以及疾病的诊断、防治和养生等问题。其内容包括藏象、经络、病因、病机、诊法、辨证、治则、针灸和汤液治疗等方面。许多内容在当时处于世界领先地位。如食管与肠管的比例是1：35，基本接近现代解剖学的1：37。该书在阐述医理的同时，还对当时哲学领域里的一系列重大问题，如阴阳、五行、气、天人关系、形神关系等，进行了深入的探讨。一方面运用当时先进的哲学思想指导和推动医学科学的发展，另一方面又用医学科学的成果丰富和提高了哲学理论。

2. 《难经》 成书于汉代，托名秦越人。本书以问答形式阐述了人体的结构、生理、病理，疾病的病因、病机、诊断、治疗等问题，在脉诊和针灸治疗等方面，较《内经》更为详细。全书共提出81个问题，故全称《黄帝八十一难经》。

3. 《伤寒杂病论》 本书为东汉末年张仲景所著。宋代林亿等整理出版时，将其分为《伤寒论》和《金匮要略》两部分。《伤寒论》以《素问·热论》为基础，创造性地提出六经的形证和分经辨证治疗原则，确立了六经辨证论治的纲领。《金匮要略》以脏腑病机理论对内伤杂病进行证候分类，共记载40多种疾病，融合理、法、方、药于一体，为中医临床的发展奠定了基础。后世将张仲景誉为"医圣"。

4. 《神农本草经》 本书约成书于汉魏，托名神农。是中医学最早的药物学专著，为后世历代本草的蓝本。书中收载365味药，分上、中、下三品，并以寒热温凉分四性，酸苦甘辛咸分五味。该书为后世中药学理论奠定了基础。

（二）发展阶段

1. 晋、隋、唐时期   该时期由于丰富的医疗实践使中医学逐渐充实和系统化。如晋代皇甫谧著《针灸甲乙经》，发展了经络、腧穴和针灸治疗的方法和理论。王叔和著《脉经》，提出24部脉，发展了脉学理论。隋代巢元方著《诸病源候论》，详述病因病机和证候。唐代孙思邈著《千金方》，详述方剂的分类及处方的适应证，发展了脏腑辨证理论，使其内容更加丰富和系统化。在中药方面唐政府在显庆四年颁布了由苏敬等主持编写的《新修本草》，又称《唐本草》，该书载国产和外来药物844种。《新修本草》是世界上最早的一部药典，对我国和世界医学的发展作出了重要的贡献。这一时期方剂学的发展很快。晋代葛洪的《肘后备急方》，唐代王焘的《外台秘要》，汇集历代名方，致使汉唐的许多名家方得以传世，是现代研究唐以前方剂的重要资料。

2. 宋、金、元时期   由于宋金元时期中国学术文化领域百家争鸣风气的影响，中医学领域产生了医学流派，中医理论也因此有了突破性进展。

在宋代，陈言（字无择）著《三因极一病证方论》，提出三因学说；钱乙著《小儿药证直诀》，发展了脏腑辨证理论；唐慎微编著的《经史证类备急本草》，后世简称《证类本草》，该书载药1455种；著名的方书有《太平圣惠方》和《圣济总录》，前者载方16834首，后者载方近2万首，集宋以前的大成；《太平惠民和剂局方》载方788首，是我国历史上第一部由政府编制的成药药典；陈自明的《妇人大全良方》，严用和的《济生方》等，都是实践经验的总结，对后世方剂的发展有一定的影响。金元时期，陈无己的《伤寒明理药方论》虽只论述了20首伤寒方，但却是第一部专门剖析方剂理论的专著，开创了后世方论的先河，把方剂理论推到了一个新的阶段。在此时期产生了最具盛名的"金元四大家"，刘完素著《素问玄机原病式》，阐发《内经》病机理论及运气学说，认为百病多因于"火"，"六气皆从火化"，"五志过极，皆为热甚"，用药善用寒凉药物，被后世尊为"寒凉派"，其学术思想及临床经验对明清时期温病学派的形成产生了重要影响；张从正继承并发展了刘完素的学术思想，认为人之生病，皆因邪气所致，故治病应以祛邪为首务，治疗善用汗、吐、下三法，后世称之为"攻下派"或"攻邪派"；李杲继承并发展了张元素重脾胃的学术思想，作《脾胃论》，认为脾胃为元气之本，饮食不节、劳役过度、情志刺激皆可损伤脾胃而致元气虚衰，百病丛生，故治疗当以补脾胃为先，养生亦应重视顾护脾胃，被后世称为"补土派"；朱震亨集河间、东垣、子和三家之大成，善治杂病，创见颇多，倡"阳有余阴不足论"和"相火论"，治病善用养阴药，后世称之为"滋阴派"。

3. 明清时期   这一时期出现了很多综合性医书。在明代，楼英的《医学纲目》和王肯堂的《证治准绳》，通论中医基础理论及临床各科证治；我国伟大的医药学家李时珍，历时27年，编写了《本草纲目》这一科学巨著，全书52卷，载药1897种，并按药物的自然属性和生态条件分为16纲、60类，是中古时代最完备的分类系统，也是我国科学史上极其辉煌的硕果；朱橚编纂的《普济方》，载方61739首，是我国现存最大的一部方书。在清代，吴谦等编写的《医宗金鉴》和陈梦雷主编的《古今图书集成·医部全录》更是集古今医书和临床各科之大成，为后世习医者提供了极大方便。清代医学家赵学敏，于1765年刊行

《本草纲目拾遗》，全书载药 921 种，大大丰富了我国药学宝库。

在藏象学说的研究方面，明代张介宾的《景岳全书》和赵献可的《医贯》对命门学说发展影响较大；李中梓提出"先后天根本论"，认为"肾为先天之本"，"脾为后天之本"，治疗疾病当固先后天根本，至今仍有重要意义。

在温病学说方面，明代吴有性对瘟疫病的病因和致病途径提出创见；清代叶天士和吴鞠通创立"卫气营血辨证"和"三焦辨证"方法，并提出温病不同发展阶段的代表方剂及养阴清热的治疗大法，使温病学形成了完整的理论体系。

4. 近现代时期　鸦片战争以后，西方医学大量传入中国，由于中西医两种医学体系的长期论争，产生了中西汇通派，故此时期的特点是中西论争发展至中西汇通乃至中西医结合。如清末朱沛文著《华洋藏象约纂》，主张"中西医各有是非，不能偏主"，应"中西参照"；张锡纯作《医学衷中参西录》，强调从理论到临床都应衷中参西，主张中西药合用，开中西药并用于临床之先河。新中国成立后，中西医学工作者在整理研究历代医学文献的同时，运用现代科学方法研究中医基础理论，在经络与脏腑证候研究等方面，取得了长足进展；用现代科学技术手段来研究中药的药理作用，也做了许多很有价值的工作；众多医家研制了不少新的有效方剂，并利用现代科学技术与方法对一些方剂作了临床与实验研究，为方剂的研究开创了新的局面。

二、中医学理论体系的基本特点

中医学理论体系是在中国古代哲学思想的影响下，经过长期的临床实践产生并发展起来的。它的基本特点是整体观念和辨证论治。

（一）整体观念

所谓整体观念，即认为事物是一个整体，事物内部的各个部分是互相联系、不可分割的，事物和事物之间也有密切的联系。中医学从这一观点出发，认为人体是一个有机整体，人与自然界以及社会环境之间也是不可分割的整体，这种内外环境的统一性以及机体自身整体性的思想，谓之整体观念。整体观念是中医学中重要的思想方法，它贯穿于中医学的生理、病理、诊法、辨证、养生和治疗等各个领域中。

1. 人是一个有机的整体　中医学认为，人体是一个以心为主宰，以五脏为中心的有机整体。人体是由肝、心、脾、肺、肾等五脏，胆、小肠、胃、大肠、膀胱、三焦等六腑，筋、脉、肉、皮、骨等五体，以及目、舌、口、鼻、耳、前后二阴等诸窍共同组成的。其中每一个组成部分，都是一个独立的器官，都有其独特的功能。然而，所有的器官都必须通过经络沟通相互联系，这种联系具有独特的规律，即一脏、一腑、一体、一窍构成一个系统。肝、胆、筋、目构成肝系统；心、小肠、脉、舌构成心系统；脾、胃、肉、口构成脾系统；肺、大肠、皮、鼻构成肺系统；肾、膀胱、骨、耳及二阴构成肾系统。每一个系统皆以脏为核心，故五大系统以五脏为中心。五脏代表着人体的五个系统，人体的所有器官都可以包括在这五个系统之中，这种五脏一体观反映了人体内部脏腑不是孤立的，而是相互关联的有机整体的思想。

由脏、腑、体、窍共同组成的结构严密、分工有序的整体，通过精、气、血、津液的作用，有条不紊地进行正常的生理活动。在生理活动过程中，每脏、腑、体、窍都发挥其独特的功能，同时，脏、腑、体、窍之间，即系统内部是互相联系互相影响，系统和系统之间又互相配合互相制约，并以心为最高统帅，心是"五脏六腑之大主"，主宰整个生命活动。这种整体调节下的分工合作，体现了人体局部与整体的统一。

中医学分析疾病的病理机制也首先着眼于整体，着眼于局部病理变化所引起的整体病理反应，既重视局部病变和与之相关的脏腑经络，更重视病变之脏腑经络对其他脏腑经络产生的影响。从五脏一体观出发，各系统内部可以互相影响，如肾虚可以影响膀胱，出现遗尿、小便失禁；可以影响耳，出现听力减退，耳鸣耳聋；影响骨，小儿可见骨软无力、变形，老人出现骨质变脆、易折。系统和系统之间也可以互相影响，如肝火可传入心，而见肝心火旺，急躁易怒，心烦失眠；可传入肺，见肝火犯肺，胁痛咯血；也可传入胃，形成肝火犯胃，而见脘痛泛酸，甚至呕血。

中医学在诊断疾病时，也从整体出发，察外知内，这是中医学诊病的主要认识方法。人体某一局部的病理变化，往往影响全身脏腑的功能和气血阴阳的盛衰，而脏腑功能及气血阴阳的盛衰，又可表现为体表官窍、形体、色脉等外在变化，故通过观察体表变化，可了解和判断内脏病变，从而做出正确的诊断。如舌通过经络直接或间接与五脏相通，体内脏腑的虚实、气血的盛衰、津液的盈亏，以及疾病的轻重顺逆，都可呈现于舌，所以察舌即可测知内脏的功能状态。其他如脉诊，观面色、口唇、目鼻等颜色状态，都可测知全身状况，这些都是整体观念在中医诊断学中的具体运用。

中医学治疗疾病亦从整体观念出发，既注意脏、腑、体、窍之间的联系，也注意五脏系统之间的影响。如心开窍于舌，心与小肠相表里，用清心泻小肠火的方法可治疗口舌糜烂；肝病可影响心肺脾肾，治肝病时亦可同时调理心脾肺肾，控制其病理传变。

2. 人与外环境的整体性　人生活在自然界中，是自然界的组成部分，自然环境发生变化时，人体也会发生与之相应的变化。同时，人又是社会的一分子，社会环境的变化必然对人体产生影响。自然界和社会与人体密切联系，互相影响，也是一个不可分割的整体。当然，人也会反过来影响自然和社会。

（1）人和自然界的统一性　中医学历来重视人与自然环境的联系，有关季节气候、昼夜晨昏、地理环境对人体生理病理的影响论述颇多。

季节对人体生理的影响非常明显。春属木，其气温；夏属火，其气热；长夏属土，其气湿；秋属金，其气燥；冬属水，其气寒。一年四季气候变化的基本规律就是春温、夏热、长夏湿、秋燥、冬寒。生物在这种气候变化的影响下，就会产生春生、夏长、长夏化、秋收、冬藏等适应性变化。人体也必须与之相适应。春夏阳气发泄，气血容易趋向于体表，则腠理疏松，多汗少尿；秋冬阳气收藏，气血容易趋向于里，则腠理致密，少汗多尿。同样，四时脉象也有相应的变化。春夏脉多浮大，秋冬脉多沉小，这种脉象的浮沉变化，也是人体气血受四时气候影响而出现的适应性调节反应。

昼夜晨昏的阴阳消长变化对人体也能产生一定影响。人体阳气白天多趋于表，夜晚多趋于里，这种现象也反映了人体在昼夜阴阳的变化过程中生理活动的适应性变化。

不同地区，由于气候、土质或水质的不同，对人体的生理活动也能产生不同的影响。如江南地区地势低平，气候温暖湿润，故人体腠理多疏松；西北地区地势高而多山，气候寒冷干燥，故人体腠理多致密。一旦易地而处，环境改变，初起多感不太适应，多数情况下可逐渐适应。

四时气候的变化，是生物生存的重要条件之一，但有时也会成为生物生存的不利因素。人类适应自然环境的能力是有限度的，如果气候剧变，超过了人体调节机能的限度，或者机体的调节机能失常，不能对自然变化做出适应性调节时，就会发生疾病。四时气候变化对疾病的影响，主要表现为季节性的多发病或时令性的流行病。季节特点不同，发病也常各异。此外，某些慢性病往往在气候剧变或季节交替时发作或增剧，如痹证、胸痹等。

昼夜的变化对疾病也有一定影响。一般疾病，多有昼轻夜重的特点，由于早晨、中午、黄昏、夜半，人体阳气存在着生、长、衰、入的规律，故而病情亦随之有慧、安、加、甚的变化。

此外，某些地方性疾病与地理环境密切相关。地域不同，人的体质有异，所患疾病也不同。

中医学重视天人关系，强调人的积极意义，认为人类不仅能适应自然，更能改造自然，和自然作斗争，从而减少疾病发生，提高健康水平。中医学强调在适应环境的同时，还要能动地改造环境，以提高人的健康水平。

（2）人与社会的整体性　人是社会的组成部分，人能影响社会，社会的变化对人体的生理病理也有影响，其中社会的进步或落后、社会的治与乱以及个人社会地位的变动，对人体的生理病理影响尤为重要。

首先，社会的进步使物质生活日益丰富，居处环境舒适宽敞，医疗卫生水平不断提高，养生学的充分发展，使人类的生存质量提高，寿命延长。但同时，社会进步也给人类健康带来很多负面影响，如工业发展造成环境污染引发了一些新的疾病，生活节奏加快，使人的精神过度紧张，心理疾病也呈上升趋势。

其次，社会的安定或动乱对人体身心健康的影响亦很重要。社会安定，人们安居乐业，心情愉悦，生活规律化、科学化，故而健康长寿。反之，社会动乱，人们精神紧张，饥寒交迫，流离失所或疲劳过度，必致机体抵抗力降低，罹患各种疾病。

个人社会地位的改变必然带来物质和精神生活上的变化，对人体身心健康均有重要影响。社会地位变化影响人的情志，进而影响脏腑气血阴阳，诱发各种疾病。

由于社会对人体健康有种种影响，因此，治疗这些疾病也要注意整体调整，一方面要注意人体自身的心身调节，如心理上要"恬淡虚无"，超然脱俗，顺乎自然，经常进行形体锻炼，使人的精神和肌肉放松，缓解快节奏生活带来的紧张和疲劳。另一方面，对污染等社会公害进行综合治理，使其降低至最小限度，减轻对人体健康带来的不良影响，减少疾病的发生。

总之，中医学认为人体自身以及人与自然界、社会之间都是不同层次的整体系统，互相影响不可分割，治疗时要充分考虑，适当兼顾。

（二）辨证论治

辨证论治是中医学认识疾病、治疗疾病的主要手段之一。

证是机体发病过程中某一阶段病机本质的概括。它包括了病因、病位、病性和邪正关系。证比较准确地揭示了疾病本质，可以作为治疗疾病的依据。

所谓辨证，就是将四诊所收集的资料（症状和体征）通过分析、综合，辨清疾病的原因、部位、性质和邪正关系，概括、判断为某种性质的证。

论治，又称施治，是根据辨证的结果，确定相应的治疗原则和方法。辨证与论治，是诊治疾病过程中相互关联不可分割的两个方面。辨证是确定治疗方法的前提和依据，论治是辨证的目的和治疗疾病的具体实施。辨证的准确与否决定了治疗效果的好坏，而论治的效果又可以检验辨证的正确与否。辨证论治的过程，就是认识疾病和治疗疾病的过程。

辨证论治与辨病论治相对而言。所谓辨病论治，是指确立疾病的诊断后，根据疾病确立治则治法。病是指机体在致病因素作用下发生的阴阳、气血、脏腑、经络等病理变化的总过程。病代表了疾病过程的根本性矛盾，具有一定的发病、演变规律，在治疗上有常规大法可循。不同疾病可以有自己的专方、专药、专法治疗。如少阳病用小柴胡汤，百合病用百合类方，肠痈用大黄牡丹皮汤或薏苡附子败酱散。水银、硫黄治疥，常山、青蒿截疟，黄连、鸦胆子治痢等。

辨病论治与辨证论治是密切相关的。一方面，疾病的本质和属性，必须通过"证"的形式表现于临床，通过"证"才能认"病"，"证"是认识病的基础。另一方面，"病"又是"证"的综合和全过程的临床反应，"病"对"证"有制约作用，"证"的内容和转化规律都是以"病"为前提条件的。如同为脾虚证，胃脘痛的脾虚证主症是食后脘腹胀或痛，可不出现大便溏泄，而泄泻病之脾虚证主症是大便泄下如水，脘腹胀痛降为次症或不出现。证候的主症随病种的不同而各异，治疗也随病种的区别而有所不同，在补脾益气同时，前者兼以行气止痛，后者兼以利湿止泄。辨病论治与辨证论治相结合，有利于提高治疗的针对性和疗效，亦可深化对证候标准规范等问题的认识和阐述。中医学既辨病，又辨证，尤其重视辨证。

要正确运用辨证论治和辨病论治的原则，关键在于辩证地看待病与证的关系。既看到一种病可以出现几种不同的证，又要看到不同的病在其发展过程中可以出现同一种证。因此，临床治疗时可以采取"同病异治"或"异病同治"的方法来处理。

同病异治是指同一种疾病，其发病机制不同，表现的证亦不同，可采取不同的治法。如感冒常见外感风寒和外感风热两种证型，外感风寒用辛温解表法，外感风热则用辛凉解表法。再如麻疹，可分初、中、后三期，初期病邪在表，疹出未透，治宜发表透疹；中期肺热壅盛，则宜泻肺清热；后期余热未尽，肺胃阴伤，治疗则须养阴清热。

异病同治是指不同的疾病，其发病机制相同，表现的证亦相同，可用同一种方法治疗。如惊悸、怔忡、不寐、崩漏是不同的病，但如果均表现为心脾两虚证，就都可以用健脾养心的方法来治疗。另外，在辨证论治和辨病论治之外，有时也可针对病人的症状，采取一些及时减轻病人痛苦的对症治疗方法，但不能解决根本问题，有时还可能掩盖病情真象，贻误治疗。故对症治疗不能作为主要的治疗方法，并且要慎用。

三、中医学的主要思维方法

中医学用得较多的思维方法有比较、类比、演绎、以表知里、试探和反证 5 种。

（一） 比较

比较，是考查对象之间的差异点与共同点的逻辑方法。包括空间上的比较和时间上的比较。空间上的比较即在既定形态上的比较，能够使我们区分或认证各种不同的事物；时间上的比较即在历史形态上的比较，能够使我们进一步发现同一事物随时间不同的变化规律。比较不能只识别现象上的同一和差异，而应识别本质上的同一和差异。要在表面上差异极大的事物之间看出它们在本质上的共同点，在表面上极为相似的事物之间看出他们在本质上的差异点。比较是在相互联系中认识事物的一种方法，任何比较都是在一定关系上，根据一定标准进行的。没有标准，便无法进行比较。不同的标准，不能进行比较。中医学中"同病异治"和"异病同治"的诊治原则，即是基于"比较"这一科学的逻辑思维方法所建立的。

同病异治是指同一种疾病，由于致病因素、病人体质、地理环境、病程长短不同，而导致体内阴阳气血津液偏盛偏衰出现不同的证候，从而采用不同的治疗原则方法。如水肿病，不同的患者进行比较，可辨出风水泛溢、水湿壅滞、脾肾阳虚等不同的证型，然后针对病机施以不同的治法，这是空间上的比较。如果同一患者，在不截断疾病发展的条件下，一般初起多表现为风水泛溢或水湿壅滞型，治以宣肺利水或健脾利水，以祛邪为主；但如久病不愈，损伤阳气，肾失开合，脾失健运，水液停滞，则多表现为脾肾阳虚型，治以温补脾肾，化气行水，以固本为主，这是时间上的比较。

异病同治则是指疾病的种类不同，但它们的病证相同，故采用同一种治疗方法。如《金匮要略》中虚劳、痰饮、消渴、妇人转胞这4种不同的疾病，在疾病发展变化过程中，都可以出现肾虚症状，皆可用肾气丸主之，这也是空间上的比较。通过对病因、病机、病位、症状在空间即定形态异同的比较，既可区别它们是4种不同的病，又可找出他们肾虚的共同病机，进而提出相同的治疗方法。

在认识疾病的过程中，空间和时间两方面的比较往往是结合使用的。因有些疾病由于受治疗及其他条件所限，通过时间的比较不一定能自始至终地掌握疾病的发展变化，但通过对空间上同时并存的同一疾病不同患者进行比较，就能认识到疾病在时间上的先后变化，可以由能够观察到的疾病证型推知无法观察到的疾病发展过程，达到掌握疾病发生、发展变化规律的目的。

总之，同病异治和异病同治中的比较方法，并不仅仅是现象（症状）的比较，而且是本质上即病机、病证的比较，病机（证）同则治亦同，病机（证）异则治亦异。

（二） 类比

类比也是自然科学中常用的思维方法。它是在比较法的基础上，根据两个对象之间在某些方面的相似或相同，推出它们在其他方面也可能相似或相同的一种逻辑方法。这种方法是在科学认识过程中获得新知识的一种重要手段，历来被学者们所重视，在科学史上，许多重要的发明都曾经借助于类比法。中医学将类比法称为"援物比类"（《素问·示从容论》），历代医家广泛应用。

如：中医学常用类比法探求病因和治法。自然界的树自己不会动，被风吹了才动，微风时树叶颤动，稍大则树枝摇动，更大则整棵树倾倒。只有风平息了，树才能恢复平静。古代医家运用类比法，认为人体四肢和头部不自主地震颤、摇动，严重时突然仆倒、半身瘫痪等病症，也是风所引起的。汉唐时期，认为风是自外而来，用祛风药治疗，效果不佳。宋以后，医家们逐渐认识到，这种风不是外来的，而是人体内阳气变化所致，故称之为"内风"。内风无法驱除，只能平息，所以后世医家不用祛风药而改用息风药，多能收到一定效果。

在治疗疾病的具体方法上，中医也经常利用类比推理，发现新的方法。如治疗上部火旺，用"釜底抽薪法"；治疗阴虚肠液枯涸，大便秘结，用"增水行舟法"，皆属此类。

类比法在许多情况下尽管十分有效，但也存在局限性。由类比所得的结论不一定都是可靠的，必须通过实践检验。因事物之间，既有同一性，又有差异性。同一性提供了类比的逻辑依据，差异性则限制了类比结论的正确性。相似的两个对象之间，总存在一定差异，如果推导的内容正好是它们的不同点，那么，推出的结论就会发生错误。因此，类比法是一种或然性推理。

（三）演绎

演绎是从一般到个别的推理。演绎推理是一种必然性推理，其推出的结论正确与否主要取决于推理的前提是否正确和推理的形式是否合乎逻辑规则。在推理的形式合乎逻辑的条件下，只要前提真实，一定能得出真实的结论。

中医学中演绎常被用来阐释生命活动、疾病的诊断和治疗。如木有生长升发、条达舒畅的特性，肝属木，所以肝也具有生长升发、条达舒畅的生理特点。土克水，脾属土，所以健脾可消除水肿。

（四）以表知里

以表知里是通过观察事物的外在表现，来分析判断事物内在状况和变化的一种思维方法。此法在各门学科中广泛应用。

中医学中，以表知里法应用最为普遍，古代医家称之为"有诸内必形诸外"。藏象学说即为最好的例证。所谓藏，是指藏于体内的内脏；象，指表现于外的生理、病理现象。例如肺，是藏于体内的内脏；呼吸，是表现于外的生理功能；咳嗽、气喘、咯血是表现于外的病理现象。没有藏就没有象，象是由藏产生的。二者是不可分割的整体，通过对象的观察，就能分析判断内脏的功能盛衰，即是以表知里法的具体应用。

（五）试探和反证

试探，即根据对研究对象的考查结果，做出初步判断并提出相应的应对措施，然后再根据措施施用后的反应，修正初步判断并决定下一步的措施。

反证是从结果追溯和推测原因，并加以证实的一种逆向思维方法。如中医临床诊断方法即是根据临床表现来推断病因，称为"审证求因"。如湿性重浊，凡肢体沉重酸楚，分泌物、排泄物秽浊不清等症状皆为湿邪所致。

第一篇 中医基础理论

第一章

阴阳五行

阴阳学说属于中国古代的辩证法思想，是中华民族在长期的生产和生活实践中逐渐形成的哲学思想体系之一。阴阳学说认为，宇宙万物是由阴阳两种势力或力量的相互作用而产生、发展和变化的，阴阳是宇宙的根本规律。《易传·系辞上》云："一阴一阳之谓道。"因此，中国人对宇宙万物的基本看法，也使阴阳学说成为中国人认识和理解自然的宇宙观和方法论。

五行学说属于中国古代的本原论和系统论。哲学家在寻找和思索宇宙的本原物质的过程中，从中抽象、概括了木、火、土、金、水5种基本元素，一方面用于解释和说明构成世界的本原，另一方面根据五行之间相互资生和相互制约的特性，去阐释自然界事物或现象的发生、发展、变化的内在规律。正是由于事物的发展变化受到五行规律的支配，使事物在运动变化的过程中，保持着系统性、完整性和连续性。

阴阳五行学说，作为中国人的自然观和方法论，在古代被广泛应用于所有的学科领域。古代医学家将阴阳五行学说引入医学领域，用于揭示或说明人体的组织结构、生理特性、病理变化，辨证论治、预防养生等方面，已经成为中医学基础理论体系不可分割的组成部分，是贯穿于整个中医基础理论体系的思想渊源和重要理论。

第一节 阴阳学说

一、阴阳的基本概念

（一）阴阳的含义

阴阳是对自然界相互关联的事物或现象对立双方属性的概括，也是对一切事物或现象内部对立双方的概括。

阴阳学说源于古人在生产生活实践中对宇宙万物的长期观察。阴阳最初始的含义是非常朴素的和直观的，在人类生存和生产的过程中，发现人类与太阳的关系最为紧密，人们将日出后的白昼称为阳，日入后的黑夜称为阴。因而，殷商时期的甲骨文中就出现了具有阴阳含义的文字，如"阳日"、"晦月"等。《说文》云："阴，暗也。水之南，山之北也"。"阳，高明也"。朝向日光者为阳，背向日光者为阴，这就是阴阳最初始的含义。春秋战国时期诸子蜂起，阴阳观念逐渐上升为哲学概念，西周末年就已经将阴阳抽象为两种对立的势力或力量，《国语·周语》记载了大臣伯阳父用阴阳来解释地震发生的原因："阳伏而不能出，阴迫而不能烝，于是有地震。"阴阳不但是事物内部的两种力量，还是宇宙万物运动变化的最基本规律，也是推动宇宙万物运动和变化的根本动力。根据这一概念，宇宙天地的形成，日月星辰的运行，万物的形色变化，动植飞潜的生长衰亡，无不是阴阳运动、相互作用的结果。《黄帝内经》首先运用阴阳学说解释医学中的一切问题，从而将阴阳学说与医学理论紧密结合起来，用于阐述人体的生命活动、病理变化，并指导临床的诊断和对疾病的防治。如《素问·阴阳应象大论》指出："阴阳者，天地之道也，万物之纲纪，变化之父母，生杀之本始，神明之府也。治病必求于本。"

（二）阴阳的特性

阴阳作为解释自然界一切事物和现象的理论，具有以下特性。

1. 普遍性　阴阳被用来解释自然界一切事物或现象的发生、发展、运动和变化，以揭示宇宙万物的本质规律，大到宇宙、天体、行星和地球，小到人体的脏腑、器官和组织；或者从抽象的上下、方位、左右、内外，到具体的时间、气候、温度、水火、药物等，无一不是阴阳规律的体现，每一个事物或现象之中都存在着阴阳的关系，因而具有普遍意义和一般规律。

2. 关联性　所谓关联，即事物或现象处在同一范畴或同一层面。应当是同一范畴、同一层面的事物或现象，才能用阴阳来进行分析、比照、阐释或比拟，从而形成有意的命题或理论。如果是不同范畴、不同层面的事物或现象不能用阴阳来解释或分析。如天体中的日月，日为阳，月为阴；时间中的昼夜，昼为阳，夜为阴；性别中的雌雄，雄为阳，雌为阴等等。日与雌之间不存在阴阳关系，因为二者不属同一范畴、不在同一层面，余依此类推。

3. 规定性　所谓规定性是指阴阳学说对事物的属性特征的限定或定义是不可改变的。例如凡是炎热的、光明的、向上的、运动的、兴奋的等属性都为阳；凡是寒冷的、黑暗的、趋下的、静止的、抑制的等都属阴，任何时候都不可反称。因此，在人体内具有温煦、干燥、推动、兴奋、气化等作用的物质或机能，称为阳；凡是具有寒凉、滋润、凝滞、抑制、成形等作用的物质或机能，称为阴。

4. 相对性　所谓相对，是指在一定的条件下，事物或现象的整体属性可以因为其内部阴阳双方力量的对比变化，引起事物属性的改变，使事物的属性可以向相反的方向转化。任何事物的内部都隐含着阴阳两种力量，而且是处在不断运动变化的过程之中，当外部的条件发生变化时，阴阳之中的一方便占据优势或者成为矛盾的主要方面，因而事物的属性可以随之发生改变。从一定意义上讲，任何事物或现象的阴阳属性又是相对的。如事物的升降运动，升极则降，降极则升；在一年的气候变化过程之中，春夏秋冬交替变化，属阳的春夏温热气候递变为属阴的秋冬凉寒气候。

（三）事物、现象阴阳属性的划分

一般而言，凡是静止的、内守的、下降的、寒冷的、有形的、晦暗的、抑制的都属于阴；凡是运动的、外向的、上升的、温热的、无形的、明亮的、兴奋的都属于阳。

表 1-1　　　　　　　　　　　事物、现象阴阳属性归纳表

属性	空间（方位）	时间	季节	温度	湿度	重量	性状	亮度	动态
阳	天、上、外、左	昼	春、夏	温、热	干燥	轻	清	明亮	动、升、兴奋、亢进
阴	地、下、内、右	夜	秋、冬	凉、寒	湿润	重	浊	晦暗	静、降、抑制、衰退

二、阴阳学说的基本内容

阴阳的基本内容可概括为阴阳互藏交感、阴阳对立制约、阴阳互根互用、阴阳消长平衡、阴阳相互转化 5 个方面。

（一）互藏交感

阴阳互藏是指阴阳在一个整体之中，双方各自都相互包含着对方，即阴中有阳，阳中有阴，亦称"阴阳互寓"、"阴阳互合"。自然界一切事物或现象，其整体虽然属阳，但必含有属阴的成分；其整体虽然属阴，但必含有属阳的成分。张介宾《类经·运气类》指出："天本阳也，然阳中有阴；地本阴也，然阴中有阳。此阴阳互藏之道也。"《朱子语类·卷九十四》亦指出："乾道成男，坤道成女。男虽属阳，而不可谓其无阴；女虽属阴，亦不可谓其无阳。"生物界中的雌雄两性，是普遍存在的。这充分说明阴阳互藏是自然界的普遍规律。

虽然阴阳互藏，阳中有阴，阴中有阳，但是，决定某事物整体属性的，则取决于其中占优势或处在主导地位的阴或阳。如果其中阳的成分占主导地位，则整体属性表现为阳，其中阴的成分占优势，则整体属性表现为阴。因而，自然界的事物分为阴和阳两大类。由于事物阴阳成分的多少有很大的差异，这就产生了形色各异的不同的事物。如人有太阳之人、少阳之人、太阴之人、少阴之人、阴阳平和之人的"五态"区别。阴阳互藏是阴阳运动的静态形式，正因为这种阴阳静态形式，才使自然界万事万物彰显出各自的特点、特性或多样性。事物中的阴阳成分多少不同，才使事物长期保持在一个相对稳定的状态，也是一事物之所以区别于他事物的根本原因。

阴阳交感，交是交接、交流、相合或融合之义；感是感应、吸引之义。阴阳交感，就是指阴阳之间相互吸引、感应、交融和影响。阴阳交感运动是自然界事物和现象化生和变化的根本条件。宇宙间阴阳二气的交感运动，清阳上升，聚而成天；浊阴下降，凝而成地。地气上升为云；天气下降为雨。如《素问·阴阳应象大论》指出："故清阳为天，浊阴为地。地气上为云，天气下为雨。"自然界的生命也是天地阴阳二气的交感运动所产生的。如《素问·天元纪大论》说："在天为气，在地成形，形气相感而化生万物矣。"人体生命亦如此，《易·系辞下》说："天地氤氲，万物化醇。男女构精，万物化生。"两性交感，两精相合，物种生命代代相传。因此，没有阴阳的交感运动，就没有自然界的一切生命。

阴阳交感，是以阴阳和谐为基础。也就是说，只有在阴阳二者处于一种协调状态时，阴阳交感才能发生。这就是老子所说的"冲气以为和"。《管子·业内》亦说："凡人之生也，天出其精，地出其形，合此以为人。和乃生，不和不生。"说明阴阳和谐的重要性。

在自然界万事万物中，阴阳互藏与阴阳交感是同时发生和同时并存的，二者共同维持事物的整体性。阴阳互藏是阴阳交感的根源；而阴阳交感是阴阳互藏发展的必然趋势，二者有着紧密的内在联系。正因为有了阴阳的互藏和交感两种运动，才能使自然界万事万物既保持各自的特点特性，又按一定的规律发展变化，生化不绝。这就是阴阳一体理论的意义所在。

（二）对立制约

对立制约是指阴阳双方由于属性相反，因而存在着相互对抗、抑制、制衡的关系。相关事物或现象的阴阳属性一旦确立，阴阳双方必然相互对立或对抗，如左与右，上与下，寒与热，明与暗等等。阴阳之间相互制约，如水能灭火，火能干水；寒能除热，热能祛寒。正因为自然界这种阴阳相互制约作用，才能维持事物之间和事物内部的协调平衡状态。如太阳运行到地平线以上，阳气上升，阴气下降，白昼来临；太阳运行到地平线以下，阴气上升，阳气下降，黑夜来临。由于阴阳二气升降作用的相互制约，才确保昼夜规律不变。

阴阳的相互制约是有度的，也就是说，在一定的范围内阴阳相互制约，无太过亦无不及，才能维持事物之间和事物内部的协调平衡状态。一旦阴阳相互制约出现太过或不及，就会导致事物之间和事物内部的平衡失调。一方过于强盛，则会对另一方产生过度抑制而导致对方的不足；反之，一方的虚弱，则对另一方抑制不足而导致对方的相对偏亢。如春天是自然界阳气升发之时，正常的气温使人感到温暖，若春天阳气升发太过，则自然界的阴气不足，气温升高如炎暑，人体不能适应，这就是不正常的气候变化。人体的阴精与阳气相互制约，才能维持阴阳平衡的生理状态。一旦阴精与阳气不能相互制约，人体阴阳平衡的生理状态遭到破坏，疾病就发生了。

（三）互根互用

互根互用是指阴阳双方都以对方作为自己存在的基础或前提条件，其中一方的存在是以另一方的存在为前提和条件，而且双方有着相互依存、相互资生、互助互长等关系。

阴阳相互依存，表现在阴以阳的存在为前提，阳以阴的存在为前提，无阴就无所谓阳，无阳也就无所谓阴。以方位的上下言，上为阳，下为阴，上以下为前提而存在，而下以上为前提而存在。没有上，也就无所谓下，没有下，也就无所谓上。以温度的寒热言，寒为阴，热为阳，寒以热为前提而存在，热以寒为前提而存在。没有寒，就不知何为热，没有热，就不知何为寒。人体的阳气，是以阴精的存在为前提；而人体的阴精，是以阳气的存在为基础。如大失血，可导致气脱。血属阴，气属阳，大失血使体内之阴枯竭，则体内之阳无所依附而亡脱。

阴阳相互资生，表现在阴能生阳，阳能生阴，阴阳相互生长、相互促进，共同维持事物的动态平衡。以天地而言，天为阳而地为阴，天阳下降，使地上的万物得到阳光的温煦普照，而生机益然；地阴之气上升，使天上的云雨酿成，而风调雨顺。天地阴阳的升降，共同维持自然界生生不息的平衡状态。一旦天地阴阳升降不能，就会出现四时失序，洪涝干旱，万物生命夭折。人体的精血津液属阴，脏腑之气即脏腑的功能属阳。精血津液能滋养脏腑之气，从而使脏腑的功能旺盛；脏腑之气能化生精血津液，从而使精血津液充足。人体的阴精与阳气相互资生，相互促进，共同维持正常的生命活动。一旦阴精亏损，阳气亦随之虚衰；

阳气虚衰，阴精亦随之不足，疾病也就发生了。临床上出现"阳损及阴"、"阴损及阳"的阴阳互损的病理变化，就是阴阳之间不能相互资生的结果，即所谓"孤阴不生，孤阳不长"。

（四）消长平衡

消长平衡是指阴阳之间彼消此长或此消彼长，使之维持一种动态均衡。阴阳消长是阴阳运动变化的形式，具体表现在此消则彼长，此长则彼消，或此消彼消，此长彼长。正因为阴阳这种消长运动，才能促进事物不断地发展变化。阴阳消长，是阴阳量的变化，体现在事物或现象发生了数量的变化。

此消彼长，此长彼消。阴阳相互制约，当属阴的一方消减时，就会使受制约的、属阳的一方增长；当属阳的一方增长时，就会使受制约的、属阴的一方消减。如春夏之时，自然界阴气逐渐消减，阳气逐渐增长，则气候逐渐变为温热；秋冬之时，自然界阳气逐渐消减，阴气逐渐增长，则气候逐渐变为凉寒。一日之内，气温的变化，亦是阴阳消长运动所致。平旦之时，阳气渐盛，阴气渐衰，气温逐渐增高；日中，阳气隆盛，阴气衰减，气温最高；日西，阳气渐衰，阴气渐盛，则气温逐渐降低；夜半，阴气隆盛，阳气衰减，气温最低。人体内属阴的精血津液等物质的化生和补充，必然要消耗一定的属阳的脏腑之气，即能量；而脏腑之气的产生和增长，必然要消耗一定的属阴的精血津液等物质。

此消彼消，此长彼长。阴阳互根，阴阳相互依存、相互资生，当属阴的一方消减时，属阳的一方少得资生和促进，因而使属阳的一方也随之消减；当属阳的一方消减时，属阴的一方少得资生和促进，因而使属阴的一方也随之消减。这就是此消彼消。当属阴的一方增长时，属阳的一方多得资生和促进，因而使属阳的一方也随之增长；当属阳的一方增长时，属阴的一方多得资生和促进，因而使属阴的一方也随之增长，这就是此长彼长。

一般而言，人在青壮年时期，由于脏腑之气逐渐旺盛，使精血津液等精微物质受不断化生而逐渐充足；精血津液等精微物质的充足，又促进了脏腑之气的不断旺盛。在热病后期，由于精血津液等精微物质受到了严重的损伤，脏腑之气少得滋养因而逐渐虚衰；脏腑之气虚衰，又使精血津液等精微物质的化生不足因而逐渐亏虚。故临床上热病后期常表现出阴阳俱虚之证。

气虚不能生血，可导致血虚；血虚不能生气，可导致气虚。故临床上治疗血虚证，在补血的同时，加以补气，资助血的化生；治疗气虚证，在补气的同时，加以补血，资助气的生长。阴虚不能生阳，可导致阳虚；阳虚不能长阴，可导致阴虚。故临床上治疗阴虚证，在大量的滋阴药中少加温阳药，配阳补阴；治疗阳虚证，在大量的温阳药中少加滋阴药，配阴补阳。尤其对于阴阳两虚证，当阴阳双补，正如明代张介宾指出："善补阳者，必于阴中求阳，则阳得阴助而生化无穷；善补阴者，必于阳中求阴，则阴得阳升而泉源不竭。"

自然界和人体的阴阳时刻处在不断的消长运动之中。在正常状态下，使阴阳不出现偏盛偏衰，从而维持自然界和人体的动态平衡。当阴阳消长运动超过了一定的限度，自然界和人体内的平衡被打破，自然界的变化就会出现异常，人体亦发生疾病。因此，阴阳的消长是绝对的，而阴阳的平衡是相对的。可见，维持人体阴阳平衡是养生治病的重要原则。

（五）相互转化

阴阳转化是指阴和阳在一定的条件下向对方转变。阴阳转化是阴阳运动的规律，具体表现为阴转变为阳，阳转变为阴。阴阳转化，是阴阳质的变化，体现在事物或现象发生了质的变化。

阴阳之间相互为根、相互依存，阳中有阴，阴中有阳，是阴阳相互转化的根据。阴阳之间相互消长，是阴阳相互转化的基础。阴阳消长，只是阴阳运动中的一种量变过程，而阴阳转化则是阴阳运动中的质变过程。从量变到质变，必须要在一定的条件下才能实现。这个条件就是阴阳运动变化发展到了极点，因此，"极"是阴阳转化的条件。这个"极"就是自然界中"物极必反"规律之"极"。如动极则静，静极则动；寒极生热，热极生寒；升极则降，降极则升；盛极必衰，衰极必盛，等等。说明事物发展变化到极点，必然向相反的方向转变，这是自然界普遍的规律。

阴阳转化有两种形式，一是渐变，一是突变。

阴阳的渐变，指阴阳的转化有一个时间过程，阴转化为阳，阳转化为阴，是逐渐实现的。如正常的一年四季的气候变化，由春温、夏热、秋凉到冬寒，是一个逐渐变化的过程。饮食水谷被摄入体内，经过消化、吸收，变为具有营养作用的物质，进一步滋养脏腑，使脏腑的功能旺盛，这也是一个渐变的过程。兴奋与抑制、呼气与吸气，交替有序，无不体现了阴阳的转化。

突变，阴阳运动变化过程中，突然由阴变为阳，或由阳变为阴，其转变的时间迅速，突然实现了阴阳的转变。如闷热的天气，一日之间，突然变为狂风暴雨，气温骤降；寒冷的天气，一日之间，气温突然骤升，阳光明媚。这就是所谓的"风云突变"。在疾病的发展过程中，阴证突变为阳证、阳证突变为阴证的现象时有发生。如温热病极期，高热、口渴、面赤、烦躁、脉数，甚至神昏，可在一夜之间，突然出现面色苍白、四肢厥冷、血压下降、脉微欲绝的危重证候，由阳热证转变为阴寒证。夏天由于贪凉饮冷，出现恶寒怕冷、腹痛腹泻等阴寒之证，可迅速转变为高热、体若燔炭的阳热证。

三、阴阳学说在中医学中的应用

如前所述，阴阳学说属哲学的范畴。阴阳学说与中医学相结合，就成为中医理论体系的重要组成部分。阴阳学说作为一种世界观和方法论，广泛应用于中医学的各个方面，如用阴阳说明人体的组织结构、生理、病理，并用以指导对疾病的诊断、预防和治疗。

（一）说明人体的组织结构

人的形体是一个内外上下相互联系的整体，但可划分为阴阳两个部分，《素问·宝命全形论》指出："人生有形，不离阴阳。"

1. 阴阳的部位　人体的部位，总体而言，外属阳，内属阴；上属阳，下属阴；后属阳，前属阴。具体而言，体内属阴，体表属阳；肢体外侧属阳，肢体内侧属阴；脐以上属阳，脐以下属阴；背部属阳，胸腹属阴。

2. 脏腑的阴阳　总体而言，六腑属阳，五脏属阴。五脏之中又可分阴阳，心、肺属阳，肝、脾、肾属阴。《素问·金匮真言论》指出："夫言人身脏腑中阴阳，则脏者为阴，腑者为阳。肝、心、脾、肺、肾五脏皆为阴，胆、胃、大肠、小肠、膀胱、三焦六腑皆为阳……故背为阳，阳中之阳，心也；背为阳，阳中之阴，肺也。腹为阴，阴中之阴，肾也；腹为阴，阴中之阳，肝也；腹为阴，阴中之至阴，脾也。"每个脏腑之内又可分阴阳，如心阴、心阳；肾阴、肾阳；胃阴、胃阳等。

3. 气血津液精的阴阳　气、血、津、液、精，是构成人体和维持人体生命活动的基本物质。其阴阳的划分，无形之气属阳，有形之血、津、液、精属阴。气具有温煦、推动等生理作用；血、津、液、精具有滋养、濡润等作用。但津、液又可分阴阳，质清稀而薄的津属阳；质稠厚而浊的液属阴。

4. 经络的阴阳　属于五脏而络于六腑的经脉为阴经；属于六腑而络于五脏的经脉为阳经。阳经一般循行于人体的头面、背部和肢体的外侧；阴经一般循行于人体的胸腹和肢体的内侧。根据阴阳的多少，经脉又可分为太阳经脉、少阳经脉、阳明经脉，太阴经脉、少阴经脉、厥阴经脉。

人体组织结构的阴阳属性划分，只是相对的，不是绝对的。如五脏属阴，但心、肺为阳脏，肝、脾、肾为阴脏。背部属阳，胸腹属阴，但相对而言，胸部为阳，而腹部为阴等等。

（二）说明人体的生理特性

1. 说明生理状态　人体由阴阳两个方面所构成，阴阳二者的和谐是正常生理状态的保证。阴精和阳气的关系，阴精是化生阳气的物质基础，而阳气又是化生阴精的动力，二者相互为用，相互转化。只有阴精和阳气处于正常协调情况下，才能维持人体正常的生命活动。人体机能兴奋属阳，机能抑制属阴。兴奋与抑制相互制约，才能保持人体机能活动的动态平衡。这就是《素问·生气通天论》所说："阴平阳秘，精神乃治。"阴精充盛于内，阳气密固于外，阴阳协调，则人体的精气、神气就会正常，这就是生理。一旦阴阳出现偏盛偏衰，和谐状态被打破，这就是病理。疾病发展到阴脱于下、阳越于上的阴阳分离危境，人体的生命活动也将停止，这就是《素问·生气通天论》所说的："阴阳离决，精气乃绝。"

2. 说明生化过程　人体的生长发育和生命活动的维持，必须不断与自然界进行物质交换，且在体内产生一系列复杂的生化变化，也就是阴阳的转化过程。如自然界的清气，以鼻、口为通道，通过肺、肾的吸入，又通过肺呼出浊气，如此完成气体交换过程。吸入的清气属阳，呼出的浊气属阴，一呼一吸，阴阳转化。饮食五味，是补充人体营养和能量的主要来源。饮食之中，有气和味两个方面，饮食之气属阳，能资助功能；饮食之味属阴，能滋养形体。饮食物入口，通过胃的受纳、腐熟，脾的运化，小肠的分清别浊，大肠的传导等一系列消化吸收过程，将饮食物转化为具有营养作用的"精微"和糟粕浊液，"精微"在体内发挥其生理作用，糟粕浊液被排出体外。饮食物在体内消化、吸收、排泄的过程，也就是阴阳转化的过程。

3. 说明脏腑及功能　人体的脏腑形态各异，功能上各有所司。一般而言，脏腑的本身及所藏守的物质属阴，而其功能活动属阳。如心脏、心血、心阴属阴；而心阳及心的行血、主神志等功能属阳。肝脏、肝血、肝阴属阴；而肝阳及肝的贮藏血液、调节血量、主疏泄、调畅情志等功能属阳。脾脏、脾阴属阴；而脾阳及脾的运化水谷、升清、统摄血液等功能属阳。肺脏、肺阴属阴；而肺气及肺的司呼吸、宣发肃降、助心行血等功能属阳。肾脏、肾阴、肾精属阴；而肾阳及肾藏精、主水液等功能属阳。如此类推，六腑亦各有阴阳。

（三）说明人体的病理变化

1. 说明基本病理　人体阴阳协调是生理，则阴阳失调是人体的基本病理。产生人体阴阳失调的原因，大体说来，主要有邪气侵袭、情志刺激、外伤、正气虚弱等等。邪气有风寒暑湿燥火六淫、疫疠之气等；情志指喜怒悲思忧恐惊太过；正气虚弱，包括人体阴阳气血不足、脏腑功能减退及其所产生的代谢产物停留等。不管是何种原因，最终导致人体阴阳偏盛偏衰，疾病也就发生了。

2. 说明表里寒热虚实病机　病证有表、里、寒、热、虚、实之分，凡病在表、属热、属实的是阳证；凡病在里、属寒、属虚的是阴证。寒、湿之邪侵袭，在表或入脏，病证表现以寒为主，这就是所谓的"阴盛则寒"的病机；脏腑的阳气不足而产生的形寒肢冷等寒象病证，即所谓"阳虚生内寒"的病机。火热之邪侵袭，在表或入里，病证表现以热为主，这就是所谓的"阳盛则热"的病机；脏腑的阴精不足而产生的五心烦热等热象病证，即所谓"阴虚生内热"的病机。相对而言，邪气属阳，人体正气属阴。外邪入侵，或痰饮水湿内停，导致经脉脏腑气血逆乱，病证表现为实象，这就是所谓"邪气盛则实"；人体正气虚弱，阴阳气血不足，功能减退，病证表现为虚象，即所谓"精气夺则虚"。

3. 说明病证转化　在一定的条件下，病证的性质可以发生转化。原是热证，在热极时可以转化为寒证。原是寒证，在寒极时可以转化为热证。原是虚证，在病变过程中，可以转化为实证或虚实夹杂证。原是实证，在病变过程中，可以转化为虚证或虚实夹杂证。病证转化是临床常见的现象，其机理就在于阴阳的相互转化。

（四）指导疾病的诊断

《素问·阴阳应象大论》提出："善诊者，察色按脉，先别阴阳。"临床诊断，运用阴阳理论，主要是辨别症状的阴阳和证候的阴阳。

1. 辨症状的阴阳　疾病表现，有病人的自我感觉异常和舌、脉等体征。通过望、闻、问、切四诊方法，全面收集疾病的临床症状表现，并须运用阴阳的理论对这些症状进行阴阳属性的辨别。如口渴一症，大渴引饮，为热盛伤津，症属阳；渴而漱水不欲饮，一般为湿热内伏或阴虚内热，症属阴。面黄一症，黄色鲜明如橘色，为湿热所致，证属阳黄；黄色晦暗如黄土，为寒湿内困所致，证属阴黄。咳嗽声高气粗，证属阳；咳嗽声低气弱，证属阴。脉象浮、大、数、洪属阳脉；脉象沉、小、迟、细属阴脉。舌质红绛，为有热，属阳；舌质淡白，为寒为虚，属阴。舌苔黄，为热盛，属阳；舌苔白，为寒，属阴。运用阴阳属性归类的方法，对临床症状进行阴阳的辨别，是临床诊断常用的方法。

2. 辨证候的阴阳　在四诊的基础上，运用阴阳的理论，对疾病的病因、病位、病性、邪正关系进行分析判断，确定证候的阴阳属性。凡表证、热证、实证都属阳证；凡里证、寒证、虚证都属阴证。因此，辨证候阴阳是临床辨证的纲领。

（五）指导疾病的防治

运用阴阳理论指导对疾病的治疗，主要体现在药物气味阴阳属性的划分、治病的总原则、各种治疗法则和防病原则等方面。

1. 药物气味的阴阳属性　药物有四气、五味及升降浮沉的性能，运用阴阳理论加以分析，作为临床用药的依据。药物的四气，寒、热、温、凉，其中寒、凉类药物具有清热的作用，故其性属阴；温、热类药物具有祛寒、温阳的作用，故其性属阳。药物的五味，辛、甘、酸、苦、咸，其中辛、甘类药物具有发散作用，故其性属阳；酸、苦、咸类药物具有涌泄作用，故其性属阴。具有升浮开散作用的药物属阳；具有沉降收敛作用的药物属阴。临床上就是根据药物的阴阳属性来指导用药。

2. 治病的总则　人体阴阳协调是生理，阴阳失调是病理。治病首要的是调整阴阳，采取各种方法，不足者补之，太过者泻之，使已失去和谐的阴阳，恢复到协调的生理状态，因此，调整阴阳是治疗疾病总的原则。《素问·至真要大论》明确提出："谨察阴阳之所在而调之，以平为期。"

3. 各种治则　中医学根据阴阳理论，确立了各种治疗疾病的法则。如寒病属阴，要用温热属阳的药物治疗，这就是"热者寒之"。热病属阳，要用寒凉属阴的药物治疗，这就是"寒者热之"。邪气盛的实证，要用祛邪的方法治疗，这就是"实者泻之"。正气不足的虚证，要用补益正气的方法治疗，这就是"虚者补之"。

在疾病发展过程中，阴阳的一方出现偏衰，不能制约对方，导致对方出现偏亢，如阴精虚衰，不能制约阳气，出现热象。对此类热证，不能用"热者寒之"的治疗法则。因为其病变的本质是阴虚，阴不制阳，阳气偏亢则出现热象。要根据阴阳对立制约的理论，采用"壮水之主，以制阳光"的补阴制阳的法则，又称"阳病治阴"。阳气虚衰，不能制约阴气，出现寒象。对此类寒证，不能用"寒者热之"的治疗法则。因为其病变的本质是阳虚，阳不制阴，阴气偏盛则出现寒象。根据阴阳对立制约的理论，采用"益火之源，以消阴翳"的补阳制阴的法则，又称"阴病治阳"。

人体的阴精阳气，互根互用，相互化生。对阴虚病证的治疗，在补阴的基础上，须加少量的温阳药。对阳虚病证的治疗，在温阳的基础上，须加少量的补阴药。《景岳全书·新方八阵》提出："善补阳者，必于阴中求阳，则阳得阴助而生化无穷；善补阴者，必于阳中求阴，则阴得阳升而泉源不竭。"这种阴阳互济的治疗法则，就是根据阴阳互根互用的理论确立的。

人体是一个阴阳统一的整体，局部的病变可反映在整体，整体的病变也可反映在局部。故有些病变在阳经，可从阴经治疗；病变在阴经，可从阳经治疗。这就是"从阴引阳，从阳引阴"的法则。病在上，从下治，病在下，从上治；病在左，从右治，病在右，从左治等等。这都是临床常用的治疗法则。

4. 防病原则　中医学认为，防病重在养生，这就是"圣人不治已病治未病"的预防思想。调理阴阳是养生防病的总原则，具体法则主要有适时调阴阳，护正气防邪气，调理精神。

四时的阴阳变化，对人体的阴阳有着极大的影响。春时，自然界阳气初升，人体的阳气开始从内向外生发，最忌抑遏，故凡有助于人体阳气生发的为顺，抑遏则为逆。夏时，自然界阳气最盛，人体的阳气趋于体表，最易外散，顾护阳气为顺，耗散阳气为逆。秋时，自然界阳气初降，人体阳气趋于体内；冬时，自然界阳气大降，人体阳气盛于内，故秋冬之时，人体阴精易耗，保养阴精最重要。因此，《素问·四气调神大论》提出"春夏养阳，秋冬养阴"的法则。人体正气能抵抗邪气，而邪气能损伤人体正气，二者有着对立制约的阴阳关系。养生防病，要注意护正气防邪气。人体正气旺盛，即使有邪气的存在，也不发生疾病，这就是"正气存内，邪不可干"。对外来的邪气要及时回避，以免受到伤害而发生疾病。精神情志是由五脏精气所产生，反过来又作用于五脏。因此，调理精神情志，是养生防病的重要法则之一。喜怒哀乐，人之常情，但不能太过，过则伤脏，发生多种疾病。

第二节　五行学说

五行学说是中国传统哲学思想中影响最为广泛的重要理论之一。它以五行架构的方式，力图阐明宇宙的根本秩序，强调事物之间的相互联系与影响。在中国科学技术发展的过程中，五行学说不仅对哲学、社会人文科学和自然科学发展影响巨大，而且推动了中医学术的发展，在一定程度上决定了中国医学发展的基本走向。《灵枢·阴阳二十五人》云："天地之间，六合之内，不离于五，人亦应之。"

五行学说主张，宇宙间的一切事物都是由木、火、土、金、水五种元素所构成的，自然界各种事物和现象的发生、发展和变化，就是五行元素不断运动和相互作用的结果，而且天地的变化规律或运动秩序都要受到五行生克制化法则的统一调节和控制。五行学说用木、火、土、金、水五种元素来阐明宇宙万物的起源、运动和多样性的统一。几乎在同一时期，地球的另一方古希腊的哲学家泰勒斯、赫拉克利特等也提出水、火、土、气是构成万物的本原。它们都是唯物主义的元素论哲学，属于一种简朴的普通系统论观念。把自然界的一切事物和现象，根据系统论的原则，归纳和构建为五大系统，从而可以对各系统内部的要素、系统的整体性以及系统与系统之间的联系，做出深刻的说明。

五行学说被引入医学领域，以系统结构的观点来观察、描述和记录人体结构，阐述人体结构的局部与局部、系统与系统单元等之间的复杂联系，揭示人体内环境与外环境之间的同一性，把生命看成是依赖于自然、社会人文环境而存在的整体现象，使中医学走向了系统整体时代，对中医基础理论的形成和发展产生了巨大的推动作用，成为中医学理论体系的哲学基础之一和重要的组成部分。

一、五行的概念

（一）五行的含义

五行，是指木、火、土、金、水五种元素及其运动变化。其中，"五"即指构成宇宙本原的五种物质性元素木、火、土、金、水；"行"即流动、变化。五行学说认为，木、火、土、金、水是构成宇宙万物的本原和人类生存不可或缺的五种基本元素，五行元素的运动变化和相互作用产生宇宙、万物及人类，成为人类赖以生存的物质基础。同时，人类又根据五行元素的运动规律去认识自然、把握生命以求得生存。

"五行"一词首见于《尚书》。《尚书·洪范》云："五行：一曰水，二曰火，三曰木，四曰金，五曰土。水曰润下，火曰炎上，木曰曲直，金曰从革，土爰稼穑。"在先秦时期，五行已经从具体的对象性事物上升为理性的五种基本元素，反映了科学史上的巨大飞跃。

关于"五行"观念的起源问题，历来都受到中外学者的极度关注。首先，有学者认为"五行"可能起源于商代的"四方"观念。胡厚宣《甲骨文四方风名考》认为，"四方"和"四方风"是原始"五行"的滥觞。美国学者 Sarah Allan 曾经引述《诗经》中的证据认为，由商代发端至西周，春秋时代依然盛行"四方"观念，到了《墨子》时代已经发展成为具有数术特征的"五方"信仰，显然是"五行"的重要思想来源之一。其二，也有学者认为"五行"来源于西周时期的"五材"观念。"五材"观念的提出源于"六府说"。《大戴礼·四代》中说："水、火、金、木、土、谷此谓六府。废一不可，进一不可，民并用之。""六府"是天子典藏的六类物资或材料。春秋后期，"六府"舍去"谷"变成了"五材"，成为人们对物质世界构成要素的共同观念。《左传·襄公二十七年》云："天生五材，民并用之，废一不可。"杜预注："金、木、水、火、土也。""五材"是人类实践不可缺少的五种物质，而且认识到"五材"的相互作用还可以产生无限的新生事物。《国语·郑语》云："故先王以土与金、木、水、火杂，以成百物。"《国语·鲁语》中将"五材"称为"五行"，"五行"观念在中原地区广泛流行；并且还将宇宙万物与五行相对应，构建出比较完整的分类配属系统，这显然已经和后来形成的五行学说相去不远了。

有学者认为，五行的最原始意义是指天上五星的运行。首先是《管子·五行篇》记载："作立五行，以正天时。""五行"一词是从观天象得来的。古天文学认为，作为二十八宿的恒星为经星，依次运行移动于二十八宿之间的五颗行星（木、火、土、金、水）为纬星。在不行动的经星之间见到有五颗移动行进的纬星，因此称之为"五行"。《史记·历书》："黄帝考定星历，建立五行。"五行是古天文学观星定历的产物，反映了四时气候变化的规律。恩格斯指出：在古代中国和西方一样，"首先是天文学——游牧民族和农业民族为了定季节，就已经绝对地需要它"（《自然辩证法》）。《汉书·天文志》云："五星不失行，则年谷丰仓。"古代先民的生存需要和农业生产极大地依赖于天文历法。瑞典学者 David W. Pankenier 研究认为，中国早在 2000 年前就已经把五星轨道不定的运行与其他特定行星（彗星、流星、极光）的正规运行区别开来，说明五行起源于五星观察。

可见，五行是古人在长期的科学实践和探索中，在对木、火、土、金、水五种质料/行星的朴素认识的基础上，进行科学抽象而逐渐演变、发展和形成的理论，用以表征各种事物和现象的基本属性和研究事物之间相互作用的方法和原则。因此，五行虽然来自具体事物木、火、土、金、水，但是已经超越木、火、土、金、水具体物质本身，具有抽象的内涵和普遍意义。

（二）五行属性

人类理性思维的早期阶段，非常重视观察和感觉经验的直接抽象。在直接观察和客观描述的基础上，五行学说将无限多的自然现象，总结、归纳和提取出五行属性和特征，成为分析自然界事物和现象的理论原则。《尚书·洪范》云："五行：一曰水，二曰火，三曰木，四曰金，五曰土。水曰润下，火曰炎上，木曰曲直，金曰从革，土爰稼穑。"这是对五行属性和特征的高度抽象和精确表述。

1. 木曰曲直 曲，弯曲、卷缩；直，伸展、伸直。《孟子·滕文公下》云："且夫枉尺而直寻者，以利言之。"木，原意指木本植物，泛指所有植物。植物在生长过程中，都具有能伸、能曲、能直、扩展等属性和特征。故凡具有生长、升发、伸展、舒展、扩展、能曲、能直等特征和作用趋势的事物和现象，均具有木的特性，因此，归属于木。

2. 火曰炎上 炎，炎热、焚烧；上，上升、登高。火具有燃烧、炎热、上升、升腾、向上等属性。凡具有炎热、发热、明亮、升散、上升等特征和作用趋势的事物和现象，均具有火的特性，因此，归属于火。

3. 土爰稼穑 "爰"通假"曰"；稼，播种；穑，收获。《诗经·魏风·伐檀》："不稼不穑。"毛亨传："种之曰稼，敛之曰收。"谷物的播种和收获都是以土为基础，因此，土具有孕育生机、长养万物等属性。凡具有生化、长养、承载、受纳等特征和作用趋势的事物和现象，均具有土的特性，因此，归属于土。

4. 金曰从革 从，顺应、变应；革，杀戮、戕害、革除。《史记·秦始皇本纪》云："黔首安宁，不用兵革。"江淹《铜剑赞序》："战国至秦时，功争纷乱，兵革互兴。"金属器具是经过冶炼、加工而成的，亦可制作各种兵器，金属具有变应、易变、肃杀、沉降、凝聚等属性。凡是具有易变、肃杀、收敛、沉降等特征和作用趋势的事物和现象，均具有金的特性，因此，归属于金。

5. 水曰润下 润，滋润、滋益；下，沉降、低流、向下。水自然沉降或向下流动，具有滋润万物、闭藏生机和沉静寒冷等属性。凡是具有滋润、下降、闭藏、寒冷等特征和作用趋势的事物和现象，均具有水的特性，因此，归属于水。

不难看出，五行属性的抽象和概括是人类通过审查事物和现象，别异比类，并且将心智活动直接融入对象之中，明显是属于意象思维。意象思维是通过对事物形象的直接观察、记录和描述，并且用心智活动去体悟对象意义的思维过程。象，是指事物可见的感觉形象，例如大小、颜色、形态等物理特征；另一方面又是对事物进行摹拟的知觉形象，例如炎上、明亮、润下等。意义是事物形象所蕴涵的共性和规律。《易·系辞上》："立象尽意，设卦以尽情伪。"在全面、综合地直接观察的基础上，通过对事物形象的识别、比类、抽象等，进入到事物和现象的内部本质和规律认识。五行学说中的木、火、土、金、水已经不是具体的物质，而是自然界中五种特质和属性的概括和表征。

（三）五行归类

五行学说以五行的属性和规律为依据，运用取象比类、归纳推理和演绎推理等逻辑方法，将自然界各种相同、相似或相关的事物和现象，分别纳入木、火、土、金、水五行系统之中，进行摹拟、比附、推理和判断，从而形成人类认识自然和生命的五行系统理论。

取象比类，是指在对事物形象观察和描述的基础上，通过意象思维的过程，体悟、抽象和提取事物所隐含的属性、规律和意义，再进行类比和判断的思维过程。在五行属性和规律的认识基础上，对新的认识对象进行形象观察、描述和意义提取，根据二者的相似或相同程度，推理和判断新的认识对象的五行属性。以方位配五行为例，由于日出东方，与木的升发属性相似，故归属于木；南方炎热，与火的炎上属性相似，故归属于火；日落西方，与金性肃降相似，故归属于金；北方寒冷，与水的寒凉凝重相同，故归属于水。

　　类比推理，是指由个别前提到个别结论，或由特殊前提得出特殊结论的思维过程。类比推理是建立在两类事物对比的基础上，根据已知事物的属性和特征，推导出未知事物在某些方面也必然具有类似的属性和特征的判断过程。一般是把研究对象的属性与已知对象的属性进行比较、对照等，从而推导出结论。以五行配五脏为例，肝气升发而木性曲直，故肝归属于木；心阳温煦而火性炎上，故心归属于火；脾主运化而土生万物，故脾归属于土；肺清肃下降而金性肃杀沉降，故肺归属于金；肾藏精主水而水性闭藏润下，故肾归属于水。通过类比推理，人们从五行属性的认识推移到对五脏六腑的认识。所以，类比推理是借助于已知的认知推进到新的认知领域的过程，成为五行归类的重要手段。

　　演绎推理，是指由一般性的前提推导出个别或特殊的结论的思维过程。在五行学说中，把已知的五行属性作为推理的一般性前提，根据五脏与五行的对应关系和五脏与五腑、五体、五志、五脉等联系，从而推导出五腑、五体、五官、五志、五脉、五气、五时等对象的五行属性。肝属于木，肝又主筋和开窍于目，则胆、筋、目、泪、怒等归属于木；心属于火，则小肠、脉、舌、汗、喜等归属于火；脾属于土，则胃、口、肉、涎、思等归属于土；肺属于金，则大肠、鼻、皮肤、涕、悲等归属于金；肾属于水，则膀胱、耳、骨、二阴、唾、恐等归属于水。

　　把自然界复杂多样的事物，特别是关于人体解剖、生理、心理、病理等的认识，归结到木、火、土、金、水五行系统之中，有利于人们推理、判断、认识和创新。归纳推理是指由个别、特殊到一般和普遍结论的思维过程。归纳推理的特点是由一般性小知识单元（肺金子系统）过渡到一般性大知识单元（五行系统），从特殊性事例或认识推导出一般知识原理。于是，五行学说以五行为核心，向人体和外部自然界环境延伸，联系五方、五季、五气、五化、五色、五味等，沿着人体内环境深入，联系五脏、五腑、五体、五官、五液、五脉、五志等，构成了一个人与自然界相互统一的包括横向和纵向联系的五行巨系统。在进行归纳推理的过程中，首先以关于五行、五脏等个别的知识为前提，再进行比较、分类、分析、综合和概括，最后推导出关于人体生命的五行规律和一般原理。

表 1 - 2　　　　　　　　　　　　五行归类表

自然界（外环境）							五行	人体（内环境）						
五音	五味	五色	五化	五气	五方	五季		五脏	五腑	五官	五体	五志	五液	五脉
角	酸	青	生	风	东	春	木	肝	胆	目	筋	怒	泪	弦
徵	苦	赤	长	暑	南	夏	火	心	小肠	舌	脉	喜	汗	洪
宫	甘	黄	化	湿	中	长夏	土	脾	胃	口	肉	思	涎	缓
商	辛	白	收	燥	西	秋	金	肺	大肠	鼻	皮	悲	涕	浮
羽	咸	黑	藏	寒	北	冬	水	肾	膀胱	耳	骨	恐	唾	沉

　　在五行系统中，属于同一五行子系统的事物和现象之间，还存在着密切的联系，共同构成了五个五行子系统，木、火、土、金、水分别表征了五个子系统的共同属性和特征。《素

问·阴阳应象大论》云："东方生风，风生木，木生酸，酸生肝，肝生筋……"五行之木，与自然界的东方、春季、风、青、酸……以及人体的肝、胆、目、筋……构成了一个联系人体内环境和自然界外环境的子系统，是人与自然、社会、人文环境相互统一的基础，也体现了五行系统理论的整体性和科学性。

二、五行学说的基本内容

五行学说的主要内容有五行的相生、相克、制化、相乘、相侮以及母子相及等。五行的相生和相克代表着自然界相关事物和现象之间的正常状态；五行制化是相生和相克之间的调节机制，以维持自然界相关事物和现象之间的协调平衡状态；五行相乘相侮和母子相及代表五行关系失常时，自然界事物和现象之间失去平衡的异常状态。五行学说利用五行之间相生相克的关系，以探索和揭示事物之间的相互联系和相互协调的整体性和统一性；用五行相乘相侮来解释和阐明事物之间的失衡现象以及重建平衡的机制。因此，具有很强的理论指导意义。

（一）五行相生、相克与制化

1. 五行相生　生，即资生、助长、促进之意。相生是指五行之间有序地递相资生、助长、促进等作用和关系。

五行相生的秩序：木生火，火生土，土生金，金生水，水生木。

同时，在五行相生的关系中，任何一行都存在着"生我"者和"我生"者双向关系，《难经》称之为"母子"关系。"生我"者为我之"母"，"我生"者为我之"子"。以木为例，"生我"者是水，水为木之"母"；"我生"者是火，火为木之"子"。余仿此类推。

2. 五行相克　克，克制、制胜、制约之意。五行相克是指五行之间有序地克制、抑制和制衡的作用和关系。

五行相克的秩序：木克土，土克水，水克火，火克金，金克木。

同样，在五行相克的关系中，任何一行都同时并存着"克我"和"我克"双向作用，《内经》称之为"所不胜"和"所胜"的关系。"克我"者是我的"所不胜"，"我克"者是我的"所胜"。以木为例，"克我"者是金，金是木的"所不胜"，"我克"者是土，土是木"所胜"。余仿此类推。

相生和相克是不可分割的两种调节路径。如果没有相生，就没有事物的发生、发展、成长；如果没有相克，就不能维持事物正常的、有序的和协调的发生、发展、成长。只有递次相生，依序相克，如环无端，紧密相连，排列有序，才能生化不息，维系事物之间的动态平衡。五行系统内部的各种要素（木、火、土、金、水）都不是孤立存在的，而是密切相关联的，每一个要素的变化都必然导致或影响其他要素产生相应的变化。同时，所有的要素又受到五行系统的整体结构的制约、调节和影响。

3. 五行制化　五行制化是指在五行系统结构中，相生与相克作用的并存与互动所产生的统合、调节和控制作用。

在五行系统结构中，任何两行之间的关系都不可能是单向的，而是双向互动的多路径调节与反馈机制。因此，五行制化调节方式是相生与相克同时发生、反馈与调控同时进行的互动多向的有效机制。以火为例，在正常状态下，火受到水的制约，火尽管不能直接作用于水，但是火能生土，土能制水，从而使水对火的制约不会发生太过或亢盛，导致火的衰退。同时，火还能受到木的资生、助长和促进，火又可以生土而增强对水的克制，抑制或削弱对木的助长和促进，结果是木对火的促进不会太过或太强，以确保火不会发生偏亢，从而维持了五行系统的整体性、有序性和稳定性。其他四行亦存在同样的调节机制。

　　五行制化规律：木克土，土生金，金克木；
　　　　　　　　　火克金，金生水，水克火；
　　　　　　　　　土克水，水生木，木克土；
　　　　　　　　　金克木，木生火，火克金；
　　　　　　　　　水克火，火生土，土克水。

　　《内经》提出"制则生化"。五行制化调节机制的结果是促进五行系统内部要素的生化、发展和稳定。主张木能制土，火才能生化；火能制金，土才能生化；土能制水，金才能生化；金能制木，水才能生化；水能制火，木才能生化。所谓母气制己所胜，则子气方能得母气之滋养和主张，而产生生化作用。《素问·五脏生成》云：心，"其主肾也"；肺，"其主心也"；脾，"其主肝也"；肝，"其主肺也"；肾，"其主脾也"。这种生中有克、化中有制、克中有生、制中有化、相反相成，才能促进和协调事物的发展、变化与有序、均衡之间的冲突和对立，所以生中有制、制中有生、相互生化、相互制衡是五行制化调节的本质和特征。

　　显而易见，五行制化调节具有强大的自我和自动调控效应，既能保持五行系统结构的正常生化运动，又能维持五行系统的整体协调与均衡。对于自然界环境来说，可以维持正常的生物生态平衡；对于生命来说，可以维持人体生理和心理上的动态平衡，保证生命活动的正常进行。

　　不难看出，相生与相克的互动过程就是事物相互消长和发展变化的过程。在这样的运动变化过程中，时常会出现系统的不平衡或远离平衡的态势，其本身就会激发再一次的相生与相克的调控，使系统重新走向平衡。正是在这样的不平衡中重建新的平衡，旧的平衡又再次被新的平衡所取代的螺旋式循环运动中，推动了自然界万物的不断发展与更新。对于人体而言，则推动着机体生理气化机能的新陈代谢。明代张介宾在《类经图翼》中概括为："造化之机，不可无生，亦不可无制。无生则发育无由，无制则亢而为害。"

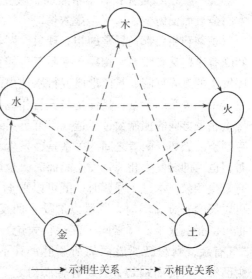

　　---示相生关系　----示相克关系

图1-1　五行生克制化图

（二）五行相乘、相侮与相及

　　1. 五行相乘　乘，欺凌、恃强凌弱，即克制太过。《国语·周语中》："乘人不义。"韦昭

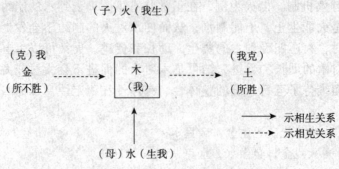

图 1-2　五行生克制化图例

注："乘，陵也。"五行相乘是指五行中某一行对被克一行的克制过亢，引起异常的太过相克反应。即相克太过，超过了正常的制约力量，从而使五行结构失去了协调和平衡。

引起相乘的原因，主要有两个方面。首先，是五行中某一行自身过于强盛，造成对被克一行的克伐太强，导致被克一行的虚衰，引起五行系统内部的生克制化紊乱或异常。如果木过于强盛，则克土太过，易造成土的虚弱或不足，招"木亢乘土"。其二，是五行中某一行本身虚弱或不足，招致克我一行的相克显得相对增强，又使其本身更加虚弱。在正常情况下，木克土的力量和强度是不会出现太过或不及的，可是，如果土本身虚弱或不足，形成木克土的力量和强度增强，会使土更加虚弱不足，即"土虚木乘"。

2. 五行相侮　侮，欺负、欺侮。《左传·昭公元年》："不侮鳏寡。"五行相侮是指五行中某一行过于强盛，对克我一行的反向克制，即反侮，也称"反克"。反向相克是五行系统内部失去协调和平衡的严重表现。其原因有二：一是被克一行亢极，失去制约，反向欺侮克我者。木本受克金，但是，木过于强盛时，不仅不受金的克制，反而对金进行反克，即"木亢侮金"。二是克我者本身衰弱，被克者因其衰而反侮之。金本克木，若金气虚衰，则木因金衰而反侮金，即"金虚木侮"。

相乘和相侮都是异常的相克现象，两者之间既有区别又有联系。相乘是按照五行相克次序发生的过强克制，从而形成五行系统内部相克作用和关系的异常；相侮是与五行相克次序发生相反方向的控制太过，造成了五行系统相克制衡的破坏。两者之间的关系是在发生相乘时，也可同时发生相侮；发生相侮时，也可同时发生相乘。木过于强盛时，既可以乘土，也可以侮金；金虚弱时，既可以遭受木的反侮，也可以受到火乘。《素问·五运行大论》云："气有余，则制己所胜而侮所不胜；其不及，则己所不胜侮而乘之，己所胜轻而侮之。"这是对五行相乘与相侮及其相互关系的说明。

3. 母子相及　在五行系统相生关系中，

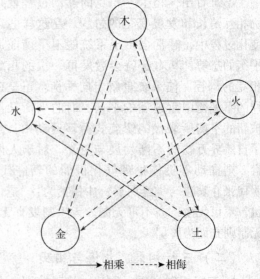

图 1-3　五行相乘与相侮图

存在相互依赖资生、助长的母子关系。凡"生我"者为母；"我生"者为子。在异常状态下，母子递进资生关系成为疾病的传化途径，即称母子相及。因此，母子相及包括母病及子和子病及母两种情形。

母病及子是指五行中某一行异常累及其子行，导致母子两行都发生异常变化。母病及子一般是在木行虚损的情况下，引起子行亦不足，导致母子两行均虚弱。如水为母，木为子，水不足则不能生木，导致母子俱虚，水竭木枯。

子病及母是指五行中某一行异常改变波及其母行，导致子母两行都异常。子行太过，引起母行亦亢盛，导致木火俱亢，即"子病犯母"。子行不足，累及母行，引起母行亦不足，导致子母两行俱损。例如木为子，水为母，木不足引起水亏，导致木水俱虚，即"子盗母气"。

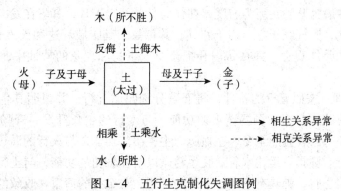

图1-4 五行生克制化失调图例

三、五行学说在中医学中的应用

五行学说作为中国先秦时期重要的哲学思想，不仅是中医学理论的本体论基础，而且还包含着许多科学的逻辑思维方式，渗透到中医学的方方面面，并且成为中医学理论体系中重要的组成部分。中医学应用五行学说探讨人体的生理功能、心理特性和病理变化，并用以指导疾病的诊断、判断疾病的预后、确立疾病的防治原则。

（一）划分解剖结构系统

结构是系统内部要素的排列与组合。结构是物质系统存在的基本方式和特征，是系统具有整体性、层次性和功能性的物质基础，是系统内部要素之间相互联系和相互作用的形式，也是物质系统走向组织化和有序化的重要标志。在古代解剖学长足发展的背景下，藏象学说以人体五脏（心、肝、脾、肺、肾）为核心，以五腑（胃、胆、小肠、大肠、膀胱）为配合，支配五体（筋、脉、肉、皮、骨），开窍于五官（目、舌、口、鼻、耳），外连体表组织（爪、面、唇、毛、发）等，借用类比推理的过程，以脏腑器官组织的属性和特征为前提，将人体的所有解剖器官划分和纳入五行系统，形成了以五行为纽带和脏腑为核心的五大解剖系统，从而为藏象学说的形成和发展创造了条件。

（二）说明人体的生理特性

运用五行学说阐明人体的生理特性，体现在说明五脏的生理特点，构建天人合一的五脏系统，阐述五脏之间的生理联系等方面。

1. 天人合一的五脏系统　运用五行学说，构建了以五脏为中心、内外联系的天人合一的五脏系统。将五脏与五腑、五体、五窍、五华、五志、五液，乃至于五方、五时、五气、五色、五味等等，进行广泛地联系。如肝木系统，在脏为肝，在腑为胆，在体为筋，开窍于目，其华在爪，在志为怒，在液为泪，在方位为东，其气旺于春，通于风气，其色青，其味酸；心火系统，在脏为心，在腑为小肠，在体为脉，开窍于舌，其华在面，在志为喜，在液为汗，在方位为南，其气旺于夏，通于火气，其色赤，其味苦；脾土系统，在脏为脾，在腑为胃，在体为肉，开窍于口，其华在唇，在志为思，在液为涎，在方位为中央，其气旺于长夏，通于湿气，其色黄，其味甘；肺金系统，在脏为肺，在腑为大肠，在体为皮，开窍于鼻，其华在毛，在志为忧，在液为涕，在方位为西，其气旺于秋，通于燥气，其色白，其味辛；肾水系统，在脏为肾，在腑为膀胱，在体为骨，开窍于耳，其华在发，在志为恐，在液为唾，在方位为北，其气旺于冬，通于寒气，其色黑，其味咸。这种天人合一的五脏系统，体现了天人相应的整体观念，并在认识和把握纷繁事物和现象的特性中，起到执简驭繁的作用。

2. 五脏的生理　按照五行的特性，将五脏分别归属五行，并说明其生理功能。肝性喜条达而恶抑郁，有疏通气血、调畅情志的功能，与木行的生长升发、舒畅调达的特性相类似，故肝属木行。心具有温煦全身、主血脉、主神明的功能，与火行的温热、光明的特性相类似，故心属火行。脾具有运化水谷、化生精微以营养脏腑的功能，与土行的生化万物的特性相类似，故脾属土行。肺具有清肃、下降的功能，与金行的清肃、收敛的特性相类似，故肺属金行。肾具有藏精、主水液的功能，与水行的滋润、闭藏、下行的特性相类似，故肾属水行。

五脏功能虽然各有所司，但作为人的整体，五脏之间必然存在着生理上的内在联系。中医学运用五行学说，阐释了五脏之间的主要联系，具体反映在五脏相生、五脏相克和五脏制化协调等方面。

（1）五脏相生　运用五行相生的理论，说明五脏之间相互资生的生理关系。如木生火，即肝生心，肝藏血，调节血量，可助心行血；肝主疏泄，调畅情志，与心主神明关系密切。火生土，即心生脾，心阳能温煦脾气，加强脾的运化功能。土生金，即脾生肺，脾主运化，化生精微以充养肺气。金生水，即肺生肾，肺气布津，滋养肾阴；肺气肃降，助肾纳气。水生木，即肾生肝，肾精化血养肝；肾阴助肝阴以防肝阳上亢。正因为五脏之间这种相互资生的关系，才能维持体内正常的生化状态。

（2）五脏相克　运用五行相克的理论，说明五脏之间相互制约的生理关系。如木克土，即肝克脾，肝气疏泄，以防脾气的壅滞，有利于脾的正常运化。土克水，即脾克肾，脾能运化水湿，以防肾水泛溢。水克火，即肾克心，肾藏精，肾水上济于心，以防心火之亢烈。火克金，即心克肺，心阳温肺，以防肺气清肃太过。金克木，即肺克肝，肺气肃降，以制约肝阳上亢。正因为五脏之间这种相互克制的关系，才能维持体内的阴阳协调状态。

（3）五脏制化　五脏的每一脏都具有我生、生我、我克、克我的生理关系，生中有克，克中有生，生可防克得太过，克可防生得太过，相互制约，因此，能维持五脏之间的正常生理功能。如木克土，火生土，肝气疏泄，助脾气之运化，以防脾气之壅滞；心阳温暖脾气，一方面可保持脾气的运化正常，另一方面可防止肝克之太过，免致脾气耗散，临床上肝郁脾虚证就是脾胃虚弱、肝气郁实克伐太过所致。金克木，水生木，肺气肃降，以防肝气升发太过；肾精滋养肝阴，一方面可保持肝之阴血充足，另一方面可防止肺克之太过。临床上，肝之阴血不足的肝阳上亢证，多是肾水不能涵养肝木所致；肝郁血虚证，多由肝之阴血不足，肺克太过而致肝气升发不能而郁实所致。五脏之间生理上的相互制约，其机理就在于五行的生克制化。

（三）说明人体的病理变化

运用五行学说说明人体病理变化，主要是说明脏腑病的发病和脏腑病的传变规律。

1. 脏腑病的发病 按照五脏配五行的理论，五脏外应五时，肝应春时，心应夏时，肺应秋时，肾应冬时，脾应长夏。五时六气发生变化，产生六淫之邪气，侵犯脏腑而发病。一般而言，在五时中，脏腑发病以主时之脏首先受邪发病为基本规律。如春时，风邪易入肝而致肝病；夏时，暑邪易入心而致心病；秋时，燥邪易入肺而致肺病；冬时，寒邪易入肾而致肾病；长夏，湿邪易入脾而致脾病。

五时之气，有太过、不及的变化，因此，脏腑受病的规律也就不同。时令已至而其气未至，此为不及，所胜之脏妄行而反侮，所不胜之脏乘袭而发病，生我之脏亦受其累。夏时心气当旺，心的所胜之脏是肺，所不胜之脏是肾，生我之脏是肝。如时已入夏，但气候不热，甚至骤寒，故此时心、肺、肾、肝发病的可能性较大。时令未至而其气已至，此为太过，侮其所不胜之脏，乘其所胜之脏，累及我生之脏。春时肝气当旺，肝的所不胜之脏是肺，所胜之脏是脾，我生之脏是心。如立春前后，气候应当始温，反大热，故此时肝、肺、脾、心发病的可能性较大。临床上脏腑的发病，并非完全如此，但与时气的太过不及的变化确实有着密切的关系。

2. 脏腑病的传变 一脏腑发病，可影响他脏腑功能，导致他脏腑亦发病，这就是脏腑病的传变。运用五行乘侮和母子关系的理论，来阐述疾病在脏腑间传变的规律。

（1）按乘侮关系传变 主要表现在相乘传变和相侮传变两种形式。

相乘传变，即相克太过而致的疾病传变。如肝病的实证，肝木之郁实，可克伐属土的脾胃，即肝病传脾。临床上肝气郁结证，烦躁易怒，胸胁闷痛，月经不调等；横逆于脾，出现肝脾不和，又见脘腹胀满，纳呆不欲食，大便溏泄或不调等症；横逆于胃，出现肝胃不和，又见呕吐，嗳气，吞酸，纳呆等症。脾病的实证，脾土之湿盛，可克伐属水的肾和膀胱，导致水湿运化不能，肾与膀胱的气化不利，出现水湿内停，身体困重，小便不利，全身浮肿，纳呆，舌苔滑腻等症。由于病从相克方向传来，邪气较盛，故病情一般较重。

相侮传变，即反克为害而致的疾病传变。肺金本克肝木，当肝木之气太过，或肺金之气太弱时，肺金不仅不能克制肝木，反为肝木所克。如木火刑金的肝火犯肺证，临床见有胸胁胀痛，口苦，烦躁易怒，脉弦数等肝火亢盛之症，又相继出现咳嗽，气逆，甚至咯血，或痰中带血等肺失清肃之症。肝病在前，肺病在后，由于病从被克之脏传来，邪气较微，故一般而言，病情较轻。

（2）按母子关系传变 主要表现为母病及子和子病犯母两种形式。

母病及子，又称"母病累子"。病从母脏传来，先见母脏病症，继见子脏病症。如临床常见的"水不涵木"证，肾阴亏虚，肝阴失养，导致阴不能制阳，肝阳亢逆之证，症见腰酸软，眩晕耳鸣，遗精，健忘，失眠，烦躁易怒，口燥咽干，盗汗，颧红，五心烦热等症。其病从肾脏传至肝脏，阴虚阳亢为病的本质。由于病从母脏传子脏，其相生的生理仍然存在，故一般而言，病情较轻，预后亦良。

子病犯母，又称"子盗母气"。病从子脏传来，先见子脏病症，继见母脏病症。如临床常见的心肝火旺证，是由于心火亢盛，导致肝火上炎所致。症见心悸，失眠，口舌生疮，甚至谵语，狂躁，又见烦躁易怒，头痛眩晕，面红目赤等症。其病从心脏传肝，火热实盛是其病变本质。由于病从子脏传母，母气不能敌子气，故一般而言，病情较重。

脏腑病按五行关系传变，有一定的规律，且影响疾病的预后。《素问·玉机真脏论》指出："五脏受气于其所生，传之于其所胜，气舍于其所生，死于其所不胜。病之且死，必先传行至其所不胜，病乃死。"但是，由于五脏六腑的生理特性各异，生理功能上相互联系，故脏腑之间的病理变化是十分复杂的。脏腑病按五行规律传变只是其中的一个方面，且不是所有的脏腑病都按五行规律传变。临床上切不可"按图索骥"。影响脏腑病传变的因素很多，如脏腑之气的虚实，病邪的性质，治疗用药等，都可决定或影响疾病的传变途径和传变方向。一般而言，邪实之脏腑，其病邪则易传他脏，而正虚之脏腑，则易受他脏病邪的传变。

张仲景总结了伤寒"六经"传变的规律；叶天士提出了温病"卫气营血"传变规律。病类不同，其传变规律不同。有些疾病不传或没有传变规律，如《素问·玉机真脏论》指出："然其卒发者，不必治于传，或其传化不以次。"临床不可一概而论。

（四）判断疾病的预后

疾病的发展趋势，有吉、凶、逆、顺的区别。临床上有时运用五行生克的理论，来判断疾病的预后，主要从色与脉、色与部、脉与时之间的五行生克关系来推断。

病色与病脉之间的关系。一般而言，脏腑病，出现本脏之色、本脏之脉，此为疾病的色脉相符，表示病情较轻，如肝病见青色、弦脉。脏腑病，出现色、脉相生，表示疾病虽重，但病势为顺，预后良好，如肝病色青，见沉脉，脉沉属水，色青属木，水生木，色脉相生，病有生机，预后良。脏腑病，出现色、脉相克，表示疾病严重，病势为逆，预后不良，如肝病色青，见浮脉，浮脉属金，色青属木，金克木，色脉相克，病势发展少有生机，预后不良。余仿此类推。《医宗金鉴·四诊心法》指出："色脉相合，已见其色，不得其脉，得克则死，得生则生。"

病色与其反映在面部的分部关系。各脏腑的病色反映在面部都有一定的部位，本脏之色见于本脏之位，是色、部相符，表示病情较轻。如鼻头属脾的分部，脾病鼻头见黄色，为色、部相符，表示脾病较轻。病变的色、部不符，有两种情况，一是色、部相生，表示病证为顺，如脾病鼻头见白色，白属金，土生金，色、部相生，脾病为顺；二是色、部相克，表示病证为逆，如脾病鼻头见青色，青属木，木克土，色、部相克，脾病为甚、为逆，但不是死证。余仿此类推。《灵枢·五色》指出："五色之见也，各出其色部。部骨陷者，必不免于病矣。其色部乘袭者，虽病甚，不死矣。""色部乘袭"就是色、部相克，表示病情较重。

脉象与季节的关系。在疾病中，脉象的变化与时节相应，表示病证为顺。病脉与时节不相应，称为"脉不应时"，病证为逆。《素问·脏气法时论》指出："五行者，金木水火土也，更贵更贱，以知死生，以决成败，而定五脏之气、间甚之期也。"一般而言，春时病见弦脉，夏时病见洪脉，秋时病见浮脉，冬时病见沉脉，为脉应四时，病的预后较好。若春病脉见浮，夏病脉见沉，秋病脉见弱，皆为脉反四时，病证预后不良。正如《素问·玉机真脏论》所述："脉从四时，谓之可治"；"脉逆四时，谓不可治"。"所谓逆四时者，春得肺脉，夏得肾脉，秋得心脉，冬得脾脉，其至皆悬绝沉涩者，命曰逆。四时未有脏形，于春夏而脉沉涩，秋冬而脉浮大，名曰逆四时也。"

（五）指导疾病的诊断

五行理论指导疾病的诊断，主要运用五行归类的方法，将病变的脏、腑、体、窍与病证表现的脉、色、味、声、形、舌等进行联系，来确定病证的诊断。也就是将四诊得来的资料，运用五行理论，进行归类分析，从而做出证候判断。如《难经·六十一难》指出："望而知之者，望见其五色，以知其病。闻而知之者，闻其五音，以别其病。问而知之者，问其所欲五味，以知其病所起所在也。切而知之者，诊其寸口，视其虚实，以知其病，病在何脏腑也。"

（六）指导疾病的防治

临床上，运用五行理论，在预防疾病的传变、确立治疗原则和治疗方法等方面有着重要的指导意义。

1. 预防疾病的传变　五行理论在预防疾病传变中的运用，主要是针对脏腑病的传变而言。凡病皆传，且有一定的规律。脏腑病传变有多种形式，按五行生克乘侮规律传变，是其形式之一。如肝病传脾，脾病传肾，肾病传心，心病传肺，肺病传肝，此为顺传；脾病传肝，肝病传肺，肺病传心，心病传肾，肾病传脾，此乃逆传。临床诊治疾病时，要仔细分析疾病的发展趋势，预为防治，阻断病势的传变。如肝病之实证，有传脾之趋势，此时虽无脾病的症状，可在治疗肝病的同时，加以补脾之药，脾气充实，可抵抗肝邪之来袭。如此，阻断病邪的传变，有利于疾病向痊愈方向发展。《难经·七十七难》指出："见肝之病，则知肝当传之于脾，故先实脾气，无令得受肝之邪。"《金匮要略》亦指出："见肝之病，知肝传脾，当先实脾，四季脾旺不受邪，即勿补之。"脏腑病传与不传，有两个条件，一是邪气盛，二是脏气虚，而关键是脏气虚，脏气旺盛则不受邪，病则不传。在预防病传的治疗时，当详加辨证，以免犯"虚虚实实"之戒。

2. 确立治则和治法　根据五行相生和相克规律，确定相应的治疗原则和治疗方法。

（1）**根据生克规律确定治则**　据五行相生规律确定的治则，主要有补母与泻子，用于母病及子与子病犯母的证候。

①补母治则：主要用于脏腑病变中的母子关系失调的虚证，如《难经·六十六难》指出："虚则补其母。"临床上，"水不涵木证"是由于肾阴不足、不能滋养肝木，导致肝阴不足、肝阳上亢的病证。肾属水，肝属木，水能生木。现肾水不足，不能生养肝木，导致肾肝两脏阴亏。肝体阴而用阳，肝阴不足，则肝阳上亢。病证主要表现在肝，而其病本在肾。肝

为子脏，肾为母脏，虚则补其母，补益肾水，滋养肝木，以涵敛肝阳，"滋水涵木"是其具体治法。

②泻子治则：主要用于脏腑病变中的母子关系失调的实证，如《难经·六十六难》指出："实则泻其子。"临床上，肝火炽盛证，烦躁易怒，面红目赤，舌红苔黄，脉弦数，为木火旺盛之实证，据实则泻其子原则，治疗上，在清泻肝火的同时，须泻心火，泻心火有助于泻肝火。

据五行相克规律确定的治则，主要有抑强与扶弱。抑强与扶弱治疗原则，主要用于脏腑病出现相乘或相侮的证候。

①抑强治则：主要用于相克太过或反克所致的相乘病证或相侮病证。抑制强盛的一方，则被克制的一方易于恢复正常。如肝木之气太过，乘脾犯胃，称为"木旺乘土"，临床上出现肝脾不调或肝胃不和的病证。治疗上以疏木为主，疏肝运脾或疏肝和胃。若脾土壅滞，反克肝木，称为"土壅木郁"，治疗上以运脾和胃为主，解肝之郁滞。

②扶弱治则：主要用于克之不及或因虚被乘、被侮的病证。如肝木虚不能克制脾土，导致脾胃失健，称为"木不疏土"，治疗上补肝木之虚为主，兼以健脾和胃。又如肾水不足，反为心火所侮，出现水火不交证，治疗上补肾水为主，兼降心火。

（2）根据五行生克规律确定治法　据五行相生规律确定的治法，临床常用的有滋水涵木法、金水相生法、培土生金法、益火补土法。

①滋水涵木法：又称滋肾养肝法、滋补肝肾法。是通过滋补肝肾之阴，以达到涵敛肝阳的目的。主要用于肾阴亏虚而致肝阴不足、肝阳偏亢之证。临床可见头目眩晕，眼目干涩，颧红耳鸣，五心烦热，腰膝酸软，男子遗精，女子月经不调，舌红少苔，脉弦细而数等。

②金水相生法：又称补肺滋肾法、滋养肺肾法。是一种滋补肺肾之阴的治疗方法。主要用于肺虚不能布津以滋肾，或肾阴亏虚，精不能上荣于肺，而致肺肾阴虚的病证。临床可见咳嗽气逆，干咳少痰或咳血，音哑，潮热盗汗，腰膝酸软，遗精，体瘦，口干，舌红少苔，脉细数等。

③培土生金法：又称补养脾肺法。是通过补脾益气以达到补益肺气的目的。主要用于脾胃不足，生化减少，肺气失养的肺脾气虚证。临床可见久咳，痰多清稀，食欲减退，大便溏薄，四肢无力，舌淡脉弱等。

④益火补土法：火，在此是指命门之火，而非心火。益火，是指补益命门之火，也就是补益肾阳，故又称温肾健脾法。是温肾阳以补脾阳的治疗方法。主要用于肾阳衰微而致脾阳不振的病证。临床可见畏寒肢冷，腰膝冷痛，腹泻，完谷不化，或五更泄泻，舌淡胖边有齿印，苔白滑，脉沉无力等。

据五行相克规律确定的治法，临床常用的有抑木扶土法、培土制水法、佐金平木法、泻南补北法。

①抑木扶土法：又称疏肝健脾法、调理肝脾法。是以疏肝、健脾、和胃来治疗肝脾不调或肝气犯胃病证的治疗方法。主要用于木旺乘土或土虚木乘之证。具体应用时，对木旺乘土之证，以抑木为主，扶土为辅；对土虚木乘之证，以扶土为主，抑木为辅。

②培土制水法：又称敦土利水法。是健脾利水治疗水湿停聚的病证治法。主要用于脾虚

不运、水湿泛溢而致水肿胀满的证候。

③佐金平木法：又称滋肺清肝法。是滋肺阴清肝火以治疗肝火犯肺病证的治法。主要用于肺阴不足、肝火上逆犯肺之证。肝火太盛、耗伤肺阴的肝火犯肺之证，又当清肝火为主，兼以滋肺降气。

④泻南补北法：又称泻火补水法、滋阴降火法。是泻心火补肾水以治心肾不交病证的治疗方法。主要用于肾阴不足，心火偏旺，水火不济，心肾不交之证。因心主火，火属南方；肾主水，水属北方，故称泻南补北法。具体应用时，以心火偏亢为主，不能下交于肾的证候，治疗宜泻心火为主；以肾水亏虚为主，不能上奉于心的证候，治疗宜滋肾水为主。

（3）五志相胜法　根据五行、五脏之间的生克规律和五脏与五志的关系，可以用"五志相胜法"来治疗情志异常的病变。喜、怒、悲、思、恐五志，是五脏所产生的情志活动。喜在脏属心，在五行属火；怒在脏属肝，在五行属木；悲在脏属肺，在五行属金；思在脏属脾，在五行属土；恐在脏属肾，在五行属水。在疾病中，可出现以情志异常为主的病理变化。悲胜怒，对充满怒气的病人，可以用告知悲哀之事、使其产生悲泣的方法，使其怒气得消。恐胜喜，对狂喜不已的病人，可以用恐吓的方法，使其产生恐惧，使狂喜得平。怒胜思，对思虑不解的病人，可以用激怒的方法，使其发怒，怒则气得宣泄，思可解。喜胜悲忧，对忧愁悲哀不绝的病人，可以用喜悦之事，使其欢喜，以解忧愁。思胜恐，对恐惧不已的病人，可以用某事、某物、某人使其产生思考、思恋，恐惧逐渐得解。

临床运用五行生克规律所确定的治则治法，要注意分清双方的主次关系，治疗上有主治和兼治的区别。

3. 指导针灸取穴　针灸疗法中，手足十二经脉的"五输穴"配五行，井属木，荥属火，输属土，经属金，合属水。针灸治疗时，根据病证，按五行生克规律选穴施治。如肝虚之证，据"虚则补其母"的治则，取肾经合穴（水穴）阴谷，或取本经的合穴（水穴）曲泉进行治疗。肝实之证，据"实则泻其子"的治则，取心经荥穴（火穴）少府，或取本经荥穴（火穴）行间进行治疗。

运用五行生克规律指导治疗，在临床上有其一定的意义，但是，并非所有的疾病都适用，要根据具体情况灵活运用。

第二章

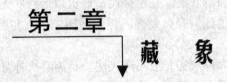

藏　象

　　脏腑，指人体的内脏，为五脏、六腑、奇恒之腑的统称。中医学在研究人体脏腑生理功能和病理现象时，"视其外应，以知其内脏"（《灵枢·本脏》），观察外在征象来研究内部脏腑的活动规律，认识脏腑的实质，从而形成了独特的藏象学说。

第一节　概　述

一、藏象的概念

　　"藏象"一词，首见于《素问·六节藏象论》。藏象，又称脏象，是指脏腑生理功能、病理变化表现于外的征象。藏，指藏于体内的内脏；象，为表现于外的生理功能和病理现象。

　　藏象学说，是指通过对人体生理、病理现象的观察，研究各脏腑的生理功能、病理变化及其相互关系的学说。藏象学说是中医基础理论的核心内容，对认识人体的生理、病理，指导临床实践具有普遍的指导意义。

　　藏象学说是基于古代的解剖知识、长期对人体生理和病理现象的观察、反复临床实践的验证，以及中国古代哲学思想的深刻影响而形成的。《内经》对解剖人体、观察脏腑有较详细描述，如《灵枢·经水》说："夫八尺之士，皮肉在此，外可度量切循而得之，其死，可解剖而视之。其脏之坚脆，腑之大小，谷之多少，脉之长短，血之清浊……皆有大数。"古代医学家在长期的生活体验和医疗实践中，通过观察、比较、归纳等方法，对人体脏腑的生理功能和病理变化有深刻的认识。如通过解剖了解心与脉管相连，又观察到心脏搏动与血在脉中循行的关系，从而提出"心主血脉"的理论。古代哲学思想气、阴阳、五行学说融入中医学中，对藏象的系统联系起到重要作用。如运用五行学说，将人体组织结构划分为五个功能系统，以五脏为核心，联系相应的腑及五官、五体、五华、五志等，体现了人体自身的整体性；同时，五脏与自然界的五方、五时、五气、五化、五色、五味等相联系，体现了人与自然环境的统一性。

　　藏象学说通过以象测藏的方法，高度概括了人体脏腑的形态结构、生理功能及其系统联系，同时还强调内在脏腑与自然环境的密切联系，充分体现了中医学宏观、整体、系统、恒动的生命观。

二、脏与腑的区别

　　中医学依据生理功能将内脏分为脏、腑和奇恒之腑。心、肺、肝、脾、肾，合称五脏；

胆、胃、小肠、大肠、膀胱、三焦，合称六腑；脑、髓、骨、脉、胆、女子胞，合称奇恒之腑。

五脏共同的生理功能是化生和贮藏精气，其功能特点可概括为"藏而不泻，满而不实"，即五脏精气以藏为主，不宜外泄；所藏精气盈满，但不容纳充实水谷。五脏的形态多属于实体性器官。

六腑共同的生理功能是接受、容纳、传导和变化水谷，其功能特点可概括为"泻而不藏，实而不满"，食入则胃实肠虚，食下则胃虚肠实，有形之水谷通行其中，但并非精气充满。六腑形态多属于管腔性器官。

奇恒之腑，在功能方面"主藏精气"与五脏类似；但在形态方面多属于管腔性器官，与六腑类似；似脏非脏，似腑非腑，又无脏腑之间的阴阳表里关系，故称之为奇恒之腑。奇恒之腑中仅有胆与肝相为表里，故胆既属于六腑，又属于奇恒之腑。

五脏、六腑、奇恒之腑分别承担各自不同的生理功能，但又相互配合、相互制约，共同实现人体生命活动的平衡协调。

三、藏象学说的特点

（一）以五脏为中心的系统观

中医学从宏观、整体、系统思维认识藏象，建立了五脏功能系统。五脏功能系统是以五脏为中心，通过经络沟通、气血流行，将相应的腑与五体、五官、五华、五液、五神、五志等密切联系而形成。五脏名称心、肺、脾、肝、肾与西医学的器官名称完全相同，但其内涵差异很大。中医学的心、肺、脾、肝、肾，主要强调生理功能系统，超出了解剖学的形态结构范畴；而西医学的心、肺、脾、肝、肾，主要是建立在解剖学器官的基础上，研究其生理功能。中医学的五脏是高度概括的功能系统，并与外界自然环境浑然一体，相互作用，相互影响，形成了独具特色的藏象学说理论体系。

（二）以五脏为中心的整体观

中医学运用精气、阴阳、五行学说构建了藏象学说的理论框架，形成了以五脏为中心的整体观。其一，五脏功能系统气机调畅的整体观。肝主升发，肺主肃降；心火下降，肾水上升；脾主升清，胃主降浊；五脏气机升降协调平衡，六腑气机降中寓升，脏腑气机调畅是生命活动的重要保证。其二，五脏功能系统阴阳平衡、生克制化的整体观。五脏属阴，六腑属阳，阴中有阳，阳中有阴，阴阳协调平衡；脏与脏、腑与腑、脏与腑、脏与奇恒之腑之间，具有生中有克、克中有生的有机联系，维持着生理功能的正常状态。其三，内外环境的天人合一观。五脏功能系统与自然界的五时、五方、五气、五化等密切联系，形成内外环境相参相应的统一整体，养生、预防、治疗等方面必须顺应自然环境的变化。

第二节 五 脏

一、心

1. 概述 心位于胸中，两肺之间，膈膜之上，有心包卫护于外。心的形态尖圆，如倒垂未开之莲蕊，色红，中有孔窍。明代李梴著《医学入门》尚有"血肉之心、神明之心"的观点。

2. 心的生理特性 心在五行属火，为阳脏而恶热。心之阳气能够温养血脉、推动血行、兴奋精神。火热之邪，易伤心神，易致血行加速，甚则动血。若心的阳气不足，可致血脉凝涩，精神萎靡；心的阳气亢盛，可致心火亢盛或痰火扰心的病理变化。

（一）主要生理功能

1. 心主血脉 心主血脉是指心气推动血液运行于脉中，流注全身，循环不休，发挥营养和濡润作用。在结构上，脉为血之府，是血液运行的通路，心脏与脉直接连通，构成一个密闭的血液循环系统。

心主血脉的生理功能，包括心行血和心生血两方面。

（1）**心行血** 心主血脉的关键是心脏正常搏动，心脏搏动是推动血液在脉中运行的动力。心脏正常搏动依赖心气充沛，维持心力强健、心率适中、心律调匀，从而血液才能正常地输布全身，发挥濡养作用。血液在脉中正常运行，必须以心气充沛、血液充盈、脉道通利为基本条件。

心主血脉的功能正常与否，表现在面色、舌象、脉象以及心胸部感觉等方面。心气充沛，心血充盈，脉道通利，则心主血脉的功能正常，可见面色红润有光泽，舌色淡红荣润，脉象和缓有力，节律均匀，心胸部感觉舒适。若心之气血亏虚或心阳不足，可见面色无华，舌质淡白，脉象细弱，心悸怔忡等。若心脉痹阻，血行不畅，可见面色晦暗，舌质青紫，脉细涩或结代，心前区憋闷，甚则刺痛等。

（2）**心生血** 心阳（火）具有将水谷精微等物质"化赤"生血的功能。饮食水谷经脾胃运化，吸收水谷精微，水谷精微化为营气和津液，入于脉中，经心阳（火）的温煦作用，变化而赤成为血液。

2. 心主神明 心主神明，又称心藏神，是指心具有主宰五脏六腑、形体官窍等一切生理活动和精神意识思维活动的功能。

神，有广义与狭义之分。广义之神，是指整个人体生命活动的外在表现，包括意识、眼神、面色、言语、形体动作和对外界反应等。狭义之神，是指人的精神意识思维活动。

（1）**心主宰生命活动** 心主宰和调控五脏六腑、四肢百骸、形体官窍等不同功能，使机体各脏腑组织协调一致共同完成整体生命活动。故称"心者，君主之官，神明出焉"（《灵枢·灵兰秘典论》）；"心者，五脏六腑之大主"（《灵枢·邪客》）。心神功能正常，五脏六腑等组织器官功能相互协调，彼此合作，则身体健康。若心神不明，人体各部分功能失去心之主宰和调控，则五脏六腑等组织器官就会发生疾病，甚至会危及生命。

（2）心主宰精神意识思维活动 中国古代哲学有"心之官则思"的观点，在中国语言文字中，凡与精神意识思维活动有关者，几乎都用"心"或"忄"作为部首。中医学也受其影响，形成心主宰精神意识思维活动的理论。神明之心具有接受和反应外界事物刺激并做出分析判断的能力。心藏神的功能活动正常，则表现为精神振奋、意识清楚、思维敏捷、反应迅速。若心藏神功能失常，则会出现精神思维活动异常的表现，轻则神志不宁、失眠多梦；甚则谵语、狂乱，或精神委顿、反应迟钝、昏迷等。

血液是精神意识思维活动的物质基础，心主血脉，故心为神明之主。心脏搏动和神志活动是生命的重要指征，两者具有密切联系。血虚患者可出现心悸、失眠、健忘等症状。反之，心神异常，如精神紧张、焦虑等变化，常可导致面色、脉象的改变以及心胸部感觉的异常等。

（二）心与体、华、窍、液、志、时的关系

1. 心在体合脉，其华在面 心在体合脉，是指全身的血脉统属于心，由心主管。脉为血液运行的通道，具有约束和促进血液运行的功能。心与脉直接相连，血液在心与脉之中循环往复地运行。因此，心主血脉功能正常，则血脉流畅。若心主血脉功能异常，则血液运行障碍，如心气不足，推动无力，则脉象虚弱；心血不足，血液不充，则脉象细小；心脉瘀阻，则脉涩、结、代。

心其华在面，是指心的气血盛衰，可从面部的色泽光彩表现出来。华，是荣华、光彩之意。全身气血皆上注于面，头面部的血脉极其丰富，又暴露于外，易于观察，因此通过观察面部的色泽光彩变化，可以推测心之气血的盛衰。心气充沛，血脉充盈，则面部红润光泽。若心气不足，则面色㿠白；心阳暴脱，则面色苍白、晦暗；心血亏虚，则面色淡白无华；心脉痹阻，则面色青紫；心火亢盛，则面色红赤。

2. 心在窍为舌 心在窍为舌，又称心开窍于舌，"舌为心之苗"，是指舌的变化可反应心主血脉、心主神明的功能状态。在结构上，心通过手少阴之经别的经脉联系，循经入于心中，系舌本。在生理上，舌体血脉丰富，故舌色能灵敏地反映心主血脉的功能状态；并且，舌的运动及语言表达功能，与心主神明的功能密切相关。

心主血脉和藏神功能正常，则舌体淡红荣润，柔软灵活，语言流利。若心血不足，则舌质淡白；心阴不足，则舌红瘦瘪；心火上炎，则舌体糜烂；心血瘀阻，则舌质紫暗，或见瘀点瘀斑。若心神失常，可见舌强，语謇，甚或失语等。

3. 心在液为汗 心在液为汗，是指心血与汗液同源，汗液的生成、排泄与心的生理功能关系密切。汗是津液通过阳气的蒸化后，经汗孔排于体表的液体。汗液具有润泽皮肤、排泄废物、调节体温等作用。心主血脉，"汗血同源"，津液是汗液的物质基础，津液与血液同源于水谷精微。心藏神，汗液的生成与排泄又受心神调节。若大惊、紧张、激动，每见汗出。心阳不足，则自汗；心阴亏虚，则盗汗。汗出过多，损伤津液，又可耗及心之气血，可见心悸、心烦等症。此外，汗液排泄还与肺的宣发和卫气司开合的功能相关。

4. 心在志为喜 心在志为喜，是指心的生理功能与情志"喜"相关。喜乐愉悦有益于心主血脉的功能。心的功能正常，则乐观向上，身心健康。若喜乐过度，"喜则气缓"，则

心神涣散不收，轻则注意力难以集中；重则精神错乱，甚或心气暴脱而亡等。

5. 心在时为夏　心与夏气相通，皆五行属火。心的阳气旺盛于夏季。若夏暑太过，"心恶热"，阳盛阴虚之心病就会加重。因此，夏季要注意调摄心身健康，以预防疾病。

附：心包络

心包络，简称心包，亦称"膻中"，是心的外围组织，有保护心脏的作用。古人认为，正常情况下，心包络为"臣使之官"，可"代心行事"。在病理情况下，心为"君主之官"，不得受邪，故外邪侵入，则心包络首先受病，故有"代心受邪"之说。在外感热病中，因温热之邪内陷，出现高热、神昏、谵语等心神昏乱的病证，称为"热入心包"。由痰浊引起的神志异常，出现意识障碍等心神昏聩的病证，称为"痰蒙心包"。实际上，这里所谓"心包受邪"，主要表现为心的病证，故多从心论治。

二、肺

1. 概述　肺位于胸腔，在心之上，左右各一。肺通过气道与喉、鼻相连通。

2. 肺的生理特性　肺为"华盖"，是指肺在五脏六腑中位置最高，覆盖诸脏。肺为"娇脏"，是指肺叶清虚而娇嫩；上通鼻窍，外合皮毛，与自然界大气息息相通；易为外邪所侵，不耐寒热燥湿诸邪。

（一）主要生理功能

1. 肺主气司呼吸　肺主气，是对肺主呼吸之气和主一身之气的概括。肺司呼吸，是指肺具有主管呼吸运动的功能。

（1）主呼吸之气　肺主呼吸之气，是指肺是体内外气体交换的场所。通过肺的呼吸运动，吸入清气，呼出浊气，实现体内外清浊之气的交换，从而保证新陈代谢的正常进行，维持生命活动。

肺主呼吸的功能正常，则呼吸均匀，气息平和。肺主呼吸的功能失常，常出现胸闷、气短、咳嗽、喘促等呼吸异常的表现。

（2）主一身之气　肺主一身之气，是指肺有主司一身之气的生成和调节气机的作用。

肺主一身之气的作用包括：其一，气的生成。肺吸入的自然界清气和脾胃运化而产生的水谷之精气在肺中结合，生成宗气。宗气积于胸中，上出喉咙，以司呼吸；下贯心肺以行气血。宗气的生成关系着一身之气的盛衰。其二，气机调节。气的运动，称为"气机"，基本形式为升、降、出、入。肺吸入清气，体现气由外入内、由上而下的运动；呼出浊气，体现气由内出外、由下而上的运动。肺持续不断、节律均匀地呼吸，对全身各脏腑经络之气的升降出入运动起着重要的调节作用。

肺主一身之气的作用，主要取决于肺的呼吸功能。肺的呼吸调匀是气的生成和调节的根本条件。如果肺的呼吸功能失常，势必影响一身之气的生成和运行。若肺丧失了呼吸功能，清气不能吸入，浊气不能排出，新陈代谢停止，人的生命活动也就终结了。

肺的呼吸功能失常，不仅导致一身之气不足，出现短气不足以息、声低气怯、肢倦乏力等症，还会影响气机运动，导致各脏腑经络之气的升降出入运动失调。

2. 肺主宣发肃降　肺主宣发是指肺气具有向上向外升宣和布散的作用；肺主肃降是指

肺气具有向内向下清肃和通降的作用。

肺气宣发作用体现在：一是呼出体内代谢后产生的浊气；二是将脾转输至肺的津液和水谷精微上输头面，外达皮毛；三是宣发卫气于皮毛肌腠，以温煦肌肉，充养皮肤，滋润腠理，调节汗孔开合，控制汗液排泄，维持体温的恒定。

肺气肃降作用体现在：一是吸入自然界之清气，下纳于肾；二是将脾转输至肺的水谷精微向下向内布散于其他脏腑，并将津液下输于肾；三是肃清肺和呼吸道内的异物，以保持呼吸道的洁净和通畅。

肺气的宣发和肃降，是相互制约、相互为用的两个方面。宣发与肃降协调，则呼吸均匀通畅，水液正常输布代谢。肺气宣发肃降，包括升、降、出、入运动，但肺气运动总的趋势是以清肃下降为顺。

若肺失宣发，可见鼻塞喷嚏，呼吸不畅，喉痒咳嗽，恶寒无汗等症状。肺失清肃，可见呼吸短促，咳喘痰多等。肺气宣发与肃降失调，则见呼吸运动失常和水液代谢障碍。

3. 肺主通调水道 肺主通调水道，又称"肺主行水"，是指通过肺气的宣发和肃降，对体内水液的输布、运行和排泄具有疏通和调节作用。肺参与水液代谢的调节，且位置最高，故有"肺为水之上源"之说。

肺主通调水道的功能，依赖于肺气的宣发肃降作用：通过肺气的宣发作用，将津液输布于全身各脏腑与皮毛，以发挥滋润濡养作用；宣发卫气，调节汗孔开合，控制汗液排泄；并呼出浊气而排出少量水分。通过肺气的肃降作用，将水液下输于肾，通过肾的气化作用，生成尿液，并经膀胱排出体外；使津液经三焦随气下行布散，发挥滋润濡养作用。

若肺的宣发肃降失常，不仅可影响呼吸功能导致咳喘，而且可影响水液代谢功能，导致水液输布排泄障碍。水液停聚，形成痰饮；水泛肌肤，而为水肿。临床上常用宣肺利水消肿的方法治疗水肿等病症，被形象地喻为"提壶揭盖法"。

4. 肺朝百脉 肺朝百脉，是指肺气助心行血的生理功能，全身的血液都要通过经脉而会聚于肺，经肺的呼吸进行气体交换，而后输布于全身。

心气推动血液运行，为血液运行的基本动力。肺气的推动和调节，具有助心行血的作用。肺主气，司呼吸，通过肺的呼吸运动吸入清气，生成宗气，宗气具有贯心肺之脉而行气血的作用。肺气充沛，宗气旺盛，气机调畅，则血运正常。若肺气虚弱或壅塞，不能助心行血，则可导致心血运行不畅，甚至血脉瘀滞，出现心悸胸闷、唇青舌紫等症；反之，心气虚衰或心阳不振，心血运行不畅，也能影响肺气的宣通，出现咳嗽、气喘等症。

5. 肺主治节 综合肺的生理功能，主要是对气、血、津液的治理调节作用，称为"肺主治节"。肺主治节的生理作用包括：一是通过肺主呼吸的作用，调节通畅呼吸运动，使体内外气体交换达到动态平衡；二是调节全身气机，平衡一身之气的升降出入运动，保持全身气机调畅；三是治理调节血液运行，通过肺朝百脉，辅助心脏，推动血液运行；四是通过肺气的宣发肃降，治理和调节全身水液的输布、运行与排泄。因此，肺主治节是对肺的生理功能的高度概括和总结。

（二）肺与体、华、窍、液、志、时的关系

1. 肺在体合皮，其华在毛 肺在体合皮，其华在毛，是指皮毛赖肺的精气以滋养和温煦，皮毛的荣枯与汗孔的开合也与肺之宣发功能密切相关。

皮，即皮肤；毛，即毫毛。皮肤上的汗孔，称为玄府、气门，是汗液排泄的孔道。皮肤与肌肉的纹理、缝隙，称为腠理，腠理是元气和津液输布流通的道路。毫毛、皮肤、腠理共同构成了人体一身之表。

肺主皮毛的作用：其一，调节津液代谢。通过肺的宣发作用，将津液和水谷之精微布散于皮毛肌腠，使皮肤毛窍濡润且有光泽。发挥卫气司开合的功能，控制汗液排泄，调节人体津液代谢。其二，调节体温。通过卫气调节汗孔开合和汗液排泄，维持体温的相对恒定。

皮毛依赖于卫气温养和津液润泽，具有防御外邪、辅助呼吸、调节津液代谢和调节体温的作用。

若肺气虚，卫表不固，则自汗，而易感冒；皮毛失于滋润，则憔悴不泽。若寒邪客表，卫气郁遏，可见恶寒发热、头身疼痛、无汗、脉紧等。

2. 肺开窍于鼻　鼻为呼吸道之最上端，通过肺系（喉咙、气管等）与肺相联，为呼吸之气出入的通道，故称鼻为肺之窍。鼻的通气和嗅觉功能，都必须依赖肺气的宣发作用。肺气宣畅，则鼻窍通利，呼吸调匀，嗅觉灵敏；反之，肺气虚或肺气壅闭、肺失宣降，则鼻塞不通，呼吸不利，嗅觉迟钝，甚则嗅觉全无。

3. 肺在液为涕　鼻涕由肺精所化，由肺气的宣发作用布散于鼻窍。肺的功能正常，则鼻有少量涕液以润泽鼻窍，且不外流。若寒邪袭肺，肺气失宣，则鼻流清涕；风热犯肺，则鼻涕黄浊；燥邪犯肺，则涕少鼻干。

4. 肺在志为悲（忧）　忧、悲同属肺志。过度悲哀或忧愁，属于不良的情志变化，主要损伤肺气，或导致肺气的宣降运动失常，可见胸闷、叹息、精神萎靡、意志消沉、少气懒言、倦怠乏力等症状。反之，若肺气虚衰或肺气宣降失常时，机体对外来非良性刺激的耐受能力下降，易于产生悲忧的情志变化。

5. 肺在时为秋　肺与秋气相应，皆五行属金。肺金之气应秋而旺，收敛功能增强。肺喜润而恶燥，若秋燥太过，易于损伤肺津，常见干咳少痰，鼻干喉痒，皮肤脱屑或干裂等症状。

三、脾

1. 概述　脾位于中焦，腹腔之中。脾的形态，《医学入门》形容"扁似马蹄"；《医贯》称"其色如马肝紫赤，其形如刀镰"。

2. 脾的生理特性　脾具有喜燥恶湿的特性。脾属土，运化水液，但易被水湿痰饮所困。脾气虚衰，运化水液功能障碍，水湿痰饮内生；或外湿侵入，困阻脾气，皆可影响脾正常功能的发挥，故有"诸湿肿满，皆属于脾"。

（一）主要生理功能

1. 脾主运化　脾主运化，是指脾具有将饮食水谷化为精微，并将精微物质转输至全身的生理功能。脾主运化，包括运化水谷和运化水液两个方面。

（1）运化水谷　是指脾具有消化饮食物，吸收水谷精微，并转输心肺，布散全身的生理功能。

①消化水谷：饮食物经胃的受纳腐熟和脾的运化，消化分解为水谷精微和食糜，后者下输于小肠。

②吸收精微：水谷精微的吸收必须依赖脾气运化，才能正常进行。

③转输心肺：脾将水谷精微上输心肺，化生气血，营养全身。

④布散全身：通过脾的直接布散作用，将水谷精微分布于五脏六腑、四肢百骸。脾的运化功能正常，称为"脾气健运"。

脾气健运，水谷精微充足，精气血津液生化有源，脏腑经络、四肢百骸得以充分营养，从而维持生命活动的正常进行。若脾失健运，影响水谷的消化吸收，可见腹胀、便溏、食欲不振等症状；并可因水谷精微吸收减少，气血生化无源，不能营养全身，而出现身体倦怠、面色萎黄、形体消瘦等症状。

由于脾在后天生命活动中起着主导作用，故称"脾为后天之本"、"气血生化之源"。"脾为后天之本"的理论，对养生防病有着重要意义。脾气健运，正气充足，抗病御邪能力增强，不易为邪所侵；反之，"内伤脾胃，百病由生"。

（2）运化水液　即指脾对水液的吸收、转输和布散作用。脾吸收水谷中的津液，经脾气的转输作用上输于肺，通过肺的宣发肃降作用布散于全身。同时，还可直接把人体所需要的津液布散到全身各组织器官中，以起到滋养濡润作用。脾气转输布散水液，使之上行下达，不致停滞凝聚，从而维持了水液代谢的平衡。若脾失健运，运化水液的功能减退，导致水液在体内停聚，可见水湿、痰饮、水肿、泄泻等病变。

在生理活动中，运化水谷和运化水液同时进行，密不可分。在病理变化上，脾失健运，既可出现消化吸收异常，水谷精微减少，气血生化无源，又可出现水液代谢障碍。两者既可单独发生，又常相互影响。

2. 脾气主升　脾气主升，包括脾主升清和升举内脏两方面。

（1）脾主升清　是指脾气运输水谷精微，上输心肺头目，并通过心肺的气化作用，化生气血，营养全身。脾不升清，水谷精微等营养物质输布运行失常，气血生化输布障碍，则可见头目眩晕、神疲乏力、腹胀泄泻等症。

（2）升举内脏　脾气具有升举内脏，以维持内脏相对恒定位置，防止其下垂的作用。脾气虚弱，无力升举，反而下陷，可导致某些内脏下垂，如胃下垂、肾下垂、子宫脱垂、脱肛等。

3. 脾主统血　脾主统血，是指脾有统摄、约束血液在脉中正常运行而不溢出脉外的功能。

脾统血的作用是通过气的固摄作用而实现的，即脾气对血的统摄作用。脾气健运，则水谷精微充足，气血生化有源，脾气固摄血液，则血液在脉内循行，而不会溢于脉外。脾气虚弱，气血化源不足，气不摄血，统摄无权，则血溢脉外而导致出血，称为"脾不统血"，常见肌衄、尿血、便血、崩漏等。

（二）脾与体、华、窍、液、志、时的关系

1. 脾在体合肌肉、主四肢，其华在唇　脾主肌肉，是指脾能维持人体肌肉的丰满健壮和功能活动的正常。四肢，又称"四末"。

四肢、肌肉，都有赖于脾胃运化的水谷精微及津液的营养滋润。脾气健运，则肌肉坚实丰满，四肢屈伸自如，运动轻劲有力。脾失健运，水谷精微及津液的生成和输布障碍，则四肢肌肉失于水谷精微和津液的营养滋润作用，可见肌肉瘦削，四肢软弱无力，甚至萎废不用。

脾其华在唇，是指口唇的色泽变化与脾的运化功能密切相关。口唇的色泽变化，与气血的盛衰有关。脾为气血生化之源，全身气血充盈，口唇肌肉得养，则口唇红润而有光泽。脾失健运，气血亏虚，唇失所养，则口唇色泽淡白无华。

2. 脾在窍为口　脾在窍为口是指饮食口味与脾主运化的功能密切相关。口味的正常与否，有赖于脾胃的运化功能。脾气健运，则口味正常。脾气虚弱，则口淡；脾胃有热，则口臭；脾有湿热，则口甜、口腻等。

3. 脾在液为涎　脾在液为涎，是指脾能产生和控制涎液的分泌。涎是口水中较为清稀的部分，可保护和润泽口腔，进食时涎的分泌较多，有助于食物的吞咽和消化。脾的运化功能正常，则涎液分泌适量而不溢出口外。脾胃不和或脾虚失摄，则可导致涎液的分泌量异常增多，可见口涎自出。

4. 脾在志为思　脾在志为思，是指脾的运化功能与思虑密切相关。思为脾志，亦与心藏神有关，故有"思发于脾而成于心"之说。脾气健运，水谷精微充足，气血生化有源，则为思虑活动提供物质基础。若思虑过度或所思不遂，则导致脾胃之气郁结，影响脾气运化功能，可见不思饮食、腹胀便溏、倦怠无力等症状。

5. 脾在时为长夏、四时　脾主时有二说：其一，脾主长夏。长夏为阴历六月，雨水较多，湿气较盛，万物化实，五行属土；脾主运化，化生气血，为至阴湿土，故与长夏相应。若长夏湿气过盛，脾喜燥恶湿，则湿邪困脾，失于健运，可见肢体困重，胃脘痞闷，便溏泄泻等症状。

其二，脾主四时。四时皆有土气。脾属土，其治中央，为后天之本、气血生化之源，心肺肝肾皆依赖脾运化的水谷精微充养，故四脏之中皆有脾土。脾主四时，春夏秋冬四时之末各十八日由脾所主，故有"脾旺四时不受邪"之说。

四、肝

1. 概述　肝位于横膈之下，右胁之内，腹腔之中。中医典籍记载肝有分叶，如《难经·四十一难》说："肝独有两叶。"

2. 肝的生理特性　肝在五行属木，其气通于春。肝气主升、主动，性喜条达而恶抑郁，为"将军之官"，有"刚脏"之称。肝藏血，血属阴，其体阴柔；而肝气疏泄，气属阳，其用主升主动，故谓"肝体阴用阳"。病理上，肝阴、肝血常不足，而肝气、肝阳常偏亢，可见头晕目眩、急躁易怒、两目干涩、筋脉拘急等症状。

（一）主要生理功能

1. 肝主疏泄　肝主疏泄，是指肝具有疏通畅达全身气机，进而促进精血津液的运行输布、脾胃之气的升降、胆汁的分泌排泄、情志的调畅以及调节生殖功能的作用。

肝主疏泄生理功能的中心环节是调畅气机。机体脏腑、经络、形体、官窍的功能活动，有赖气的升降出入运动。肝主疏泄，调畅全身气机，气的升降出入正常，则脏腑功能活动安定有序，经络通畅而不郁滞，形体官窍感觉运动自如。肝主疏泄功能异常，气机升降出入失调，可影响其他脏腑、经络、形体、官窍的功能活动。并且，肝的疏泄功能减退，气的升发不足，气机郁结，则可见肝经循行部位的胸胁、乳房及少腹胀痛不适等症状；肝的疏泄功能有余，气的升发太过，肝气上逆，则可见头目胀痛、面红目赤、急躁易怒等症状。

在肝调畅气机生理功能的主导下，派生以下 6 个方面的作用。

（1）促进血液运行　肝的疏泄功能正常，气机调畅，气行则血行，血液运行畅通无阻。若肝主疏泄功能失常，肝气郁结，气滞血瘀，血行障碍，可见胸胁刺痛，或为癥积、肿块，在妇女则可导致经行不畅、痛经、闭经等。肝气升发太过，血随气逆，可致吐血、咯血，甚则"血菀于上"，可导致"薄厥"，卒然昏倒，不省人事。

（2）促进津液输布　肝的疏泄功能正常，气机调畅，气行则津布，有利于津液的运行输布。若肝主疏泄功能失常，气滞水停，可导致津液输布代谢障碍，产生水湿、痰饮等病理产物，如痰气互结于咽喉，发为梅核气；气滞水停于腹腔，发为臌胀等。

（3）协调脾升胃降　肝的疏泄功能正常，气机调畅，则协调脾升胃降，促进脾胃运化。脾气主升，运化水谷精微；胃气主降，受纳和腐熟水谷。脾升胃降，才能保持饮食物消化及水谷精微的吸收、转输、布散功能正常。若肝气犯脾，脾失健运，可见胸胁胀满、腹胀、腹痛；影响脾之升清，则上为眩晕，下为溏泄。肝气犯胃，胃失和降，可见嗳气、恶心、呕吐、呃逆等。

（4）调节胆汁分泌排泄　胆附于肝，胆汁由肝之余气所化，具有促进饮食消化的作用。胆汁分泌排泄受肝的疏泄功能的调节。肝的疏泄功能正常，气机调畅，胆汁则能正常分泌和排泄，对饮食物的消化与吸收功能则正常。若肝失疏泄，胆汁的分泌和排泄失常，可见胁下胀痛、口苦、纳食不化、厌油腻，甚则黄疸等症。

（5）调畅情志活动　情志活动是人的情感和情绪变化。气血正常运行是情志活动的物质基础。肝主疏泄，调畅气机，维持血行，气血和调，则情志舒畅，既无亢奋，也无抑郁。若肝气郁结，则情志抑郁，胸闷，善太息，稍受刺激就会抑郁难解；肝之升发太过，则性情急躁，稍有刺激即易发怒，烦躁不安。反之，情志异常，也可影响肝的疏泄功能，从而产生肝气郁结或升发太过的病理变化。

（6）调节生殖功能　肝的疏泄功能具有调节女子排卵及月经来潮和男子排精等生殖功能的作用。肝疏泄气机，参与冲任气血的调节，冲为血海，任主胞胎，冲任二脉与女子月经来潮密切相关，故妇女排卵和月经来潮与肝的疏泄功能有关。肝的疏泄正常，则正常排卵，月经调畅；肝失疏泄，冲任失调，气血不和，则排卵异常，月经不调，甚则经行不畅、痛经、闭经。男子精液的施泄，亦受肝主疏泄功能的调控。若肝的疏泄功能异常，则可见遗精，或阳强排精困难、涩滞不畅等症。

2. 肝主藏血　肝主藏血，是指肝有贮藏血液、调节血量和防止出血的作用。

（1）贮藏血液　肝能够贮藏血液，故称"肝为血海"。肝贮藏一定的血量，肝之阴血充盈，维持柔和条达，以涵养肝气、肝阳，防止肝气升动太过，抑制肝阳亢逆，保证肝气发挥正常疏泄功能。病理上，肝血亏虚，目失濡养，则两目干涩，视物昏花，甚则夜盲；筋失濡养，则筋脉拘急、肢体麻木、屈伸不利；妇女则表现为月经量少，甚则经闭。肝之阴血不足，肝气肝阳升动，可见头目眩晕、颧红潮热、五心烦热等症状。

（2）**调节血量**　肝具有根据人体各部分血液需求而调节血量分布的作用。人体处在安静休息状态时，血液需求量相应减少，则血液便贮藏于肝，即"人静则血归于肝脏"；随着人体情志激动、运动剧烈等变化，各部分的血液需求量也随之增加，此时，肝将所贮存的血液输布至所需部位，以提供营养，即"人动则血运于诸经"。

（3）**防止出血**　肝气充足，则能固摄血液而不致溢出脉外。若肝不藏血，固摄失权，则可见吐血、咳血、衄血，妇女月经过多甚则崩漏等各种出血病症。

肝的贮藏血液、调节血量和防止出血功能之间有密切关系。贮藏血液是调节血量的前提，肝气摄血，防止出血，则肝血充足，调节血量正常。

肝主疏泄与肝藏血两者之间相辅相成，即"肝体阴用阳"。肝体阴而藏血，为肝主疏泄提供物质保证；肝用阳而主疏泄，调畅气机，维持血行，有助于肝贮藏血液、调节血量，防止出血；肝主疏泄与肝藏血的功能异常，病理上也会相互影响。

（二）肝与体、华、窍、液、志、时的关系

1. 肝在体合筋，其华在爪　筋即筋膜、肌腱，附着于骨而聚于关节，联结关节、肌肉和骨骼，主司运动。肝藏血而主疏泄，气机调畅，筋得血养，则运动自如，灵活柔韧，耐受疲劳。肝藏血主筋，人的运动有赖筋力，具有耐受疲劳的作用，故称"肝为罢极之本"。若肝的气血衰少，筋膜失养，则表现为筋脉拘急，屈伸不利。热邪耗伤肝血，筋脉活动异常，可见四肢抽搐，甚则角弓反张。

爪，指爪甲，包括指甲和趾甲，是筋的延续部位，故"爪为筋之余"。肝血充足，则爪甲坚韧，红润而有光泽。肝血不足，则爪甲软薄，色夭而枯槁，或变形、脆裂。

2. 肝在窍为目　肝的经脉上联于目系，视力有赖于肝血的营养作用。五脏六腑的精气，皆可上注于目，但与肝的关系最为密切。肝藏血功能正常，则视物清晰，辨五色而别长短，故"肝受血而能视"。若肝之阴血不足，目窍失养，则两目干涩，视物不清或夜盲；肝经风热，则目赤痒痛；肝火上炎，则目赤生翳；肝阳上亢，则头目眩晕；肝风内动，则目睛上视或斜视。

3. 肝在液为泪　目为肝窍，泪从目出。肝的阴血充足，泪液分泌，以滋润目窍而不外溢。若肝的阴血不足，泪液分泌减少，则两目干涩；肝经湿热，则可见目眵增多，迎风流泪，甚则目赤肿痛等。

4. 肝在志为怒　怒是人在情绪激动时所产生的情志变化，一定限度的情绪发泄对维持机体的心理平衡有重要作用。病理上，"怒伤肝"，怒有暴怒和郁怒之分：暴怒即愤怒，多激动亢奋，发泄太过；郁怒，多心情抑郁，敢怒不敢言。暴怒，可致肝气升发太过，气机上逆，则头胀头痛，面红目赤；血随气逆，则呕血，甚至气厥，卒然昏不知人。郁怒不解，则致肝气疏泄不及，气机郁结，可见胸胁、乳房、少腹胀痛，甚则气血津液运行输布障碍，痰饮瘀血及癥瘕积聚内生。反之，各种肝病，疏泄气机失常，则令人善怒。

5. 肝在时为春　肝与春气相应，皆五行属木。肝木之气应春生之气，主升、主动、主散，喜条达而恶抑郁。春季，肝气偏盛，故养生宜舒畅情志，戒怒抑郁。若肝气、肝阳偏盛，疏泄太过，则春季多发眩晕、惊痫，甚则中风。

五、肾

1. 概述 肾位于腰部，脊柱两侧，左右各一，故称"腰为肾之府"。

2. 肾的生理特性 肾主蛰藏，为"封藏之本"，主要体现在肾藏精的作用，并且与摄纳吸入清气、调和冲任、固护胎元、排泄二便等亦有密切关系。肾精宜蛰伏闭藏，宜藏不宜泄。若肾的封藏失职，则会出现滑精、喘息、遗尿，甚则小便失禁、多汗、大便滑脱不禁及女子带下、崩漏、滑胎等。故治肾多用补法，或以补为泻。

（一）主要生理功能

1. 肾藏精 肾藏精，是指肾具有固密、闭藏精气，防止无故妄泄的生理功能。精，又称"精气"，有广义和狭义之分：广义之精，为人体一切有形的精微物质，包括气、血、津液和水谷精微；狭义之精，即生殖之精。

肾所贮藏之精包括"先天之精"和"后天之精"。先天之精，禀受于父母，与生俱来，是构成胚胎的原始物质；后天之精，来源于水谷精微，五脏六腑之精充盛，亦藏于肾。先天生后天，后天养先天，二者相辅相成，在肾中密切结合组成肾中精气。

肾中精气包括肾精、肾气。肾所藏之精，谓之肾精，来源于先天之精，又依赖后天之精的滋养而充盛，为肾之功能活动的物质基础。肾精所化之气，谓之肾气，具有促进机体的生长发育、生殖以及气化等功能。肾精足则肾气充，肾精亏则肾气衰。

肾中精气的生理功能包括：

（1）促进生长发育 人的生命过程，分为幼年期、青年期、壮年期和老年期。幼年期，肾中精气逐渐充盛，则"齿更发长"，骨骼逐渐生长而身体增高；青年期，肾中精气充盛，则智齿生，发长极，骨骼长成，形体壮盛；壮年期，肾中精气持续充盛，则筋骨坚强，头发黑亮，身体壮实，精力充沛；老年期，随着肾中精气逐渐衰减，则面色憔悴，头发脱落，牙齿枯槁，骨质疏松。由此可见，生、长、壮、老的生命过程，取决于肾中精气的盛衰。头发、牙齿、骨骼以及生殖机能是观察肾中精气的外候和判断机体生长发育状况的客观标志。若肾中精气不足，则表现为小儿生长发育不良，五迟（站迟、语迟、行迟、发迟、齿迟），五软（头软、项软、手足软、肌肉软、口软）；在成人则为早衰。

（2）促进并维持生殖功能 肾中精气的生成、贮藏和排泄对繁衍后代起着重要的作用。当肾中精气充盛到一定阶段，产生一种具有促进生殖功能成熟并继续维持其功能的精微物质，称为"天癸"。肾中精气既是天癸形成的物质基础，可促进生殖功能成熟，又能维持生殖功能。随着肾中精气不断充盛，进入青春期，天癸产生，生殖器官逐渐发育成熟，女子则按期排卵，月经来潮；男子则产生和排泄精液。生殖器官发育成熟，则具备了生殖能力。进入老年期，肾中精气逐渐趋向衰退，天癸生成逐渐减少，甚至耗竭，生殖能力亦随之而下降，乃至消失。可见，肾中精气为促进并维持生殖功能的根本。

2. 肾气调节全身阴阳 以阴阳学说理论为指导，肾中精气又分为对立互根的两方面——肾阴、肾阳。肾阴，又称"元阴、真阴、真水"，即肾之阴气；肾阳，又称"元阳、真阳、真火"，即肾之阳气。

肾阴，为人体阴液的根本，对机体各脏腑组织起着滋养、濡润、宁静的作用；肾阳，为人体阳气的根本，对机体各脏腑组织起着推动、温煦、激发的作用。肾阴、肾阳，是机体各脏腑阴阳的根本，二者相互制约、相互依存，维持着全身阴阳的相对平衡。

肾阴虚或肾阳虚，可导致其他脏腑阴阳失调的病理变化；反之，脏腑阴阳失调，"久病及肾"，亦可导致肾阴虚或肾阳虚。肾阴虚可出现腰膝酸软、头晕耳鸣、手足心热、潮热盗汗、遗精、舌质红而少津等；肾阳虚可出现腰膝冷痛、形寒肢冷、神疲乏力、小便清长或不利或遗尿或失禁、舌质淡，以及性功能减退和水肿等症。

肾阴和肾阳均以肾中精气为物质基础，故肾阴虚到一定程度可累及肾阳，发展为以肾阴虚为主的阴阳两虚，称作"阴损及阳"；肾阳虚发展到一定程度也会累及肾阴，发展为以肾阳虚为主的阴阳两虚，称作"阳损及阴"。

3. 肾主水　肾主水，是指肾的气化功能对体内津液的输布和排泄以及维持体内津液代谢平衡，起着重要的调节作用。肾主水主要体现在：

（1）主宰水液代谢　肾主宰和调节着机体水液代谢的各个环节。在生理情况下，津液的代谢主要是通过脾的运化转输、肺的宣发肃降而通调水道，肾的蒸腾气化而升清降浊，肝的调畅气机而促进津液输布，以及膀胱、大小肠的协同作用，以三焦为通道被输送到全身。肾阴、肾阳为各脏腑阴阳之根本，肾的气化作用对各脏腑参与水液代谢功能具有促进和调节作用。

（2）主宰尿液生成和排泄　尿液的生成和排泄是水液代谢的一个重要环节，在维持水液代谢平衡中起到极其关键的作用。水液代谢过程中，肺通过肃降作用，将水液经三焦水道下输于肾，通过肾的蒸腾气化作用，升清降浊，水液之清者上升，重新通过三焦水道上达于肺，参与水液代谢；水液之浊者生成尿液，下输膀胱，在肾与膀胱之气的气化作用下排出体外。只有肾阴肾阳协调平衡，肾的蒸腾气化作用发挥正常，输布于肾的水液升清降浊，才能维持机体的水液代谢平衡。

肾的蒸腾气化失司，既可引起固摄无权，膀胱开多合少，出现小便清长，夜尿多，遗尿，尿失禁，小便余沥等症状；又可导致推动无力，膀胱开少合多，则尿少，癃闭；水液停于体内，发为水肿。

4. 肾主纳气　肾主纳气，是指肾有摄纳肺所吸入的清气，使吸气维持一定的深度，防止呼吸表浅的作用。人的呼吸虽由肺所主，但必须依赖于肾的摄纳功能，故称"肺为气之主，肾为气之根"。肾的纳气功能，实际上是肾的封藏固摄作用在呼吸运动中的具体体现。肾精充足，肾气充沛，摄纳有权，则呼吸均匀、和调深长。

若肾气虚衰，摄纳无权，气浮于上，或久病咳喘，肺虚及肾，均可导致肾的纳气功能失常。肺吸入的清气不能下纳于肾，可见呼吸表浅，呼多吸少，动辄气喘等，称为"肾不纳气"。

（二）肾与体、华、窍、液、志、时的关系

1. 肾在体为骨，主髓，其华在发　肾藏精，精能生髓，髓充于骨。肾精具有促进骨骼生长、发育的作用。肾精充足，骨髓生化有源，骨得髓养，则坚固有力。若肾精亏虚，骨髓生化无源，骨失所养，可见小儿囟门迟闭，骨软无力；老年人骨质疏松，易于骨折等。

齿为骨之余。齿与骨同出一源，由肾中精气所充养。牙齿的生长、脱落等与肾中精气的盛衰有着密切关系。肾中精气充沛，则牙齿坚固而不易脱落；肾中精气不足，在小儿则表现为牙齿生长迟缓，成人则表现为牙齿松动或易于脱落。

髓有骨髓、脊髓和脑髓之分。肾藏精，精能生髓，髓充于骨；脊髓居于椎骨之中，上通于脑，脑为"髓海"。肾中精气充足，骨髓充盈，荣骨生血；髓海充盈，精神振作。若肾精亏虚，髓海不足，则可见健忘、头晕、耳鸣、腰膝酸软等症状。

肾其华在发。肾藏精，精化血，精血同源。"发为血之余"，其生长润泽依赖精和血的濡养。肾精充足，则头发浓黑而润泽。发为肾之外候，常能反映肾精的盛衰。青壮年时，肾精充沛，精血充盈，则发长而有光泽，不易折断或脱落；若肾精亏虚，未老先衰，可见头发稀少，脱发早白。

2. 肾在窍为耳及前后二阴　耳的听觉功能灵敏与否，与肾中精气盛衰密切相关，故称"肾开窍于耳"。肾精充足，耳窍得养，则听觉灵敏；若肾精亏虚时，耳窍失养，则听力减退，或耳鸣耳聋。

前后二阴，即前阴（尿道口、外生殖器）和后阴（肛门）。前阴是排泄尿液，以及男子排泄精液、女子排出月经和娩出胎儿的通道。后阴是排泄粪便的通道。肾主生殖，与前后二阴的作用密切相关。肾主二便，尿液的生成和排泄依赖于肾的蒸腾气化作用；肾阴下滋肠道、肾阳温煦推动，有助于粪便排泄，故"肾开窍于前后二阴"。

肾的气化功能失常，可见尿频、遗尿、尿失禁、尿少或尿闭。肾阴不足，肠失濡润，则津亏便秘。肾阳虚损，温煦推动无力，则阳虚便秘；肾阳虚损，不能温脾阳以助运化，亦可见泄泻，或久泻滑脱。

3. 肾在液为唾　唾是口腔津液中较为稠厚的部分。唾为肾精所化，出于舌下，润泽口腔。古代养生家主张"吞唾"，可滋肾精。若肾阴不足，则唾液分泌减少，口干舌燥；肾水泛溢，则唾液增多。

4. 肾在志为恐　惊、恐是人体对事物畏惧的情志活动，但有所不同：惊多从外受，事出突然，并不自知；恐多从内生，事先自知。惊恐亦可同时发生。惊为心病，导致心气紊乱。恐惧过度则伤肾，"恐则气下"，肾失封藏，则下焦胀满，甚至遗尿、遗精，或二便失禁等。反之，肾中精气亏虚，则善恐。

5. 肾在时为冬　肾与冬气相应，在五行属水。肾应冬藏之气，主藏精，为封藏之本。故冬季宜保养肾精，潜藏阳气。若肾阳不足，寒邪内侵，可见痹厥之症。冬不藏精，防御能力下降，邪气内伏，至春阳气发越，则为温病。

第三节　六　腑

六腑，即胆、胃、小肠、大肠、膀胱、三焦的合称。多为中空、囊腔器官，生理功能是"传化物"，主司饮食物的消化、吸收和糟粕的传导、排泄。食物自进入人体至排出体外，要通过七道关隘，称之为"七冲门"。如《难经·四十四难》说："七冲门何在？唇为飞门，齿为户门，会厌为吸门，胃为贲门，太仓下口为幽门，大肠小肠会为阑门，下极为魄门，故曰七冲门也。"七冲门中任何一门发生病变，都会影响饮食物的受纳、消化、吸收和糟粕的传导、排泄。

六腑是互相连接的，每一个腑都必须及时排空其内容物，才能保持通畅，故六腑共同的生理特点是"实而不满，泻而不藏"，以降为和，以通为用。腑的共同生理特点是受盛和传化水谷，因而其气具有通降下行的特性，故六腑的内容物不能久藏，久藏则造成水谷与糟粕的停滞或积聚，故六腑之病多实证。

一、胆

胆，为六腑之一，又属奇恒之腑。胆与肝相连，附于肝之短叶间，为中空的囊状器官。胆与肝通过经脉相互络属，构成表里关系。胆内藏味苦而呈黄绿色的精汁，为清净之液，故胆又称为"中精之腑"、"中清之腑"、"清净之腑"。

由于胆的解剖形态为囊状中空器官，具有六腑的形态学特点，故为六腑之一；而胆的功能却为贮藏精汁，与五脏藏精气的作用相似，故胆又为奇恒之腑之一。胆的生理功能有二：

（一）贮藏和排泄胆汁

胆汁来源于肝，由肝的精气所化生，或由肝之余气凝聚而成。胆汁由肝分泌出来，然后进入胆腑贮藏，再在肝气的疏泄作用下排泄于小肠，以促进饮食物的进一步消化吸收。

胆汁的正常分泌有赖于肝的疏泄功能正常，若肝疏泄功能失常，胆汁分泌、排泄障碍，影响脾胃消化，则出现食欲不振、厌食油腻、腹胀腹泻等消化不良症状；若湿热蕴结肝胆，以致肝失疏泄，胆汁外溢，浸渍肌肤，则发为黄疸，出现目黄、身黄、小便黄等症状；若肝的升泄太过，肝气上逆，或肝火上炎时，亦可引起胆汁上逆，可见口苦、呕吐黄绿苦水等症。

（二）主决断

胆主决断，是指胆在精神意识思维活动过程中，具有判断事物、做出决定的能力。故《素问·灵兰秘典论》说："胆者，中正之官，决断出焉。"中正，即不偏不倚，含有准确的意思。胆的这一功能对于防御和消除某些精神刺激的不良影响，以维持精气血津液的正常运行和代谢，确保脏腑之间的协调关系，有着极为重要的作用。胆气足则人善断、言行准确、勇敢；胆气虚则人寡断、言行失误、胆小。

二、胃

胃，位于膈下，上接食道，下通小肠。胃又称胃脘，分上、中、下三部。胃的上部为上脘，包括贲门；胃的中部为中脘，即胃体部分；胃的下部为下脘，包括幽门。

胃与脾同居中焦，"以膜相连"，由足阳明胃经与足太阴脾经相互属络，构成表里关系。胃的生理特性是喜润恶燥，即指胃应当保持充足的津液以利饮食物的受纳和腐熟。其生理功能是：

（一）主受纳、腐熟水谷

受纳，即接受、容纳之意。胃主受纳水谷，是指胃具有接受、容纳饮食水谷的作用。饮食入口，经过食管，纳入于胃，故胃有"太仓"、"水谷之海"之称。机体气血津液的化生，都需要依赖饮食物的营养，故又称胃为"水谷气血之海"，如《灵枢·玉版》说："人之所以受气者，谷也；谷之所注者，胃也；胃者，水谷气血之海也。"胃的受纳水谷功能是饮食物消化吸收的基础，是机体营养之源。

胃主腐熟水谷，是指食物入胃后，经过胃的初步消化，形成食糜的过程。胃喜润的生理特性更有助于食物的腐熟。若胃的受纳、腐熟功能低下，就会出现纳呆、厌食，胃脘胀满疼痛，嗳腐食臭等饮食停滞之症。

胃的受纳腐熟功能，必须依赖于脾运化功能的密切配合，水谷中的精微物质经胃的"游溢精气"，上输于脾，由脾之运化而输布至肺及全身，即脾为胃而行其津液，以化生气血津液，供养全身，从而维持机体的生命活动。所以《素问·平人气象论》说："人以水谷为本，故人绝水谷则死。"《素问·玉机真脏论》又说："五脏者，皆禀气于胃。胃者，五脏之本也。"说明胃气之盛衰有无，关系到人体的生命活动及其存亡。李东垣在《脾胃论·脾胃虚实传变论》中说："元气之充足，皆由脾胃之气无所伤，而后能滋养元气。若胃气之本弱，饮食自倍，则肠胃之气既伤，而元气亦不能充，而诸病之所由生也。"临床上诊治疾病，亦十分重视胃气，常把"保胃气"作为重要的治疗原则。

（二）主通降

胃主通降，是指胃气宜保持通畅下降的运动趋势。即饮食物入胃，经过胃的腐熟，进行初步消化之后，通过胃的通降作用，向下通降至小肠，再经过小肠的泌别清浊，其精微物质进一步吸收，胃的通降还有助于小肠将食物残渣下移于大肠，所以胃气贵于通降，以降为和。因此，胃失通降，不仅可以影响食欲，还会出现胃脘胀满或疼痛、大便秘结等胃失和降之症；如果胃气不降反而上冲，则可发生恶心、呕吐、嗳气等胃气上逆之症，故《素问·阴阳应象大论》说："浊气在上，则生䐜胀。"

而且脾胃居中，为人体气机升降的枢纽。胃气通降与脾气升举相互为用，胃失和降与脾气不升也可相互影响。胃失和降，不仅影响六腑的通畅，还会影响全身气机的升降，从而出现各种病理变化。如《素问·逆调论》即有"胃不和则卧不安"之论。

三、小肠

小肠，位于腹中，上口与胃在幽门相接，下口与大肠在阑门相连，呈迂曲回环叠积之状，为中空的管状器官，是机体对饮食物进行消化，吸收其精微，下传其糟粕的重要脏器。小肠与心由手太阳小肠经与手少阴心经相互属络而构成表里关系。小肠的生理功能主要是：

（一）主受盛化物

受盛，即接受、容纳、以器盛物之意；化物，即消化、吸收、化生之意。小肠的受盛，是指小肠接受由胃腑下传的食糜而盛纳之，起到容器的作用；化物则是指食糜在小肠内必须停留一定的时间，进一步消化，将食糜变化为水谷精微和糟粕。所以《素问·灵兰秘典论》说："小肠者，受盛之官，化物出焉。"若小肠受盛化物的功能失常，则表现为腹痛、肠鸣、泄泻等症。

（二）泌别清浊

泌，即分泌；别，即分别；清，指水谷精微；浊，指食物残渣。小肠泌别清浊的功能，主要表现在三个方面：一是将经过小肠消化后的食物，分为水谷精微和食物残渣；二是将水谷精微吸收，经脾的转输作用输布全身，将食物残渣向大肠传送；三是在吸收水谷精微的同时，也吸收大量的水液，故有"小肠主液"之说。经全身代谢后的水液渗入膀胱而为尿，可见小肠的泌别清浊功能与水液代谢及小便的生成有关。小肠泌别清浊的功能正常，则水谷精微、水液和糟粕各走其道，小便通利，大便正常。若小肠泌别清浊的功能失常，清浊不分，水液归于糟粕，就会导致水谷混杂而出现便溏、泄泻等症。临床上治疗泄泻采用"利小便所以实大便"的方法，就是"小肠主液"理论在临床治疗中的应用。

四、大肠

大肠，位于腹中，是一个管腔器官，其上口在阑门与小肠相接，其下端紧接肛门，呈回环叠积状，是对食物残渣中的水液进行吸收，形成粪便并有度排出的脏器。大肠与肺由手阳明大肠经与手太阴肺经的相互属络而构成表里关系。大肠的生理功能是：

（一）传化糟粕

大肠接受由小肠下移的食物残渣，吸收水分，使之形成粪便，经肛门排出体外。故《素问·灵兰秘典论》说："大肠者，传道之官，变化出焉。"若大肠的传化糟粕功能失常，则出现排便异常，常见的有大便秘结或泄泻；若湿热蕴结大肠，大肠气滞，还会出现腹痛、里急后重、下利脓血等。

大肠的传化糟粕功能，实为对小肠泌别清浊功能的承接，小肠泌别清浊，吸收水分，影响粪便成形；是胃的降浊功能的延续，胃气的通降实际上涵括了大肠对糟粕排泄的作用；肺与大肠相表里，肺气肃降，津液下布，有助于大肠的传导，糟粕的排泄；脾气的运化，有助于大肠对食物残渣中水液的吸收；肾气的蒸化和固摄作用，主司二便的排泄。因此，大肠的传化糟粕功能与胃、小肠、脾、肺、肾有关。

（二）大肠主津

大肠接受由小肠下传的食物残渣，并将其中水液重新吸收，形成粪便，因此与体内水液代谢有关，故有"大肠主津"之说。大肠主津功能失常，则大肠中的水液不得吸收，水与糟粕俱下，可出现肠鸣、腹痛、泄泻等症；若大肠实热，消烁津液，或大肠津亏，肠道失润，又会导致大便秘结不通。

五、膀胱

膀胱，又称尿脬，位于小腹中央，是一个中空的囊状器官，其上有输尿管与肾脏相通，其下有尿道，开口于前阴，称为溺窍，膀胱为贮尿和排尿的器官。膀胱与肾由足太阳膀胱经与足少阴肾经相互属络而构成表里关系。膀胱的生理功能是：

贮存和排泄尿液

人体的津液通过肺、脾、肾、三焦、小肠、大肠诸脏腑的作用，布散全身，濡润机体。

代谢后的水液，下归于肾，经肾的气化作用，升清降浊，清者回流体内，重新参与水液代谢，浊者下输于膀胱，变成尿液，由膀胱贮存。故《诸病源候论》曰："津液之余者，入胞脬则为小便。"尿液贮存于膀胱，达到一定容量时，可及时地从溺窍排出体外。故《素问·灵兰秘典论》说："膀胱者，州都之官，津液藏焉，气化则能出矣。"膀胱的贮尿和排尿功能，全赖于肾的气化功能。这里所谓的膀胱气化，实际上隶属于肾的气化功能。肾的气化功能正常，膀胱开合有度，尿液才能正常贮存和排泄。若肾的气化功能失常，则膀胱气化不利，开合失职，可出现小便不利或癃闭、尿频、尿急、小便失禁等症。《素问·宣明五气》说："膀胱不利为癃，不约为遗尿。"

六、三焦

三焦，是上焦、中焦、下焦的合称。三焦与心包由手少阳三焦经和手厥阴心包经的相互属络而构成表里关系。三焦的概念有二：

（一）六腑之三焦

三焦作为六腑之一，与胆、胃、小肠、大肠、膀胱等五腑相同，是有具体形态结构和生理功能的脏器，即脏腑之间和脏腑内部的间隙互相沟通所形成的通道。气和津液运行在这一通道中，故气的升降出入，津液的输布与排泄，都有赖于三焦的通畅。因六腑之中，三焦最大，无与匹配，故称"孤腑"。正如张介宾在《类经·藏象类》中所说："然于十二脏之中，唯三焦独大，诸脏无与匹者，故名曰是孤之腑也……盖即脏腑之外，躯体之内，包罗诸脏，一腔之大腑也。"

由于《内经》对三焦的具体概念论述不够明确，而且《难经》又提出"有名无形"之说，因此，历代医家对三焦有无实质的形态，究竟为何形态，众说纷纭。但对三焦生理功能的认识，基本一致。

1. 通行诸气，总司气化 三焦是诸气上下运行之通路。肾藏先天之精化生的元气，自下而上运行至胸中，布散于全身；胸中气海中的宗气，自上而下到达脐下，以资先天元气，合为一身之气，皆以三焦为通路。故《难经·六十六难》中说："三焦者，原气之别使也。主通行三气，经历于五脏六腑。"又《中藏经·论三焦虚实寒热生死顺逆脉证之法》说："三焦者，人之三元之气也，总领五脏六腑、营卫、经络、内外、上下之气也，三焦通，则内外上下左右皆通也，其于周身灌体，和内调外，营左养右，导上宣下，莫大于此者也。"

三焦又是人体气化的场所。气化是生命活动的基本特征，体内各种物质的新陈代谢都是在三焦内进行的。三焦能够通行元气，提供了气化的场所，因此，三焦通行元气的功能关系到整个人体的气化作用，二者不可分割。

2. 运行水液 三焦有疏通水道、运行水液的作用。如《素问·灵兰秘典论》说："三焦者，决渎之官，水道出焉。"全身水液的输布和排泄，是由肺、脾、肾等脏的协同作用而完成的，但必须以三焦为通道，才能升降出入运行。

如果三焦水道不通利，则肺、脾、肾等脏的输布调节水液代谢的功能将难以实现，所以又把水液代谢的协调平衡作用，称作"三焦气化"。正如《类经·藏象类》所说："上焦不治则水泛高原，中焦不治则水留中脘，下焦不治则水乱二便。三焦气治，则脉络通而水道利。"若三焦气化不利，水道不通，则水液代谢障碍，引起尿少、水肿等症。

三焦的通行诸气和运行水液的功能，是相互关联的。这是因为，水液的上下运行，全赖诸气的升降运动，而诸气又依附于津液而得以升降运行。因此，气运行的道路，必然是津液升降的通路，而津液升降的通路，也必然是气运行的通道。实际上是一个功能的两个方面。

(二) 部位之三焦

把三焦作为人体躯干内三个部位来划分，上焦是指膈以上的部位，包括心、肺二脏及头面部；中焦指膈以下至脐以上的部位，包括脾、胃、肝、胆；下焦指脐以下的部位，包括肾、膀胱、大肠、小肠及男女生殖器官等。这三个部位各自的生理功能特点是：

1. 上焦如雾　上焦如雾，是指上焦的生理特点是主气的宣发和升散，即宣发卫气，布散水谷精微和津液以营养滋润全身。上焦接受来自中焦脾胃的水谷精微，通过心肺的宣发敷布，布散周身，滋养脏腑，充养身体。故《灵枢·决气》说："上焦开发，宣五谷味，熏肤，充身，泽毛，若雾露之溉，是谓气。"上焦主气的宣发和升散，但并非升而无降，而是"升已而降"，故说"若雾露之溉"。《灵枢·营卫生会》将上焦的生理特点概括为"如雾"，喻指心肺输布气血的作用。因上焦接纳精微而布散，故又称"上焦主纳"。

2. 中焦如沤　中焦如沤，是指中焦具有消化、吸收并输布水谷精微和化生血液的功能。胃受纳腐熟水谷，经脾的运化而形成水谷精微，以此化生气血，并通过脾的升清转输作用，将水谷精微上输于心肺以濡养周身，如《灵枢·营卫生会》说："中焦……此所受气者，泌糟粕，蒸津液，化其精微，上注于肺脉，乃化而为血，以奉生身，莫贵于此。"《灵枢·决气》说："中焦受气取汁，变化而赤是谓血。"《灵枢·营卫生会》将中焦的生理特点概括为"如沤"，生动地表述了脾、胃、肝、胆等脏腑的消化饮食物的生理过程。沤，是长久浸渍之意，犹如沤池，腐沤物品一样。具体来说，中焦如沤，是描述水谷汇聚于胃中，腐熟消化的状态。因中焦主运化精微，故称"中焦主化"。

3. 下焦如渎　下焦如渎，是指下焦的功能主要是排泄糟粕和尿液，即指小肠、大肠、肾和膀胱的功能而言。小肠将饮食物的残渣传送到大肠，形成粪便，从肛门排出体外，并使体内水液，通过肾和膀胱的气化作用，形成尿液，从尿道排出体外。《灵枢·营卫生会》将下焦的生理特点概括为"如渎"，喻指肾、膀胱、大肠等脏腑的生成和排泄二便的功能。因下焦疏通二便，排泄废物，故又称"下焦主出"。

第四节　奇恒之腑

奇恒之腑，是脑、髓、骨、脉、胆、女子胞的总称。奇者，异也；恒者，常也。它们在形态上多中空有腔而与腑相似，在功能上却贮藏精气而与脏相类，似脏非脏，似腑非腑，故称为奇恒之腑。《素问·五脏别论》说："脑、髓、骨、脉、胆、女子胞，此六者，地气之所生也，皆藏于阴而象于地，故藏而不泻，名曰奇恒之腑。"其中除胆为六腑之外，余者皆无表里配合，也无五行配属，但与奇经八脉有关。

胆为六腑之一，前已论述，故此不再赘述。

一、脑

脑居于颅内，由髓汇聚而成，是精髓和神明汇集发出之处，又称为元神之府。故《灵枢·海论》说："脑为髓之海。"《素问·五脏生成》说："诸髓者，皆属于脑。"

（一）主要生理功能

1. 主宰生命活动 《本草纲目》称"脑为元神之府"，是指脑为生命的枢机，主宰人体的生命活动。元神来自先天，由先天之精化生，先天元气充养，藏于脑中，称为先天之神，故《寿世传真》说："元神，乃本来灵神，非思虑之神。"人在出生之前，随形具而生之神，即为元神。如《灵枢·本神》说："两精相搏谓之神。"《灵枢·经脉》说："人始生，先成精，精成而脑髓生。"元神藏于脑中，为生命之主宰。元神存则生命在，元神败则生命逝。所以脑是一个重要器官，若受到损伤，可致死亡，故《素问·刺禁论》说："刺头，中脑户，立死。"

2. 主精神意识 人的精神意识，包括思维意识和情志活动等，都是外界客观事物反映于脑的结果，是"任物"的结果。《灵枢·本神》说："所以任物者谓之心。"心是思维的主要器官。脑为髓海，也主人的思维意识和记忆。如《本草备要》说："人之记性，皆在脑中。"《类证治裁·卷三》说："脑为元神之府，精髓之海，实记忆所凭也。"《医林改错》说："灵机记性不在心而在脑。"因此，脑为精神意识思维活动的枢纽。脑主精神意识的功能正常，则精神饱满，意识清楚，思维灵敏，记忆力强，语言清晰，情志正常。否则，便出现精神思维及情志方面的异常。

3. 主感觉运动 眼、耳、口、鼻、舌等五脏外窍，皆位于头面，与脑相通。王清任在《医林改错》中明确指出："两耳通脑，所听之声归脑；两目系如线长于脑，所见之物归脑；鼻通于脑，所闻香臭归于脑；小儿周岁脑渐生，舌能言一二字。"故人的视、听、言、动等，皆与脑有密切关系。脑之感觉运动功能正常，则视物精明，听力正常，嗅觉灵敏，感觉正常。病理情况下，若髓海不足，则可出现听觉失聪，视物不明，嗅觉不灵，感觉迟钝。

（二）与五脏的关系

脑由精髓汇集而成，与脊髓相通，而髓由精化，精由肾藏，故脑与肾的关系密切。另外，精神活动虽由脑与心主司，但尚有"五神脏"之说，把神分为神、魂、魄、意、志五种不同表现，分别归属于心、肝、肺、脾、肾五脏，如《素问·宣明五气》说："心藏神，肺藏魄，肝藏魂，脾藏意，肾藏志。"即精神思维由心主司，知觉主要由肝主司，运动主要由肺主司，意念智慧的产生主要由脾主司，意志坚定和记忆主要由肾主司。所以说脑的功能活动与五脏相关，其中与心、肝、肾的关系更为密切。心主神志，统领五脏六腑；肝主疏泄，调畅情志；肾藏精，精生髓，髓聚于脑。

二、髓

髓，即精髓，是一种膏样物质。髓有骨髓、脊髓和脑髓之分。藏于骨者为骨髓，藏于脊柱内者为脊髓，脊髓经后骨孔，上通于脑，汇聚于脑为脑髓。髓以先天之精为物质基础，并得到后天之精的不断补充。髓的生理功能有三：

（一）充养脑海

髓由精生，上充于头，汇聚成脑，故《素问·五脏生成》说："诸髓者，皆属于脑。"肾精充足，髓海充盈，脑得髓养，则耳聪目明；若肾精亏虚，精不生髓，髓海不足，脑不得养，则头晕耳鸣，两眼昏花，善忘嗜睡，反应迟钝，或小儿智力低下等。

（二）滋养骨骼

髓藏骨中，骨赖髓养，故《类经》说："髓者，骨之充也。"肾精充足，髓化有源，骨髓充盈，骨骼得养，则生长发育正常，骨骼坚固有力；若肾精亏虚，不能生髓，骨髓不充，骨骼失养，则出现小儿生长发育迟缓、成人骨脆易折等症。

（三）化生血液

精能生髓，髓可化精，《张氏医通》说："气不耗，归精于肾而为精；精不泄，归精于肝而化清血。"故髓是血液生成的物质基础之一。

三、骨

骨，指全身骨骼。肾藏精，精生髓，髓充养骨。骨的生长发育，与肾中精气的盛衰有密切关系。骨的生理功能是：

（一）支持形体，保护内脏

骨骼为人体的支架，具有支撑形体、保护内脏的作用。故《灵枢·经脉》说："骨为干。"

肾精充足，骨髓充盈，骨骼得养，则骨质坚固有力；若肾精不足，骨髓亏虚，骨失所养，则会出现骨软无力，不能久立，行则振掉等。

（二）主司运动

由骨骼组成的关节是肢体运动的杠杆与枢纽，人身的肌肉、筋膜附着于骨，骨骼能够支持肌肉、筋膜的收缩和伸展，主持人体的运动。

（三）贮藏骨髓

骨为髓府，髓藏骨中。故《素问·脉要精微论》说："骨者，髓之府。"骨髓能充养骨骼，使之坚壮刚强。

四、脉

脉，即血脉，是气血运行的通道，故《素问·脉要精微论》说："夫脉者，血之府也。"脉遍布周身，且与心在结构上直接相连，构成一个密闭系统。脉的生理功能有二：

（一）运行气血的通道

脉是气血运行的通道。气血在体内循环无端，运行不息，是在血脉中流行的。脉能约束和促进气血沿着一定的轨道和方向运行。故《灵枢·决气》说："壅遏营气，令无所避，是谓脉。"如果脉的约束作用减弱，就会引起出血；若脉道失于通利，则能导致血瘀。

（二）反映全身脏腑功能

脉搏是心气推动血液在脉内流动产生的，而人体各脏腑组织与血脉息息相通，故脉搏的形成及其变化，与全身脏腑机能活动密切相关。人体气血旺盛，各脏腑机能活动也旺盛，则脉和缓有力，一息四至。若气血不足，则脉细弱无力；若气血瘀阻，则脉涩、结代等。故脉有反映全身脏腑功能的作用。

五、女子胞

女子胞，又称胞宫、子宫、子脏、胞脏、子处、血脏，位于小腹正中，在膀胱之后、直肠之前，下口（即胞门，又称子门）与阴道相连，呈倒置的梨形。女子胞，是女性的内生殖器官，有主持月经和孕育胎儿的作用。

（一）主要生理功能

1. 主持月经 月经，又称月信、月事、月水。女子，约到 14 岁左右，肾中精气日渐充盛，子宫发育成熟，冲任二脉气血旺盛，天癸至，便开始出现月经周期性来潮。如《血证论·男女异同论》说："女子胞中之血，每月换一次，除旧生新。"约到 49 岁左右，肾中精气日渐衰少，冲任二脉气血不足，天癸竭，会出现月经紊乱，乃至绝经。

2. 孕育胎儿 女子在发育成熟后，月经应时来潮，就具备了生殖能力和养育胞胎的作用。此时，两性交媾，两精相合，就构成了胎孕。胞宫是女性孕育胎儿的器官，故《类经·藏象类》说："阴阳交媾，胎孕乃凝，所藏之处，名曰子宫。"受孕之后，月经停止来潮，脏腑经络气血皆下注于冲任，到达胞宫以养胎，培育胎儿以至成熟而分娩。

（二）与脏腑经脉的关系

1. 与肾、天癸的关系 天癸，是肾中精气充盈到一定程度，体内产生的一种精微物质，有促进生殖器官发育成熟、具备生殖能力的作用。女子胞的发育成熟、月经按时来潮，与天癸的来至和其对胞宫的作用有极其密切的关系。在天癸的作用下，生殖器官发育成熟，月经来潮，为孕育胎儿准备条件。进入老年，由于肾中精气的衰退，天癸也随之衰少，以至枯竭，导致绝经而失去生殖能力。如《素问·上古天真论》说：女子"二七而天癸至，任脉通，太冲脉盛，月事以时下，故有子……七七，任脉虚，太冲脉衰少，天癸竭，地道不通，故形坏而无子也。"因此，天癸是月经来潮的前提条件。同时，"天癸"的至与竭与肾中精气的盛衰密切相关。

2. 与冲、任二脉的关系 女子胞与冲、任二脉关系密切。冲脉上渗诸阳，下灌三阴，与十二经脉相通，为十二经脉之海。冲脉又为五脏六腑之海。脏腑经络之气血皆下注冲脉，故称冲为血海。因为冲为血海，蓄溢阴血，胞宫才能泄溢经血，孕育胎儿，完成其生理功能。

任脉为阴脉之海，蓄积阴血，为妇人妊养之本。任脉通畅，月经如常，方能孕育胎儿。因一身之阴血经任脉聚于胞宫，妊养胎儿，故称"任主胞胎"。任脉气血通盛是女子胞主持月经、孕育胎儿的生理基础。冲为血海，任主胞胎，二者相资，方能有子。

3. 与心、肝、脾的关系 女子以血为本，经水为血液所化，而血液来源于脏腑。脏腑之中，心主血，肝藏血，脾统血，脾与胃同为气血生化之源，只有三脏功能正常，气血生化有源，运行正常，才能为月经提供所必需的物质基础。如《济阴纲目》所说："血者，水谷之精气也，和调五脏，洒陈六腑。在男子则化为精；妇人则上为乳汁，下为月水。"故脏腑安和，血脉流畅，血海充盈，则经候如期，胎孕乃成。若心脾两虚，则气血化源不足，可导致月经量少，愆期而至，甚则闭经；若肝失疏泄，气机紊乱，血行失常，可致痛经，周期紊乱，经色紫暗，夹有血块，甚则闭经；若肝失藏血，脾失统血，则血液妄行，可导致月经过多，周期缩短，经期延长，或崩漏。

第五节　脏腑之间的关系

中医学认为，人体是一个统一的有机的整体。各脏腑的功能活动不是孤立的，每一脏腑的功能活动都是整体功能活动的重要组成部分，各脏腑以经络为联系通道，不仅在生理功能上相互制约、相互依存和相互为用，而且在病理上也存在着相互传变、相互影响的关系。

一、五脏之间的关系

五脏之间的关系，主要表现在它们彼此之间的生理活动和病理变化存在着必然的内在联系。脏与脏之间的关系，古人在理论上多以五行的生克乘侮进行阐释。但在实践中脏与脏之间的关系已经超越了五行生克制化理论的范围，目前主要以脏腑的生理特性和功能为依据来阐释其相互之间的关系。

（一）心肾关系

心居上焦，属阳，在五行属火；肾居下焦，属阴，在五行属水。心主血，肾藏精，所以心与肾之间的关系主要体现在心肾相交和精神互用两个方面。

1. 心肾相交　心属阳主火，肾属阴主水。从阴阳、水火升降理论来说，位于下者，以上升为顺；位于上者，以下降为和。升已而降，降已而升。所以，在生理方面，心火必须下降于肾以温肾水，使肾水不寒；肾水必须上济于心以制心火，使心火不亢。这样心肾之间的生理功能才能处于协调状态，称为"心肾相交"，也叫"水火既济"。正如《傅青主女科》中指出："肾无心之火则水寒，心无肾之水则火炽。心必得肾水以滋润，肾必得心火以温暖。"在病理上，如果心火不能下温肾水而独亢，肾水不能上济于心火而凝聚，心与肾之间的阴阳水火关系就会失去平衡，而出现相应的病理表现，称为"心肾不交"，也叫"水火失济"，临床上可出现失眠、心烦心悸、腰膝酸软，男子梦遗，女子梦交等症状。

2. 精神互用　肾藏精，心主血，心肾精血之间存在着相互资生、相互转化的关系，两者又为人的精神情志活动奠定了物质基础。心藏神，为人体生命活动的主宰，神足可以驭精控气；肾舍志，生髓通于脑，脑为元神之府，积精可以全神。病理上，若心血不足，心神失养，或肾精不足，髓海空虚，均可出现精神意识障碍，反应迟钝等精神互用关系失调的症状。

（二）心脾关系

心主血，脾统血为气血生化之源，所以心与脾的关系，主要体现在两个方面：一是血液生成方面的相互依存关系，二是血液运行方面的相互协调关系。

1. 血的生成 心主血脉，脾主运化。生理上，心血赖脾转输水谷精微以化生，而脾主运化功能又有赖心血的不断滋养。脾运正常，化生血液功能旺盛，则心有所主；心血充足，脾得滋养，则脾的运化功能健旺。所以说"脾气入心而变为血，心之所主亦借脾气化生"。病理上，若脾虚运化失常，气血生化无源，会造成心血虚而心无所主，则出现心悸、失眠、多梦、健忘等症状。反之，若心血不足，脾失滋养，脾失健运则见食少纳呆、倦怠无力、腹胀便溏等表现。

2. 血的运行 血在脉内循行，生理上，心气的推动是血液运行不息的动力，靠脾气的统摄，可以防止血溢出脉外，心脾协调，血运正常。病理上，若心气虚，无力行血，血行迟缓，可导致脾失滋养，脾不健运；若脾气虚统摄无权而血液离经妄行，导致出血，亦可引起心血虚。由于心脾在病理上相互影响，互为因果，故在临床上极易形成心脾两虚证。

（三）心肺关系

心肺同居上焦。心主血，肺主气，"诸血者，皆属于心"，"诸气者，皆属于肺"。气为血帅，血为气母。所以心与肺的关系主要是气与血的互根互用关系。

1. 肺气助心行血 心主一身之血，肺主一身之气，血的运行虽为心所主，但必须依赖于肺气的敷布和推动。肺朝百脉、助心行血，是血液正常运行的必要条件，体现了"气为血帅"的一般规律。肺吸入自然界的清气参与宗气的生成，宗气具有贯心脉行气血、走息道行呼吸的生理功能，加强了血液循环和呼吸之间的协调平衡。病理情况下，若肺气虚或者肺失宣降，宗气不足，推动无力，则影响心的行血功能，容易导致心血瘀阻；反之，若心气不足、心阳不振，心血瘀滞，也可影响肺的呼吸功能，又可出现咳嗽、气喘、胸闷等症。

2. 心血载运肺气 肺气的运行要靠心血的运载，即血能载气。只有心血充足，血液循环正常，才能维持肺主气功能的正常进行，宗气要贯穿心脉行气血也只有得到血的运载，才能敷布全身。病理上，若心血不足，宗气耗散，亦能致肺气不足，临床出现咳喘无力、少气不足以息、声音低怯、自汗恶风等症。

（四）心肝关系

心主行血，肝主藏血；心主神志，肝主疏泄，调畅情志。所以心与肝的关系主要表现在血的运行和精神情志两个方面。

1. 血的运行 人体的血液，生化于脾，贮藏于肝，通过心以运行全身。心为一身血液运行的枢纽，肝是贮藏血液、调节血量的重要脏器。心行血功能正常，则血运正常，心血充足，则肝有所藏；若肝不藏血，则心无所主，血液的运行必然失常。心主行血，肝主疏泄，调畅气机，调节血量，二者相互配合，共同维持血液运行。病理情况下，由于心和肝在血液运行方面密切相关，心肝两脏又常常母子相及互相影响，故在临床上心血虚与肝血虚互为因果，常形成心肝血虚。

2. 精神情志 心主神志，肝主疏泄，调畅情志。人的精神、意识和思维活动，虽然主要由心所主，但也与肝的疏泄功能密切相关。心肝两脏，相互依存，相互为用，共同维持正常的精神情志活动。心血充盈，心神健旺，有利于肝气的疏泄；肝疏泄有度，气机调畅，则气血和调，情志畅快，有利于心主神志。病理上，心火亢盛与肝火偏旺相互引动，容易导致心肝火旺，出现心烦失眠、急躁易怒等症；心神不安与肝气郁结相互影响出现情志活动异常，可见郁闷不乐、多疑善虑、精神恍惚等症。

（五）肾脾关系

脾为后天之本，肾为先天之本；脾主运化水液，肾主水，所以肾与脾之间的关系主要表现在先后天相互资生和水液代谢两个方面。

1. 先后天相互资生　脾主运化水谷精微，化生气血，为后天之本；肾主藏精，主生长发育与生殖，为先天之本。在生理上，脾的运化有赖于肾阳的温煦资助，始能健旺，故有"脾阳根于肾阳"之说；肾中的精气需要依赖脾运化的水谷精微不断滋养和补充，方能充盛成熟。先天温养后天，后天补充先天，二者相互资助，相互促进。反映在病理上，脾气虚弱与肾精亏虚，脾阳虚与肾阳虚常可相互影响，互为因果。

2. 水液代谢方面　脾主运化水液功能的发挥，离不开肾阳的温煦蒸化；肾主水液输布代谢，又赖脾气的制约，即"土能制水"。脾肾两脏相互协同，共同维持和调节水液代谢的平衡。病理上，脾肾两脏常相互影响，互为因果。若肾阳不足，不能温煦脾阳，或脾阳久虚，进而累及肾阳，均可引起脾肾阳虚，而见腹部冷痛、畏寒肢冷、下利清谷，或五更泄泻、腰腹冷痛、水肿等症。

（六）肾肺关系

肾为主水之脏，肺为水之上源；肾主纳气，肺主呼吸；肾在五行属水，肺在五行属金。肾与肺的关系，主要表现在呼吸运动、水液代谢和阴液相互资生三个方面。

1. 呼吸运动方面　肺司呼吸，肾主纳气，人的呼吸功能，虽然由肺所主，但呼吸的深度需要肾的纳气作用来协调。生理上，只有肾气充盛，封藏功能正常，肺吸入之气才能通过肺的肃降而下纳于肾，以维持呼吸的深度，故云"肺为气之主，肾为气之根"。肺肾两脏相互配合，才能使呼吸均匀和调，深沉有力。病理情况下，若肾气不足，或肺气久虚，伤及肾气，摄纳无权，气浮于上，均可导致肾不纳气，而出现呼吸浅表、呼多吸少、动则气喘等症。

2. 水液代谢方面　肺主行水，通调水道，肺的宣发肃降和通调水道，有赖于肾的蒸腾气化。反之，肾司气化而升降水液的功能，亦有赖于肺的宣发肃降和通调水道。肺肾两脏密切配合，共同参与水液代谢的调节，但肾主水液的功能居于主导地位，故说："其本在肾，其标在肺。"病理上，肺主行水失职，必累及于肾，导致尿少，甚至水肿。如果肾的气化失司，水饮内停，上逆犯肺，宣降失职，则会出现咳嗽喘促、不能平卧等。

3. 阴液互资方面　肺属金，肾属水，金能生水，水能润金。肺阴充足，滋养肾阴；肾阴为一身阴液的根本，肾阴充足，上润于肺，肺肾之阴的相互资生关系，称为"金水相生"。病理情况下，肺阴虚与肾阴虚可同时并见，亦可互为因果，最终出现肺肾阴虚之证，出现干咳少痰、颧红、盗汗、口干咽燥、腰膝酸软、咳血等症。

（七）肾肝关系

肝与肾的关系极为密切，有"肝肾同源"之说。肝藏血，肾藏精；肝主疏泄，肾主闭藏，肝与肾之间的关系是精与血、疏泄与闭藏以及阴阳互养的关系。

1. 精血同源 肝藏血，肾藏精，精能生血，血能化精，肝血与肾精可以相互资生、相互转化。在生理上，血的化生，有赖于肾中精气的气化；肾中精气的充盛，亦有赖于血液的滋养。所以说精能生血，血能化精，肾精肝血，一荣俱荣，一损俱损，休戚相关。精血之间的这种相互转化的关系称为"精血同源"。天干配属五行，肝属乙木，肾属癸水，肝肾同源，古人又称做"乙癸同源"。病理上，精与血的病变亦常相互影响。如肾精亏损，不能滋养肝血，可导致肝血不足；反之，肝血不足，亦可引起肾精亏损。

2. 疏闭协调 肝主疏泄，肾主闭藏，二者之间存在着相互制约、相反相成的关系。肝气疏泄可使肾气闭藏开合有度；肾气闭藏，又可制约肝之疏泄太过。生理上，疏泄与闭藏相互配合，调节女子月经来潮和男子排精功能。病理上，若肝肾疏闭关系失调，则可出现女子月经周期紊乱，经量过少或经闭；男子遗精滑泄，或阳强不射精等症。

3. 阴液互养 由于肝肾同源，肝在五行属木，肾在五行属水，水能涵木，故肝肾之阴相互资生，相互影响，协调平衡。生理上，肾阴充盛能够滋养肝阴，肝阴充足能够滋养肾阴，二者之阴相互滋养，而且能制约肝阳不使其偏亢，从而保持肝肾阴阳的协调平衡。病理上，若肾阴不足可导致肝阴不足，反之亦然，终致形成肝肾阴虚，出现眩晕耳鸣、两胁疼痛、手足心热、盗汗、遗精等症；甚至肝肾阴虚，阴不制阳，而导致肝阳上亢，称为水不涵木，症见眩晕耳鸣，头目胀痛，面红目赤，急躁易怒。

（八）脾肺关系

肺司呼吸而吸入清气，脾运化而化生谷气；肺主行水，脾主运化水液。所以脾与肺的密切关系主要表现在气的生成和水液代谢两个方面。

1. 气的生成方面 肺主呼吸，吸入自然界之清气；脾主运化，化生水谷精气。清气和水谷精气是生成人体之气，特别是宗气的主要物质基础。所以，肺的呼吸功能和脾的运化功能是否健旺，与气的盛衰密切相关。脾运化的水谷精气，必赖肺气的宣降以敷布全身，而肺在生理活动中所需要的精气，又要靠脾运化的水谷精微来补充，故有"肺为主气之枢，脾为生气之源"之说。肺脾两脏相互协作，才能保证人体之气，特别是宗气的生成与敷布。病理上，肺气虚累及于脾（子病犯母），或脾虚影响及肺（母病及子），最终形成肺脾两虚证，出现面色苍白或萎黄，咳嗽无力，语声低微，少气懒言，倦怠无力，食少纳呆，腹胀泄泻等症状。

2. 水液代谢方面 肺主行水而通调水道，脾主运化水液，两脏与水液的输布关系密切。脾之运化水液功能依赖肺气宣降和通调水道功能，而脾的转输津液，散精于肺，不仅是肺通调水道的前提，也为肺的生理活动提供了水谷精微。所以，肺脾两脏在水液代谢过程中存在着相互为用的关系。病理上，若脾失健运，水液不行，聚生痰浊，多影响肺的宣发肃降，可出现咳、痰、喘等临床表现，故有"脾为生痰之源，肺为贮痰之器"之说。当然，肺病日久，又可影响及脾，致使脾失健运，从而出现纳差、腹胀、便溏，甚则水肿等症，表明二者在病理上也是相互影响的。

（九）脾肝关系

脾主运化、统血，为气血生化之源，肝藏血而主疏泄，所以脾与肝的关系主要体现在两个方面：一是肝疏泄与脾运化之间的相互依存、相互影响共同完成消化功能，二是肝藏血与脾统血相互协调在血的生成和运行方面起重要作用。

1. 疏运相合 肝的疏泄功能和脾的运化功能相互关联。脾的运化，离不开肝的疏泄，肝主疏泄功能正常，可以调畅气机，调节脾胃升降，又可促进胆汁分泌及脾的运化功能。反之，脾运健旺，气血充足，肝体得以濡养而有利于疏泄，不至于土衰木萎。所以说，"土得木而达"，"木赖土以培之"。病理上肝脾病变相互影响，肝失疏泄，就会影响脾的运化功能，引起"肝脾不调"的病理变化，即木不疏土。症见精神抑郁、胸闷太息、食欲不振、腹胀泄泻等。如果脾失健运，也可影响肝的疏泄功能，导致"土壅木郁"之证。或因脾虚水湿内停，湿郁化热，湿热熏蒸肝胆，胆汁外溢，则可形成黄疸。

2. 统藏协调 血的运行虽然由心所主，但与肝、脾密切相关。脾主统血，肝主藏血。脾气健旺，统摄有权，生血有源，则肝有所藏；肝血充足，藏疏有度，调节血量，则脾有所统。肝脾协调共同维持血的正常运行。病理状态下，如脾失健运，生血无源，统摄无权，失血过多，则肝无所藏，可导致肝血不足，症见面色淡白，头晕目花，四肢麻木，妇女月经量少，甚则闭经等。若肝不藏血与脾不统血同时并见，则血液离经妄行，引起各种出血。

（十）肺肝关系

肺主肃降，肝主升发，所以肺与肝的关系主要表现在人体气机的升降协调方面，另外也与血液运行有关。

1. 调节气机 肝主升发之气，肝气升发条达有利于肺气的肃降；肺主肃降之气，肺气肃降正常有利于肝气的升发。肝气以升发为畅，肺气以肃降为顺，肺气肃降能防止肝气升发太过，肝气升发又能制约肺肃降太过，两者一升一降，以维持人体气机正常升降协调，对于全身气机的调畅是一个重要的环节。病理上，肝肺病变可相互影响。一方面，若肝升太过，或肺降不及，多致气火上逆，可出现咳逆上气，甚则咳血等，称之为"肝火犯肺"，也叫"木火刑金"。另一方面，若肺失清肃，燥热内盛，则伤及肝木，肝失条达，疏泄不利，则在咳嗽的基础上，出现头痛易怒、面红目赤、胸胁引痛胀满等肺病及肝的证候。

2. 血液运行 肝藏血而主疏泄；肺主治节。全身血液的运行，虽由心所主，但肺主治节和肝主疏泄、调畅气机、藏血的作用也对血液运行有调节作用，故肝、肺两脏对血的运行均起一定的作用。

二、六腑之间的关系

六腑的生理特点是"传化物"，其功能主要表现在饮食物的消化、吸收和排泄三个方面。所以，六腑之间的关系，也主要体现在对饮食物的消化、吸收和排泄过程中的相互联系以及密切配合的关系。

生理上，饮食入胃，经胃的受纳腐熟，对饮食物进行初步消化形成食糜，下传于小肠，小肠受盛化物，对饮食物进一步消化，泌别清浊，其清者为精微物质，通过脾的转输，营养全身；其浊者为糟粕下传至大肠，大肠对糟粕进行传导和燥化，吸收其中水分而形成粪便，由肛门排出体外。其中被机体利用后的水液，下输膀胱，膀胱贮存尿液，经过气化而使尿液从尿道排出体外。在上述饮食物的消化、吸收和排泄过程中，胆汁的排泄起着促进饮食物的消化作用。除此之外，三焦是六腑传化饮食物的道路，在整个饮食物的传化过程中三焦的气化起着推动作用。因此，六腑在"传化物"过程中必须相互协调配合，才能完成其"实而不满、传而不滞"的生理状态，实现对饮食物的消化、精微的吸收和糟粕的排泄等生理功能。六腑中的内容物不能停滞不动，其传化水谷，需要不断地受纳排空，虚实更替，如《素问·五脏别论》中说："胃实而肠虚"，"肠实而胃虚"，故有"六腑以通为用"、"六腑以通为顺"、"腑病以通为补"之说，由此可以看出，六腑既分工，又合作，共同完成了"六腑者，所以化水谷而行津液者也"的生理功能。

病理上，六腑之间也常互相影响。如胃有实热，津液被灼，则会导致大便秘结不通，大肠传导不利；反之，肠燥便秘也可影响胃的和降，而使胃气上逆，出现嗳气、呕恶等症状。又如胆火炽盛，每可犯胃，导致胃失和降而见呕吐苦水。脾胃湿热，熏蒸肝胆，胆汁外溢，则见口苦、黄疸等症。

三、五脏与六腑之间的关系

脏与腑的关系比较复杂，往往一个脏与多个腑、一个腑与多个脏都有密切关系。但从脏腑的属性来看，脏属阴，腑属阳；脏为里，腑为表。一脏一腑，一阴一阳，一里一表，相互配合，并通过经脉相互络属。所以，就主要关系而言，五脏与六腑的关系，就是阴阳表里配合的关系。

（一）心与小肠的关系

心居上焦，属脏，主里；小肠居下焦，属腑，主表。手少阴经属心络小肠，手太阳经属小肠络于心，心与小肠通过经脉相互络属，构成了脏腑表里关系。

在生理功能上，心和小肠相互依存。心属火，心阳下降于小肠，则小肠能顺利完成其受盛化物、泌别清浊的生理功能；反之，小肠泌别清浊，化物功能正常，不仅有助于心阳下降，同时又可吸收水谷精微，化生心血，使心血不断地得以补充。病理方面，有"心移热于小肠"之说。一方面，心火炽盛，通过经脉下移于小肠，小肠受热，引起尿少、尿赤、疼痛、尿血等症；另一方面，小肠有热邪，亦可循经上炎于心，使心火亢盛，出现心烦不寐、口舌生疮、糜烂疼痛等症。故临床治疗上有利小便以清心火之法。

（二）肾与膀胱的关系

肾与膀胱同居下焦，肾为水脏主里，膀胱为腑主表。足少阴经属肾络膀胱，足太阳经属膀胱络肾，二者通过经脉相互络属，构成脏腑表里关系。

在生理情况下，肾司开合，为主水之脏；膀胱贮存、排泄尿液，而为水腑。膀胱的贮尿和排尿功能，依赖于肾的气化。肾气充足，固摄有权，则膀胱开合适度，尿液能够正常地生成，下注于膀胱贮存而开合有度，维持正常的水液代谢。膀胱开合有度，也有利于肾的气化主水功能。因此，肾和膀胱在生理上是相互为用、密切相关的。病理上，肾和膀胱也常相互影响。如果肾气不足，气化失常，则膀胱开合失常，出现小便不利、尿少等症；反之，膀胱湿热，或者膀胱失约，也可影响及肾，导致小便异常。

（三）脾与胃的关系

脾胃同居中焦，以膜相连。脾属脏主里；胃属腑主表。足太阴经属脾络胃，足阳明经属胃络脾，脾与胃通过经脉相互络属，构成脏腑表里关系。脾胃为后天之本、气血生化之源，在饮食物的消化、吸收和精微物质的输布等生理过程中起重要作用。脾与胃的关系主要体现在水谷纳运相得、气机升降相因、阴阳燥湿相济三个方面。

1. 水谷纳运相得　胃主收纳，是脾主运化的前提；脾主运化，为胃进一步受纳提供条件。两者之间的关系是"脾为胃行其津液"，二者密切合作，共同完成饮食物的消化吸收及其精微的输布，从而滋养全身，故称脾胃为"后天之本"。

2. 气机升降相因　脾气主升而胃气主降。脾气升，则水谷精微得以输布；胃气降，则水谷及其糟粕下行。故《临证指南医案》说："脾宜升则健，胃宜降则和。"脾升胃降，相反相成，不仅能保证饮食纳运机能的正常运行，而且是脏腑气机升降的枢纽。

3. 阴阳燥湿相济　脾为阴脏，性喜燥而恶湿；胃为阳腑，性喜润而恶燥。脾和胃燥湿相济，阴阳相合，才能完成饮食物的传化过程。故《临证指南医案》又说："太阴湿土，得阳始运，阳明燥土，得阴自安。以脾喜刚燥，胃喜柔润故也。"

由此可见，在生理上，脾胃两者纳运相成，升降相因，燥湿相济，阴阳相合，在饮食物的受纳、消化、吸收和转输过程中起重要作用。故《素问·灵兰秘典论》说："脾胃者，仓廪之官，五味出焉。"

由于脾胃在生理上相互联系，因而在病理上也是相互影响的，如脾为湿困，脾失健运，清气不升，亦可影响胃的受纳与和降，可出现胃脘胀满、食欲不振、恶心呕吐等症；反之，若饮食失节，胃失受纳腐熟，浊气不降，亦可影响脾的升清与运化，可出现头晕目眩、腹胀泄泻、饮食不化等症。《素问·阴阳应象大论》说："清气在下，则生飧泄，浊气在上，则生䐜胀"，这是对脾胃升降失调所引起的病理变化及临床表现的最好概括。

（四）肺与大肠的关系

肺居上焦，属脏主里；大肠居下焦，属腑主表。手太阴经属肺络大肠，手阳明经属大肠络肺，肺与大肠通过经脉相互络属，构成脏腑表里关系。肺与大肠在生理上的联系主要体现在肺气的肃降与大肠传导功能之间的相互依存、相互为用、相互影响方面。

生理上，大肠传导功能的发挥依赖于肺气的肃降，肺气清肃下降，津液下达于大肠，则有利于大肠的传导功能；肺气的肃降也离不开大肠的传导功能，大肠传导正常，糟粕下行，则有利于肺气的肃降。两者协调配合，能使大肠的传导功能和肺主呼吸的功能均归正常。

病理上，肺失清肃，津不下达，气不下行，则腑气不通，引起肠燥便秘；或肺气虚推动无力，亦可引起大便艰涩难行，称之为"气虚便秘"。若大肠实热，传导不畅，腑气不通，也可影响肺的肃降，可见胸闷、喘满等症。

（五）肝与胆的关系

肝和胆的关系十分密切。肝属脏主里，胆属腑主表，胆附于肝叶间，足厥阴经属肝络胆，足少阳经属胆络肝，肝与胆通过经脉相互络属，构成脏腑表里关系。肝与胆的关系主要表现在胆汁的分泌与排泄和精神情志活动方面。

1. 胆汁的分泌和排泄 胆汁由肝之余气所化，生理上，肝主疏泄功能正常，则胆汁能正常地分泌和排泄；胆汁的排泄正常无阻，则有利于肝气的疏泄畅达。肝胆密切协调合作，则胆汁能正常排泄到肠道，以助脾胃对饮食物的消化。病理上，肝失疏泄，则会影响胆汁的分泌与排泄；反之，若胆汁排泄不畅，也会影响肝的疏泄，所以肝和胆在病理上也是密切相关、相互影响的。如肝胆火旺，可出现胁痛，口苦，吐黄水，急躁易怒；肝胆湿热，则胆汁外溢，发为黄疸。

2. 精神情志 生理上，肝主谋虑，《素问·灵兰秘典论》说："肝者，将军之官，谋虑出焉"；胆主决断，《素问·灵兰秘典论》又说："胆者，中正之官，决断出焉"。从人的情志意识过程来看，谋虑后则必须决断，而决断又来自谋虑。肝胆相互配合，则人的精神情志活动正常，遇事能够先谋后断，与人的勇怯有密切关系。《类经》又说："胆附于肝，相为表里，肝气虽强，非胆不断，肝胆相济，勇敢乃成。"病理上，若肝胆气虚，或者肝胆气滞，则可导致情志抑郁，遇事胆怯，甚则善惊易恐。

第三章

气血津液

气、血、津液是脏腑、经络等组织器官生理活动的产物，其在机体内进行有规律的运动变化，为人体生命活动提供所必需的物质，并使脏腑、经络等组织器官之间相互协调平衡，有序地完成人体的各种功能。因此，气、血、津液是人体生命活动的根本，构成人体的基本物质，也是维持人体生命活动的基本物质。

气、血、津液理论的形成和发展，不仅受到古代哲学思想中朴素唯物论的影响，而且与藏象学说的形成和发展有着密切的关联。由于气、血、津液在生理上与脏腑、经络等组织器官之间存在着密切的联系，所以在病理上亦相互影响，故对临床辨证论治具有重要的指导意义。

第一节　气

气，属于古代的一种自然观，源于人们对于自然现象的一种朴素认识。春秋战国时期的唯物主义哲学家，就认为"气"是构成世界的最基本物质，宇宙间的一切事物，都是由气的运动变化而产生的。中医学继承和发展了古代哲学的气论，通过对人体生命现象的观察，在认识积累的基础上，建立了气的概念、生成、分布、功能及其与脏腑、精、血、津液之间关系的系统理论，并广泛地运用于临床的诊断、治疗、养生和康复领域。

一、气的基本概念

气是人体内具有很强活力的精微物质，是构成人体和维持人体生命活动的基本物质之一。

人是自然界的产物，《素问·宝命全形论》说："天地合气，命之曰人"，认为形体的构建是以气为基本物质。清代喻昌在《医门法律·大气论》中指出："气聚则形存，气散则形亡"，可见，气是构成人体的基本物质。

气在体内不断升降聚散运动，感受和传递各种生命信息，对脏腑、经络等组织器官的代谢起着整体的调控作用。人体不断地摄取自然界的物质，并使之转变为机体的组成部分，维系着人体的生命进程。因此，人的生命活动的正常进行均以气为基础，气是具有很强活力的精微物质，又是维持人体生命活动的基本物质。

二、气的生成

人体之气来源于先天之精气、水谷之精气和自然界的清气，通过肺、脾胃和肾等脏腑的综合作用，将三者结合而成。

先天之精来源于父母生殖之精，藏于肾，先身而生，构成人体的原始物质，为生命的基础。先天之精可化为先天之气，成为人体生命活动的原动力，是人体气的重要组成部分，并且依赖水谷之精气的充养，才能充分发挥其生理效应。

水谷之精气来源于饮食水谷，人体在摄取饮食物之后，经过胃的受纳腐熟，脾的运化，将饮食物化生为水谷精微，被人体吸收后，化为水谷精气，布散全身，为人体之气的主要来源。《灵枢·营卫生会》说："人受气于谷，谷入于胃，以传于肺，五脏六腑皆以受气。"

自然界的清气，又称天气，《素问·阴阳应象大论》说："天气通于肺。"人体需要依靠肺的呼吸功能和肾的纳气功能才能将自然界的清气吸入体内，不断地吐故纳新，因而也是人体之气的重要生成来源。

自然界的清气在肺内与脾胃所运化的水谷精气结合，积于胸中，形成人体的宗气。而宗气走息道以行呼吸，贯心脉而行气血，通达内外，周流一身，以维持脏腑组织的正常生理功能，从而又促进了全身之气的生成。

由此可见，人体气的生成，既要先天的来源作为基础，又必须依赖于后天正常的饮食营养和良好的自然环境，且肾、脾胃、肺等脏腑的功能正常并保持协调，人体之气才得以充足旺盛。若肾、脾胃和肺等脏腑生理功能异常或失去协调配合，都会影响气的生成。

三、气的运动

人体之气是不断运动着的活力很强的精微物质，它流行全身，内至五脏六腑，外达筋骨皮毛，无处不有，调控机体的新陈代谢，是人体生命活动发生发展变化的动力。

1. 气机的含义 气的运动称作气机。"机"有枢要、关键之意。人体的气是不断运动的，《灵枢·脉度》指出："气之不得无行也，如水之流，如日月之行不休。"运动是气的根本属性，气只有在运动中才能发挥其生理效应，通过气的运动，人体脏腑、经络、形体、官窍的功能才能和谐平衡，精、血、津液才能在体内不断地运行，以濡养全身。总之，人体生命活动离不开气的运动，气的运动是气存在的关键。

2. 气的运动的基本形式 气的运动形式，因人体之气的种类与功能的不同而有所不同，但总的来说，可以概括为升、降、出、入四种基本形式。从整个机体的生理活动来看，人体之气运动的升与降、出与入是对立统一的矛盾运动，既相互促进，又相互制约，以维持气的升降出入之间协调平衡和气的运行畅通，从而保证各脏腑组织活动正常进行。

3. 气的运动与脏腑关系 人体的脏腑、经络、形体、官窍，都是气升降出入的场所。心肺在上，在上者宜降；肝肾在下，在下者宜升；脾胃居中，通连上下，为升降的枢纽。六腑，虽然传化物而不藏，以通为用，宜降，但在饮食物的传化过程中，也有吸收水谷精微的作用，可谓降中寓升。再如，肺主呼气与肾主纳气，肝气主升与肺气主降，脾主升清与胃主降浊，以及心肾相交等，说明了脏与脏、脏与腑处于统一体中，并且要保持升降平衡。而以某一脏腑而言，其本身也是升与降的统一体，如肺之宣发肃降。总之，脏腑的气机具有升已而降、降已而升、升中有降、降中有升的特点和对立统一、协调平衡的运动规律。

总之，气的运动是有规律的，以升、降、出、入形式运动的气，只有在相对协调平衡状态下，才能发挥其维持人体生命活动的作用。"气机调畅"是对气的运动平衡协调的生理状态的描述。当气的运动失去了这种平衡时，人的生命活动就要出现异常而成为病理状态，即"气机失调"。如：气的运行不畅，或在局部发生阻滞不通时，称作"气滞"；气的上升太过，或下行不及，称为"气逆"；气的上升不及，或下行太过，称作"气陷"；气不内守而突然大量外逸，称作"气脱"；气不外达而郁闭于内，称为"气闭"。

四、气的主要功能

气是构成人体和维持人体生命活动的基本物质，因而对于人体具有重要的作用，《难经·八难》说："气者，人之根本也。"《类经·摄生类》又说："人之有生，全赖此气。"

人体的气的基本功能，主要有六个方面：

（一）推动作用

气是活力很强的精微物质，气的推动作用主要体现在：①气能推动和激发人体脏腑、经络进行正常的生理活动，促进人体的生长发育和生殖。②气能推动精、血和津液等物质的运行和代谢。例如，元气能够促进人体的生长、发育、生殖机能和各脏腑组织的功能活动。气行则血行，气行则水行，血液的生成、运行和津液的生成、输布和排泄等作用均依赖于气的推动功能才得以正常进行。若气的推动作用减退，就会引起人体脏腑经络生理活动的减弱，导致人体的生长、发育迟缓，或者出现早衰，出现精的化生不足及其施泄障碍、血液和津液的生成不足及其运行迟缓、输布障碍等病理变化。

（二）温煦作用

气的温煦作用，是指气可以通过气的运动变化产生热量，温暖人体。《难经·二十二难》曰："气主煦之。"气的温煦作用主要体现在：①使人体维持相对恒定的体温；②有助于各脏腑、经络、形体、官窍进行正常的生理活动；③有助于精血津液的正常循行和输布，即所谓"得温而行，得寒而凝"。例如，气的温煦作用减退，产热过少，可见畏寒喜暖，四肢不温，体温低下，以及精血津液运行迟缓、脏腑生理活动减弱等寒象。

（三）防御作用

气的防御作用，是指气有护卫肌表、抗御邪气的功能。气的防御作用主要体现在：抵御邪气入侵，同时也可以驱除侵入人体内的病邪。因此，气的防御功能正常，则邪气不易入侵。或虽有邪气侵入，也不易发病；即使发病，也易于治愈。若气的防御作用减弱，机体抗御邪气能力下降，肌表不固，邪气易于入侵而发生疾病，或病后难瘥。所以《素问·评热病论》说："邪之所凑，其气必虚。"

（四）固摄作用

气的固摄作用，是指气对血、津液、精等液态物质的固护和统摄的功能。气的防御作用主要体现在：①固摄血液，使其在脉中正常运行，防止其溢出脉外；②固摄汗液、尿液、唾液、胃液、肠液，控制其分泌量、排泄量，防止其无故流失；③固摄精液，防止精液妄泄。若气的固摄作用减弱，则有可能导致体内液态物质的异常流失。例如，气不摄血，可致各种出血；气不摄津，可以引起自汗、多尿或小便失禁、流涎、呕吐清水、泄泻滑脱等；气不固精，可以引起遗精、滑精、早泄等病症。

（五）气化作用

气化，是指通过气的运动而产生的各种变化。人体的气化运动存在于生命过程的始终，是机体新陈代谢、物质转化和能量转化的生命过程。气化作用常常表现在气、血、津液、精的各自新陈代谢及其相互转化，如饮食物转化为水谷之精气，再化生为精、血和津液，其糟粕转化成汗液、尿液、粪便，并排出体外；气、血、津液、精之间的相互转化等都是气化作用的具体表现。如果气的气化作用失常，则能影响整个物质代谢过程。如：影响饮食物的消化吸收；影响气、血、津液的生成、输布；影响汗液、尿液和粪便的排泄等，从而形成各种代谢异常的病变。气化作用涉及很广，与各脏腑、经络等组织器官的功能都有关，因此，气化运动是生命最基本的特征。

此外，气具有为各脏腑组织器官提供水谷精气与清气而发挥营养作用，以及感应、传导信息以维系机体整体联系的中介作用。

综上所述，气的推动、温煦、防御、固摄、气化、营养和中介作用，在人体的生命活动中都是极为重要、缺一不可的，它们相互为用，相互促进，协调配合，共同维持着生命活动。

五、气的分类

人体的气，由于其生成来源、分布部位和功能特点不同，有着各自不同的名称，主要有元气、宗气、营气和卫气四种。

（一）元气

元气，是人体最根本、最重要的根源于肾的气，是人体生命活动的原动力。《难经》称"原气"；《内经》有"真气"之说。

1. 生成　元气根于肾，它的生成来源是肾中所藏的先天之精，又赖后天水谷之精气的不断充养和培育。可见元气的生成，主要来源于先天，但其盛衰并不完全取决于先天禀赋，与后天脾胃消化吸收的水谷之气以及肺吸入的自然之清气也密切相关。

2. 分布　元气发于肾，以三焦为通路，循行全身，内而五脏六腑，外而肌肤腠理，无处不到。《难经·六十六难》说："三焦者，原气之别使也，主通行三气，经历于五脏六腑。"

3. 主要功能　元气有促进人体生长发育和生殖，激发和推动脏腑、经络等组织器官生理功能的作用，为人体最根本、最重要的气，是人体生命活动的原动力。元气充沛，则脏腑、经络等组织器官的功能旺盛，体质强健而少病。若因先天禀赋不足，或后天失调，或久病耗损，以致元气的生成不足或耗损太过，元气虚衰，则易于出现机体生长发育迟缓、生殖机能低下及早衰等病理表现，还可进一步导致其他虚性病变，甚至危及生命。

（二）宗气

宗气，指积于胸中之气。宗气在胸中积聚之处，《灵枢·五味》称为"气海"，又名为"膻中"。

1. 生成　宗气是源自脾胃化生的水谷精气与肺吸入的自然界清气在肺中相结合而成。

饮食物经过脾胃的受纳、腐熟化生为水谷精气，水谷精气赖脾之升清而转输于肺，与肺从自然界吸入的清气相互结合，在肺的气化作用下生成宗气。因此，肺和脾胃的功能正常与否，直接影响着宗气的盛衰。

2. 分布　宗气积聚于胸中，贯注于心肺，沿三焦下行布散全身。其向上出于肺，循喉咙而走息道；其贯注于心，经心入脉。向下还可沿三焦注于丹田（下气海），并可由气海向下注入足阳明之气街，再下行于足。

3. 主要功能　宗气主要的功能有三个方面：

（1）走息道而司呼吸　宗气上走息道，促进肺的呼吸运动，所以，凡呼吸、言语、声音的强弱，均与宗气的盛衰有关。宗气充盛则呼吸徐缓而均匀，语言清晰，声音洪亮。宗气不足，则呼吸短促微弱，语言不清，发声低微。

（2）贯心脉而行气血　宗气贯注入心脉之中，协助心脏推动血液循环，所以气血的运行、心搏的强弱及其节律等，均与宗气盛衰有关。《素问·平人气象论》曰："胃之大络，名曰虚里，贯膈络肺，出于左乳下（相当于心尖搏动部位），其动应衣，脉宗气也。"所以临床上常常以"虚里"的搏动状况和脉象来测知宗气的旺盛与衰少。宗气不足，不能助心行血，可引起血行迟缓。

（3）与视、听、言、动等功能相关　如《读医随笔·气血精神论》所说："宗气者，动气也。凡呼吸言语声音，以及肢体运动，筋力强弱者，宗气之功用也。"

（三）营气

营气，是行于脉中而具有营养作用的气。因其富有营养，在脉中营运不休，故被称为"营气"，又称"荣气"。营气与血关系密切，可分而不可离，故常常"营血"并称。营气与卫气相对而言，属性为阴，故又称为"营阴"。

1. 生成　营气来源于脾胃运化的水谷精微中的精华部分。《素问·痹论》说："荣者，水谷之精气也，和调于五脏，洒陈于六腑，乃能入于脉也，故循脉上下，贯五脏络六腑也。"水谷之精气，指水谷之气中最富有营养的精华、精粹部分；饮食水谷在脾胃运化作用下，化生为水谷精微，并由脾上输于肺，在肺的作用下，水谷精微中精专的部分化为营气，进入脉中，运行全身。

2. 分布　营气出于中焦经肺进入经脉后，沿十二经脉和任督二脉依次循行，周流于全身，内入脏腑，外达肢节，终而复始，营周不休。

3. 主要功能　营气的主要生理功能包括化生血液和营养全身两个方面。营气经肺注入脉中成为血的组成部分，并循脉流注全身，为脏腑、经络等生理活动提供营养物质。

总之，营气是由脾胃中水谷之精气所化生，行于血脉之中，成为血的组成部分，而营运周身，发挥其营养作用。

（四）卫气

卫气是行于脉外而具有保卫功能的气。因其有卫护人体，避免外邪入侵的作用，故被称为卫气。卫气与营气相对而言，属于阳，故又称为"卫阳"。

1. 生成　卫气来源于脾胃运化的水谷精微中慓疾滑利的部分。《素问·痹论》说："卫者，水谷之悍气也。"悍气，指水谷之气中性猛而活力特强的部分。由脾胃化生的水谷精微，上输于肺，在肺的作用下，水谷精微中慓疾滑利的部分被敷布到经脉之外，成为卫气。

实质上，营卫之气是同时生成的，不过其性质略有不同，而将其一分为二，故《灵枢·营卫生会》说："人受气于谷，谷入于胃，以传与肺，五脏六腑皆以受气。其清者为营，浊者为卫。"

肾中先天之精气，在卫气的生成过程中起着激发作用，故有卫气本源于下焦、滋生于中焦、宣发于上焦之说。肾、脾胃、肺等脏腑的功能正常与否，均可影响卫气的生成。

2. 分布　卫气由水谷之精化生，运行于脉外，不受脉道的约束，外而皮肤肌腠，内而胸腹脏腑，布散全身。《素问·痹论》说："卫者，水谷之悍气也。其气慓疾滑利，不能入于脉也。故循皮肤之中，分肉之间，熏于肓膜，散于胸腹。"相对于营气的分布偏于内脏来说，卫气的分布偏于体表。

卫气在肺的宣发作用下，循行于脉外，布散于人体全身的组织间隙和体腔之内。卫气的循行也是有规律的。在正常情况下，卫气昼傍六腑体表的经脉之外，循行二十五周，夜沿五脏体内的经脉之外，循行二十五周，一昼夜循行五十周。每天从黎明开始，当眼睛睁开的时候，卫气从目内眦上行头部，循手足太阳、手足少阳和手足阳明经，上下运行；再由足部交于阴分，通过足少阴肾经，重复上出于目，是为一周。白昼卫气环行阳分二十五周次。从入夜到黎明，则从肾经开始，依次由肾、心、肺、肝、脾各经运行后，又返回于肾，一夜之中，卫气往复环转行于阴分，亦二十五周次，昼夜合为五十周次。

3. 主要功能

（1）护卫肌表，防御外邪　肌肤腠理是机体抗御外邪的屏障，卫气布达于肌表，温养肌肤腠理，司汗孔之开合，使皮肤柔润，肌肉壮实，腠理致密，既可以抵御外邪的入侵，又可驱邪外出。

（2）温养脏腑、肌肉、皮毛等　在正常状态下，人体体温相对恒定，是维持机体正常生命活动的重要条件之一。卫气通过温养脏腑、肌肉、皮毛等，保持体温，为脏腑生理活动创造了适宜的温度条件。

（3）开合汗孔，调节体温　卫气主司汗孔之开合，调节汗液的排泄，从而维持体温的相对恒定，也调和了机体内外环境的阴阳平衡。故《景岳全书·汗证》曰："汗发于阴而出于阳，此其根本则由阴中之营气，而其启闭则由阳中之卫气。"

此外，睡眠活动亦与卫气运行有关。当卫气行于内脏时，人便入睡；当卫气出于体表时，人便醒寤。

营气和卫气，是同源而异流，它们都来源于水谷精微，均由脾胃所化生，但在性质、分布、功能上均有一定区别。营属阴，卫属阳；营气性质精纯，富有营养，卫气性质慓疾滑利，易于流行；营气行于脉中，卫气行于脉外；营气有化生血液和营养全身的功能，卫气有防御、温养和调控腠理的功能。由于机体内部的阴阳双方必须相互协调，营卫和调，才能维持正常的体温和汗液分泌，"昼精夜瞑"，有旺盛的抗邪力量，以及使脏腑的生理活动正常进行。若营卫二者失和，则可能出现恶寒发热、无汗或汗多，"昼不精夜不瞑"，以及抗病能力低下而易于感冒等。营卫之气的运行，阴阳相随，外内相贯，其往来贯注，并行不悖，营中有卫，卫中有营。分而言之，则营卫不同道，合而言之，则营卫同一气。

人体的气还有"脏腑之气"和"经络之气"等。"脏腑之气"和"经络之气"是人体的气在形成了脏腑经络等形体结构之后，便藏于其中，成为"脏腑之气"和"经络之气"，是构成脏腑经络的基本物质，也是维持脏腑经络生理活动的物质基础。由于所在脏腑和经络的不同，这些脏腑之气和经络之气的构成成分和功能发挥也就各具其相对特异性。

中医学中"气"还有多种含义。例如：将致病的六淫称为"邪气"，将体内不正常的水液称作"水气"，将中药的四种性质称为"四气"，将自然界六种不同气候变化称作"六气"等等，这些"气"的含义都与本章所论述的人体之气在概念上有明显的区别。

第二节　血

一、血的基本概念

血是运行于脉中而富有营养和濡润作用的红色液体，是构成人体和维持人体生命活动的基本物质之一。

血，即血液，全身的血都在脉中流行，脉是血运行的通道，故称脉为"血府"，对血的运行具有约束作用。在正常情况下，血运行于脉中，内至脏腑，外达肢节，发挥营养和濡润作用，为生命活动提供保障。如因某些因素，血溢于脉外，则形成出血，而溢出脉外的血，称为"离经之血"。由于离经之血离开了脉道，失去了其发挥作用的条件，因而失去了应有的生理功能，多致脏腑、经络等组织器官的功能紊乱，或组织结构的损伤，严重的缺血还会危及生命。

二、血的生成

血的生成来源主要为水谷精微、肾精和自然之清气，它们在脾胃、肾、心、肺、肝等脏腑的共同作用下，而得以化生为血。

营气和津液是生成血的基本物质。饮食水谷经胃的受纳、腐熟和脾的运化而化为水谷精微，水谷精微分别转化为营气和津液，经脾的作用上输于心肺，并通过心肺的气化作用，变化而赤，化生为血。因此，《灵枢·决气》指出："中焦受气取汁，变化而赤，是谓血。"具体而言，水谷精微的精专部分化为营气，注之于脉，成为化生血液的基本物质。《灵枢·营卫生会》指出：中焦"此所受气者，泌糟粕，蒸津液，化其精微，上注于肺脉，乃化而为血，以奉生身，莫贵于此，故独得行于经隧，命曰营气"。《灵枢·痈疽》："中焦出气如露，上注溪谷，而渗孙脉，津液和调，变化而赤为血。"指中焦脾胃化生的营气与津液，如雾露状，可从细小的孙络渗入，化而为血。

肾精也是化生血液的基本物质。肾藏精，精生髓，精髓是血液化生的基本物质之一。肾中精气充足，则血液化生有源，同时肾精充足，所化的元气对全身各脏腑的功能均有激发和推动作用，间接促进了血的生成。

由于精与血之间存在着相互资生和相互转化的关系，因而肾精充足，则可化为肝血。如《张氏医通·诸血门》说："精不泄，归精于肝而化清血。"肝在血的生成过程中，不仅可配合肾精化血，而且肝主疏泄，调畅气机，贮藏血液和调节血量，有助于脾胃的运化、心的化赤等生血功能，使诸脏腑在血的生成过程中功能活跃。《素问·六节藏象论》云："肝……其充在筋，以生血气。"

总之，血的生成以水谷精微、肾精和自然之清气为物质来源，主要依赖脾胃的运化功能，并在心、肝、肾等相关脏腑的综合作用下，通过水谷精微化血和精化血的途径，化生血液。

三、血的运行

血运行于脉中，沿脉管流行于全身各处，环周不休，运行不止，是脏腑组织器官协同作用的结果，同时也受多种因素的影响。

血属阴而主静，血的运行需要推行的动力，而这种动力主要依赖于气的推动作用和温煦作用。心主血脉，是血的运行的主要动力，脉是血液循行的通道，血在心气的推动下，在脉中沿一定方向运行而输送到全身，心气的推动在血的运行中起着十分重要的作用。肺主一身之气而司呼吸，朝百脉，主治节，调节着全身的气机，辅助心脏，推动和调节血液的运行。脾主统血，脾气统摄血液，使之不致溢出脉外。肝主疏泄，调畅气机，能促进血液营运不休；肝又主藏血，能随着人体的动静变化来贮藏血液和调节血量，使脉中循环血液维持在一个恒定水平上。由此可见，心气的推动、肺气的宣降及肝气的疏泄是推动血的运行的重要因素，脾气的统摄及肝气的藏血是固摄血的运行的重要因素，血的正常运行有赖于气的推动与固摄功能的协调平衡。

脉为"血府"，脉道的通畅完好是保证血液正常运行的重要因素。血的质量，包括清浊及黏稠状态，都可影响血液自身的运行。若血中痰浊较多，或血液黏稠，可致血行不畅而瘀滞。此外，血的寒热状态，也可影响血的运行。

四、血的主要功能

血主要具有濡养和运载的功能，是精神活动的主要物质基础。

（一）濡养作用

血以营气和津液为主要组成成分，含有人体所需的丰富的营养物质。血在脉中运行，内至五脏六腑，外达皮肉筋骨，对全身各脏腑组织器官起着营养和濡润作用，保证了人体生命活动的正常进行。《难经·二十二难》概括为"血主濡之"。例如，《素问·五脏生成》说："肝受血而能视，足受血而能步，掌受血而能握，指受血而能摄。"说明人体的生理功能在血的营养和濡润作用下才得以正常发挥。

血的营养和濡润作用，多反映在面色、肌肉、皮肤、毛发、感觉和运动等方面。血液充盈，濡养功能正常，则面色红润，肌肉壮实，皮肤和毛发润泽，感觉灵敏，运动自如。若血量亏少，濡养功能减弱，则可出现面色萎黄，肌肉瘦削，肌肤干涩，毛发不荣，肢体麻木或运动不利等病症。

（二）运载作用

血的运载作用，不仅能运载养料与废物，而且还能运载传递信息。气的活力很强，不能独行，须依附于血，才能存于体内，血是气的载体之一。《秦氏同门集》说："血液灌注于经脉之中，周流全身，使体内各部得以营养，同时且能排泄有碍生理之废物。"如周身之浊气通过血液而运载至肺，在肺气的宣发作用下，被呼出体外。

（三）血是神志活动的物质基础

机体产生精神活动的脏腑组织器官，需要血的濡养与运载作用，以保障正常的精神活动。《灵枢·平人绝谷》说："血脉和利，精神乃居。"在人体血气充盛、血脉调和的前提下，其精力充沛，神志清晰，感觉灵敏，思维敏捷。若血虚或运行失常，均可以出现不同程度的神志异常，如精神疲惫，健忘，失眠，多梦，烦躁，惊悸，甚至神志恍惚，谵妄，昏迷等。《灵枢·营卫生会》指出"血者，神气也"，可见，血是神志活动的物质基础。

第三节 津 液

一、津液的概念

津液，是机体一切正常水液的总称，包括各脏腑组织内的体液及其正常的分泌物。津液是构成人体和维持生命活动的基本物质之一。

津液广泛地存在于脏腑、形体、官窍等器官组织之内和组织之间，如胃液、肠液、唾液、涕、泪等。在机体内，除血液之外的其他所有正常液体都属于津液。

津和液本属一体，同源于饮食水谷，均赖脾胃的运化而生成，虽同属水液，但在性状、功能和分布等方面又有一定的区别。津质地较清稀，流动性大，液质地较为稠厚，流动性较小；津主要布散于体表皮肤、肌肉和孔窍等部位，并渗入血脉，而液多灌注于骨节、脏腑、脑、髓等组织；津主要作用是滋润，液主要作用是濡养。津和液在代谢过程中可相互补充、相互转化，相互影响，故津液常并称，一般不予严格区别，只是在"伤津"和"脱液"的病理变化时，因津伤易补，而液脱难复，在辨证论治中须分辨。

二、津液的代谢

津液的代谢，是指津液生成、输布与排泄过程，涉及多个脏腑活动的协同配合。

（一）津液的生成

津液来源于饮食水谷，尤以水饮流质食物为主，通过脾胃、小肠、大肠等脏腑的消化吸收作用，吸收饮食水谷中的水分和精微物质，而完成津液的生成过程。其基本过程是：饮食入于胃，经过胃的受纳腐熟、小肠的受盛化物与分别清浊，将水谷精微和水液吸收后，通过脾的转输作用布散到全身，并将食物残渣下送大肠，大肠在传导过程中吸收食物残渣中的水液，促使糟粕成形为粪便；代谢后的水液，经肾，入膀胱。可见，津液的生成，以脾主运化为主导作用，同时需胃、小肠、大肠等脏腑的协同配合。

（二）津液的输布

津液生成后，主要是依靠脾、肺、肾、肝和三焦等脏腑的综合作用而输布全身。

脾主运化，通过脾的转输作用，一方面将津液上输于肺，由肺的宣发肃降，使津液布散全身而灌溉脏腑、形体和诸窍。另一方面，《素问·玉机真脏论》称脾有"以灌四旁"的作用，可以将津液直接向四周布散，及至全身。

肺为水之上源，主宣发肃降，通调水道。肺接受脾转输来的津液，一方面通过肺气的宣发，将津液布散于人体上部和体表；一方面通过肺气的肃降，将津液向人体下部和内部输布，并将脏腑代谢后产生的浊液输送至肾和膀胱。肺气的宣发与肃降，对水液的输布有疏通和调节作用，体现了"肺主行水"的生理功能。

肾为水脏，肾的蒸腾气化功能对津液输布起着主宰作用。一方面是指肾脏本身直接参与津液的输布。由脏腑代谢产生的浊液，通过肺气的肃降作用向下输送到肾，经过肾的蒸腾气化作用，清者重新吸收，经三焦上归于肺，而布散于全身，浊者化为尿液，注入膀胱。另一方面，肾通过对参与津液输布的脏腑起推动和调控作用，促进津液的升降有序、输布协调平衡。如脾主运化水液，肺主通调水道，肝气疏泄行津，三焦决渎通利等，都离不开肾的蒸腾气化作用。可见，在津液输布过程中，肾发挥着关键作用。所以《素问·逆调论》说："肾者水脏，主津液。"

肝主疏泄，调畅气机，气行则津行，保持了水道的畅通，促进了津液的输布。

三焦为"决渎之官"，是津液在体内流注、输布的通道。三焦的通利保证了诸多脏腑输布津液的道路通畅，于是津液才能升降出入，在体内正常地流注布散。

综上所述，津液在体内的输布主要以三焦为通道，依赖于肾的蒸腾气化、脾气散精、肺主通调水道、肝主疏泄等脏腑功能的密切配合与协调平衡，是人体生理活动综合作用的结果。

（三）津液的排泄

津液的排泄主要通过排出尿液和汗液来完成，呼气和粪便也带走一些水分。因此，津液的排泄主要涉及肾、肺、膀胱、大肠等脏腑组织器官。

肺气主宣发，外合皮毛，可将津液输布于体表，在阳气的蒸腾气化作用下，被人体利用后的津液化为汗液，由汗孔排出体外。此外，肺气的宣发，有助于肺呼出浊气，因此，肺在呼气时也会带走部分水液。尿液为津液代谢的最终产物，其形成虽与肺、脾、肾等脏腑密切相关，但尤以肾为最。肾之气化作用与膀胱的气化作用相配合，共同形成尿液并排出体外。大肠排出的水谷糟粕所形成的粪便中亦带走部分水分，而大肠的传化作用，需要肺气的肃降，肾的蒸腾气化，胃气的降浊作用配合。

综上所述，津液的生成、输布和排泄过程，需诸脏腑生理功能的协同配合，其中尤以脾、肺、肾三脏的综合调节为首要。《景岳全书·肿胀》说："盖水为至阴，故其本在肾；水化于气，故其标在肺；水唯畏土，故其制在脾。"若脏腑的功能失调，则会影响津液的代谢，导致津液的生成不足，或耗损过多，或输布与排泄障碍，水液停滞等多种病理改变。

三、津液的功能

津液的功能，主要包括滋润和濡养、化生血液、运载三个方面。

（一）滋润和濡养

津液呈液态，内含丰富的水分和营养物质，所以对人体各组织器官具有滋润和濡养作用。其中津质地较清稀，以滋润作用为主；液质地较稠厚，以濡养作用为主。如布散于肌表的津液能滋润肌肉与皮毛；流注于孔窍的津液使鼻、口、眼等官窍滋润；渗注于髓的津液能充养骨髓、脊髓、脑髓；流入关节的津液能滑利关节。与血的濡养功能相比较而言，津液尤以滋润作用为主。

（二）化生血液

津液入脉，成为组成血的基本物质，具有滋养和滑利血脉的作用。故《灵枢·痈疽》曰："中焦出气如露，上注溪谷，而渗孙脉，津液和调，变化而赤，是谓血。"

（三）运载

津液为气之载体之一，脉外无形之气须依附于津液而存在，并运动变化于津液之中。所以，当汗、吐、下而丢失大量津液时，气也会随之脱失，即气随液脱，故有"大汗亡阳"之说。

通过津液的运载作用，将机体的代谢产物通过汗、尿等方式不断地排出体外，如气候炎热或体内发热时，津液化为汗液向外排泄以散热，而天气寒冷或体温低下时，津液因腠理闭塞而不外泄，因而对维持人体体温相对恒定、调节机体内外环境的阴阳相对平衡起着十分重要的作用。

第四节　气血津液之间的关系

气、血、津液均是构成人体和维持人体生命活动的基本物质，均赖脾胃化生的水谷精微不断地补充，虽然因各自的性状及其生理功能不同而各具特点，但在其代谢过程中，均在脏腑组织的功能活动和神的主宰下，彼此之间存在着相互为用、相互制约、相互转化的密切关系。

一、气与血的关系

气与血是人体内的两大类基本物质，在人体生命活动中占有很重要的地位，如《素问·调经论》说："人之所有者，血与气耳。"气属阳，血属阴，气与血之间存在着相互依存、相互制约和相互为用的密切联系。《不居集》说："人之一身，气血不能相离，气中有血，血中有气，气血相依，循环不息。"气是血液生成和运行的动力，血是气的化生基础和载体，因而从生成、运行和功能上，气与血的关系可概括为"气为血之帅，血为气之母"两方面。

（一）气为血之帅

气为血之帅，是指气对于血的统帅作用，主要体现在气能生血、气能行血、气能摄血三个方面的作用。

1. 气能生血 气能生血，是指气能参与并促进血的生成。主要体现在两个方面：一是指气直接参与血的生成，主要指营气。营气与津液入脉化血，为血的主要组成部分。正如《读医随笔·气能生血血能藏气》中所说："生血之气，荣气也。荣盛即血盛，荣衰即血衰。"二是气的气化功能是血生成的动力。饮食水谷转化为水谷精微，水谷精微化生为营气和津液，营气和津液赤化为血，以及精化为血的过程都离不开气化作用，而这些气化作用，都依赖脾、胃、肺、肾、心等脏腑之气的参与。气旺则血充，气虚则血少。故在临床治疗血虚时，常配用补气药，以求益气生血。

2. 气能行血 气能行血，是指气的推动作用是血运行的动力。气既能直接推动血行，如宗气能贯脉行气血，又可以通过脏腑之气推动血的运行，如心气的推动，肺气的宣降，肝气的疏泄等，均促进了血的运行。气之充盛，气机调畅，气行则血行。气虚推动无力，或气滞，气机不利，均可导致血行迟缓，甚至形成瘀血；气逆者血随气升，血亦逆。因此，临床上治疗血行失常，常以调气为上，调血次之。如治疗血瘀属气虚者，当补气活血。

3. 气能摄血 气能摄血，是指血在脉中正常运行而不溢出脉外，主要依赖于气的固摄功能。

气能摄血，是指气对血的固摄功能，使其正常循行于脉管之中而不溢出脉外。统领固摄血的气，主要为脾气，因此，气能摄血作用主要体现在脾统血的功能之中。脾气充足，发挥统摄作用，使血在脉中正常运行。若脾气虚弱，失去统摄，则血不循常道而溢于脉外，常导致各种出血病变，临床上称为"气不摄血"。治疗时，常须补气以摄血。

（二）血为气之母

血为气之母，是指在气的生成和运行中，血对于气的基础作用，主要体现在血能载气与血能养气两个方面。

1. 血能载气 血能载气是指气存于血中，并以血为载体而运行全身。《血证论》说："载气者，血也。"如血具有运载水谷之精气、自然之清气的功能。由于气的活力很强，易于弥散，必依附于血和津液而存于体内，若血不载气，则气散而无所归附。例如，大出血者，当血大量丢失时，气无所附，导致气的涣散不收、漂浮无根的气脱病变，形成气随血脱之证。

2. 血能养气 血能养气，是指气的充盛及其功能发挥离不开血的濡养。其一，气存血中，血不断地给脏腑、经络等组织器官提供清气、营气等精微物质，使其持续地得到补充，而保持其气充足调和；其二，在血的濡养作用下，与气的生成密切相关的肺、脾、胃、肾等脏腑功能协调，不断化生人体所需之气。因此，血足则气盛，血虚亦能导致气虚。

二、气与津液的关系

气属阳，津液属阴，两者均源于脾胃化生的水谷精微，在其代谢过程中有着密切的联系。津液的代谢，有赖于气的升降出入运动和气的气化、温煦、推动和固摄作用；而气在体内的存在及运动变化，不仅依附于血，且依附于津液，离不开津液的滋润和运载。所以，气与津液的关系和气与血的关系较为相似。

（一）气能生津

气能生津是指气是津液生成的动力和物质基础。饮食水谷在脾、胃、小肠和大肠等脏腑之气的作用下，经过系列气化作用，化生为水谷精微，再化为津液。其中脾胃之气的作用尤其重要，脾胃等脏腑之气充足，消化吸收功能健旺，则化生的津液就充盛；若脾胃等脏腑之气亏虚，则化生津液力量减弱，导致津液不足的病变，所以，气旺则津足，气虚则津亏。

（二）气能行津

气能行津是指气的运动是津液在体内输布、排泄的动力。通过气的运动，特别是脾、肺、肾、肝等脏腑之气升降出入运动，保证了津液在体内的输布。津液代谢所产生的废液，在气化作用下，转化为汗、尿等排出体外。正如《血证论》所指出的"气行水亦行"。若脏腑之气不足或气机不畅，气化不利，使津液的输布和排泄障碍，形成痰、饮、水、湿等病理产物，称作"气不行水"。

（三）气能摄津

气能摄津是指气的固摄作用可以控制津液的排泄，防止体内津液无故流失。例如，卫气司汗孔开合，固摄肌腠，不使津液过多外泄；肾气固摄下窍，使膀胱正常贮尿和排尿，都是气对津液发挥固摄作用的体现。津液经过机体利用后的剩余水分的排泄，不仅依赖于气的运动和气化作用，而且还须依靠气的固摄作用与推动作用的协调，使津液既不潴留于体内，又不致排泄太过。若气虚，固摄力量减弱，则易出现多汗、自汗、多尿、遗尿、小便失禁等病症。

（四）津能载气

津能载气是指津液是气运行的载体之一，气必须依附于津液而流布至全身。如脉内之津液化生为血液，能运载营气；脉外之津液流行贯注，能运载卫气。当汗、吐、泻下等致津液大量丢失时，气亦随之外脱，称之为"气随津脱"。清代尤在泾在《金匮要略心典·痰饮》中也说："吐下之余，定无完气。"

（五）津能生气

津能生气是指津液能促进气的生成，为气的生成提供充分的营养。由饮食水谷化生的津液，通过脾的升清和散精，上输于肺，再经肺之宣降，通调水道，下输于肾和膀胱。津液在输布过程中受到脏腑阳气的蒸腾气化，可以化生为气，以敷布于脏腑、组织、形体、官窍，促进正常的生理活动。因此，津液的亏耗不足，也会引起气的衰少。

三、血与津液的关系

血和津液同为液态物质，都具有滋润和濡养的作用，与气相对而言，均属于阴，故血与津液的关系多从"津血同源"和"津血互化"角度，说明二者在生理、病理方面的关系。

津血同源是指血和津液均来源于脾胃运化的水谷精微。因汗为津液所化，故又有"血汗同源"之说。

津血互化是指血和津液之间存在相互资生、相互转化的关系。血主要由营气与津液两部分所组成，血中的津液渗出脉外，成为经脉之外的津液，流布于全身各组织器官之中，起着滋润和营养的作用，此即血能化津液；脉外的津液，在滋养组织器官之后，其中一部分通过孙络渗入脉内，又成为血的组成部分，此即津液能化血。如《灵枢·痈疽》说："中焦出气如露，上注溪谷，而渗孙脉，津液和调，变化而赤为血。"

在血和津液的生成和运行过程中，从出入于脉的生理过程来看，血中的津液与营气分离而渗出脉外，化为津液，以濡润脏腑组织和官窍，也可弥补脉外津液的不足，有利于津液的代谢；津液进入脉中，与营气结合，不断地化生和补充血液，有利于血的运行和濡养功能的发挥。

在病理情况下，血与津液的病变可相互影响。当津液大量损耗时，不仅渗入脉内的津液不足，甚至脉内的津液也可较多地渗出脉外，形成血脉空虚、津枯血燥的病变。故《灵枢·营卫生会》说："夺汗者无血"，提示对于多汗夺津等津液大量丢失的患者，慎用放血或破血疗法。若血液亏耗，尤其是在失血时，脉中血少，需要脉外津液渗注脉中，因而导致津液不足的病变，出现口渴、尿少、皮肤干燥等表现。《灵枢·营卫生会》说："夺血者无汗。"《伤寒论》中也有"衄家不可发汗"和"亡血家不可发汗"之诫。提示临床上，对于失血者应慎用发汗等可伤津的治法，以防血和津液进一步耗伤。

此外，精也是构成人体和维持人体生命活动的基本物质，精与气、血、津液及脏腑经络、形体官窍之间，存在着相互依赖、相互影响的密切关系，在人体生命活动中占有极其重要的位置。神是生命活动的主宰，又是生命活动的总体现，对人体生命活动具有重要的调节作用。精、气、血、津液是化神养神的基本物质，神具有统领、调控这些物质在体内进行正常代谢的作用。

综上所述，气血津液学说是从整体角度来研究人体生命活动的基本物质的生成、运动变化规律、生理功能及其相互关系的基本理论。气、血、津液的代谢依靠脏腑、经络的功能活动得以实现，同时又是脏腑、经络功能活动的物质基础。气、血、津液的任何一项异常，均可导致脏腑的功能活动失常。因此，在中医理论体系中，气血津液学说与脏腑、经络等学说具有同等重要的地位。

第四章

经　络

　　经络是人体组织结构的重要组成部分，在人体生命活动中发挥着重要作用。

　　经络学说，是阐发人体经络系统的循行分布、生理功能、病理变化及其与脏腑和体表相互关系的学说，是中医学理论体系的重要组成部分。

　　经络的发现、经络学说的形成，源于古代人们长期的生活及医疗实践。1973年中国湖南长沙马王堆三号墓出土的帛书中，两个写本定名为《足臂十一脉灸经》和《阴阳十一脉灸经》，是我国现存最早的经络学专著。其所载内容已具备《灵枢·经脉》的雏形，但其所载的灸脉名称只有十一条，且不相互连接，既没有穴位名称，亦未出现"经"或"络"的名称。直至《内经》时期才形成了以十二正经为主体的经络系统，明确了"经络之相贯，循环无端"，阐述了经络的概念、功能、经与络的区别与联系，创建了经络学说。后世医家在《内经》基础上，代有发展，使经络学说日趋丰富与完善。

　　《灵枢·经别》说："夫十二经脉者，人之所以生，病之所以成，人之所以治，病之所以起，学之所始，工之所止也。"经络学说贯穿于人体生理、病理及疾病的诊断和防治各个方面，在中医学理论体系中占有极为重要的地位，备受历代医家的重视，广泛地指导临床各科实践，尤其是针灸、推拿、气功及药物治疗。当前，以经络理论为基础创造了如穴位注射、穴位埋线等许多新的疗法，也发明了如按摩椅、按摩床等许多新的医疗器械，所治疾病不断拓展，如针灸疗法还被用于治疗肥胖症、艾滋病、肿瘤等许多疾病。随着中医学走向世界，关于经络实质的探究已成为国内外学术界研究的热点。这些又将进一步充实和发展经络学说，促进中医学的发展创新。

第一节　经络系统的组成和生理功能

一、经络的概念

　　经络，是经脉和络脉的总称，是运行全身气血、联络脏腑、沟通内外、贯穿上下的通路。

　　经脉，又称经。"经者，径也"，有路径、途径之意。经脉是经络系统中的主干线，即主要通路，多纵行于机体深部分肉之间。

　　络脉，又称络。"络者，网也"，有联络、网络之意。络脉是经脉的分支，纵横交错，网络全身，多循行于体表较浅部位。

　　经脉和络脉相互区别又相互协作，共同构成人体的经络系统，担负着运行气血、联络沟通等作用，把人体五脏六腑、肢体官窍等组织器官紧密地联结成一个有机的整体，使其协调有序地进行各种正常生命活动。

二、经络系统的组成

经络系统主要包括经脉、络脉和连属部分（图4-1）。

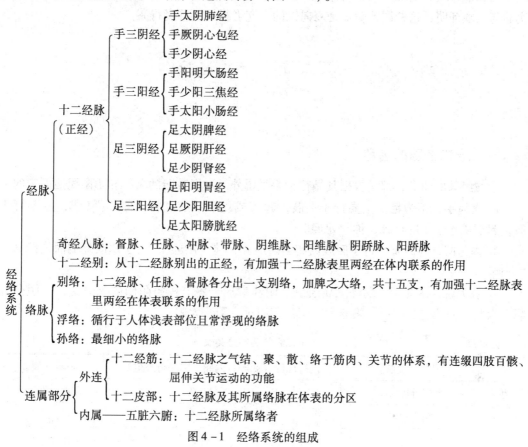

图4-1 经络系统的组成

三、经络的生理功能

1. 联络脏腑肢节，沟通表里上下 人体是由五脏六腑、五官九窍、四肢百骸、皮肉筋骨和经络等组织器官所构成的，它们虽然各有不同的生理功能，但却共同进行着有机的整体活动。这种脏腑与外周肢节、脏腑与五官九窍、脏腑与脏腑之间的相互联系、有机配合，主要是通过经络的沟通联系作用实现的。

2. 运行气血，濡养脏腑 经脉是气血运行的主要通道而具有运输气血的作用，络脉具有布散和渗灌经脉气血到达脏腑形体官窍及经络自身的作用。全身各个组织器官都必须得到气血的充分濡养，才能维持正常的生理活动。

3. 感应与传导 经络既有感应接受信息的能力又有传导发送信息的作用。人体上下内外各种生命信息的发出、交换和传递，都必须时刻依赖四通八达覆盖全身的经络系统信息传导网。正因有这一信息网络，人体才能及时进行各种生命活动的自动调控。如推拿肌表可以调整相应内脏功能，内脏病变可以显现于外，就是源于经络感应传导作用。

4. 调节机能平衡 经络能沟通联系、运输气血、感应传导和协调阴阳，从而维持人体动态平衡。当人体发生疾病，出现气血不和、阴阳失调时，可运用针灸、推拿等疗法以激发经络的调节作用，实现"泻其有余，补其不足，阴阳平复"（《灵枢·刺节真邪》）的目的。实验与实践证明，这种调节确实是双向性的，亢者得抑，抑者得兴。

第二节 十二经脉

一、十二经脉的名称

十二经脉的命名，都是根据其循行于手足内外、所属脏腑的名称和阴阳属性而定的。

1. 上为手，下为足 主要行于上肢，起于或止于手的经脉，称"手经"；主要行于下肢，起于或止于足的经脉，称"足经"。

2. 内为阴，外为阳 行于四肢内侧面的经脉，称"阴经"；行于四肢外侧面的经脉，称"阳经"。

3. 脏为阴，腑为阳 阴经隶属于脏，阳经隶属于腑。按照阴阳的三分法，一阴分为三阴：太阴、厥阴、少阴；一阳分为三阳：阳明、少阳、太阳。

表 4-1　　　　　　　　　　十二经脉名称分类表

	阴经（属脏）	循行部位（阴经行内侧、阳经行外侧）		阳经（属腑）
手	太阴肺经	上肢	前缘	阳明大肠经
	厥阴心包经		中线	少阳三焦经
	少阴心经		后缘	太阳小肠经
足	太阴脾经	下肢	前缘	阳明胃经
	厥阴肝经*		中线	少阳胆经
	少阴肾经		后缘	太阳膀胱经

* 在小腿下半部和足背部，肝经在前缘，脾经在中线。在内踝尖上八寸处交叉之后，脾经在前缘，肝经在中线。

二、十二经脉的走向、交接规律

（一）十二经脉的走向规律

手三阴经，均起于胸中，从胸走向手；手三阳经，均起于手，从手走向头；足三阳经，均起于头，从头走向足；足三阴经，均起于足，从足走向腹部和胸部。如此，十二经脉就构成了"阴阳相贯，如环无端"（《灵枢·营卫生会》）的循环线路（图4-2）。

（二）十二经脉的交接规律

1. 相为表里的阴阳经交接于四肢末端

互为表里的阴经与阳经共六对，手三阴经与手三阳经构成三对，均在上肢末端（手指）交接，足三阴经与足三阳经构成三对，均在下肢末端（足趾）交接。

2. 同名手足阳经交接于头面部　同名的手、足阳经共三对，即手阳明大肠经与足阳明胃经、手太阳小肠经与足太阳膀胱经、手少阳三焦经与足少阳胆经，均在头面部交接。

3. 手足阴经交接于胸部　手、足阴经也有三对，即手少阴心经与足太阴脾经、手厥阴心包经与足少阴肾经、手太阴肺经与足厥阴肝经，均在胸部交接。

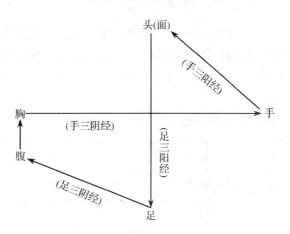

图 4-2　十二经脉走向交接规律示意图

三、十二经脉的分布规律

（一）头面部

手足阳明经主要行于面部、额部；手足少阳经主要行于侧头部；手足太阳经主要行于面颊、头顶和头后部。

（二）躯干部

手三阴经均从腋下走出；手三阳经行于肩胛部；足三阳经中，阳明经行于前面（胸腹面），太阳经行于后面（背面），少阳经行于两侧（侧面）；足三阴经均行于胸腹面，自内向外依次为足少阴肾经、足太阴脾经和足厥阴肝经。

（三）四肢部

手经行于上肢，足经行于下肢，阴经行于内侧面，阳经行于外侧面。内侧面从前缘至后缘依次为太阴、厥阴、少阴；外侧面从前缘至后缘依次为阳明、少阳、太阳。十二经脉在四肢部基本按着这一规律循行，唯一特殊的是在下肢内侧内踝尖上 8 寸以下稍有不符（厥阴在前，太阴在中），内踝尖上 8 寸以上则又完全按此规律循行。

四、十二经脉的表里关系

阴经为里，阳经为表。手足三阴、三阳经，通过各自的经别和别络相互沟通，组成六对"表里相合"关系，即手太阴肺经与手阳明大肠经、手厥阴心包经与手少阳三焦经、手少阴心经与手太阳小肠经、足太阴脾经与足阳明胃经、足厥阴肝经与足少阳胆经、足少阴肾经与足太阳膀胱经相为表里。

五、十二经脉的流注次序

十二经脉是气血运行的主要通道。中焦脾胃是气血生化之源，故十二经脉气血的流注从起于中焦的手太阴肺经开始，逐经依次流注至足厥阴肝经，复再流回手太阴肺经，如此首尾相贯，如环无端（图4-3）。

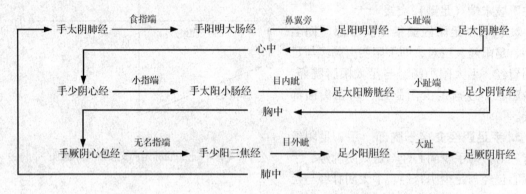

图4-3 十二经脉流注次序

六、十二经脉的具体循行部位

（一）手太阴肺经

起于中焦，下络大肠，还循胃口（下口幽门，上口贲门），向上通过膈肌，属肺，上行喉部，横行至胸部外上方（中府穴），浅出腋下，沿上肢内侧前缘下行，过肘窝，入寸口，上鱼际，直出拇指桡侧端（少商穴）。

分支：从手腕后方（列缺穴）分出，沿掌背侧走向食指桡侧端（商阳穴），交于手阳明大肠经（图4-4）。

（二）手阳明大肠经

起于食指桡侧端（商阳穴），沿食指背部桡侧缘上行，过合谷穴，行于上肢伸侧前缘，上肩，至肩关节前缘，向后到第七颈椎棘突下（大椎穴），再向前下行入锁骨上窝（缺盆穴），进入胸腔络肺，向下通过膈肌下行，属大肠。

分支：从锁骨上窝上行，经颈部至面颊，入下齿中，回出挟口两旁，左右交叉于人中穴，至对侧鼻翼旁（迎香穴），交于足阳明胃经（图4-5）。

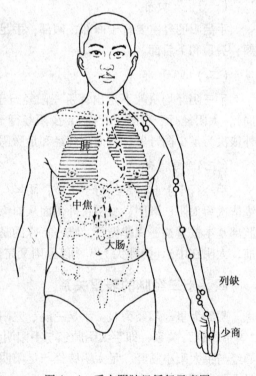

图4-4 手太阴肺经循行示意图

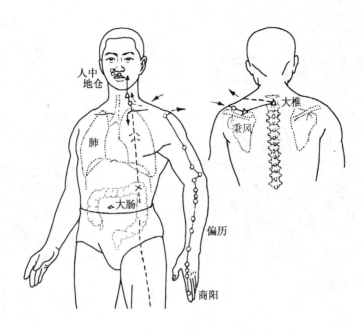

图 4 - 5　手阳明大肠经循行示意图

（三）足阳明胃经

起于鼻翼旁（迎香穴），挟鼻上行，左右侧交会于鼻根部，旁行入目内眦，与足太阳经相交，向下沿鼻柱外侧，入上齿中，还出，挟口两旁，环绕口唇，在颏唇沟承浆穴处左右侧相交，折回沿下颌骨后下缘到大迎穴处，沿下颌角上行过耳前，经过上关穴，沿发际，到额前。

分支：从颌下缘大迎穴前下方分出，下行到人迎穴，沿喉咙向下后行至大椎穴，折向前行，入缺盆，深入胸腔，下行通过膈肌，属胃，络脾。

直行者：从缺盆出体表，沿乳中线下行，挟脐两旁（旁开 2 寸），下行至腹股沟处的气街穴。

分支：从胃下口幽门处分出，沿腹腔内下行至气街穴，与直行之脉会合，而后沿大腿前外侧下行，至膝髌，沿胫骨前缘下行至足背，入足第二趾外侧端（厉兑穴）。

分支：从膝下 3 寸处（足三里穴）分出，下行入中趾外侧端。

分支：从足背冲阳穴分出，前行入足大趾内侧端（隐白穴），交于足太阴脾经（图 4 - 6）。

（四）足太阴脾经

起于足大趾内侧端（隐白穴），沿内侧赤白肉际，上行经过内踝前缘，沿小腿内侧正中线上行，在内踝尖上 8 寸处，交出足厥阴肝经之前，沿大腿内侧前缘上行，进入腹中，属脾，络胃，再向上穿过膈肌，沿食道两旁，连舌本，散舌下。

分支：从胃分出，上行通过膈肌，注入心中，交于手少阴心经（图 4 - 7）。

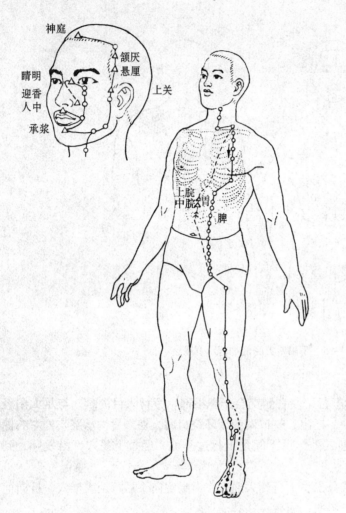

图 4-6　足阳明胃经循行示意图

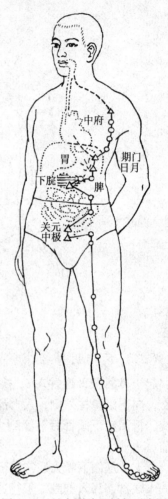

图 4-7　足太阴脾经循行示意图

（五）手少阴心经

起于心中，走出后属心系，向下通过膈肌，络小肠。

分支：从心系分出，挟食道上行，连于目系。

直行者：从心系分出，上行，折入肺，横行经过肺，浅出腋下（极泉穴），沿上肢内侧后缘，过肘中，经掌后锐骨端，进入掌中，沿小指掌桡侧，出小指桡侧端（少冲穴），交于手太阳小肠经（图 4-8）。

（六）手太阳小肠经

起于小指尺侧端（少泽穴），沿手背尺侧进入腕部，从腕背小指侧高骨，直上沿前臂外侧后缘，过肘部，至肩关节后面，绕行肩胛部，交肩上，会于大椎穴，再前行入缺盆，深入胸腔，络心，沿食道下行，通过膈肌，到达胃部，下行，属小肠。

分支：从缺盆出来，沿颈部上行到面颊，至目外眦后，折行进入耳中（听宫穴）。

分支：从面颊部分出，向上行于目眶下，至目内眦（睛明穴），交于足太阳膀胱经（图4-9）。

（七）足太阳膀胱经

起于目内眦（睛明穴），向上到达额部，左右交会于头顶部（百会穴）。

分支：从头顶部分出，到头侧部平耳上角处。

直行者：从头顶部分出，分别向后行至枕骨处，进入颅腔，络脑，回出后下行到项部（天柱穴），分两支。左右的内侧分支下行交会于大椎穴，再分左右沿肩胛内侧、脊柱两旁（距脊柱正中1.5寸）下行，到达腰部（肾俞穴），进入脊柱两旁的肌肉（膂），深入体腔；络肾，属膀胱。

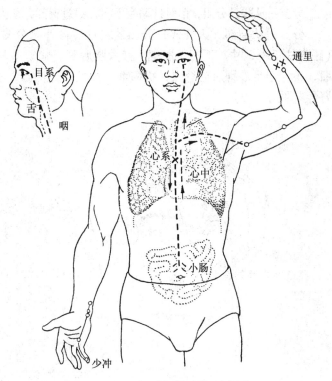

图4-8 手少阴心经循行示意图

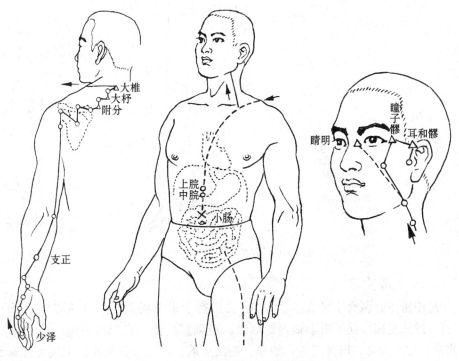

图4-9 手太阳小肠经循行示意图

分支：从腰部分出，沿脊柱两旁下行，穿过臀部，从大腿后侧外缘下行至腘窝中（委中穴）。

分支：从项部（天柱穴）分出的左右各自外侧分支下行，经肩胛内侧，从附分穴挟脊（距脊柱正中3寸）下行至髀枢，经大腿后侧至腘窝中与前一支脉会合，然后下行穿过腓肠肌，出走于足外踝后昆仑穴，折向前，沿足背外侧缘至小趾外侧端（至阴穴），交于足少阴肾经（图4-10）。

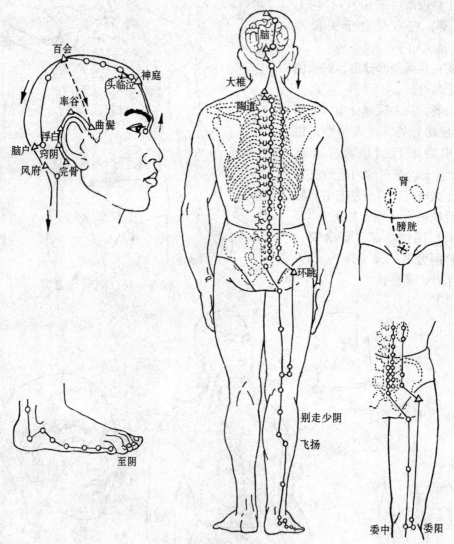

图4-10　足太阳膀胱经循行示意图

（八）足少阴肾经

起于足小趾下，斜行于足心（涌泉穴），出行于舟骨粗隆之下（然谷穴），沿内踝后，别而下行，进入足跟，向上沿小腿内侧后缘，至腘窝内侧，直上股内侧后缘入脊内（长强穴），贯穿脊柱至腰部，属肾（腧穴通路：还出于前，向上行腹部前正中线旁开0.5寸，胸部前正中线旁开2寸，止于锁骨下缘俞府穴），络膀胱。

直行者：从肾上行，经过肝和膈肌，进入肺，沿喉咙，到舌根两旁。
分支：从肺中分出，络心，注入胸中，交于手厥阴心包经（图4－11）。

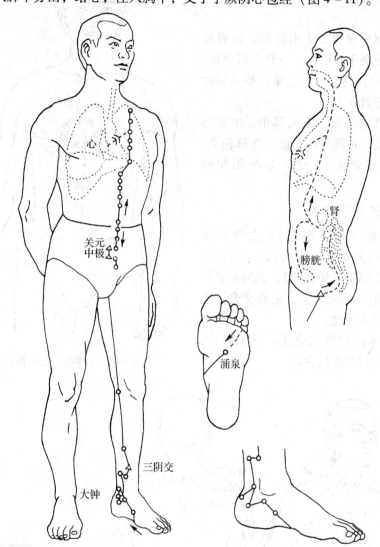

图4－11 足少阴肾经循行示意图

（九）手厥阴心包经

起于胸中，出属心包络，下行穿过膈肌，依次络于上、中、下三焦。

分支：从胸中分出，横行至胁，于腋下3寸处（天池穴）浅出，向上至腋窝下，沿上肢内侧中线入肘，经腕部，入掌中（劳宫穴），沿中指桡侧，出中指桡侧端（中冲穴）。

分支：从掌中分出，沿无名指尺侧端（关冲穴），交于手少阳三焦经（图4－12）。

（十）手少阳三焦经

起于无名指尺侧端（关冲穴），向上沿无名指尺侧至手腕背面，上行尺、桡骨之间，过肘尖，沿上臂外侧上行至肩，向前行入缺盆，布于膻中，散络心包，下过膈肌，依次属上、中、下三焦。

分支：从膻中分出，上出缺盆，经肩部至项下，左右交会于大椎穴，分开上行至项，沿耳后（翳风穴）直上至耳上角，然后屈曲下行经面颊部至目眶下。

分支：从耳后分出，进入耳中，出走耳前，经上关穴前，在面颊部与前一支脉相交，至目外眦（瞳子髎穴），交于足少阳胆经（图4-13）。

（十一）足少阳胆经

起于目外眦（瞳子髎穴），上至额角（颔厌穴），下行到耳后（完骨穴），再折回上行，经额部至眉上（阳白穴），又向后折行至风池穴，沿颈下行至肩上，左右交会于大椎穴，分开前行入缺盆。

分支：从耳后完骨穴分出，进入耳中，出走于耳前，至目外眦后方。

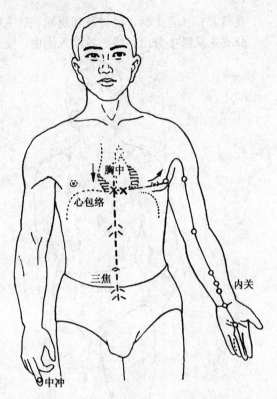

图4-12　手厥阴心包经循行示意图

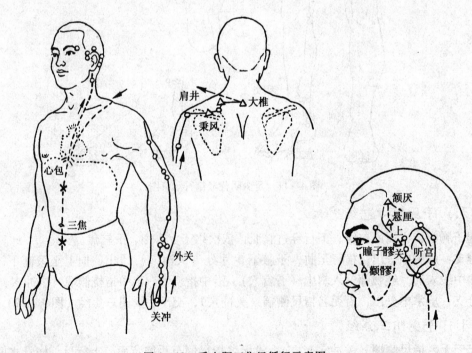

图4-13　手少阳三焦经循行示意图

分支：从目外眦分出，下行至下颌部（大迎穴），同手少阳经分布于面颊部的支脉相合，复行至目眶下，再向下经过下颌角部（颊车穴），下行经颈部至缺盆，与前脉会合。然后下行进入胸腔，穿过膈肌，络肝，属胆，沿胁里浅出气街穴，绕毛际，横向至髋关节（环跳穴）处。

直行者：从缺盆下行至腋，沿侧胸，过季胁，下行至环跳穴处与前脉会合。然后向下沿大腿外侧、膝关节外缘，行于腓骨前面，直下至腓骨下端（悬钟穴），经外踝之前，沿足背前行，出于足第四趾外侧端（足窍阴穴）。

分支：从足背（足临泣穴）分出，前行出足大趾外侧端，折回穿过爪甲，分布于足大趾爪甲后丛毛处，交于足厥阴肝经（图4-14）。

（十二）足厥阴肝经

起于足大趾爪甲后丛毛处，向上沿足背至内踝前1寸处（中封穴），上行沿胫骨内侧前缘，在内踝尖上8寸处交出足太阴脾经之后，上行过膝内侧，沿大腿内侧中线进入阴毛中，绕阴器，至小腹，上行经章门穴、期门穴后进入腹中，挟胃两旁，属肝，络胆，向上穿过膈肌，布于胁肋部，沿喉咙的后边，上入鼻咽部，上行连接目系，出于额，上行与督脉会于头顶部。

分支：从目系分出，下行于颊里，环绕唇内。

分支：从肝分出，穿过膈肌，向上注入肺，交于手太阴肺经（图4-15）。

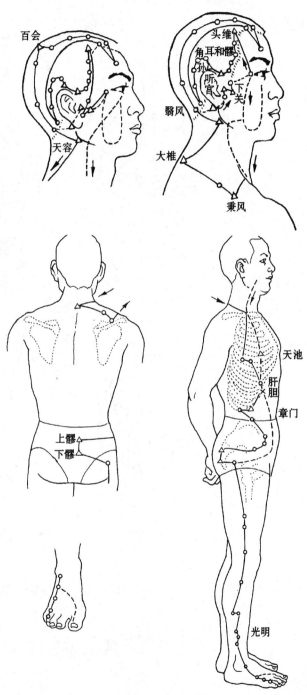

图4-14 足少阳胆经循行示意图

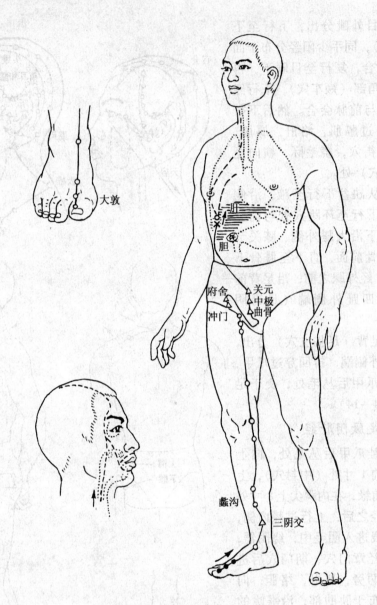

大敦

府舍
冲门
关元
中极
曲骨

蠡沟
三阴交

图 4 - 15　足厥阴肝经循行示意图

第三节　奇经八脉

一、奇经八脉的概念

　　奇经八脉，是督脉、任脉、冲脉、带脉、阴维脉、阳维脉、阴跷脉、阳跷脉的合称。因其分布不像十二经脉那样规则，与五脏六腑没有直接属络关系，相互之间也不存在表里关系，都无经别、经筋和皮部，明显异于十二经脉，故曰"奇经"。又因数量有八，故曰"奇经八脉"。

二、奇经八脉的生理功能

（一）密切十二经脉之间的联系

奇经八脉在循行分布过程中，与十二经脉交叉联结，进一步加强十二经脉间的联系。如阳维脉起于足跟外侧，向上经过外踝，与足少阳胆经并行，沿下肢外侧上行至髋部，经胁肋后侧，从腋后上肩，至前额，再到项后，合于督脉，从而"维络诸阳"；阴维脉起于小腿内侧足三阴经交会处，沿下肢内侧上行，至腹部，与足厥阴经相合，然后上行至咽喉，合于任脉，从而"维络诸阴"；跷脉左右成对，阴跷脉、阳跷脉均起于足踝下，从足上行至头，故有"分主一身左右阴阳"之说。

（二）调节十二经脉气血

十二经脉是气血运行的主要通道。奇经八脉虽然除任脉、督脉外不参与十四经气血循环，但具有涵蓄和调节十二经脉气血的作用。当十二经脉气血充盛时，余者则流入奇经八脉，蓄以备用；当十二经脉气血不足时，奇经八脉则溢其所蓄气血予以补充。如此"多者纳之，少者供之"，维持了十二经脉气血的相对恒定，保障了机体生命活动的正常进行。

（三）与某些脏腑关系密切

奇经八脉虽然不像十二经脉那样与脏腑有直接的属络关系，但它在循行分布过程中与肝、肾等脏及女子胞、脑、髓等奇恒之腑亦有较密切的关系。如督、任、冲三脉，同起于胞中，一源而三歧，有调节女子胞生理功能的作用。督脉贯脊、属肾、络脑，与脑、髓、肾的关系非常密切。

三、督脉、任脉、冲脉、带脉的循行及功能

（一）督脉

1. 循行部位　起于胞中，下出会阴，沿脊柱后面直向上行，至项后风府穴处进入颅内，络脑，并由项沿头部正中线上行头顶，经额部下行鼻柱，止于上唇系带处（龈交穴）。

分支：从腰部脊柱后面分出，络肾。

分支：从小腹内分出，直上贯脐中央，上贯心，至咽喉，向上至下颌部，环绕口唇，再向上到两目下部的中央（图4-16）。

2. 生理功能　"督"，有执掌监督权、统率权之意，如总督、都督。

（1）总督阳经　督脉行于背部正中，多次与手足三阳经及阳维脉相交会，能调节全身阳经气血，故有"阳脉之海"之称。

（2）属肾络脑　督脉行脊里，入颅络脑，亦络属于肾，故与脑、髓、肾关系密切。

（3）调节生殖　督脉起于胞中又属肾，因此督脉功能与人体生殖功能相关，临床上很多生殖病症，多考虑督脉病变。

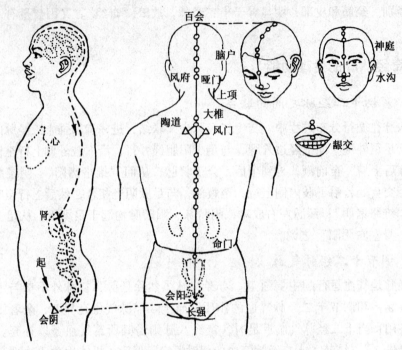

图 4-16　督脉循行示意图

（二）任脉

1. 循行部位　起于胞中，下出会阴，向前上行至阴毛部位，沿腹部和胸部正中线上行，经咽喉至下颌部，环绕口唇，沿面颊，分行至目眶下。

分支：从胞中别出，向后与冲脉相并，行于脊柱前（图 4-17）。

2. 生理功能　"任"，有承担、担任、担当、妊养之意。

（1）总任阴经　任脉行于腹面正中线，多次与手足三阴经及阴维脉交会，能调节阴经气血，故有"阴脉之海"之称。

（2）主司胞胎　任脉起于胞中，与女子月经、妊娠等生殖功能有关，故有"任主胞胎"之称。

（三）冲脉

1. 循行部位　起于胞中，下出会阴后，从气街部起与足少阴肾经相并，挟

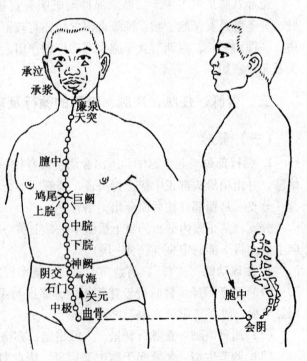

图 4-17　任脉循行示意图

脐上行，散入胸中，再上行，经咽喉，环绕口唇，至目眶下。

分支：自会阴下行，沿大腿内侧进入腘窝，再沿胫骨内缘，下行到足底。其支脉，从内踝后分出，向前斜入足背，进入大趾。

分支：自会阴上行脊柱前，向后与督脉相通，上行于脊柱内（图4-18）。

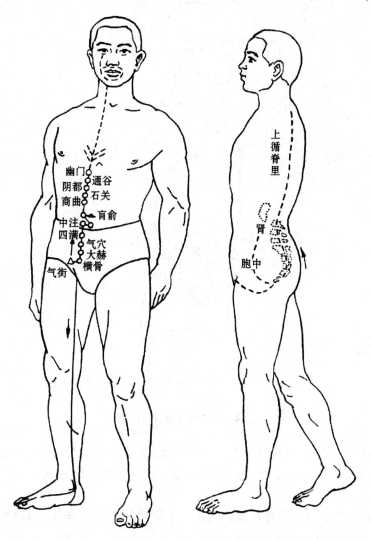

图4-18 冲脉循行示意图

2. 生理功能 "冲"，有交通要道之意，如要冲。

（1）调节十二经气血 冲脉上行至头，下行至足，前至胸腹，后至腰背，能容纳调节十二经脉气血，故有"十二经脉之海"之称。

（2）与女子月经有关 冲脉起于胞中，又为"血海"，故女子月经及孕育功能与冲脉的盛衰密切相关。

（四）带脉

1. 循行部位　起于季胁，斜向下行至带脉穴，环绕腰腹部一周。在腹前，带脉下垂到少腹（图4-19）。

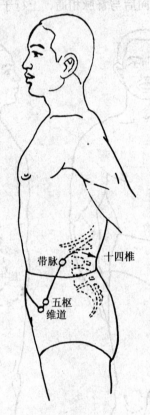

带脉　　　十四椎

五枢
维道

图4-19　带脉循行示意图

2. 生理功能　"带"，有围绕之意，指带脉绕身一周状如束带的循行特点。

（1）约束诸经　带脉是全身唯一横行经脉，围腰一周，前垂如带，能约束所有纵行诸脉。

（2）主司妇女带下　带脉具有固护胎儿、主司妇女带下的作用。带脉亏虚，易出现流产和带下病。

第五章 体　质

中医学对于体质问题的认识由来已久，始创于《内经》，基本成熟于明清时期。中医体质学说融生物学、人类学、心理学和医学科学于一体，以研究人类体质的形成过程、体质的特征、体质的类型、体质的差异及其与疾病发生、发展和影响的关系等为主要内容。它是中医学对人体认识的一部分，在养生保健和防治疾病等方面均具有重要意义。

第一节　体质学说概念

一、体质的基本概念

体质，是人类个体在生命过程中，由遗传性和获得性因素所决定的表现在形态结构、生理功能和心理状态综合的相对稳定的特性。换言之，在生理上表现为功能、代谢以及对外界刺激反应等方面的个体差异，在病理上表现为对某些病因和疾病的易感性或易罹性，以及产生病变的类型与疾病传变转归中的某些倾向性。体质实际上就是人群在生理共性的基础上，不同个体所具有的生理特殊性。体质影响着人对自然、社会环境的适应能力和对疾病的抵抗能力，以及发病过程中某些疾病的证候类型和个体对治疗措施的反应性，从而使人体的生、老、病、死等生命过程，带有明显的个体特异性。

父母的体质状况往往直接影响子女的体质，这是体质形成的第一因素，在遗传基础上形成的体质因素在人的一生中都将明显地或潜在地发生作用。每一个人都有一些相对稳定的特殊的饮食、劳动、生活起居等的习惯或秩序，这些后天生活环境的影响在遗传的基础上进一步促进了体质的形成，它或者促进某种体质的稳定和巩固，或者促使体质的转变。

体质学说，是以中医理论为指导，研究正常人体体质的概念、形成、特征、类型、差异规律，及对疾病发生、发展、演变过程的影响，并以此指导对疾病进行诊断和防治的理论知识。中医学的体质学说属于正常人体学的内容之一，重视对于体质问题的研究，有助于从整体上把握个体的生命特征，有助于分析疾病的发生、发展和演变规律，有助于制订个性化诊疗和养生方案，对诊断、治疗、预防疾病及养生康复均有重要意义。

二、体质的构成

体质概念包括了形、神两方面的内容，它充分体现了中医学"形神合一"的整体观。一定的形态结构必然产生出相应的生理功能和心理特征，而良好的生理功能和心理特征是正常形态结构的反应，二者在体质的固有特征中综合地体现出来，因此，体质由形态结构、生理功能和心理状态三个方面的差异性构成。所谓健康，就是人体在形态结构、生理功能、精神心理方面的完好状态。

（一）形态结构的差异性

人体形态结构上的差异性是个体体质特征的重要组成部分，包括外部形态结构和内部形态结构。外部形态结构是体质的外在表现，内在形态结构是体质的内在基础。人的体质特征首先表现为体表形态、体格、体形等方面的差异。

（二）生理功能的差异性

人体的生理功能是其内部形态结构完整性、协调性的反映，是脏腑经络及精气血津液功能的体现。机体的防病抗病能力，新陈代谢情况，自我调节能力，以及或偏于兴奋，或偏于抑制的基本状态等，都是脏腑经络及精气血津液生理功能的表现。

（三）心理特征的差异性

心理是指客观事物在大脑中的反映，是感觉、直觉、情感、记忆、思维、性格、能力等的总称，属于中医神的范畴。形与神是统一的整体，体质是特定的形态结构、生理功能与相关心理状况的综合体，形态、功能、心理之间具有内在的相关性。一定的形态结构与生理功能，是心理特征产生的基础，使个体容易表现出某种心理特征，而心理特征在长期的显现中，又影响着形态结构与生理功能，并表现出相应的行为特征。

在体质构成因素中，形态结构、生理功能、心理特征之间有着密切的关系。

三、体质的标志

体质的标志，通过体质的构成内容来体现。评价一个人的体质状况时，应从形态结构、生理功能及心理特征方面进行综合考虑。

（一）体质的评价指标

体质的评价指标包括身体的形态结构状况、身体的功能水平、身体的素质及运动能力水平、心理的发育水平和适应能力等方面。

（二）理想健康体质的标志

理想体质是指人体在充分发挥遗传潜力的基础上，经过后天的积极培育，使机体的形态结构、生理功能、心理状态以及对环境的适应能力等各方面得到全面发展，处于相对良好的状态，即形神统一的状态。形神统一是健康的标志。其具体标志主要是：

1. 身体发育良好，体格健壮，体形匀称，体重适当。
2. 面色红润，双目有神，须发润泽，肌肉皮肤富有弹性。
3. 声音洪亮有力，牙齿清洁坚固，双耳聪敏，脉象和缓均匀，睡眠良好，二便正常。
4. 动作灵活，有较强的运动与劳动等身体活动能力。
5. 精力充沛，情绪乐观，感觉灵敏，意志坚强。
6. 处事态度积极、镇定、有主见，富有理性和创造性。
7. 应变和适应能力强，具有较强的抗干扰、抗不良刺激和抗病能力。

四、体质的特点

（一）体质是人体身心特性的概括

体质反映着个体在形态结构、生理功能和心理活动中的基本特征，体现了内在脏腑气血阴阳之偏颇和功能活动之差异，是对个体身体素质和心理素质的概括。

（二）体质具有普遍性、全面性和复杂性

体质普遍地存在于每个个体中，每个人作为一个形神的统一体，必然会显现出自己的身心特性。这些特性全面地体现在人体形态、功能和心理的各个方面的差异性上。这种差异，由于它的全面性而在不同个体之间表现为复杂的多样性。

（三）体质具有稳定性和可变性

体质禀承于先天，得养于后天。先天禀赋决定着个体体质的相对稳定性和个体体质的特异性。后天因素又使机体体质具有可变性。

（四）体质具有连续性和可预测性

体质的连续性体现在不同个体体质的存在和演变时间的不间断性。体质的可预测性是指偏于某种体质类型者，多具有循着这类体质固有的发展演变规律缓慢演化的趋势。

五、体质学说的形成和发展

体质，在《内经》中常用"形"、"质"表示，孙思邈《千金要方》以"禀质"言之，陈自明《妇人良方》中称为"气质"，《小儿卫生总微论方》中称为"禀赋"，张介宾较早运用"体质"一词。自清代叶天士、华岫云始，人们普遍用"体质"来表述不同个体的生理特殊性。

《内经》初步形成了比较系统的中医体质理论，奠定了中医体质学的基础。张仲景《伤寒杂病论》使体质理论在临床实践中得到了进一步的充实和提高。陈自明的《妇人良方》对体质形成于胎儿期已笃信不疑。刘完素的《素问玄机原病式》则对体质的内在基础做了强调。张介宾的《景岳全书》力倡藏象体质理论，强调脾肾先后天之本对体质的重要性，并将丰富的体质理论运用到对外感、内伤杂病的辨证论治之中。明清温病学家使中医体质理论在临床实践中得到了新的发展。从上世纪 70 年代开始，学者们从文献整理、临床、实验等多方面对体质的形成、构成、差异规律、分类方法、基本原理进行研究并取得了可喜成果。2005 年《中医体质学》教材出版，标志着中医体质学新学科的建立。2009 年 4 月 9 日，《中医体质分类与判定》标准由中华中医药学会正式颁布。目前，体质理论已成为中医学理论的一个重要组成部分，而且促进了中医临床和养生康复的发展。体质辨识已被广泛应用于亚健康、慢性病高危人群、健康体检及个体养生保健，在"治未病"的实践中发挥了独特作用。

第二节　体质的生理学基础

一、体质与脏腑经络及精气血津液的关系

脏腑经络及精气血津液是体质形成的生理学基础。脏腑经络的结构变化和功能盛衰，以及精气血津液的盈亏都是决定人体体质的重要因素。体质将脏腑精气阴阳之偏倾通过形态、功能、心理的差异性表现出来，实际上就是脏腑经络、形体官窍固有素质的总体体现，是因脏腑经络、精气血津液的盛衰偏颇而形成的个体特征。研究体质，实质上就是从差异性方面研究藏象。

藏象形态和功能活动的差异是产生不同体质的重要基础。脏腑盛衰偏颇的不同决定体质的差异。脏腑的形态和功能特点是构成并决定体质差异的最根本因素。在个体先天遗传与后天环境因素相互作用下，不同个体常表现出某一藏象系统的相对优势或劣势化的倾向。

经络是人体气血运行的通道，是联系协调脏腑功能的结构基础。体质主要通过外部形态特征表现出来，而经络将内脏之精气血津输送于形体。不同的个体，由于脏腑精气阴阳的盛衰及经络气血的多少不同，表现于外的形体也就有了差异性。

精气血津液是决定体质特征的重要物质基础。脏腑精气的盛衰，经络气血的多寡，决定着体质的强弱，并影响着体质的类型，故精气血津液是决定人体生理特点和体质特征的重要物质。精之盈亏，多与年龄有关，老年体质的共同特点即为精之不足。

二、影响体质的因素

凡能影响脏腑经络、精气血津液功能活动的因素均可影响体质。体质禀赋于先天，受制于后天。先、后天多种因素构成影响体质的内外环境，在诸多因素的共同作用下，形成不同个体的体质特征。

（一）先天禀赋

先天禀赋是体质形成的基础，是人体体质强弱的前提条件。先天禀赋是指子代出生以前在母体内所禀受的一切。父母生殖之精的盈亏盛衰和体质特征决定着子代的禀赋，并影响其体质的类型。一般来说，父母体质强壮，则子代也强壮，父母体质羸弱，则子代也羸弱。在体质形成过程中，先天因素起着关键性作用，先天因素是构成不同体质的基础。但这只对体质的发展提供了可能性，而体质的发育和定型，还受后天各种因素综合作用的影响。某些有遗传倾向的疾病可以由父母传给子代，但子代从父母那里禀受来的是一种特异性体质，而不是疾病。一般是在一定的后天因素作用下，到了一定的时期才发病。现代研究发现，很多疾病有着明显的家族遗传倾向，如高血压、糖尿病、哮喘、血脂异常、乳腺癌、胃癌、大肠癌、肺癌、抑郁症、老年痴呆症等。

（二）年龄因素

在生长、发育、壮盛以至衰老、死亡的过程中，脏腑精气由弱到强，又由盛至衰，一直

影响着人体的生理活动和心理变化，决定着人体体质的演变。从出生到青春期，体质渐趋成熟并基本定型于青春期之末；青春期到 35 岁左右，女子的体质常会发生较明显的变化，此期男子的变化不很明显；35 岁到 49 岁，体质变化大多较为平缓；男女进入更年期后，体质常发生显著变化；老年期男女体质日渐虚损，衰老日趋明显，体质常以虚为主，兼夹痰瘀。

（三）性别差异

人类最基本的体质类型可分为男性体质与女性体质。男为阳，女为阴。因而男性多禀阳刚之气，体格高大而有力，能胜任繁重的体力劳动和脑力劳动，性格多外向、粗犷、心胸开阔；女性常具有阴柔之质，体形小巧苗条而柔和，能胜任需要体力较小但需要耐心细致的工作，性格多内向、细腻、多愁善感。此外，女子由于经、带、胎、产、乳等特殊生理过程，所以有月经期、妊娠期和产褥期的体质改变。男子以肾为先天，以精、气为本；女子以肝为先天，以血为本。男子气常不足，女子血常不足。在病理上，男性较之女性对于病邪更敏感。研究发现，女性的耐受力和免疫力较男性为强，女性的寿命一般要长于男性。

（四）饮食因素

饮食是人体后天营养物质的来源，对于生命活动是十分重要的。饮食结构和营养状况对体质有明显的影响，长期的饮食习惯和固定的膳食品种质量，日久可因体内某些成分的增减等变化而影响体质。一般来说，饮食充足而精粹者，营养良好，体形多丰腴，体质较好；而饮食不足或粗杂者，营养较差，体形多瘦小，体质偏弱。但饱食无度，恣食肥甘，体虽肥胖，常见形盛气虚而多痰，体质未必强健；虽粗茶淡饭，尚未致饥饿，则气血流畅，痰湿不生，体质往往较好。

（五）劳逸因素

劳动和安逸是影响体质的又一重要因素。适度的劳作或体育锻炼，可使筋骨强壮，关节通利，气机通畅，气血调和，脏腑功能旺盛；适当的休息，有利于人体的身心健康，保持良好的体质。过度的安逸，长期养尊处优，四体不勤，则可使气血流行不畅，筋肉松弛，脾胃功能减退，而易形成痰瘀型体质。

（六）情志因素

情志是指喜怒忧思悲恐惊等心理活动。情志和调，则体质强壮。长期强烈的情志刺激，给体质造成不良影响，可形成某些特定的体质。而此种体质形成以后，又更易发生与原来相同的情志活动，从而进一步损伤内脏，形成恶性循环，促使该体质的稳定。如常见的气郁型体质，气郁化火，灼伤阴血，又能导致阳热体质或阴虚体质。气滞不畅还可形成血瘀体质。情志变化导致的体质变化，还与某些疾病的发生有特定的关系，如忧愁日久，郁郁寡欢的"肝郁质"，易诱发癌症。因此，保持良好的精神状态，对体质健康十分有益。

（七）地理因素

长期生活在某一地理环境中，可因水土性质、气候特点、生活习俗等而影响体质。一般而言，北方之人多形体壮实，腠理致密，多见阳虚脏寒；东南之人多体形瘦弱，腠理疏松，多见阴虚湿热；滨海临湖之人，多湿多痰。恶劣的气候环境培养了人健壮的体魄和刚悍的气质，舒适的气候环境则造就人娇弱的体质和温顺的性格。中医学历来强调治病要"因地制宜"，就是考虑到不同地域的人体质是不同的。

（八）疾病针药及其他因素

疾病是促使体质改变的一个重要因素。一般来说，疾病改变体质多是向不利方面变化，如大病、久病之后，常使体质虚弱；某些慢性疾病迁延日久，患者的体质易表现出一定的特异性。但感染邪气、罹患某些疾病之后，还会使机体具有相应的免疫力，使患者不再罹患此病。可见，体质与疾病因素常互为因果。此外，药物和针灸用之得当，可使病理性体质恢复正常；用之不当，则促进病理性体质形成。

总之，由先天因素而形成的特定体质，往往是根深蒂固的。在同等后天生活条件下，人之体质的强弱，主要取决于先天禀赋。但是，后天调养对体质的作用也是十分重要的，知摄生者，饮食宜有节，劳逸应适度，欲不可纵，情不可恣，且祛病有方，锻炼有法，则能在先天禀赋的基础上，保持良好体质并使之日益增强，或改善不良体质而使之由弱转强，从而达到延缓衰老、祛病延年的目的。

第三节　体质的分类

体质的分类方法是认识和掌握体质差异性的重要手段。中医学体质的分类，是以整体观念为指导思想，主要根据中医学阴阳五行、脏腑、精气血津液等基本理论，来确定人群中不同个体的体质差异性。其具体分类方法有阴阳分类法、五行分类法、脏腑分类法、体形肥瘦分类法以及禀性勇怯分类法等。北京中医药大学王琦教授主持的"中医体质分类判定标准及其方法学体系建立的研究"将体质分为平和质、气虚质、湿热质、阴虚质、气郁质、血瘀质、阳虚质、痰湿质、特禀质九种类型，被确定为中华中医药学会标准，已成为对中医体质类型进行辨识的标准化方法和工具，得到广泛的推广应用。

一般从功能角度把人类体质大致划分为阴阳平和质、偏阳质、偏阴质三种体质类型。

一、阴阳平和体质

是机能较为协调的体质类型。其体质特征为：身体强壮，胖瘦适度；面色与肤色虽有五色之偏，但都明润含蓄；目光有神，性格开朗、随和；食量适中，二便通畅；舌质红润，脉象缓匀有力；夜眠安和，精力充沛，反应灵敏，自身调节和对外界适应能力强。这种体质的人不易感受外邪，很少生病。患病多为表证、实证，易于治愈。若后天调养得当，易获长寿。

二、偏阳体质

是指具有偏于亢奋、偏热、多动等特性的体质。其特征为：形体偏瘦，但较结实；面色多略偏红，或呈油性皮肤；性格外向，喜动好强，易急躁，自制力较差；食量较大，消化吸收功能健旺；平时畏热喜冷，或体温略偏高，动则易出汗，喜饮水；唇、舌偏红，脉多偏数；精力旺盛，动作敏捷，反应快，性欲强。这种体质的人受邪发病后多表现为热证、实证，且容易发展演化为阳亢、阴虚、痰火等病理性体质。

三、偏阴体质

是指具有偏于抑制、偏寒、多静等特性的体质。其特征为：形体偏胖，但较弱，易疲劳；面色偏白而无华；性格内向，喜静少动，或胆小易惊；食量较小，消化吸收功能一般；平时畏寒喜热，或体温偏低；精力偏弱，反应较慢，性欲偏弱。这种体质的人受邪发病后多表现为寒证、虚证。临床上容易演化为阳虚、痰湿、痰瘀等病理性体质。

应当指出，在体质分类上所使用的阴虚、阳虚、阳亢以及痰饮瘀血等名词，与辨证论治中所使用的证候名称是不同的概念。"证"是对疾病本质的分析，而体质反映的则是一种在非疾病状态下就已存在的个体特异性。体质是疾病的基础，许多慢性疾病的根本原因往往就是其原来的体质，这时证候名称和原来的体质类型就可能一致，这说明了体质与证候的内在联系。

第四节　体质学说的应用

疾病过程中所表现出的种种差异，取决于个体的自身素质，体质的差异性在很大程度上决定着疾病的发生发展变化、转归预后上的差异及个体对治疗措施的不同反应性。因此，体质与病因、发病、病机、辨证、治疗及养生预防均有密切的关系，体质学说在临床诊疗中具有重要的应用价值。中医学强调的"因人制宜"就是体质学说在临床应用方面的体现，是个性化诊疗思想的反映。

一、说明个体对某些病因的易感性

体质因素决定着个体对某些病邪的易感性、耐受性，还决定着发病的倾向性。体质反映了机体自身生理范围内阴阳寒热的盛衰偏倾，这种偏倾决定了个体功能状态的不同，因而对外界刺激的反应性、亲和性、耐受性不同，也就是选择性不同。

一般而言，偏阳质者易感受风、暑、热之邪而耐寒。感受风邪易伤肺脏；感受暑热之邪易伤肺胃及肝肾之阴气。偏阴质者易感受寒湿之邪而耐热，感受寒邪后也易入里，常伤脾肾之阳气；感受湿邪最易困遏脾阳，外湿引动内湿而为泄为肿等。小儿气血未充，稚阴稚阳之体，常易感受外邪或因饮食所伤而发病。此外，肥人多痰湿，善病中风；瘦人多火，易得痨嗽；老年肾衰，多病痰饮、咳喘。以上均说明体质差异是造成机体易感受某病的主要原因。

此外，遗传性疾病、先天性疾病的发生和过敏体质的形成，也与个体体质密切相关。

二、阐释发病原理

体质强弱决定着发病与否及发病情况。体质是正气盛衰偏颇的反映，体质强壮者，正气旺盛，抗病力强，邪气难以侵入致病；体质羸弱者，正气虚弱，抗病力差，邪气易于乘虚侵入而发病。个体质的特殊状态或缺陷也是内伤情志病变发生的关键性因素。

三、解释病理变化

（一）体质因素决定病机的从化

从化，即病情随体质而变化。从化的一般规律是：素体阴虚阳亢者，功能活动相对亢奋，受邪后多从热化；素体阳虚阴盛者，功能活动相对不足，受邪后多从寒化；素体津亏血耗者，易致邪从燥化；气虚湿盛者，受邪后多从湿化。

（二）体质因素决定疾病的传变

传变是指病变部位在脏腑经络等之间的传递转移，以及病变性质的转化和改变。体质主要从两方面对疾病的传变发生作用。其一是通过正气的强弱，决定发病和影响传变。体质强者，正气充足，抗邪能力强，一般不易感邪发病，即使发病，多为实证，不易传变，病程较短。体质弱者，不但易感邪，且易深入，病情多变，易发生重症或危症；若在正虚邪退的疾病后期，气血津液大量消耗，则身体不易康复；若罹患某些慢性病，则病势较缓，病程缠绵，难以康复。其二是通过决定病邪的"从化"而影响传变。如素体阳盛阴虚者，感邪多从阳化热，疾病多向实热和虚热方面演变；素体阴盛阳虚者，则邪多从阴化寒，疾病多向实寒或虚寒方面转化。

四、指导辨证

体质的特殊性决定着发病后临床证候类型的倾向性。体质是辨证的基础，体质决定疾病的证候类型。首先，感受相同的致病因素或患同一种疾病，因个体体质的差异可表现出阴阳表里寒热虚实等不同的证候类型，即同病异证；体质是形成同病异证的决定性因素。另一方面，异病同证的产生也与体质密切相关，感受不同的病因或患不同的疾病，当体质在某些方面有共同点时，常常可表现为相同或类似的证候类型。所以说，同病异证与异病同证，主要是以体质的差异为生理基础，体质是证候形成的内在基础。

五、指导治疗

辨证论治是中医治疗的基本原则和特色。个体体质的不同，决定了证候的不同，治法和方药亦应当针对证候而有别。由于体质受先天禀赋、年龄、性别、生活条件及情志所伤等多种因素的影响，故通常所说的"因人制宜"，其核心应是区别体质而治疗。

（一）区别体质特征而施治

体质有阴阳之别，强弱之分，偏寒偏热之异，所以在治疗中，常以患者的体质状态作为立法处方用药的重要依据。针对证候的治疗实际上包含了对体质的内在偏颇的调整，是根本的治疗，也是治病求本的反映。如阳虚体质者，感受寒湿阴邪，当用大热之品；阴虚体质者，治宜清润之品。由于体质的差异，临床上常出现同病异证和异病同证的情况，因此，治疗上也相应有同病异治和异病同治。

（二）根据体质特征注意针药宜忌

治疗时要明辨体质对针药的宜忌，中病即止，既可治愈疾病，又不伤正气。

1. 注意药物性味 一般来说，体质偏阳者宜甘寒、酸寒、咸寒、清润，忌辛热温散；体质偏阴者宜温补益火，忌苦寒泻火。

2. 注意用药剂量 一般来说，体质强壮者，对药物耐受性强，剂量宜大，用药可峻猛；体质瘦弱者，对药物耐受性差，剂量宜小，药性宜平和。

3. 注意针灸宜忌 体质不同，针灸治疗后的疼痛反应和得气反应亦有别。

（三）兼顾体质特征重视善后调理

调理时需多方面的措施配合，包括药物、食饵、精神心理和生活习惯等。调理措施的具体选择应用，皆须兼顾患者的体质特征。如体质偏阳者病后初愈，应慎食狗肉、羊肉、桂圆等温热及辛辣之品；体质偏阴者病后初愈，应慎食龟鳖、熟地等滋腻药物和乌梅等酸涩收敛之品。

六、指导养生

善于养生者，调摄时就要根据各自不同的体质特征，选择相应的措施和方法。

中医学的养生方法，贯穿于衣食住行的各个方面，主要有顺时摄养、调摄精神、起居有常、劳逸有度、饮食调养、体育锻炼等，都应兼顾体质特征。如在饮食方面，体质偏阳者食宜凉忌热；体质偏阴者，食宜温而忌寒；形体肥胖者多痰湿，食宜清淡而忌肥甘。在精神调摄方面，要根据个体体质特征，采用各种心理调节方法，以保持心理平衡，增进心理健康。如气郁体质者，精神多抑郁不爽，多愁善感，故应注意情感上的疏导，消解其不良情绪；阳虚者，精神多萎靡不振，神情偏冷漠，多自卑而缺乏勇气，应帮助其树立起生活的信心。又如在音乐怡心养性时，也须根据个体心理特征的不同，而选择适宜的乐曲。以上这些方法对养生保健、增强体质均具有积极作用。

附：《中医体质分类与判定》标准

2009 年 4 月 9 日，《中医体质分类与判定》标准正式发布，该标准是我国第一部指导和规范中医体质研究及应用的文件，旨在为体质辨识及与中医体质相关疾病的防治、养生保健、健康管理提供依据，使体质分类科学化、规范化。

中医体质分类

1. 平和质（A 型）

总体特征：阴阳气血调和，以体态适中、面色红润、精力充沛等为主要特征。

形体特征：体形匀称健壮。

常见表现：面色、肤色润泽，头发稠密有光泽，目光有神，鼻色明润，嗅觉通利，唇色红润，不易疲劳，精力充沛，耐受寒热，睡眠良好，胃纳佳，二便正常，舌色淡红，苔薄白，脉和缓有力。

心理特征：性格随和开朗。

发病倾向：平素患病较少。

对外界环境适应能力：对自然环境和社会环境适应能力较强。

2. 气虚质（B型）

总体特征：元气不足，以疲乏、气短、自汗等气虚表现为主要特征。

形体特征：肌肉松软不实。

常见表现：平素语音低弱，气短懒言，容易疲乏，精神不振，易出汗，舌淡红，舌边有齿痕，脉弱。

心理特征：性格内向，不喜冒险。

发病倾向：易患感冒、内脏下垂等病；病后康复缓慢。

对外界环境适应能力：不耐受风、寒、暑、湿邪。

3. 阳虚质（C型）

总体特征：阳气不足，以畏寒怕冷、手足不温等虚寒表现为主要特征。

形体特征：肌肉松软不实。

常见表现：平素畏冷，手足不温，喜热饮食，精神不振，舌淡胖嫩，脉沉迟。

心理特征：性格多沉静、内向。

发病倾向：易患痰饮、肿胀、泄泻等病；感邪易从寒化。

对外界环境适应能力：耐夏不耐冬；易感风、寒、湿邪。

4. 阴虚质（D型）

总体特征：阴液亏少，以口燥咽干、手足心热等虚热表现为主要特征。

形体特征：体形偏瘦。

常见表现：手足心热，口燥咽干，鼻微干，喜冷饮，大便干燥，舌红少津，脉细数。

心理特征：性情急躁，外向好动，活泼。

发病倾向：易患虚劳、失精、不寐等病；感邪易从热化。

对外界环境适应能力：耐冬不耐夏；不耐受暑、热、燥邪。

5. 痰湿质（E型）

总体特征：痰湿凝聚，以形体肥胖、腹部肥满、口黏苔腻等痰湿表现为主要特征。

形体特征：体形肥胖，腹部肥满松软。

常见表现：面部皮肤油脂较多，多汗且黏，胸闷，痰多，口黏腻或甜，喜食肥甘甜黏，苔腻，脉滑。

心理特征：性格偏温和、稳重，多善于忍耐。

发病倾向：易患消渴、中风、胸痹等病。

对外界环境适应能力：对梅雨季节及湿重环境适应能力差。

6. 湿热质（F型）

总体特征：湿热内蕴，以面垢油光、口苦、苔黄腻等湿热表现为主要特征。

形体特征：形体中等或偏瘦。

常见表现：面垢油光，易生痤疮，口苦口干，身重困倦，大便黏滞不畅或燥结，小便短黄，男性易阴囊潮湿，女性易带下增多，舌质偏红，苔黄腻，脉滑数。

心理特征：容易心烦急躁。

发病倾向：易患疮疖、黄疸、热淋等病。

对外界环境适应能力：对夏末秋初湿热气候，湿重或气温偏高环境较难适应。

7. 血瘀质（G型）

总体特征：血行不畅，以肤色晦暗、舌质紫暗等血瘀表现为主要特征。

形体特征：胖瘦均见。

常见表现：肤色晦暗，色素沉着，容易出现瘀斑，口唇暗淡，舌暗或有瘀点，舌下络脉紫暗或增粗，脉涩。

心理特征：易烦，健忘。

发病倾向：易患癥瘕及痛证、血证等。

对外界环境适应能力：不耐受寒邪。

8. 气郁质（H型）

总体特征：气机郁滞，以神情抑郁、忧虑脆弱等气郁表现为主要特征。

形体特征：形体瘦者为多。

常见表现：神情抑郁，情感脆弱，烦闷不乐，舌淡红，苔薄白，脉弦。

心理特征：性格内向不稳定、敏感多虑。

发病倾向：易患脏躁、梅核气、百合病及郁证等。

对外界环境适应能力：对精神刺激适应能力较差；不适应阴雨天气。

9. 特禀质（I型）

总体特征：先天失常，以生理缺陷、过敏反应等为主要特征。

形体特征：过敏体质者一般无特殊；先天禀赋异常者或有畸形，或有生理缺陷。

常见表现：过敏体质者常见哮喘、风团、咽痒、鼻塞、喷嚏等；患遗传性疾病者有垂直遗传、先天性、家族性特征；患胎传性疾病者具有母体影响胎儿个体生长发育及相关疾病特征。

心理特征：随禀质不同情况各异。

发病倾向：过敏体质者易患哮喘、荨麻疹、花粉症及药物过敏等；遗传性疾病如血友病、先天愚型等；胎传性疾病如五迟（立迟、行迟、发迟、齿迟和语迟）、五软（头软、项软、手足软、肌肉软、口软）、解颅、胎惊等。

对外界环境适应能力：适应能力差，如过敏体质者对易致过敏季节适应能力差，易引发宿疾。

第六章

病因病机

凡能破坏人体相对平衡而导致疾病发生的原因称病因，即致病因素。病因学说，是指研究病因的分类及各种病因的性质、致病特点及其所致病症临床表现的理论。病机即疾病发生、发展与变化的机理。病机学说，是研究各种疾病的发生、发展和变化机理，并揭示疾病演变规律的理论。病因病机学说是中医学理论体系的重要组成部分。

历代医家都曾对病因做过一定的研究和归类。如秦国名医医和提出的"六气致病"理论；《黄帝内经》以阴阳为总纲，对病因进行分类；东汉张仲景将病因概括为"千般疢难，不越三条"；宋代陈无择创"三因学说"；明清时期的吴有性创"戾气说"等。近年来，许多学者提出了"毒"、"毒邪"等致病说。现一般将病因分为外感病因、内伤病因、病理产物性病因和其他病因四类。

中医认识病因，除了解可能作为致病因素的客观条件外，主要是以临床表现为依据，通过分析疾病的症状、体征来推求病因，这种方法称为"辨症求因"，又称"审症求因"。此为中医探究病因的主要方法，也是中医病因学的主要特点。

《黄帝内经》奠定了病机学的基础，后世代有发展。东汉张仲景以六经论伤寒、脏腑论杂病，极大地丰富和发展了六经病机和脏腑病机；隋代巢元方著《诸病源候论》是最早且较完备的病因病机学专著；宋代钱乙在《小儿药证直诀》中论述了小儿脏腑娇嫩，患病后"易虚易实"、"易寒易热"的病机特点；金元四大家如刘完素认为"六气皆从火化"，张从正强调邪气致病说，李杲提出"内伤脾胃，百病由生"的脾胃病机理论，朱震亨倡导"相火论"；明清时期温病学派的叶桂、吴塘创立卫气营血与三焦病机理论；晚清王清任丰富了瘀血病机，唐宗海提出"脏腑病机论"，发展了血证与脏腑关系的病机理论。

总之，中医病因病机理论经历代医家的不断发展而日趋丰富和系统。

第一节　病　因

一、外感病因

外感病因，是指来自于自然界，多从肌表或口鼻侵犯人体而引发外感病的一类病邪。主要包括六淫和疠气等。

（一）六淫

六淫，即风、寒、暑、湿、燥、火（热）六种外感病邪的统称。风、寒、暑、湿、燥、火是自然界六种不同的正常气候变化，是万物生长化收藏和人类赖以生存的必要条件，《内经》称之为"六气"。人类长期生活在六气交互更替的环境中，通过自身调节，对其产生了一定的适应能力，一般不会发病。但在自然界气候异常变化，超过了人体的适应能力，或人体的正气不足，不能适应气候变化而发病时，六气则成为病因。此时，伤人致病的六气，便被称为"六淫"。淫，有太过和浸淫之意。由于六淫是致病邪气，所以又被称为"六邪"。

自然界气候变化的异常与否是相对的。这种相对性表现在两个方面：一是与该地区常年同期气候变化相比，或太过，或不及，或非其时而有其气，如春应温而热，夏应热而寒，冬应寒而暖；或气候变化过于剧烈急骤，如严寒酷暑，或暴冷暴热等。二是气候变化与人体正气的强弱及调节适应能力是相对而言的。若气候剧变，正气充盛者则可自我调节而不病为六气，正气虚弱之人则可发病为六淫；气候正常，个体正气不足，仍可发病，这时对于病人而言，六气即成为致病邪气。

六淫属于外感病的同一类病因，其致病一般具有如下特点：一是外感性。六淫之邪多从肌表、口鼻而侵犯，或两者同时受邪。如风寒湿邪易犯人肌表，温热燥邪易自口鼻而入。由于六淫病邪均自外界侵犯人体，故称"外感六淫"，所致疾病称为"外感病"。二是季节性。六淫致病常有明显的季节性，形成季节性多发病。如春季多风病，夏季多暑病，长夏多湿病，秋季多燥病，冬季多寒病。六淫致病与时令气候变化密切相关，故又称之为"时令病"。由于气候异常变化的相对性，故夏季也可现寒病，冬季也可有热病。三是地域性。六淫致病常与生活、工作的区域和环境密切相关。一般而言，西北多燥病、东北多寒病、江南多湿热病；久居潮湿环境多湿病；长期高温环境作业者，多燥热或火邪病等。四是相兼性。六淫既可单独伤人致病，又可两种或两种以上同时侵犯人体而发病。如风热感冒、湿热泄泻、风寒湿痹等。五是转化性。六淫致病后，不仅相互影响，而且在一定条件下，其证候性质可发生转化。如感受风寒可从表寒证转化为里热证；暑湿日久又可以化燥伤阴等。转化的原因与个体体质，或治疗等因素有关。

六淫致病从现代医学角度看，除气候因素外，还包括了生物（细菌、病毒等）、物理、化学等多种致病因素作用于机体所引起的病理反应在内。

机体脏腑阴阳气血失调所致之"内生五邪"与外感六淫在证候特点上皆有类同自然界风、寒、湿、燥、火之征象，所以外感之"六淫"与内生之"五邪"均以风、寒、湿、燥、火名之，但"外感六淫"属病因范畴，而"内生五邪"属病机变化内容，二者有本质的区别，其发病过程及证候表现均有不同。

1. 风邪

（1）风邪的概念　凡致病具有善动不居、轻扬开泄等特性的外邪，称为风邪。

风为春季的主气，但四季常在。故风邪为病，以春季为多见。风邪袭人多自皮毛肌腠而入，从而产生外风证。风邪是外感病极为重要的致病因素。

（2）风邪的性质和致病特点

1）风为阳邪，轻扬开泄，易袭阳位：风邪善动不居，具有轻扬、升发、向上、向外的特性，故属于阳邪。其性开泄，指其易使腠理开张而汗出。风邪侵袭，常伤及人体的上部（头、面）、阳经和肌表，出现头痛、恶风及鼻塞、流涕、咽痒等症。

2）风性善行而数变："善行"，指风性善动不居、游移不定的特点。故其致病具有病位游移、行无定处的特征。如风寒湿三气杂至而引起的"痹证"，若见游走性关节疼痛，痛无定处，则属于风邪偏盛的表现，故又称为"行痹"、"风痹"。"数变"，指风邪致病具有变幻无常和发病迅速的特性。如风疹块就表现为皮肤瘙痒时作，疹块发无定处，此起彼伏，时隐时现等特点。同时，由风邪所致的外感病，一般发病急，传变也较快。如风邪中于头面，可突发口眼㖞斜；小儿风水证，起病仅有表证，短时间内即可出现头面一身俱肿、小便短少等。故《素问·风论》说："风者，善行而数变。"

3）风性主动："主动"，指风邪致病具有动摇不定的特征。如风邪入侵，常现颜面肌肉抽掣，或眩晕、震颤、抽搐、颈项强直、角弓反张、两目上视等。临床上因受风而面部肌肉颤动，或口眼㖞斜，为风中经络；因金刃外伤，复受风邪而出现四肢抽搐、角弓反张等症，也属于风性主动的临床表现，亦称"破伤风"。故《素问·阴阳应象大论》说："风胜则动。"《太平圣惠方》记载："身体强直，口噤不能开，四肢颤动，骨体疼痛，面目㖞斜，此皆损伤之处中于风邪，故名破伤风。"

4）风为百病之长：百，数也，泛指多种；长，始也，首也。风为百病之长，一是指风邪常兼他邪合而伤人，为外邪致病的先导。因风性开泄，凡寒、暑、湿、燥、热诸邪，常依附于风而侵犯人体，从而形成风寒、暑风、风湿、风燥、风热等证。二是指风邪袭人致病最多。风邪终岁常在，故发病机会多；风邪袭人无孔不入，表里内外均可遍及，侵害不同的脏腑组织，可发生多种病症。由于其致病极为广泛，古人甚至将风邪作为外感致病因素的总称。故《素问·骨空论》说："风者，百病之始也。"《素问·风论》曰："风者，百病之长也。"

2. 寒邪

（1）寒邪的概念　凡致病具有寒冷、凝结、收引特性的外邪，称为寒邪。

寒乃冬季主气。若寒冷太过，伤人致病则为寒邪。寒邪常见于冬季，当水冰地坼之时，伤于寒者为多，故冬多寒病。但寒邪为病也可见于其他季节，如气温骤降、涉水淋雨、汗出当风、贪凉露宿，亦常为感受寒邪的重要原因。寒邪伤人多从肌表而入，或直中于脏腑，从而产生外寒证。寒伤肌表，郁遏卫阳者，称为"伤寒"；寒邪直中于里，伤及脏腑阳气者，称为"中寒"。

（2）寒邪的性质和致病特点

1）寒为阴邪，易伤阳气：寒为阴盛的表现，故其性属阴，即所谓"阴盛则寒"。寒阴之邪，最易损伤人体阳气。阳气受损，温煦气化功能减退，则可出现全身或局部明显的寒象。如外寒侵袭肌表，卫阳被遏，肺气失宣，可见恶寒、无汗、鼻塞、流清涕；寒邪直中脾胃，脾阳受损，可见脘腹冷痛、呕吐、腹泻等症；若心肾阳虚，寒邪直中于少阴，则可见恶寒蜷卧、手足厥冷、下利清谷、小便清长、精神萎靡、脉微细等症。

2）寒性凝滞：凝滞，即凝结阻滞。寒性凝滞，即指寒邪侵人，易使经脉气血津液凝结阻滞。人身气血津液之所以畅行不息，全赖一身阳气的温煦推动。若寒邪侵人，则可致：①血脉凝滞。寒性收引凝敛，寒邪伤人，则致气血痹阻，经脉不畅，引发肿痛诸症，如冻疮等；一旦阴寒之邪侵犯，阳气受损，失其温煦，易使经脉气血运行不畅，甚或凝结阻滞不通，不通则痛。故疼痛是寒邪致病的重要临床表现。临床上因寒而痛，一则有明显的受寒原因；二是其痛得温则减，遇寒增剧。由于寒邪侵犯部位不同，因而可出现多种疼痛症状。如寒客肌表经络，气血凝滞不通，则头身肢体关节疼痛，痹证中若以关节冷痛为主者，称为"寒痹"、"痛痹"；寒邪直中胃肠，则脘腹剧痛；寒客肝脉，可见少腹或阴部冷痛等。因此又有"寒性凝滞而主痛"之说。②津液凝滞。寒遏阳气，阳气不达，气化失司，津液凝结而为痰为饮。津液属阴类，得阳气温煦乃行，遇寒则凝。

3）寒性收引：收引，有收缩牵引之意。寒性收引，即指寒邪侵袭人体，可使气机收敛，腠理、经络、筋脉收缩而挛急。如寒邪侵及肌表，毛窍腠理闭塞，卫阳被郁，不得宣泄，可见恶寒、发热、无汗等；寒客血脉，则气血凝滞，血脉挛缩，可见头身疼痛，脉紧；寒客经络关节，则经脉收缩拘急，甚则挛急作痛，屈伸不利，或冷厥不仁等。

3. 暑邪

（1）暑邪的概念　凡夏至之后，立秋以前，致病具有炎热、升散、兼湿特性的外邪，称为暑邪。

暑为夏季的主气。暑为火热之气所化。暑气太过，伤人致病，则为暑邪。暑邪致病，有明显的季节性，主要发生于夏至以后，立秋之前。暑邪致病，有伤暑和中暑之别。起病缓，病情轻者为"伤暑"；发病急，病情重者，为中暑。暑邪纯属外邪，而无内生之暑。

（2）暑邪的性质和致病特点

1）暑为阳邪，其性炎热：暑为盛夏火热之气所化，火热属阳，故暑邪为阳邪。暑邪伤人多表现为一系列阳热症状，如高热、心烦、面赤、脉洪大等。

2）暑性升散，扰神伤津耗气："升"，即升发、向上。暑为阳邪，其性升发，其气通于心，故易上扰心神，或侵犯头目，出现心胸烦闷不宁、头昏、目眩、面赤等。"散"，指暑邪侵犯人体，多直入气分，可致腠理开泄而多汗。汗出过多，不仅伤津，而且耗气，故临床除见口渴喜饮、尿赤短少等津伤之症外，往往可见气短、乏力，甚则气津耗伤太过，清窍失养而突然昏倒、不省人事。

3）暑多夹湿：暑季不仅气候炎热，而且多雨潮湿，热蒸湿动，湿热弥漫，故暑邪致病，常夹湿邪为患。临床表现除发热、烦渴等暑热症状外，常兼见身热不扬、四肢困倦、胸闷呕恶、大便溏泄不爽等湿阻症状。如夏季的感冒，多属暑邪兼夹湿邪而致，治疗当用"湿去热孤"之法。

4. 湿邪

（1）湿邪的概念　凡致病具有重浊、黏滞、趋下特性的外邪，称为湿邪。

湿为长夏主气。长夏乃夏秋之交，此时阳热下降，雨水且多，潮湿充斥，为一年中湿气最盛的季节。若湿气淫胜，伤人致病，则为湿邪。湿邪为病，长夏居多，但四季均可发生。湿邪侵人所致的病证，称为外湿病证，多由气候潮湿、涉水淋雨、居处潮湿、水中作业等环境中感受湿邪所致。

（2）湿邪的性质和致病特点

1）湿为阴邪，易损伤阳气，阻遏气机：湿为重浊有质之邪，与水同类，均为水气所化而属阴邪。阴邪侵人，机体阳气与之抗争，故湿邪侵人，易伤阳气。脾主运化水液，性喜燥而恶湿，故外感湿邪，常易困脾，致脾阳不振，运化无权，从而使水湿内生、停聚，发为泄泻、水肿、尿少等症。因湿为重浊有质之邪，故侵人最易留滞于脏腑经络，阻遏气机，使气机升降失常，经络阻滞不畅。湿为弥漫存在的水，由于其弥漫之性，故其致病可弥漫于上、中、下三焦。如湿阻上焦，清阳不升，气机不畅则头沉闷、胸闷等；湿阻中焦，脾胃气机升降失常，纳运失司，则脘痞腹胀、大便不爽；湿停下焦，气机阻滞，肾与膀胱气化不利，则小腹胀满、小便淋涩不畅。临床上常祛湿与理气并用，有"祛湿不理气非其治也"之说。湿易伤阳，故治疗湿邪为患宜加温化之品，阳气内蒸，则湿邪无地以容。

2）湿性重浊，易下趋、袭阴位："重"，即沉重、重着，指湿邪致病，出现以沉重感为特征的临床表现。若湿邪阻滞经络关节，则见周身困重、关节重痛、肢倦等。"浊"，即秽浊、垢浊之意，指湿邪为病，在临床上常出现排泄物和分泌物秽浊不清的特点。如湿浊在上，见面垢眵多、口糜、脓耳、鼻渊等病证；湿阻中焦，大便见溏泄不爽，或下利脓血黏液；湿浊下注，可见小便浑浊，妇女黄白带下；湿邪浸淫肌肤，可致肌肤疮疡、湿疹之流水秽浊等。因湿有形，状似水，性属阴，湿邪侵人一则下部先受湿为病；二则其病多有留滞趋下，袭阴位之表现，如水肿以下肢为甚，小便淋浊等。故《素问·太阴阳明论》说："伤于湿者，下先受之。"

3）湿性黏滞，易兼他邪："黏"，即黏腻；"滞"，即停滞。湿邪致病黏腻停滞的特点主要表现在两个方面：一是症状的黏滞性，即湿病症状多黏滞而不爽。如排泄物和分泌物多滞涩不畅，痢疾的大便排泄不爽，淋证的小便淋涩不畅，以及口黏、口甘和舌苔厚滑黏腻等，皆为湿邪为病的常见症状。二是病程的缠绵性。因湿性黏滞，易阻气机，气不行则湿不化，其体胶着难解，故起病隐缓，病程较长，往往反复发作，或缠绵难愈。如湿温、湿疹、湿痹（着痹）等，皆因其湿而不易速愈，或反复发作。

湿为有形之质，其性重浊黏滞，他邪易于黏着依附，其中以寒、热、暑邪尤多，湿与热合则为湿热，与寒结则成寒湿，为临床最常见的湿邪致病证类。

5. 燥邪

（1）燥邪的概念　凡致病具有干燥、收敛等特性的外邪，称为燥邪。

燥为秋季的主气。秋季天气收敛，其气清肃，气候干燥，失于水分滋润，自然界呈现一派肃杀之景象。燥气太过，伤人致病，则为燥邪。燥邪伤人，多自口鼻而入，首犯肺卫，发为外燥病证。初秋尚有夏末之余热，久晴无雨，秋阳以曝，燥与热合，侵犯人体，发为温燥；深秋近冬之寒气与燥相合，侵犯人体，则发为凉燥。

（2）燥邪的性质和致病特点

1）燥性干涩，易伤津液：燥邪为干涩之病邪，侵犯人体，最易损伤人体的津液，表现为脏腑、皮毛、肌腠、孔窍失于濡养之象，出现各种干燥、涩滞的症状，如口鼻干燥，咽干口渴，皮肤干涩，甚则皲裂，毛发干枯不荣，小便短少，大便干结等。故《素问·阴阳应象大论》说："燥胜则干。"

2）燥易伤肺：肺为娇脏，喜清润而恶燥。肺主气司呼吸，直接与自然界大气相通，且外合皮毛，开窍于鼻，燥邪多从口鼻而入，故最易损伤肺津，从而影响肺气之宣降，甚或燥伤肺络，出现干咳少痰，或痰黏难咯，或痰中带血，甚则喘息胸痛等。由于肺与大肠相表里，肺津耗伤，大肠失润，传导失司，可见大便干涩不畅等症。

6. 火（热）邪

（1）火（热）邪的概念　凡致病具有炎热、升腾等特性的外邪，称为火热之邪。

火热旺于夏季，但火并不像暑那样具有明显的季节性，也不严格受季节气候的限制，故火热之气太过，变为火热之邪，伤人致病，一年四季均可发生。火热之邪侵人所致的病证，称为外感火热病证或外火证。

火与热异名同类，本质皆为阳盛，都是外感六淫邪气，致病也基本相同，故常统称火热之邪。火与热又有一定区别。首先就六淫邪气而论，热多为外感而来，如风热、暑热、湿热等；而火，既可指具有温煦生化作用的正常阳气，称为"少火"，又可指具有病理损害作用的邪气，称为"壮火"，火常由内生，如心火上炎、肝火炽盛、胃火上冲等。其次，就程度而言，火与热也有不同，一般认为，热为火之渐，火为热之极。其三，热邪致病，临床多表现为全身性弥漫性发热征象；火邪致病，临床多表现为某些局部症状，如红、肿、热、痛，或口舌生疮，或目赤肿痛等。

（2）火热之邪的性质和致病特点

1）火热为阳邪，其性炎上：火热之性燔灼、升腾，主躁动而向上，故为阳邪。阳邪侵人，则致人体阳气病理性偏亢，"阳胜则热"，故发为实热证，临床多见高热、恶热、烦渴、汗出、脉洪数等。其性炎上，是指火热之邪易侵害人体上部，故火热病证，多发生在人体上部，尤以头面部为多见，如目赤肿痛、咽喉肿痛、口舌生疮糜烂、牙龈肿痛、耳内肿痛或流脓。

2）火热易扰心神：火热与心相通应，故火热之邪入于营血，尤易影响心神，轻者心神不宁而心烦失眠；重者可扰乱心神，出现狂躁不安，或神昏谵语等。故《素问·至真要大论》说："诸躁狂越，皆属于火。"

3）火热易伤津耗气：火热之邪袭人，热淫于内，一方面迫津外泄；一方面则直接消灼煎熬阴津，从而耗伤人体的阴液，故火热之邪为病，临床表现除热象明显外，常伴有口渴喜冷饮、咽干舌燥、小便短赤、大便秘结等津液耗伤的症状，即所谓"阳胜则阴病"。阳热太盛，势必耗气过多，故《素问·阴阳应象大论》说："壮火食气。"此外，热邪迫津外泄，大量津伤，往往气随津脱，临床可见体倦乏力、少气懒言等气虚之症，甚则全身津气脱失。

4）火热易生风动血："生风"，是指火热之邪袭人，燔灼肝经，消灼阴液，筋脉失养，易引起肝风内动的病证。由于此肝风为内热甚引起，故又称"热极生风"。临床常表现为高热、神昏谵语、四肢抽搐、两目上视、角弓反张等。"动血"，指火热入于血分，易迫血妄行。火热之邪客入血脉，轻则加速血行，重则可灼伤脉络，迫血妄行，出现如吐血、衄血、便血、尿血、皮肤发斑、妇女月经过多、崩漏等各种出血证。

5）火邪易致疮痈：火热之邪侵入血分，可聚于局部，腐蚀血肉，发为痈肿疮疡。因此，由火毒壅聚所致之痈疡，其临床表现以疮疡局部红肿热痛、破溃流脓为特征。

（二）疠气

1. 疠气的基本概念　疠气，指一类具有强烈致病性和传染性的外感病邪。疠气以其"为病颇重"、"如有鬼厉之气"而名。在中医文献中，疠气又称为"疫毒"、"疫气"、"异气"、"戾气"、"毒气"、"乖戾之气"、"杂气"等。《说文解字》："疫，民皆病也"，即在同一时期，众多的人发生症状相似之病。

2. 疠气的致病特点

（1）发病急骤，病情危笃   由于疠气多属热毒之邪，其性疾速，且常夹毒雾、瘴气等秽浊之邪，故其发病比六淫更急骤，来势凶猛，变化多端，病情危重。发病过程中常见发热、剧烈吐泻等险恶症状。《温疫论·杂气论》曾提及某些疫病，"疫气者……为病颇重"，"缓者朝发夕死，重者顷刻而亡"，可见疠气发病急骤，病情危笃，死亡率也高。

（2）传染性强，易于流行   疠气具有强烈的传染性和流行性，可通过空气、食物等多种途径在人群中传播。当处在疠气流行的地域时，无论男女老少，体质强弱，凡触之者，多可发病。《诸病源候论》说："人感乖戾之气而生病，则病气转相染易，乃至灭门。"疠气发病，轻则散在发生，重则大范围流行。

（3）一气一病，症状相似   疠气致病具有一定的特异性，而且其临床症状也基本相似。疠气作用机体部位具有一定选择性，从而在不同部位产生相应的病证。疠气种类不同，所致之病各异。每一种疠气所致之疫病，均有各自的临床特征和传变规律，所谓"一气致一病"。例如痄腮，无论男女，一般都表现为耳下腮部肿胀。说明疠气有一种特异的亲和力，某种疠气可专门侵犯某脏腑、经络或某一部位而发病，所以"众人之病相同"。

3. 疠气发生和流行的因素

（1）气候异常   自然气候异常的变化，如久旱、酷热、涝灾、瘴气等，均可滋生疠气而导致疾病的发生与流行。

（2）环境和饮食   环境卫生不良，如空气、水源、血源污染及不良生活方式等，均可滋生疠气。《三因极一病证方论·卷之六》说："疫之所兴，或沟渠不泄，涵其秽恶，熏蒸而成者，或地多死气，郁发而成者。"

（3）预防隔离   疠气具有强烈的传染性，人触之者皆病，预防隔离工作不力，也往往会使疫病发生或流行。因此，《松峰说疫》中告诫人们："凡有疫之家，不得以衣服、饮食、器皿送于无疫之家，而无疫之家亦不得受有疫之家之衣服、饮食、器皿。"

（4）社会因素   社会因素对疠气的发生与疫病的流行也有极大影响。若社会动荡不安，战乱不停，工作环境恶劣，生活极度贫困，则疫病不断发生和流行。若国家安定，且注意卫生防疫工作，采取一系列积极有效的防疫和治疗措施，社会安定富足，生活和卫生条件良好，传染病即能得到有效的控制。

二、内伤病因

内伤病因，是与外感病因相对而言的，指能直接伤及脏腑气血阴阳的一类致病因素。如七情内伤、饮食失宜、劳逸失度等，此类病因所致疾病非外邪所侵，病起于内，故所致疾病称为内伤病。

（一）七情内伤

1. 七情内伤的概念   七情，指喜、怒、忧、思、悲、恐、惊七种正常的情志活动，是机体对外界环境刺激的不同情绪反应，一般不会使人发病。只有强烈持久的情志刺激，超越了人体适应能力，损伤机体脏腑精气，导致功能失调，或机体脏腑精气虚衰，对情志刺激的适应调节能力低下，而导致疾病发生时，七情则被称为"七情内伤"。

2. 七情与脏腑气血的关系 情志活动是以五脏精气为物质基础，由外界环境的作用，经五脏气化而表现于外的情感反映。《素问·阴阳应象大论》说："人有五脏化五气，以生喜怒悲忧恐。"五脏精气充盛协调，可产生相应的情志活动，肝在志为怒，心在志为喜，脾在志为思，肺在志为忧，肾在志为恐。若五脏精气或虚或实及其功能紊乱，气血运行失常，则可出现情志的异常变化。如《灵枢·本神》说："肝气虚则恐，实则怒……心气虚则悲，实则笑不休。"《素问·调经论》说："血有余则怒，不足则恐。"

3. 七情的致病特点 七情致病，除与外界情志刺激的强度、方式等有关外，主要与个体身心的功能状态和防御、调节、适应能力具有密切关系。其致病不同于六淫，六淫侵人，自口鼻或皮肤而入，发病之初多见表证，而七情内伤则直接影响相应的内脏，使脏腑气机紊乱，气血失调，久而脏腑精气耗伤，导致多种病变的发生。

（1）直接伤及五脏 七情过激致病，可直接伤及相应之脏腑。《素问·阴阳应象大论》说："怒伤肝"、"喜伤心"、"思伤脾"、"忧伤肺"、"恐伤肾"。临床不同的情志刺激，可对内脏有不同的影响。然七情内伤，既可一种情志伤人，又可两种以上情志交织伤人致病，如忧思、悲忧、郁怒、悲怒、惊喜、惊恐等。数情交织致病，可损伤一个或多个脏腑。如大惊过喜或卒受惊恐，既可伤心，又可及肾；郁怒太过，既可伤肝，又可影响心脾；忧思过度，既可伤脾，也可影响心肺等脏。

但由于人体是一个有机的整体，又因心主血脉而藏神，为五脏六腑之大主，故情志所伤，必然首先影响心神，然后作用于相应脏腑，导致脏腑精气血阴阳的功能失常而发病。

神的主要物质基础是血，血气充盈且运行畅通，是神志活动正常进行的保障。心主血而藏神，肝藏血而主疏泄，脾主运化而为气血生化之源，脾胃为气机升降之枢纽，心肝脾三脏在人体生理活动和神志活动中发挥着重要作用。故情志内伤的病症，以心肝脾三脏和气血失调为多见。如思虑劳神过度，易损伤心脾，导致心脾气血两虚，出现神志异常和脾失健运等症。郁怒或暴怒伤肝，肝气郁滞或横逆或上逆，可出现肝经气血郁滞的两胁胀痛、刺痛、善太息、妇女痛经、闭经、癥瘕；又可犯及脾胃，出现肝脾不调，肝胃不和；肝气上逆，气逼血升又可见出血等症。此外，情志内伤还可以化火，即"五志化火"，久之可致阴虚火旺等证；或导致湿、食、痰诸郁为病。

（2）影响脏腑气机 《素问·举痛论》说："百病生于气也，怒则气上，喜则气缓，悲则气消，恐则气下……惊则气乱……思则气结。"

怒则气上：是指暴怒而致肝气疏泄太过，气机上逆，甚则血随气升，并走于上。临床常见头胀头痛，面红目赤，呕血，甚则昏厥卒倒等；若兼肝气横逆，可兼见腹痛、腹泻等症。《素问·生气通天论》说："大怒则形气绝，而血菀于上，使人薄厥。"《素问·举痛论》说："怒则气逆，甚则呕血及飧泄。"若郁怒则致肝气郁滞，久怒则肝气耗伤。

喜则气缓：是指过度喜乐伤心，导致心气涣散不收，甚则心气暴脱或神不守舍的病机变化。临床可见注意力不能集中，甚则神志失常，喜笑不休，狂乱，或见心气暴脱的大汗淋漓、气息微弱、脉微欲绝等。

悲则气消：是指过度悲忧伤肺，导致肺气抑郁及肺气耗伤的病机变化。临床常见胸闷气短、乏力懒言、意志消沉、精神不振等症。《素问·举痛论》说："悲则心系急，肺布叶举，而上焦不通，荣卫不散，热气在中，故气消矣。"

恐则气下：是指过度恐惧伤肾，致肾气失固，气陷于下的病机变化。临床可见二便失禁，甚则骨酸脚软、滑精等症。《灵枢·本神》说："恐惧不解则伤精，精伤则骨酸痿厥，精时自下。"

惊则气乱：指卒然受惊伤心神，导致心神不定，气机逆乱，而心无所倚，神无所归。临床可见惊悸不安，慌乱失措，甚则神志错乱。

思则气结：指思虑劳神过度伤心脾，导致心脾气机结滞，运化失职。若思虑太过，则致脾气损伤。临床可见精神萎靡、反应迟钝、不思饮食、腹胀纳呆、便溏等症。

（3）影响疾病转归　七情变化会影响疾病的发生、发展、变化与转归：一是有利于疾病康复。情绪积极乐观，当怒则怒，怒而不过，当悲则悲，悲而不甚，乐观向上，不易发病，即使发病后也有利于病情的好转乃至痊愈。二是加重病情。情志悲观、消沉、失望，或七情异常波动，可加重病情，使之迅速恶化甚则导致死亡。如素有高血压病史的患者，若遇情志刺激而恼怒，可使肝阳暴张，血压迅速升高，发生眩晕，甚至突然昏厥，或昏仆不语，半身不遂，口眼㖞斜。心脏病患者，常因情志异常波动使病情加重或迅速恶化，甚则死亡。因此，了解七情活动对病情的影响，对把握病情发展变化，采取全面正确治疗，具有实际指导意义。

（二）饮食失宜

饮食是人体后天生命活动所需营养物质的重要来源，但饮食要有一定的节制。若饮食不当，可成为病因而影响人体的生理功能，导致脏腑机能失调或正气损伤而发生疾病。饮食失宜，可分为三类：一是饮食不节；二是饮食不洁；三是饮食偏嗜。

饮食失宜，主要损伤脾胃运化功能，故而称"饮食内伤"。在病理过程中，还可导致食积、聚湿、化热、生痰、气血不足等病变。

1. 饮食不节　饮食应以适度为宜，过饥过饱，或饥饱无常，均可导致疾病发生。

（1）过饥　指摄食不足，或饥而不得食，或因脾胃功能虚弱而纳少，或因情志因素而不思饮食等，导致营养缺乏，气血生化减少。一方面因气血亏虚而脏腑组织失养，功能活动减退，全身虚弱；一方面因正气不足，抗病力减弱，易招致外邪入侵，继发其他疾病。《灵枢·五味》说："谷不入，半日则气衰，一日则气少矣。"

（2）过饱　指饮食超量，或暴饮暴食，或中气虚弱而强食，超过脾胃受纳和运化能力而致病。轻者表现为饮食积滞不化，以致病理产物"积食"内停，可见脘腹胀满疼痛、嗳腐吞酸、呕吐、泄泻、厌食、纳呆等，重者可发展为消渴、肥胖、心脉痹阻等。若经常饮食过量，不仅消化不良，而且还可影响气血流通，使筋脉郁滞，出现痢疾或痔疮。若"积食"停滞日久，可进一步损伤脾胃功能，致使运化功能久不得复，还可聚湿、化热、生痰而引起其他病变。

此外，若饮食无度，时饥时饱等，也易损伤脾胃；大病初愈，若饮食不当，如暴食、过于滋腻，或过早进补等，可致疾病复发。尤其小儿喂养失当，易致消化不良，食滞日久则可致"疳积"，出现手足心热、心烦易哭、脘腹胀满、面黄肌瘦等症。

2. 饮食不洁　饮食不洁，是指进食不洁净或有毒的食物。如进食陈腐变质，或被疫毒、寄生虫等污染的食物所造成的脾胃功能紊乱，升降失常，出现脘腹疼痛、恶心呕吐、肠鸣腹泻、痢疾或黄疸等。若进食被寄生虫污染的食物，则可导致各种寄生虫病，如蛔虫病、蛲虫病、绦虫病等，常表现为腹痛时作、嗜食异物、面黄肌瘦等。同时，饮食不洁又是肠道寄生虫孳生的必要条件。若进食被疫毒污染的食物，可发生某些传染性疾病。轻则脘腹疼痛，呕吐腹泻；重则毒气攻心，神志昏迷，甚至导致死亡。

3. 饮食偏嗜　饮食偏嗜，指偏好某种性味的食物或专食某些食物。如饮食偏寒偏热，或饮食五味有所偏嗜，或嗜酒成癖等等，久之可导致人体阴阳失调，或导致某些营养物质缺乏而发病。

（1）寒热偏嗜　饮食要寒温适中。若过分偏嗜寒热饮食，可导致人体阴阳失调而发生某些病变。如偏食生冷寒凉之品，则易损伤脾胃阳气，导致里寒或寒湿内生，出现腹痛、泄泻等；若偏嗜辛温燥热饮食，又可使肠胃积热，出现口臭、腹满疼痛、便秘，或酿成痔疮等；若嗜酒成癖，久易聚湿、生痰、化热而致病，甚至变生癥积。

（2）五味偏嗜　五味不可偏废，且五味与五脏，又各有其一定的亲和性。《素问·至真要大论》说："夫五味入胃，各归所喜，故酸先入肝，苦先入心，甘先入脾，辛先入肺，咸先入肾。"如果长期嗜好某种性味的食物，就会导致相应之脏的脏气偏盛，功能活动失调而发生多种病变。五味偏嗜，既可引起本脏功能失调，也可因脏气偏盛，以致脏腑之间平衡关系失调而出现他脏的病理改变。

（3）食类偏嗜　若仅食某种或某类食品，或膳食中缺乏某些食物等，久之也可成为某些疾病的发生原因。如过食肥甘厚味，可聚湿生痰、化热，易致肥胖、眩晕、中风、胸痹、消渴等病变；若因偏食而致某些营养物质缺乏，也可发生多种病变。如瘿瘤（碘缺乏）、佝偻（钙、磷代谢障碍）、夜盲（维生素 A 缺乏）等。

（三）劳逸所伤

合理调节劳逸，是人体健康的保证。如果劳逸失度，或长时间过于劳累，或过于安逸静养，都不利于健康，可导致脏腑经络及气血津液的失常而引发疾病。因此，劳逸失度也是内伤病的主要致病因素之一。

1. 过劳　即过度劳累，也称劳倦所伤。包括劳力过度、劳神过度和房劳过度三个方面。

（1）劳力过度　又称"形劳"。指长期繁重的体力劳作，超过机体正常承受能力，消耗气血，积劳成疾；或病后体虚，勉强劳作；或突然用力过度与不当而造成持重努伤。

劳力太过而致病，其病变特点主要表现在两个方面：一是过度劳力而耗气，损伤内脏的精气，导致脏气虚少，功能减退。由于肺为气之主，脾为生气之源，故劳力太过尤易耗伤脾肺之气。常见少气懒言，体倦神疲，喘息汗出等。《素问·举痛论》说："劳则气耗。"二是过度劳力而致形体损伤，即劳伤筋骨，出现肢体的肿痛、功能受限等。如《素问·宣明五气》说："久立伤骨，久行伤筋。"若突然用力过度与不当造成持重努伤，一则致气耗，同时可致局部瘀血阻滞而现气短乏力、局部疼痛等症。

（2）劳神过度　又称"心劳"或"神劳"。指长期用脑过度，思虑劳神而积劳成疾。由于心藏神，脾主思，血是神志活动的主要物质基础，故用神过度，思虑无穷，则易耗伤心血，损伤脾气，以致心神失养，神志不宁而出现心悸、头晕健忘、失眠多梦和脾失健运而纳少、腹胀、便溏、消瘦等。同时，劳神过度，精血耗伤，往往可见心肝血虚或心肾不交等病理变化。

（3）房劳过度　又称"肾劳"。指房事太过，或手淫恶习，或妇女早孕多育等，耗伤肾精、肾气而致病。由于肾藏精，为封藏之本，肾精不宜过度耗泄。若房事不节则肾精、肾气耗伤，常见腰膝酸软、眩晕耳鸣、精神萎靡、性功能减退、阳痿、早泄或不孕不育等。此外，房劳过度也是导致早衰的重要原因。

2. 过逸　即过度安逸。包括体力过逸和脑力过逸等。若较长时间少动安闲，或卧床过久，或长期用脑过少等，可使人体脏腑经络及精气血神失调而导致病理变化。

过度安逸致病，其特点主要表现在三个方面：一是安逸少动，气机不畅。若长期运动减少，人体气机失畅，可致脾胃等脏腑的功能活动呆滞不振，出现食少、胸闷、腹胀、肢困、发胖臃肿等。久则进一步影响血液运行和津液代谢，形成气滞血瘀、水湿痰饮内生等病变。二是阳气不振，正气虚弱。过度安逸，或长期卧床，阳气失于振奋，以致脏腑组织功能减退，正气不足，抵抗力下降，常见动则心悸、气喘汗出等，或抗邪无力，易感外邪致病。如《素问·宣明五气》说："久卧伤气，久坐伤肉。"三是长期用脑过少，加之阳气不振，可致神气衰弱，常见精神抑郁、萎靡、健忘、反应迟钝等。

此外，作息无常，起居如惊，也可致脏腑气机紊乱，及气血运行失常而引发多种身心疾病。

三、病理产物形成的病因

在疾病的发生发展过程中，外感、内伤及其他致病因素作用于人体，可使机体发生气血津液代谢失调等病理性改变并产生痰饮、瘀血、结石等病理产物。这些病理产物一经产生，又可引发机体更为复杂的病理变化，成为新的致病因素，称为继发性病因。可见，病理产物类致病因素具有既是病理产物，又是致病因素的双重特点。病理产物类致病因素，主要有痰饮水湿、瘀血、结石三大类。

（一）痰饮水湿

1. 痰饮水湿的基本概念　痰饮水湿是机体水液代谢障碍所形成的病理产物，属于继发性病因。

痰饮水湿虽然均为水液代谢失常所致，但四者同源异流，在性状、致病特点、临床表现等方面均有所区别。一般认为湿聚为水，水停成饮，饮凝成痰。就其形质而言，稠浊者为痰，清稀者为饮，更清者为水，而湿乃水气弥散的状态。就其停留部位而言，湿多呈弥散状态布散全身，易困脾土；水多溢于肌表，以头面、四肢或全身水肿为特点；痰则外而皮肉筋骨，内而经络脏腑，无处不到，致病范围广泛；饮多停留于肠胃、胸胁、胸膈、肌肤等脏腑组织的间隙或疏松部位，因其停留的部位不同而表现各异，故有痰饮、悬饮、溢饮、支饮等不同病名。

痰又分为"有形之痰"和"无形之痰"。有形之痰，指视之可见，闻之有声，触之可及，有形质的痰液而言，如咳出的痰液，喉间可闻之痰鸣，体表可触之瘰疬、痰核等。无形之痰，指由痰饮病理变化所引起的临床表现而言，只见其征，不见其形，如梅核气、眩晕、癫狂、呕吐、肿块、腻苔等，虽然无形质可见，但却有征可察，临床上主要通过分析其所表现的证候，运用辨证求因的方法确定，并用治痰饮的方法治疗能取得较好效果。

痰饮水湿皆为阴邪，异名而同类，既有区别又有着密切的关系，相互间或同时并存，或相互转化。因此，许多情况下难以截然分开，故在临床上"水湿"、"水饮"、"痰湿"、"痰饮"等常相提并论。

2. 痰饮水湿的形成　痰饮水湿多由外感六淫、疫疬之气，内伤七情，饮食劳逸，瘀血，结石等致病因素作用于脏腑，使肺、脾、肾、三焦等脏腑气化功能失常，水液代谢障碍，以致津停水滞而成。肺为水之上源，肺气宣降，主通调水道，敷布津液。若外邪犯肺，气失宣降，则津液不布，凝聚而生外感之痰饮；肺气不足，治节无权，水湿津液失于宣化，则痰饮恋肺；肺阴不足，虚火煎熬津液，则可发为内伤燥痰。脾为水之中州，主运化水湿，若外感湿邪，饮食失宜，致脾气阻滞不运；或内伤思虑，劳倦太过耗伤脾气，使脾虚不运，津液停聚或水谷精微不能正常输布转化，均可聚湿生痰。肾为主水之脏，主管水液代谢的全过程。若肾开合不利，水液失司；或命门火衰，脾失温运；或肾阴不足，虚火灼津，则痰饮水湿内生。三焦为"决渎之官"，乃水与气通行之道路，若三焦气化失司，则水道不利而生痰饮。此外，肝气郁结，气机阻滞，气不行水；心阳不振，胸阳痹阻，行血无力，均可致湿浊聚积而成痰饮。

3. 痰饮水湿的致病特点

（1）阻碍气血运行　痰饮水湿多为有形的病理产物，或停滞于经脉，或留滞于脏腑，阻滞气机，妨碍血行，日久可致瘀血形成，故多夹瘀为病。

（2）影响脏腑气机　痰饮水湿停滞，易于阻滞气机，导致脏腑气机升降出入失常。如痰饮停肺，肺气失于宣降，可出现胸闷、咳嗽、气喘，甚则不能平卧等症；水湿痰饮困阻中焦，脾胃气机升降失常，可见脘腹痞满、恶心呕吐、泛吐痰涎、肠鸣溏泄等症。

（3）影响水液代谢　痰饮水湿本为水液代谢障碍形成的病理产物，其一旦形成之后，可作为一种继发性致病因素反作用于人体，进一步影响肺、脾、肾、三焦等脏腑的水液代谢功能。如痰湿困脾，可致水湿不运；痰饮阻肺，肺气失于宣降，水道不通；饮停于下，则肾阳衰微，水液蒸腾气化无力，从而加重水液代谢障碍。

（4）易蒙窍扰神　痰饮致病，每易蒙蔽清窍，扰乱神明，出现头晕目眩、精神萎靡不振、胸闷、心悸、神昏谵语，甚至癫狂等一系列神志失常的病症。

（5）病势缠绵，病程较长　痰饮水湿皆由体内津液积聚而成，均有重浊黏滞之性，且作为致病因素作用于机体，又会影响脏腑气机，加重水液代谢障碍，互为因果，恶性循环。因此，痰饮水湿致病均表现为病势缠绵，病程较长，难于速愈。如由痰饮所致的胸痹、眩晕、咳喘、癫痫、瘰疬、痰核、瘿瘤、流注、阴疽等病，多反复发作，缠绵难愈。尤其是一些顽痰伏饮，病程更长，故有"久病多痰"之说。

（6）致病广泛，变幻多端　痰饮水湿形成后，上至颠顶，下至涌泉，随气升降，内而脏腑，外而筋骨皮肉，无所不至，可影响多个脏腑组织，致病广泛，症状复杂，变化多端。痰之为病，病理变化多种多样，临床表现异常复杂。如痫病乃痰所致，平时病人无明显症状，一旦发作，痰浊内动，则突然昏仆、四肢抽搐、牙关紧闭、口吐白沫。又如中风痰厥，表现为口眼㖞斜、舌强不语、半身不遂等。故有"怪病多痰"、"百病多由痰作祟"之说。如痰在于肝，肝风夹痰上扰，致眩晕、耳鸣，或突然昏仆、不省人事、痰涎壅盛等病症；痰湿在于肾，肾之气化失司，则见腰膝痹痛、足冷、水肿等症。如痰湿上蒙清窍，可见头昏头重、眩晕、精神不振等症状；痰迷心窍，扰乱神明，可见心悸、神昏、痴呆、癫证等病症；痰郁化火，痰火扰心，可见心烦、失眠、神昏谵语，甚则发狂等病症；心虚痰郁，则见惊悸不宁、多梦失眠等症；痰浊流注经络，经脉气血运行不畅，则可致肢体麻木、疼痛、屈伸不利，甚至半身不遂等病症；痰浊阻于心脉，心脉痹阻不通，可见心前区闷痛，甚则放射至肩臂；痰气交阻，结于肌肉筋骨，则可致梅核气、瘿瘤、痰核、瘰疬、阴疽、流注、癥积、乳房结块等病症。

饮多停留于胸胁四肢及胃肠，饮邪致病，停于胸胁为悬饮，见胸胁胀满、咳唾引痛等症；停于胸膈为支饮，见胸闷、咳喘、不能平卧、咳吐清稀泡沫痰等症；留于四肢为溢饮，见肌肤水肿、无汗、身体疼痛等症；停于胃肠为狭义之痰饮，见脘腹胀痛、肠鸣沥沥有声等症。

总之，痰饮水湿在不同的部位有不同的临床表现，大体可归纳为咳、喘、悸、眩、呕、满、肿、痛八大症状。虽然痰饮水湿病证繁多，错综复杂，但舌苔滑腻为其共有特点之一。

（二）瘀血

1. 瘀血的基本概念　瘀血，指体内血液凝聚停滞所形成的病理产物，属于继发性病因。既包括血行不畅，阻滞于经脉及脏腑组织内的血液，又包括体内瘀积的离经之血。

瘀血和血瘀的含义不同。瘀血是能导致新的病变的病理产物，属病因学概念；血瘀是指血液运行不畅或瘀滞不通的病理状态，为病机学概念。

2. 瘀血的形成　外感六淫、疫疠、内伤七情、饮食、劳逸、痰饮、结石、各种外伤、疾病失治误治等致病因素作用于人体，引起五脏功能失常，气血运行失调，经络涩滞不畅等，从而导致血液运行障碍而形成瘀血。

各种原因导致气虚、气滞、血寒、血热、阴血亏虚以及脉道伤损不利等，均可使脉中血液运行迟缓、阻滞、凝聚而为瘀血。①气虚致瘀：气能行血、摄血，气为血帅，气虚推动无力则血行迟缓涩滞，固摄无权则血溢脉外，而致瘀血。②气滞致瘀：气行则血行，气滞则血滞。情志郁结、痰饮壅塞、结石梗阻等导致气滞则血液迟滞不畅。③血寒致瘀：血得温则行，得寒则凝。外感或内生寒邪伤阳，血脉失于温运推动，则凝滞收引，血行受阻。④血热致瘀：外感火热之邪，或体内阳盛化火，入舍于血，煎熬津液则血液黏稠，血行不利；灼伤脉络则血溢脉外，停积体内。⑤出血致瘀：各种内外伤、撞击挤压伤，致脉道损伤，使血离经脉；气虚失摄或血热妄行，致血溢脉外；离经之血凝聚积存体内，一时难以消散等，上述因素均可通过影响气血运行而最终发展成瘀血。

3. 瘀血的致病特点　瘀血致病虽然病症错综繁多，但其临床表现却有共同特点，可概括为以下几个方面：

（1）疼痛　瘀血所致的疼痛多为刺痛，痛处固定、拒按，夜间痛势尤甚。多因经脉阻滞不通、组织失养所致。

（2）肿块 肿块固定不移，在体表局部青紫肿胀，在体内多为癥块，按之有形，质地较硬，位置固定不移。多因瘀血阻滞经脉、组织、脏腑，或外伤而致。

（3）出血 血色紫暗或夹有瘀血块，或大便色黑如漆。多因瘀血阻滞，经脉瘀塞不通，血溢脉外而致。

（4）紫绀 面色紫暗，爪甲、肌肤、口唇青紫。多因瘀血停滞，血液不能正常濡养而致。

（5）舌象异常 舌质紫暗，或有瘀点、瘀斑，或舌下静脉曲张。

（6）脉象异常 脉细涩、沉弦，或结代，或无脉。

此外，瘀血致病还常见肌肤甲错、肢体麻木或偏瘫、健忘、精神狂躁、渴不欲饮等症。

4. 常见的瘀血病症 瘀血所致病症因停滞的部位不同而有不同的临床表现。如瘀阻于脑，脑络不通，可致头痛、头晕、健忘、痴呆、癫狂，或突然昏倒、不省人事、语言謇涩、肢体活动障碍；瘀阻于心，可见心悸、胸闷、心痛，或引左臂内侧而痛，甚则唇舌青紫、汗出肢冷；瘀阻于肺，可见呼吸困难、胸痛胸闷、气喘咳嗽、咯血；瘀阻于肝，结于胁下，可见胁肋刺痛、癥块；瘀阻胃肠，可见胃脘刺痛、拒按，或见呕血、便血，或大便色黑如漆；瘀阻胞宫，可见小腹疼痛拒按，或痛经、月经不调、经色紫暗有块；瘀阻肢体经脉，可见肢体麻木疼痛、脱骨疽；瘀阻皮下或体内，可见局部肿胀青紫、癥积肿块。

（三）结石

1. 结石的基本概念 结石，指因体内湿热浊邪蕴结不散，或久经煎熬形成的砂石样病理产物，属于继发性病因。结石可发生于机体的许多部位，以肝、胆、肾、膀胱和胃为常见。

2. 结石的形成

（1）饮食失宜 嗜食辛辣，过食肥甘炙煿，或嗜酒太过，影响脾胃运化，蕴生湿热，内结于胆，湿热煎熬，日久可形成肝胆结石；湿热下注，蕴结于下焦，日久可形成肾或膀胱结石。若空腹食柿较多，影响胃的受纳通降，可瘀结而为胃石。此外，某些地域的饮水中含有过量或异常的矿物及杂质等，也可能是促使结石形成的原因之一。

（2）情志内伤 情志失调，肝疏泄失职，胆汁郁结，气滞湿阻久而化热，郁蒸煎熬可形成结石。

（3）服药不当 长期过量服用某些药物，如碱性药物，磺胺类药物，钙、镁、铋类药物等，致使药物及其代谢产物残存体内，浊物、水湿、热邪相合，可酿成肾结石、胃结石等。

（4）寄生虫感染 虫体或虫卵往往成为结石的核心，蛔虫被公认为是引起胆结石的主要原因。由于蛔虫侵入胆道，不可避免地引起感染及不同程度的梗阻，从而使胆汁疏泄不利，久而形成结石。

此外，结石的发生还与年龄、性别、体质、生活习惯有关，也可因受其他疾病的影响而形成。

3. 结石的致病特点

（1）多发于肝、胆、胃、肾和膀胱等脏腑 肝胆主胆汁的生成与疏泄，胃主食糜通畅下降，肾和膀胱主尿液生成与排泄。胆汁、食物、尿液等宜疏通排泄，若壅闭滞塞，则气机阻滞，水停血瘀，浊物凝聚，易酿成结石。因此，肝、胆、胃、肾、膀胱等为结石易成之部位。

（2）易阻滞气机，损伤脉络　结石为有形实邪，停留体内某些部位，易于阻滞气机，影响气血津液的运行。轻者见局部胀痛、隐痛、钝痛、酸痛、掣痛、按压痛、叩击痛等。重者结石嵌顿于狭窄部位，如胆道或输尿管中，通道梗阻，气血闭阻不通，则可发生剧烈绞痛，绞痛时疼痛难忍，部位常固定不移，亦可放射至邻近部位，常伴有冷汗淋漓、恶心呕吐等症。结石性疼痛具有阵发性、间歇性特点，发作时剧痛难忍，而缓解时一如常人。若损伤脉络，还可导致出血等症状，如呕血、尿血等。

（3）病程较长，病情轻重不一　结石多为湿热内蕴，日久煎熬而成，除胃柿石外，大多形成过程缓慢。结石的大小不等，停留部位不同，症状表现差异较大，病情轻重不一。一般来说，结石小，脏腑气机尚能通畅，则病情轻微，甚至无任何症状；结石过大，或因外感、情志、饮食、劳累等因素的影响，结石扰动，阻滞气机，则可使病症加剧，症状明显，发作频繁。如肾与膀胱结石，可致腰痛、尿血、石淋或癃闭，甚至尿毒攻心等病症。

（4）易致湿热为患　结石本由脏腑亏虚，湿热浊邪蕴结煎熬日久而成，一旦形成，患者又易感湿热邪气，或内生湿热之邪。湿热浊邪则乘虚走注结石留滞之脏腑，出现湿热病症，如胆石症患者，常易发生肝胆湿热；肾与膀胱结石患者，则易发生膀胱湿热。

痰饮、瘀血、结石三种病理产物性致病因素，既相互区别，又相互影响。痰饮停聚，阻滞气血，可形成瘀血、结石；瘀血、结石内阻，亦可影响水液代谢，形成痰饮。临床常有痰瘀并见、痰饮结石相兼等病变。

四、其他病因

导致疾病发生的原因，除外感、内伤和病理产物形成的病因之外，尚有外伤、寄生虫感染、环境污染、医源因素和先天因素等。这些致病因素，既不属于外感内伤，也不属于病理产物，故称之为其他病因。

（一）外伤

外伤是指机械暴力、烧烫、冷冻以及虫兽叮咬等意外因素所致形体组织的损伤。主要包括外力损伤、烧烫伤、冻伤、虫兽伤、化学伤、电击伤、溺水等。

外伤的致病特点：多有明确的外伤史，且多发病急速；轻者仅伤及皮肉，见疼痛、出血、瘀血肿胀等症；重者可损及筋骨、内脏，表现为关节脱臼、骨折、大出血、虚脱、中毒，甚至死亡。

1. 外力损伤　外力损伤指因机械暴力导致的损伤，包括跌打损伤、持重努伤（合称跌仆闪挫伤），枪弹伤、金刃伤（合称金疮伤）。轻者损伤皮肤、肌肉、筋骨，见局部瘀血肿痛、青紫、出血、筋伤、骨折、关节脱位等；重者除损伤皮肤、肌肉、筋骨外，往往伤及头部或内脏，或因出血过多而危及生命。

2. 烧烫伤　烧烫伤主要指因高温引起的灼伤，包括沸水、沸油、烈火、蒸汽、雷电、化学物质等灼伤形体。轻者灼伤多在肌肤表浅部位，见创面红、肿、热、痛，或起水泡，或有烙痕；重者损伤肌肉筋骨，创面呈皮革样，或苍白干燥，或蜡黄，或焦黄，或炭化，痛觉消失；严重烧烫伤，除创面较大外，火毒炽盛常伤津灼液，火毒内攻常侵及脏腑，伤及心神，甚至危及生命。

3. 冻伤　冻伤指低温造成的全身或局部的损伤，包括寒冷刺激及化学物品的损伤。冻伤的程度与温度和受冻时间及部位有关，温度越低，受冻时间越长，则冻伤程度越严重。

局部性冻伤多发生在手足、耳郭、鼻尖及面颊等暴露部位，因寒性收引凝滞，可致经脉挛急，气血阻滞，使局部失于温煦、营养。初起见皮肤苍白、寒冷麻木，继则肿胀青紫、痒痛灼热，或起水泡，甚至皮肉紫黑、溃破，形成"冻疮"。

全身性冻伤多因阴寒太甚、受寒时间过长所致。寒为阴邪，易损伤阳气，阻滞气血，故见寒战、体温下降、面色苍白、唇舌爪甲青紫、感觉麻木、脉迟细涩等；若脏腑功能衰退，则见神疲乏力、反应迟钝、昏睡、呼吸减弱，甚至昏迷或死亡。

4. 虫兽伤　虫兽伤主要指毒蛇、猛兽、狂犬、蜈蚣、蝎、蜂、蚂蚁及其他动物的咬伤或螫伤。

虫螫伤多见蜈蚣咬伤，蜂、蝎、蚂蚁、毛虫螫伤，这些虫类通过它们的毒刺、毒毛刺螫或口器刺吮损伤人体而致病；兽咬伤常见疯狗咬伤，有烦躁、惶恐不安、恐水、恐声、恐风等特殊的精神症状；毒蛇咬伤时因不同的毒蛇含有不同的毒汁，对人体的损害也就不同。

虫兽所伤，轻者见局部疼痛、肿胀、出血；重者可损伤内脏，或出现全身中毒症状，如高热神昏、神志恍惚、肢体抽搐；更甚者可致死亡。

5. 化学伤　化学伤指某些化学物质对人体造成的直接损害。其中包括化学药品（如强酸、强碱）、农药、有毒气体（如工业气体）以及其他化学物品等。其通过口鼻进入人体，或通过皮肤而吸收。人体一旦受到化学毒物的伤害，即可在相关部位，乃至全身出现相应病症，如局部皮肤黏膜的烧灼伤，或红肿、水泡，甚或糜烂；全身性症状如头痛头晕、恶心呕吐、嗜睡、神昏谵语、抽搐痉挛等，甚至死亡。

6. 电击伤　电击伤是指意外的触电事故，或遭受雷击所造成的损害。在触电部位往往有程度不等的烧伤、血肿，面色青紫或苍白，脉搏细微，暂时或长时间不省人事，或惊厥、痉挛、僵直，甚或心跳呼吸停止而死亡。

7. 溺水　溺水指沉溺于水中，导致人体呼吸窒息，甚至死亡的病变。多因水进入肺胃，气道窒塞、痉挛，引起窒息。若不及早抢救，则每致死亡。

（二）寄生虫感染

寄生虫是动物性寄生物的统称。寄生虫感染主要是通过进食污染虫卵的水和食物，或皮肤接触寄生虫。不同的寄生虫，其致病特点不同。

1. 蛔虫感染　蛔虫感染多由饮食不洁，虫卵随之入口而感染。蛔虫致病较为普遍，尤其以儿童多见。蛔虫主要寄生于肠道中，喜扭结成团，扰乱肠胃气机，或致肠道壅塞不通。临床常见腹部疼痛，尤以脐周为多，时轻时重。轻者阵阵隐痛，或吐清涎；重者疼痛较剧，在腹部可触及条索状虫块，或呕吐蛔虫，或大便排出蛔虫；更甚者，突发脘腹绞痛，伴恶心呕吐、吐蛔、神情烦躁、四肢厥冷，发为"蛔厥"。蛔虫寄宿日久，耗伤气血津液，脾胃功能虚弱，症见厌食或多食易饥、面色萎黄，或面部有白斑、巩膜有蓝斑，伴睡时磨牙易惊、经常鼻痒、吐涎、机体消瘦、生长发育迟缓等。

2. 蛲虫感染　蛲虫主要通过手指、食物污染而感染，多寄生于人体的小肠下端及大肠。其致病以儿童为常见，可在家庭和幼儿园中流行。症状以肛门奇痒，夜间尤甚，睡眠不安为特点。肉眼可见肛门周围有蠕动的细小白色虫体。病久可伤人脾胃，耗伤气血，症见胃纳减少、身体消瘦等。

3. 钩虫感染　钩虫常由手足皮肤黏膜接触被钩虫蚴污染的粪土而感染，其成虫寄生于人体小肠。钩虫致病初起表现为皮肤钩虫病，俗称"粪毒"，症见手足皮肤指趾间皮疹、小疮、瘙痒、红肿，甚则溃烂。继而影响脾胃功能，症见腹胀、恶心、呕吐、便溏、嗜食异物，如喜食生米、泥土、木炭等；若耗伤气血，则症见面色萎黄，或虚胖、体倦乏力、气短、心悸、唇舌爪甲色淡，甚至全身浮肿等。

4. 绦虫感染　绦虫，又称"寸白虫"，因大便中可见白色体扁的虫体节片而命名。多因生食或食用未煮熟的含有虫卵的猪肉或牛肉而感染。其幼虫可寄生于皮下、肌肉、筋脉或脑及各种脏器，致病可见皮下结节，或癫痫、脑膜炎、痴呆，或相应脏器的功能失常。其成虫寄生于肠道，导致绦虫病，多见食欲亢进、面黄体瘦、神疲乏力、腹痛、腹泻。

5. 血吸虫感染　血吸虫又称为"蛊"、"水蛊"，由皮肤接触含尾蚴的疫水而感染，常寄生于人体门静脉系统。血吸虫病初期病在肺卫，以发热恶寒、咳嗽、胸痛、发疹、身体倦怠为特点，继而见高热汗出、口渴神昏、腹痛、下利脓血等里热症状。中期影响肝脾功能，见腹胀、胁下癥块。晚期肝郁脾壅，肾失气化，可见腹大、腹水、面黄肌瘦、精神委顿，甚则见多种出血证。

总之，寄生虫寄居于人体，一是消耗气血津液等营养物质，二是影响脏腑功能导致疾病的发生。

（三）环境污染

环境污染包括大气污染、水污染、噪声污染、生物污染、辐射污染等。由于环境污染而毒害机体的一类病邪，称为环境毒邪或环境病邪。

1. 环境毒邪的形成　环境毒邪多由人为因素造成，如废水、废渣、废气等；现代农业的日益发达而产生的副作用，如化肥、农药等；现代交通日益发达而产生的副效应，如绿地、森林的逐渐减少等；现代生活的日益发达而产生的负影响，如电视、电话、冰箱、空调、微波炉、电脑等产生的噪声、辐射，以及家居装修造成的室内污染等。

2. 环境毒邪的致病特点

（1）有毒性　环境毒邪易毒害机体，可导致急性或慢性中毒，轻则出现头晕头痛、恶心呕吐、腹痛、腹泻等，重则导致神昏，乃至死亡。

（2）外感性　环境毒邪多从皮毛、口鼻官窍侵入人体。工业废气、有毒气体等从口鼻而入，受污染的食品、残留化肥、农药等从口而入，辐射、生物污染从皮毛而入，噪声从耳窍而入等，均由外界侵入人体，产生毒害作用。环境毒邪一般很少引起外感疾病，多直接伤及脏腑，影响精气血津液代谢，引起内伤疾病。

（3）暴发或缓发　环境污染而成的环境毒邪毒害人体，依据环境污染的空间、时间、毒邪性质等，其发病有所不同。局部的空气污染，小范围的水污染，食入近海污染的鱼类或化肥、农药残留过多的蔬菜水果，生物污染所致的过敏反应等，可致突然发病，见神志混乱，呼吸急促，呕吐腹泻，甚至亡阴、亡阳等表现。也可毒邪久蕴，邪伏于里，积以时日，缓慢发病。环境污染的毒邪，大多缓慢作用于机体，在人们不知不觉中呈渐进性病理改变，经过一定的时间，或在诱因作用下发病。

（4）损伤脏腑　环境毒邪多从皮毛、口鼻侵入人体，故大气污染毒邪多首先犯肺，导致肺的治节功能失常，进而伤及五脏；水污染毒邪多毒害脾、肺、肾、肝、三焦等与水液代谢密切相关的内脏；肾开窍于耳，心寄窍于耳，故噪声污染入耳可损伤心肾，对人体精神情志、听觉等产生不良影响；噪声、过强的电磁波辐射会伤及人的气血，表现为头痛头晕，疲倦无力，失眠多梦，记忆力减退，妇女月经周期紊乱以及视力下降等；饮用被污染的水和食用被污染的食物、药物，有毒成分被吸收，会直接影响气血津液的功能，引发多种胃肠道疾病，甚至中毒。脏腑功能失常，气血津液代谢失调，则会导致多种病变。环境毒邪作用于人体，还可损伤肾精，出现生殖功能障碍，或者先天畸形，甚至危及人类的生存和繁衍。

（四）医源因素

医源因素，即医源性致病因素，指因治疗措施失宜或用药不当等因素致使患者病情加重或变生他疾。主要包括医过和药邪两个方面。

1. 医过　医过是指由于医生的过失而贻误和加重病情，或致生他疾的致病因素。

（1）医过的形成　医生应有良好的医德、医风、医术。医过的形成多由于医生缺乏职业道德，对病人不负责任，或医术不高，而致贻误病情，或变生他疾。

①言行不当：医生言语亲切，行为得体，态度和蔼，有利于增强患者战胜疾病的信心，对疾病起到辅助治疗作用。相反，如果医生语言粗鲁、态度生硬、举止鲁莽、行为不端等，均会给病人带来不良刺激，增加病人的思想负担，从而使病情加重，甚至产生新的病症。

②处方草率：诊治时漫不经心，所开处方用字不规范，故意用别名、僻名，字迹潦草，难以辨认等均可对治疗产生不利影响。轻者病人在疑惑不信任状态下服用，不利于治疗，或处方药味难辨而耽误治疗时间；重者可贻误治疗，甚至错发药物导致发生医疗事故。

③误诊误治：医生医术不高或诊治时粗心大意，使诊治有失，辨证不准，以致用药失误，或动作粗鲁、手法操作不当，往往会造成医疗差错或事故，对病人造成不应有的损失。

（2）医过的致病特点　医过致病，一是易致病人情志异常波动，二是往往加重病情，变生他疾。不同的医过方式可造成不同的病证。言行不当类似七情致病；处方草率、误诊误治对病人造成的损害同于药邪；操作不当则与外伤的致病相近。

2. 药邪　药邪是指由于用药不当而发病的致病因素。药物有四气五味，是用来治疗疾病的，但有大毒、常毒、小毒、无毒之分。如果药物炮制加工不当，或医生不熟悉药物的性味、功效、常用剂量、毒副作用、配伍禁忌而使用不当，或病人不在医生指导下盲目用药，反而会导致疾病，甚至发生药物中毒。

（1）药邪的形成

①用药过量：用药过量包括用药剂量过大或用药时间过长。临床用药都有用量规定，药量不足，起不到治疗作用，但用药过量，特别是药性峻猛，或有一定毒性的药物，过量使用易产生副作用，甚至导致药物中毒。使用有毒中药过量，可造成急性药物中毒或蓄积性中

毒；即使无毒中药，服用过量亦有不同的副反应。

②炮制不当：含有毒性的药物，经过适当炮制后可中和或减轻毒性。如乌头火炮或蜜制，半夏姜制，附子浸漂、水煮，马钱子去毛去油，可以减轻毒性。若炮制不当或未经炮制即入药，则易致中毒。

③配伍不当：不同中药的合理配伍可加强疗效，减低毒副作用；但某些药物配伍不当、相互合用则会使毒性增加。中药的"十八反"、"十九畏"就是对药物配伍禁忌的概括。在临床上配伍不当亦可致中毒，或导致其他疾病。

④用法不当：中药讲究煎煮方法、服用方法、禁忌事项等，同时还需考虑选择膏、丹、丸、散等不同剂型。如附子、乌头、雷公藤宜久煎减其毒性，洋金花治咳喘宜作散剂吞服，用法不当，也会致病。

（2）药邪的致病特点

①多表现为中毒症状：用药过量或误服有毒药物易致中毒，中毒症状的轻重与毒性药物的成分、剂量有关。中毒后，轻者头晕心悸、恶心呕吐、腹痛腹泻、舌麻等；重者嗜睡，或烦躁、黄疸、紫绀、出血、昏迷乃至死亡。

②发病或急或缓，或轻或重：药邪致病发病或急或缓，与用药品种有明显的关系。轻症一般停药后即可缓解，重症则病势危笃，多损伤人体重要脏器，如心、肝、肾、胃、脾等。急性发病需及时抢救，否则有死亡之虞。

③加重病情，变生他疾：药物使用不当，会助邪伤正，不但可使病情加重，还会导致其他疾病的发生。如孕妇用药不当，可致流产、畸胎或死胎等。

（五）先天因素

先天因素是指出生以前就已经潜伏着的可以致病的因素。包括遗传性病因和胎儿在孕育期及分娩时所形成的病因，有胎弱和胎毒两个方面。

1. 胎弱　胎弱，是指胎儿禀受父母的精血不足，先天禀赋薄弱，以致发育障碍、畸形或不良。其原因一与禀受父母的精血有关，如早婚早育、近亲婚配、年迈得子、父母体衰等，胎儿易患胎弱之疾；二与母体孕育、分娩时的状况有关，如劳逸过度、外感邪气、内伤七情、用药不当、饮食所伤，以及分娩时种种意外等。这些因素均可使胎元失养、脏腑功能异常，从而影响正常生长发育。

其主要表现为生长发育障碍，如皮肤脆薄、毛发稀疏发黄、面黄肌瘦、形寒肢冷、神气怯弱、五迟（立迟、行迟、发迟、齿迟、语迟）、五软（头项软、手软、足软、肉软、口软）、解颅等。

2. 胎毒　胎毒有广义、狭义之分。狭义胎毒是指某些传染病，在胎儿期由亲代传给子代，如梅毒、艾滋病病毒，乙肝病毒等。广义胎毒是指受孕妊娠早期，母体感受邪气或用药不当，误食某些不利于胎儿之品，以致遗毒于胎儿，使婴儿出生后渐见某些疾病，如母体火毒传给胎儿，则出生后易患疮疖、痘疹等病。

先天因素所致疾病，多在婴儿出生时就已显示出某些症状和体征，也有一些出生时并无症状，随着个体的不断发育而逐渐显示出来。因此，早期诊断、治疗和预防这类疾病十分重要，孕期卫生、护胎、养胎，对于保证胎儿正常发育、避免此类疾病的发生有积极意义。

第二节　发　病

发病，是指疾病的发生过程。其主要内容包括发病原理和发病类型。

一、发病原理

疾病的发生是一个复杂的病理过程，取决于两个最基本的因素——正气与邪气的相互作用，故发病的基本原理是邪气侵害与正气抗邪的矛盾斗争，即所谓"正邪相搏"。任何疾病的发生都是在一定的致病因素作用下，人体稳定有序的生命活动遭到破坏，致使人体的气血阴阳失调、脏腑功能紊乱或形质损伤，表现为一系列临床症状和体征的异常生命过程。正邪之间的斗争不仅关系着疾病的发生，还关系着疾病发展、变化与转归等全过程，是疾病最基本的、最有普遍意义的规律。

（一）正气不足是发病的内在因素

正气，简称"正"，是指人的生理机能活动及其对病邪的抵抗能力、对外界环境的适应能力和对损伤组织的修复能力等。正气充盛取决于脏腑形骸等组织结构的完好无损、精气血津液等生命物质的充沛、各种功能活动的正常及相互间的和谐有序等基本条件。正气具有抗御病邪侵袭，驱除病邪，修复调节，维持脏腑经络功能的正常与协调，进而防止疾病发生等作用，即"正气存内，邪不可干"。只有正气相对虚弱，卫外不固，抗邪无力，邪气方能乘虚而入，即"邪之所凑，其气必虚"，于是疾病就得以发生。因此，疾病的发生，虽然关系到正气和邪气两个方面，但在一般情况下，正气在发病中居主导地位，即正气先虚是发病的前提和依据。

正气在发病中的主导作用主要体现在：①正虚感邪而发病。正气不足，抗邪无力，外在邪气乘虚而入；或者是正气不足，适应和调节功能低下，易对外界各类异常刺激产生过于强烈的反应，于是疾病得以发生。②正虚生邪而发病。正气不足，脏腑经络功能低下，精气血津液代谢运行失常，可内生五邪，或导致痰饮、瘀血、结石等病理产物的形成而引起新的病变。③正气的强弱可决定发病后的病变证候性质。如邪气侵袭，虽有正气不足，然正气未衰，还能奋起抗邪，正邪相搏剧烈，多表现为实证；正气不足，脏腑经络功能减退，精气血津液代谢失常，多表现为虚证或虚实夹杂证；正气虚衰，不能敌邪，邪气深入，多发为危重病证。

（二）邪气是发病的重要条件

邪气，简称"邪"，泛指各种致病因素。包括存在于外界和人体内产生的种种具有致病作用的因素，如六淫、疠气、七情内伤、饮食失宜、劳逸失度、痰饮、瘀血、结石、外伤、虫兽伤等。邪气具有导致人的生理机能失常，造成脏腑经络的形质损害，甚或改变体质类型等的损害作用，故邪气与疾病的发生关系密切。

邪气在发病中的作用主要体现在：①邪气发病。没有邪气的侵袭，机体一般不会发病。

②影响病情和病位。一般而言，感邪轻，多病位浅、病情轻；感邪重，多病位深、病情重。又如风邪侵入，易袭阳位，病位多在体表、头面、肺系；湿邪侵入，易袭阴位，病位多在下部、脾胃；七情内伤，多伤心及相应内脏等。③影响发病类型、病变性质和特点。这与感邪轻重、邪气种类和性质等密切相关，如六淫外袭，若感邪重，多感而即发，发病急，病程较短，初起多为表证；而七情、饮食、劳逸所伤，发病多缓慢，病程较长，为里证等。④在某些情况下在发病中起主导作用。即邪气的毒力和致病力特别强，如高温、高压、电流、化学毒剂、枪弹、冻伤、虫兽或疫疠等邪的侵害，即使正气强盛，也难免被损伤而产生病变。所以中医学强调"虚邪贼风，避之有时"，以防止疾病的发生。

（三）正邪相搏，邪胜正负则发病

正邪相搏，又称真邪相搏、真邪相攻、正邪分争，是指在疾病发生、发展过程中，正气抗邪和邪气损正的矛盾斗争关系。

1. 正气抗邪　主要表现为：①抵御外邪入侵，并驱邪外出。邪气侵袭人体，正气即刻抗邪，若正气充足，抗邪有力，则病邪难以入侵而不发病；即使发病后，正气未衰，驱邪有力，疾病亦易于痊愈。②某些疾病不药自愈。由于正气的修复调节作用，促进阴阳自和、五行胜复，修复损伤、恢复脏腑经络功能正常与协调，则疾病不药而愈。

2. 邪气损正　主要表现为：①直接造成脏腑形体官窍、精气血津液等形质的损害。②导致脏腑经络气机紊乱、功能失常。③导致人的抗病愈病及自我调和能力下降。④可以改变个体的体质特点，进而影响其对疾病的易罹倾向。如阴邪致病，损伤阳气，久之可使人转变为阳虚体质，并易感受寒、湿等阴邪；阳邪致病，损伤阴津，久之可使人转变为阴虚体质，并易感风、热等阳邪。

3. 正邪相搏　其胜负决定发病与否和证候类型。

（1）决定发病与否　正胜邪却则不发病，邪胜正负则发病。

（2）决定证候类型　发病之后，正、邪力量对比，决定疾病的证候特点。若邪气的力量比较强盛，而机体的正气也未衰，正邪分争剧烈，为实证；机体的正气虚弱，而此时邪气也不亢盛，或纯虚无邪，临床上表现出虚弱、衰退和不足的证候，称为虚证；在疾病过程中，邪盛和正虚同时存在的病理状态，称为虚实夹杂证；以及在疾病过程中，由于邪气伤正，或正虚而邪气渐生积聚，可以发生由实转虚或因虚致实的虚实转化等。

综上所述，中医的发病学认为：疾病的发生关系到正气和邪气两个基本因素，正气不足是发病的内在因素，邪气是导致发病的重要条件，正邪相搏，邪胜正负则发病，但是在某些情况下邪气在发病中亦可起主导作用。

二、发病类型

（一）影响发病的因素

正气和邪气是决定发病的基本因素，正邪相搏决定了疾病发生、发展过程。正气、邪气及其相互斗争会受到机体内、外环境因素的影响，进而影响发病。

1. 外环境与发病　外环境主要是指人类赖以生存的自然和社会环境。外环境因素主要包括自然环境和社会环境两方面，如不同地区、不同气候、不同时间、不同工作条件，环境各不相同，会不同程度地影响发病。一般来说，人长期生活于某一较为稳定的环境中，便会获得对此种环境的适应性，不易生病；若环境突然发生变化，人在短时间内不能适应这种变化，可能就会发病。

（1）自然环境与发病　自然环境包括季节气候、地理特点及生活工作环境等。①季节气候。自然界气候的异常变化，不仅是六淫、疫气等产生的条件，而且还能影响机体的调节和适应能力，影响正气的盛衰。临床上常见不同的季节，有不同的易感之邪和易患之病，如春易伤风、夏易中暑、秋易伤燥、冬易病寒等，即所谓"四时之气，更伤五脏"。②地理特点。地域不同，其气候特点、水土性质、物产及人们生活习俗的差异，对疾病的发生有着重要影响，甚则形成地域性的常见病和多发病。一般来说，西北之域，地势高峻，居处干燥，气候寒凉而多风，水土刚强，人之腠理常闭而少开，故多风寒中伤或燥气为病；东南之方，地势低下，居处卑湿，气候温暖或炎热潮湿，水土薄弱，人之腠理常开而少闭，故多湿邪或湿热为病。此外，易地而居，或异域旅行，也可因地域环境骤然变化一时难以适应当地的水土气候，而促使疾病发生或加重，俗称为"水土不服"。③生活、工作环境。生活居处与劳作环境的不同，亦可成为影响疾病发生或诱发的因素，如生活居处潮湿阴暗或空气秽浊，易感寒湿或秽浊之邪；夏月炎热季节，在野外操作，容易中暑；冬月严寒，在野外工作，容易受风寒或冻伤；渔民水上作业，易感阴湿之气而发病；矿工在石粉迷雾中劳动，易为尘毒伤肺而成肺痨等。此外，不良的生活习惯，作息无常，以及个人和环境卫生不佳等，都会影响人体的正气而使人体易患疾病。

（2）社会环境与发病　人生活在一定的社会环境之中，个人的政治地位、经济状况、文化程度、家庭情况、境遇变迁和人际关系等，亦与疾病的发生有一定联系。如先进的社会组织、社会福利，公共卫生条件较好，能有效地减少疾病的发生；落后的社会组织、社会福利，公共卫生条件较差，增加了发病机会；随着工业化社会的发展，环境污染成为严重威胁人类健康的新的致病因素，包括噪声污染、空气污染、水源污染及土壤污染等。

2. 内环境与发病　人体的内环境是生命存在的依据，由脏腑经络、形体官窍等组织结构和精气血津液等生命物质及其功能活动共同构成。影响内环境的因素有体质、精神状态和遗传因素等。

（1）体质因素　体质是人体内环境真实和直接的反映，是构成人体正气的重要内涵，决定着人体对某些致病因素的易感性及其所产生证候类型的倾向性，甚至决定和影响着疾病的发生、发展、预后等整个演变过程以及治疗上的难易程度。一般地说，体质强壮者对邪气耐受性较好，不易发病；体质虚弱者对邪气耐受性较差，容易发病；强壮者发病多实，虚弱者发病易虚。并且，外邪入侵，其致病性质多随体质而化，谓之"从化"。

（2）精神因素　人的精神状态多受情志因素影响，情志舒畅，精神愉快，则气机畅通，气血调和，脏腑功能协调，故正气旺盛，邪气难于入侵，则不发病；若情志不畅，精神异常，可致气机逆乱，阴阳气血失调，脏腑功能异常，而易于发病。精神情志因素不仅关系到疾病的发生与否，而且与疾病的发展过程有密切关系，即发病的缓急、病变的证候类型也不尽一致，如五志过极，心火暴盛，阳气怫郁，心神昏冒，则突然倒仆；若所愿不遂，抑郁不已，久悲失志等持续过久，则可影响脏腑气血的生理功能而发病，多起病缓慢。

（3）遗传因素　又称胎传因素，与先天禀赋有关，主要从两个方面影响疾病的发生。①是由遗传因素而影响体质类型。不同体质类型在后天对外邪的易感性和耐受性不同，因此疾病的发生情况也有差异。②是在人类遗传过程中，亲代所发生的某些疾病也相应地遗传给了子代，称之为"遗传病"。遗传病是以垂直方式一代传给一代，疾病常常以一定的比例出现于同一家庭的成员中。

总之，内、外环境是影响发病的重要因素，并且它们之间相互影响，最终通过影响正气和邪气的盛衰而影响人体的发病。在正常情况下，人体通过内环境的自我调节来适应变化着的外环境，使机体内、外环境协调与平衡，从而维持内环境相对的稳态。但是，由于种种原因，人体内环境有时会失去正常的调节控制能力，不能很好地适应外环境，进一步导致内环境紊乱，脏腑经络、气血阴阳失常，导致发病，或使病情加重。

（二）发病类型

由于邪气的种类、性质、作用和致病途径的不同，个体的体质和正气强弱各有差异，又受到内、外环境因素的影响，因此表现出多种不同的发病类型。

1. 感而即发　又称卒发、顿发，指感邪后立即发病，是临床常见发病类型。如新感外邪较盛、情志剧变、毒物所伤、外伤等。

2. 伏而后发　简称伏发，指感受邪气后，病邪在机体内潜伏一段时间，或在诱因的作用下，或适值机体正气低下而发病。如破伤风、狂犬病、"伏气温病"等，均经一段潜伏期后才发病。

3. 徐发　又称缓发，指感邪后缓慢发病。多见于内伤因素致病、外感湿邪，以及某些高年患者，正气已虚，虽感外邪，邪不盛，常可徐缓发病。

4. 继发　指在原发疾病的基础上继而发生新的病证。继发病必然以原发病为前提，二者之间有着密切的病理联系，如小儿食积日久而致"疳积"；久罹眩晕加之忧思恼怒可发为"中风"；哮喘日久致心气不足、心血瘀阻等。

5. 合病与并病　凡两经或三经的证候同时出现者，称为合病。首见于《伤寒论》，多见于感邪较盛、正气相对不足，邪气可同时侵犯两经或两部位及以上者，如伤寒之太阳与少阳合病、太阳与阳明合病等，甚则太阳、阳明与少阳之三阳合病者。若一经病证未罢又出现另一经证候者，则称为并病。多体现于病位传变之中，是在病变过程中病变部位发生了相对转移的现象，并且原始病位的病变依然存在，如胃脘痛可并发大量出血、腹痛、厥脱、反胃等。

6. 复发　指疾病初愈或疾病的缓解阶段，在某些诱因作用下，引起疾病再度发作或反复发作的一种发病形式。由复发引起的疾病又称为"复病"。

（1）复发的基本特点　①临床表现类似初期，但比初期病理损伤更复杂、广泛，病情更重。②复发的次数愈多，静止期的恢复就愈不完全，预后也就愈差，并常可遗留下后遗症。所谓后遗症，是主病在好转或痊愈过程中未能恢复的机体损害，是与主病有着因果联系的疾病过程。③大多有诱因。

（2）复发的基本条件　①邪未尽除是复发的首要条件。疾病初愈，病邪已去大半，犹未尽除，即余邪未尽，为复发提供了条件。②正虚未复是复发的内在根据。因为疾病导致正气受损，疾病初愈时正气尚未完全恢复。若正气不虚，必能除邪务尽，也不会出现旧病复发。③诱因是复发的重要因素。疾病初愈，若因饮食因素而致复发者，称为"食复"；若因形神过劳，或早犯房事而致复病者，称为"劳复"；若病后滥施补剂，或药物调理运用失当，而致复发者，称为"药复"；以及复感新邪、情志因素、气候因素、地域因素等均可使旧病复发。

（3）复发的主要类型　①疾病少愈即复发。②休止与复发交替。③急性发作与慢性缓解交替。疾病少愈即复发多见于急性病恢复期余邪未尽，正气已虚，适逢诱因而引起复发。后两种情况皆因病有宿根而复发，宿根之形成，一是正气不足，脏腑功能失调，无力消除病邪；二是病邪之性胶着固涩，难以清除。

第三节　病　机

病机，即疾病发生、发展和演变的机理。病机学说是研究和探讨病机变化规律的学说，包括疾病发生的机理、病变的机理和病程演变的机理三个部分。病机内容极其丰富，如基本病机是指机体在致病因素作用下所产生的基本病理反应，是病机变化的一般规律，亦是各脏腑、经络系统病机和具体病证病机的基础，包括邪正盛衰、阴阳失调、气血津液失常等。研究并掌握这些共性的病理变化规律，可以更深刻地认识各种疾病特殊的病理变化，把握疾病的本质，有效地进行辨证和治疗。

一、邪正盛衰

邪正盛衰，是指在疾病的发生、发展过程中，致病邪气与机体抗病能力之间相互斗争所发生的盛衰变化。在疾病的发展变化过程中，正气和邪气之间不断地进行斗争，必然会导致双方力量的盛衰变化，概述为"邪气盛则实，精气夺则虚"。邪正斗争的盛衰变化不仅关系着疾病的发生、发展和转归，更重要的是决定着病机、病证的虚实变化。

（一）实证病机

"实"是指以邪气盛实为矛盾主要方面的一种病理反应，即"邪气盛则实"。邪气的力量比较强盛，而机体的正气也未衰，能积极与邪气抗争，故正邪相搏，斗争激烈，反应明显，临床表现出亢奋、有余、不通等证候，称为实证。其多见于外感六淫之邪的初期和中期，或由于实邪内聚，如食积、虫积、燥屎、水饮、痰浊、瘀血等滞留于体内。其病机特点是邪气亢盛，正气未衰。临床表现因感受的邪气不同、病位差异等而纷繁复杂，但病理性反应比较剧烈是其共性，如外感病常见壮热、狂躁、声高气粗、疼痛剧烈且拒按、二便不通、脉实有力、舌苔厚腻等表现；而内伤实证则因痰湿、水饮、食积、虫积、气滞、瘀血等不同而有所区别。

（二）虚证病机

"虚"是指以正气虚损为矛盾主要方面的一种病理反应，即"精气夺则虚"。机体的正气虚弱，脏腑经络生理功能减退，抗病能力低下，无力与邪气抗争，而此时邪气也不亢盛，难以出现邪正斗争剧烈的病理反应，临床上表现出一系列虚弱、衰退、不足的证候，称为虚证。其原因主要有先天和后天两方面，先天之虚多因禀赋不足，后天之虚则多见于多种慢性病证日久，损耗人体的精气血津液或导致脏腑机能衰弱，或因暴病吐利、大汗、大出血等使正气随津血而脱失，以致人体正气虚弱。其病机特点是正气虚弱，或邪已去，或仅有微邪尚存。临床表现十分复杂，可以表现为全身性的正气亏虚，或某一脏腑功能不足，或精气血津液某一物质的不足等不同类型，临床常见神疲体倦，面色无华，声低气微，或自汗、盗汗，或五心烦热，或畏寒肢冷，脉虚无力等。

（三）虚实错杂

虚实错杂，是指在疾病过程中，随着邪正双方力量的消长盛衰，形成了邪盛、正衰同时并存的病理状态。多因邪气亢盛，损伤正气；或病后失治、误治，病邪久留，损伤正气；或因正气不足，无力驱邪外出；或本已正虚，又兼内生水湿、痰饮、瘀血等病理产物，以致形成邪气亢盛与正气虚弱同时并存的病理变化。虚实错杂根据虚实的主次分为虚中夹实和实中夹虚两类。

1. 虚中夹实 是指以正气虚为主，又兼夹实邪结滞于内的病理状态。多因正气虚而无力抗邪，邪气乘虚而入；或正气虚，脏腑功能低下或虚弱，兼内生水湿泛溢、瘀血内阻，或宿食不化等致邪实阻滞于内。如脾虚水肿，是因脾阳不振，运化无权，而致水湿停聚，泛溢肌肤，形成水肿，其临床表现既有纳少腹胀、面色萎黄、身疲肢倦等脾气虚弱的见症，又有水湿滞留，积聚为水肿的邪气盛实的症状。

2. 实中夹虚 是指以邪实为主，又兼有正气虚损不足的病理状态。多因实性病变，邪气盛实，正与邪争，邪气未除，但正气已伤。如外感热病中，由于热邪炽盛，消灼津液，从而形成实热伤津、气阴两伤之病证，其临床表现既有高热、舌红、苔黄等实热炽盛见症，又兼见口干舌燥、口渴引饮、气短等气阴两伤之见症。

虚实夹杂性病变，由于病邪所在的部位、层次不同，以及正气亏损的程度不同，可以表现为表虚里实、表实里虚、上实下虚、上虚下实等不同类型。

（四）虚实真假

虚实真假，是指在疾病过程中，在某些特殊情况下，疾病的临床表现与其病机的虚实本质不完全一致，可出现与本质不符的假象之病理状态。包括真实假虚和真虚假实，故有"大实有羸状"和"至虚有盛候"之说。

1. 真实假虚 是指病证的本质为邪气亢盛，但却出现了一些类似于虚证的表现。即病证本质是实，而虚则是假象，称为"大实有羸状"。常由于邪气亢盛，结聚体内，阻滞脏腑经络，气血不能外达所致，可见面色苍白、四肢逆冷、精神萎靡、默默不语、倦怠少动等征象。其虽默默无语、精神萎靡，但却可见声高息粗，脉数有力，或胸腹胀满，按之则痛剧、胀甚。如热结肠胃的里热炽盛病证，一方面可见大便秘结不通、脘腹胀满硬痛拒按、潮热、谵语等实性症状，同时又可见面色苍白、四肢逆冷、精神委顿等由于阳气闭郁，不能四布而出现的状似虚寒的假虚之象。

2. 真虚假实　是指病证的本质是正气虚损，但却出现了一些类似于实证的表现。即病证本质是虚，而实则是假象，称为"至虚有盛候"。常由于正气虚弱，脏腑功能减退，推动无力，气化不行所致，可见腹满、胀急、纳减、便闭等症状。但其腹虽满却不似实证之不减，虽胀急却时轻时重，虽腹满胀急却喜按，同时可见精神不振、疲惫无力、语音低弱、舌淡嫩等虚弱之象。如脾气不运为主的气虚腹胀证，由于"虚"是病机的本质，故临床可见疲乏无力、纳食减退、舌胖苔润、脉虚而细弱等脾气衰弱的见症；同时因脾虚不运，气郁滞而不通，可见腹胀满、腹痛等假实之象，但腹胀时缓时重，或得嗳气、矢气则减，腹痛而喜按。

（五）虚实转化

虚实转化，是指在疾病过程中，由于实邪久留而损伤正气，或正虚而邪气积聚等所导致的虚实病理转化过程。包括由实转虚或因虚致实，其虚实的判定主要是根据在疾病过程中邪盛与正衰所处的矛盾主次地位而决定。

1. 由实转虚　指病证本来是以邪气亢盛为矛盾主要方面的实性病变，继而转化为以正气虚损为矛盾主要方面的虚性病变的过程。在疾病过程中，原本以邪盛为主的病变，由于邪气过于强盛，正不敌邪，导致邪气未尽而正气大伤；或由于失治、误治，邪气久留，致使病程迁延，虽邪气渐去，但正气已伤，此时，疾病的病机已发生了变化，从邪盛为矛盾的主要方面转化为以正虚为主的虚性病理，从而导致由实转虚。

2. 因虚致实　指病证本来是以正气亏损为矛盾主要方面的虚性病理变化，继而又出现邪气亢盛较为突出的实性病变的过程。在疾病过程中，原本是以正衰为矛盾主要方面的虚性病理变化，但由于正气本虚，脏腑功能衰弱，以致气机升降不利、血液运行缓慢、津液代谢障碍、饮食水谷不化，而出现了气滞、血瘀、痰饮、食积等实邪积留，从而邪实转化为病变矛盾的主要方面。因虚致实，并非意味着正气来复，病情有向愈之机转，而是其病情在原来正虚的基础上，又产生了新的邪实，病情要比原来的虚证更为严重。疾病虚实性质的转化，大都是有条件的，如失治、误治，或邪气积聚，或正气严重亏损等，均可以成为病变性质转化的重要因素，因此应当动态地观察和分析疾病的虚实变化。

二、阴阳失调

阴阳失调，是指在疾病的发生发展过程中，由于各种致病因素的影响，导致机体的阴阳双方失去相对平衡与协调而出现的病理状态。阴阳调和是机体进行正常生命活动的基本条件，阴阳双方存在既相互制约、又相互为用的对立统一关系，从而维持动态平衡，即"阴平阳秘"。阴阳失调主要表现在阴阳的偏胜、偏衰和由此而引起的阴阳互损、格拒、亡失等一系列病理变化，是对机体各种复杂病变的高度概括，是中医学病机的总纲。一般来说，邪正盛衰是虚实性病证的机理，阴阳失调是寒热性病证的病机，二者在阐释疾病的发生发展及转归机理时，是联合应用，互为羽翼的。

（一）阴阳偏胜

阴阳偏胜，是指由于阴邪或阳邪侵袭人体所导致的以邪气盛实为主的病理状态，属

"邪气盛则实"的实证。包括阳偏盛、阴偏盛，简称为阳胜、阴胜，是阴阳任何一方超过正常限度的病变，其证候特点是"阳胜则热"、"阴胜则寒"。多由于外感阳热病邪或某些因素导致脏腑阳气亢盛，"阴不胜其阳"，形成阳偏盛，而"阳胜则热"；外感阴寒病邪或体内阴寒性病理产物积聚，"阳不胜其阴"，形成阴偏盛，而"阴胜则寒"。又由于阴阳是相互制约的，一方偏盛必然制约另一方而使之虚衰，因此，阳偏盛伤阴可引起阳盛兼阴虚，阴偏盛伤阳可导致阴盛兼阳虚，即"阳胜则阴病，阴胜则阳病"。

1. 阳偏盛　即阳胜，是指机体在疾病过程中所表现的一种阳气病理性偏盛，机能亢奋，机体反应性增强，热量过剩的病理状态。多由于感受温热阳邪，或虽感受阴邪，但从阳化热，或由于情志内伤、五志过极而化火，或因气滞、血瘀、痰湿、食积等郁而化热所致。即阳邪亢盛，侵犯人体，"邪并于阳"，导致"阳胜则热"。其病机特点多表现为阳盛而阴未虚的实热证，临床主要表现为高热、烦躁、面赤、脉数等，以热、动、燥为其特点。若病情发展，阳胜的病变必然会导致不同程度的阴液耗损，出现口舌干燥、小便短少、大便燥结等热盛伤阴的症状，即"阳胜则阴病"，此时矛盾的主要方面仍是以阳盛为主。若病变进一步发展，大量耗伤人体的阴液也可表现出不同程度的阴虚之证，如在外感热性病后期，阴液大伤，病可由实转虚而发展为虚热证。

2. 阴偏盛　即阴胜，是指机体在疾病过程中所表现的一种以阴气病理性偏盛，机能障碍或减退，产热不足，以及阴寒性病理产物积聚的病理状态。多由于感受阴寒邪气，或是过食生冷之物，或是阴寒性病理产物积聚，寒邪中阻，从而导致阳不制阴，阴寒内盛。即阴邪亢盛，侵犯人体，"邪并于阴"，导致"阴胜则寒"。其病机特点多表现为阴盛而阳未虚的实寒证。临床主要表现为形寒肢冷、脘腹冷痛，或泻下清稀，舌质淡苔白、脉沉迟紧等，以寒、静、湿为其特点。若病情发展，阴胜的病变必然会导致不同程度的阳气受损，出现面色苍白、小便清长、大便稀溏等寒盛伤阳的病状，但其矛盾的主要方面仍是以阴盛为主。若病变进一步发展，机体的阳气严重受损，病可由实转虚而发展为虚寒证。

（二）阴阳偏衰

阴阳偏衰，是指人体阴阳双方中的一方虚衰不足的病理状态，属"精气夺则虚"的虚证。包括阳偏衰和阴偏衰，简称为阳虚、阴虚，是阴阳任何一方低于正常水平的病变，其证候特点是"阳虚则寒"、"阴虚则热"。在疾病过程中，或者由于阴阳相互制约不及，出现了阴或阳的某一方减少或功能减退时，不能制约对方而引起对方的相对亢盛，形成"阳虚则阴盛"和"阴虚则阳亢"的以虚为矛盾主要方面的病理变化；或者由于阴阳互根互用作用不及，出现阴或阳的某一方的不足，不能资生、促进、助长对方，对方随之而减弱，形成阴阳两虚的病理变化等。

1. 阳偏衰　即阳虚，是指机体阳气虚损，机能减退或衰弱，代谢减缓，产热不足的病理状态。多由于先天禀赋不足，或后天失养，或劳倦内伤，或久病损伤阳气所致。即阳气不足，推动、温煦功能减弱，或"阳消阴长"，阳不制阴，则阴相对偏盛，导致"阳虚则寒"。其病机特点多表现为机体阳气不足，阳不制阴，阴气相对偏盛的虚寒证。临床主要表现为畏寒肢冷、神疲蜷卧、面色苍白、小便清长、下利清谷、自汗、舌淡、脉沉迟无力等。

2. 阴偏衰　即阴虚，是指机体精、血、津液等阴精物质不足，阴不制阳，导致阳气相对偏盛，机能虚性亢奋的病理状态。多由于阳邪伤阴，或因五志过极，化火伤阴，或因过服温燥之品耗伤阴液，或因久病伤阴所致。即阴液不足，宁静、滋润功能减弱，或"阴消阳长"，阴不制阳，则阳相对偏亢，导致"阴虚则热"。其病机特点多表现为阴精不足，阴虚不能制阳，阳相对亢盛的虚热证。临床主要表现为潮热、五心烦热、骨蒸潮热、盗汗、口干舌燥、脉细数等。

（三）阴阳互损

阴阳互损，是指在阴或阳任何一方虚损的前提下，病变发展影响到相对的另一方，从而形成阴阳两虚的病理状态。阴阳互损是阴阳的互根互用关系失调而出现的病理变化。阴阳双方之间本来存在着相互依存、相互资生、相互为用的关系，一方亏虚或功能减退，不能资助另一方或促进另一方化生，必然导致另一方的虚衰或功能减退。在阳虚的基础上，继而导致阴虚，称为阳损及阴；在阴虚的基础上，继而导致阳虚，称为阴损及阳。

1. 阳损及阴　指由于阳气虚损，无阳则阴无以生，从而在阳虚的基础上又产生了阴虚，形成以阳虚为主的阴阳两虚的病理状态。

2. 阴损及阳　是指由于阴精亏损，累及阳气，使其生化不足或无所依附而耗散，从而在阴虚的基础上又产生了阳虚，形成以阴虚为主的阴阳两虚的病理状态。

（四）阴阳格拒

阴阳格拒，是指阴阳双方力量盛衰悬殊较大，盛者壅遏于内，将另一方排斥格拒于外，迫使阴阳间不相维系的一种病理状态。多由于某些原因，使阴和阳中的一方偏盛至极，或阴和阳中的一方极度虚弱，双方盛衰悬殊，其衰者的一方被排斥格拒于外，病情严重，形成病变的本质与外在一些现象不相一致的复杂的病理变化，包括阴盛格阳所致的真寒假热证和阳盛格阴所致的真热假寒证两个方面。

1. 阴盛格阳　又称"格阳"，指阴寒偏盛至极，壅闭于内，逼迫阳气浮越于外，从而使阴阳之气不相顺接的病理状态。多由于阳气极端虚弱，阳不制阴，偏盛之阴盘踞于内，逼迫衰极之阳浮越于外，使阴阳不相维系，相互格拒。其病机特点是阳虚阴寒内盛，其中阴寒内盛为本，故见畏寒蜷卧、精神萎靡、四肢逆冷、下利清谷、面色㿠白、脉微欲绝等阳虚阴寒内盛之象。但随病情发展，因阴盛而格阳于外，多突然出现颧红如妆、言语较多、烦热口渴、脉大无根等假热之象，故称其为真寒假热证。

2. 阳盛格阴　又称"格阴"，系指邪热极盛，深伏于里，阳气被郁，深伏于内，不得外达肢体而格阴于外，阴阳之气不相顺接的一种病理状态。多由于阳偏盛发展而来，其病机特点是阳盛于内，实热炽盛，故见壮热、面红、气粗、烦躁、舌红、脉数大有力等邪热内盛的表现。但由于邪热盛极，格阴于外，多突然出现四肢厥冷、脉沉伏等假寒之象，而且其内热愈盛，则四肢厥冷愈重，即所谓"热深厥亦深"，故称其为真热假寒证。

（五）阴阳转化

阴阳转化，是指阴阳失调的病变，在一定的条件下，其病变性质可发生向相反方向转化的病理过程，包括由阳转阴和由阴转阳两个方面。

1. 由阳转阴　是指原来的病变性质属阳，在一定的条件下，病变性质由阳向阴转化的病理过程。多由于阳气亢盛至极，如急性温热病，初起见高热、烦躁、口渴等一派邪热亢盛的表现，热毒极重，大量耗伤机体的元气，阳气骤虚，可突然出现体温下降、四肢厥冷、面色苍白、冷汗淋漓等阴寒性的危重征象，即"重阳必阴"、"重热则寒"。

2. 由阴转阳　是指原来的病变性质属阴，在一定的条件下，病变性质由阴向阳转化的病理过程。如因寒饮中阻，失治误治，寒饮郁久则从阳而化热；又如外感寒邪致病，初起见恶寒、无汗、口不渴、头身痛等一派寒冷表现，素体阳盛，或治疗失误，或寒邪郁滞日久等，均可从阳化热，转化为以高热、口渴、尿少色黄等为特征的阳热亢盛病变，即"重阴必阳"、"重寒则热"。

（六）阴阳亡失

阴阳亡失，是指机体内的阳气或阴液突然大量亡失，导致阳或阴的功能突然严重衰竭，出现生命垂危的病理状态，包括亡阳和亡阴两类。由于机体的阳气和阴液存在互根互用的关系，所以，阳亡则阴无以化生而耗竭；阴亡则阳无以生化而散越。故亡阳可继而出现亡阴，亡阴也可以迅速导致亡阳，最终导致"阴阳离决，精气乃绝"，生命活动终止而死亡。

1. 亡阳　是指机体的阳气大量脱失，使属于阳的功能突然严重衰竭，而导致生命垂危的一种病理状态。一般来说，由于邪气太盛，正不胜邪，阳气损伤太多；或素体阳虚，正气不足，疲劳过度，阳气消耗过多；或过用汗、吐、下法无度，气随津泄；大量失血，气随血脱；亦可因慢性疾病，长期大量耗散阳气，终致阳气亏损殆尽，而出现亡阳。阳气亡脱是机体属于阳的功能衰竭，突出表现为温煦、推动、兴奋、卫外等功能衰竭，故出现大汗淋漓、肌肤手足逆冷、面色苍白、心悸气喘、精神萎靡、畏寒嗜卧以及脉微欲绝等生命垂危之象。

2. 亡阴　是指机体的阴气大量亡失，使属于阴的功能突然严重衰竭，而导致生命垂危的一种病理状态。一般来说，多由于热邪炽盛，或邪热久留，而严重伤阴；或汗、吐、下等，直接消耗大量阴液；也可由于慢性疾病长期消耗阴液，日久导致亡阴。阴液亡失，是机体属于阴的功能衰竭，突出表现为宁静、滋润、内守等功能衰竭，故见手足虽温而大汗不止、烦躁不安、心悸气喘、体倦无力、面色红或紫、脉数疾无力等危重征象。

综上所述，阴阳失调的病机，是根据阴阳的属性以及阴阳之间对立制约、互根互用和相互消长、相互转化等理论，来阐释、分析、综合机体病变的机理。因此，阴阳失调的各种病机，并不是固定不变的，而是随着病程的长短、病情的进退和邪正斗争产生的盛衰变化而不断发展的。

三、气血津液失常

气血津液失常，是指在疾病过程中，由于邪正斗争的盛衰，或脏腑功能的失调，导致气、血、津液等基本物质出现虚损、运行失常紊乱以及相互关系失调等的病理变化。气血津液与脏腑经络之间，是密切联系、相互为用的。气血津液必须依赖脏腑的功能活动而不断化生和维持其运行正常；而气血津液的充足和运行协调又是脏腑、经络、官窍等组织器官进行生理活动的物质基础。因此，脏腑经络发生病变，可以影响气血津液的化生和运行，从而导致气血津液失常；而气血津液的失常也会影响脏腑经络的功能活动，出现各种复杂的病理变化。所以，无论脏腑经络病变形式多么复杂，都离不开气血津液失常这一基本病机。

（一）气的失常

气的失常，是指气的生化不足或耗散过多而致气的不足或功能减退，以及气的运动失常的病理状态，主要包括气虚和气机失调两个方面。

1. 气虚 是指气的不足，脏腑组织功能低下或衰退，抗病能力下降的病理状态。多由于先天禀赋不足，或后天失养，或肺脾肾等脏腑功能失调而致气的生成不足；也可因劳倦内伤，久病不复等，使气过多消耗而致。气虚病变主要以人体各种机能减退或障碍为特征，常表现为推动无力、固摄失职、气化失司等异常改变，临床常见精神委顿、倦怠乏力、眩晕、自汗、易于感冒、面色苍白、舌淡、脉虚等。病变进一步发展，还可造成血、津液的生成不足、运行迟缓或因失于气的固摄而流失等。

2. 气机失调 即气的升降出入失调，是指疾病在其发展过程中，由于致病因素的影响，导致气的运行不畅或升降出入失去平衡协调的病理变化。其病机可概括为气滞、气逆、气陷、气闭、气脱等情况。

（1）气滞 是指气的运行不畅甚至郁滞不通的病理状态。多由于情志不畅，或痰湿、食积、瘀血等阻碍气机，或外邪侵犯，抑遏气机，或脏腑功能障碍而气机郁滞等，皆可形成局部或全身的气机不畅或郁滞，从而导致某些脏腑、经络的功能障碍。气滞一般属于邪实为患，但亦有因气虚推动无力而滞者。由于肝升肺降、脾升胃降，在调整全身气机中起着极其重要的作用，故脏腑气滞以肺、肝、脾、胃为多见。不同部位的气机阻滞，其具体的病机和临床表现各不相同，如肺气壅塞，见胸闷、咳喘；肝郁气滞，见情志不畅、胁肋或少腹胀痛；脾胃气滞，见脘腹胀痛、休作有时、大便秘结等。气滞的表现虽然各不一样，但共同的特点是闷、胀、疼痛。病变进一步发展，气滞可引起血瘀、津停，形成瘀血、痰饮水湿等病理产物；气滞日久，还可郁而化热、化火。

（2）气逆 是指气升之太过，或降之不及，以致脏腑之气逆于上的一种病理状态。多由情志所伤，或因饮食不当，或因外邪侵犯，或因痰浊壅阻所致，亦有因虚而气机上逆者。气逆病变，虚实并见，常见于肺、胃和肝等脏腑，其具体的病机和临床表现各有其特点。如肺失肃降，肺气上逆，发为咳逆上气；胃失和降，胃气上逆，发为嗳气、呃逆、恶心、呕吐；肝气上逆，血随气逆，发为头痛头胀、面红目赤、易怒，或为咯血、吐血，甚或昏厥等。

（3）气陷 是指气的升举无力，或下降太过，而致气陷于下的病理状态。多由于气虚病变发展而来，尤与脾气的关系最为密切。主要见于素体虚弱，或病久耗伤，或劳伤过度，或泄泻日久，致脾气虚损，清阳不升，或中气下陷，从而形成气虚下陷的病变。气陷的病理变化，主要有"上气不足"与"中气下陷"两个方面。"上气不足"，主要指脾气虚损，升清之力不足，无力将水谷精微上输于头目，致头目失养，可见头晕、目眩、耳鸣等症。"中气下陷"，是指脾气虚损，升举无力，气机趋下，无力维系内脏位置，而发生某些内脏位置下移的病变，常表现有腰腹坠胀、便意频频，形成胃下垂、肾下垂、子宫下垂、脱肛等。由于气陷是在气虚的基础上形成的，与脾气虚损的关系最为密切，故常伴有面色无华、气短乏力、语声低微、脉弱无力等。

（4）气闭 即气结聚于内，外出障碍、闭阻的病理状态。多由情志刺激，或外邪、痰浊等闭塞气机，使气不得外出，壅塞清窍、神失所主而昏厥等，临床常见有因触冒秽浊之气所致的闭厥、突然精神刺激所致的气厥、剧烈疼痛所致的痛厥、痰闭气道之痰厥等。又如中暑临床亦常见，暑热之邪，深伏于里，气机闭阻，阳气被郁，不能外达，临床表现出突然昏厥、不省人事、四肢不温等。

（5）气脱　即气不内守而外脱，以致全身机能突然衰竭的一种病理状态。多由于病程日久，正气已虚，正不敌邪，以致气不内守而外脱；或因大出血、大汗等气随血脱、气随津泄所致。由于气不能内守，外散虚脱，出现功能活动突然衰竭，临床表现为面色苍白、汗出不止、目合口张、手撒、二便失禁、脉微欲绝或虚大无根等危重征象；若气脱不复，则导致阴阳离决而死亡。

（二）血的失常

血的失常，是指生成不足或耗损太过而致血的不足，血的濡养功能减弱，以及血液运行失常的病理变化。主要体现为血虚和血行失常两个方面。

1. 血虚　是指血液不足或血的濡养功能减退的病理状态。多由于失血过多而新血未能及时生成补充；或因久病不愈、慢性消耗、思虑过度等因素而致营血暗耗；或因饮食营养不足，脾胃虚弱，血液生化乏源；或肾精亏损，精不化血而生成不足。由于全身各脏腑、经络等组织器官，都依赖于血的濡养而维持其正常的生理功能，所以血虚病变主要是以濡养功能减退为特征，表现为全身或局部的失荣失养，功能活动逐渐衰退等虚弱证候。血虚者气亦弱，故血虚除见失于滋荣的证候外，多伴气虚症状，临床常见面色淡白或萎黄、唇舌爪甲色淡无华、神疲乏力、头目眩晕、心悸不宁、脉细等。因心主血、肝藏血，血虚时心、肝两脏的症状亦比较多见。心血不足常见面白、舌淡、脉细涩或歇止、惊悸怔忡、失眠多梦、健忘等；肝血亏虚常见两目干涩、视物昏花，或手足麻木、关节屈伸不利，妇女经少、月经愆期、闭经等。

2. 血运失常　是指血液运行失常出现的病理变化，主要有血瘀和出血。

（1）血瘀　是指血液的循行迟缓，流行不畅，甚则血液停滞的病理状态。多由于气滞血行不畅而瘀阻，气虚血行无力而迟缓，寒邪入血、血寒而凝滞不行，邪热入血、煎灼津液、血液黏稠而不行，痰浊等阻于脉道、气血瘀阻不通，以及"久病入络"等影响血液正常运行而瘀滞等。血瘀的病理常出现在脏腑、经络、形体、官窍的某一局部，亦可以是全身性病变，临床表现为疼痛且痛有定处，甚则局部形成癥积肿块，唇舌紫暗、有瘀点瘀斑，皮肤紫绀，肌肤甲错，面色黧黑等。

（2）出血　是指血液不循常道，溢出脉外的病理状态。主要有外伤损伤脉络而出血，气虚固摄无力、血液不循常道而外溢，血分有热、迫血妄行，瘀血阻络、血不归经等。出血因病变部位不同，可出现吐血、咳血、便血、尿血、崩漏，以及鼻衄、齿衄、肌衄、创伤出血等，若突然大量出血，可致气随血脱而引起全身功能衰竭，甚则死亡。

临床上血瘀和出血常由寒邪和热邪引起，故血的病变尚有血寒、血热之说。血寒病变，除见一般的阴寒证候外，常以血脉瘀阻而引起局部疼痛为特征；血热病变，除见一般的热盛证候外，常以血行加速，脉络扩张，或迫血妄行以及血热内扰心神为特征。

（三）津液代谢失常

津液代谢失常，是指全身或某一环节的津液代谢发生异常，导致津液的生成、输布或排泄发生紊乱或障碍的病理过程。主要体现为津液不足和津液输布、排泄障碍所形成的水湿痰饮等两个方面。

1. 津液不足 是指津液亏少，进而导致内则脏腑，外而孔窍、皮毛，失其濡润、滋养，而产生一系列干燥枯涩的病理状态。多由外感阳热病邪，或五志化火、消灼津液，或多汗、剧烈吐泻、多尿、失血，以及大面积烧伤，或过用辛燥之物，或慢性病消耗等引起津液耗伤所致。由于津和液在性状、分布部位、生理功能等方面均有所不同，因而津和液亏损不足的病机及表现，也存在着一定的差异。伤津主要是水分的减少，临床以一系列干燥失润的症状为主；脱液则是水分、精微物质共同丢失，临床不仅有阴液枯涸的症状，而且还可表现出虚风内动、虚热内生之象。虽然伤津和脱液，在病机和表现上有所区别，但津和液本为一体，二者之间在生理上相互为用，在病理上也相互影响。伤津时不一定脱液，脱液时则必兼伤津。所以说伤津乃脱液之渐，脱液乃津液干涸之甚。

2. 津液输布、排泄障碍 是指津液不能正常转输和布散，导致津液在体内环流迟缓，或在体内某一局部发生滞留，因而津液不化，水湿内生，或酿痰成饮的病理状态。多由于脾失健运，则津液运行迟缓，清气不升，水湿内生；肺失宣降，则水道失于通调，津液不行；肾阳不足，气化失职，则清者不升，浊者不降，水液内停；三焦气机不利，则水道不畅，津液输布障碍；膀胱气化失司，浊气不降，则水液不行；肝气疏泄失常，则气机不畅，气滞则水停，影响三焦水液运行等。很显然津液的输布和排泄障碍，与脾、肺、肾、膀胱、三焦的功能失常密切相关，并受肝失疏泄病变的影响。临床上主要有湿浊困阻、痰饮凝聚、水液潴留等病理形式，证候复杂，有"百病多由痰作祟"之说。

另外，由于气、血、津液在生理上存在着相互依存、相互为用的密切联系，因而在病理上亦相互影响，其中的任何一方失常，都可能对其他一方或几方产生影响，导致其关系失调，称之为气血津液关系失常。临床常见气滞血瘀、气虚血瘀、气血两虚、气不摄血、气随血脱、津停气阻、气随津脱、津枯血燥、津亏血瘀、血瘀津停等病证。

第七章

防治原则

防治原则是指预防和治疗疾病的原则。预防是指采取各种防护措施，防止疾病的发生与发展。治则是指对临床的具体立法、处方、用药等具有普遍的指导意义，在治疗疾病时必须遵循的基本原则。预防和治则都是在中医基本理论指导下制订，为了维护人体的身心健康，达到提高人类生活质量、延年益寿的目的，因此都是中医学理论体系的重要组成部分。

第一节　预　防

预防是指采取一定的措施，防止疾病的发生与发展。中医学对健康和疾病的认识是建立在古代的唯物论和辩证法思想基础上，从整体观念出发，建立的以预防为主的保健观。

中医学历来非常重视对疾病的预防，早在 2000 多年前的《内经》中就提出了"治未病"的预防思想，指出："圣人不治已病治未病，不治已乱治未乱……夫病已成而后药之，乱已成而后治之，譬犹渴而穿井，斗而铸锥，不亦晚乎！"强调了"防患于未然"的重要性。所谓治未病，包括未病先防、既病防变和愈后防复三方面内容，构成了中医预防理论的三项基本原则。

一、未病先防

未病先防，就是在疾病未发生之前，采取各种预防措施，以防止疾病的发生。

由于正气不足是疾病发生的内在根据，邪气侵犯是疾病发生的重要条件，因此未病先防必须注重邪正双方的盛衰变化。

（一）调养正气，提高机体抗病能力

人体正气的强弱，由体质所决定。《素问·刺法论》说："正气存内，邪不可干。"一般来说，体质强壮者，正气充盛，抗病能力就强，虽有外邪，多不为其所伤；体质虚弱者，正气不足，抗病能力就弱，易受邪犯。中医养生学说认为养生的关键就在于增强体质，提高正气的抗病能力。主要从调养精神、顺应四时、起居规律、房事有节、饮食调养、锻炼身体及预防免疫等方面增强体质，提高抗病能力。

1. 重视精神调养　人的精神情志活动与脏腑功能、气血运行等有着密切的关系。突然、强烈或持久的精神刺激，可导致脏腑气机紊乱、气血阴阳失调而发生疾病。因此，平时要重视精神调养，一是要做到心情舒畅，保持良好的心理状态；二是要尽量避免外界环境对人体的不良刺激。这样则人体的气机调畅，气血平和，正气充沛，抗邪有力，可预防疾病的发生。

2. 注意饮食起居　保持身体健康、精力充沛，生活就要有一定的规律性，做到饮食有

节、起居有常、劳逸适度等。如在饮食方面，要注意饥饱适宜，五味调和，切忌偏嗜，讲究卫生，并控制肥甘厚味的摄入，以免损伤脾胃，导致气血生化乏源，抗病能力下降。在起居方面，要顺应四时气候的变化来安排作息时间，培养有规律的起居习惯，如定时睡眠、定时起床、定时工作学习、定时锻炼身体等，提高对自然环境的适应能力。在劳逸方面，既要注意体力劳动与脑力劳动相交替，又要注意劳作与休息相结合，做到量力而行，劳逸适度。

3. 加强身体锻炼 运动是健康之本，经常锻炼身体，能够促使经脉通利，血液畅行，增强体质，从而防病祛病，延年益寿。传统养生学中有形式多样、种类繁多的运动健身方法，如五禽戏、太极拳、八段锦、气功等，其要领是意守、调息、动形三者相统一。而现代的运动方法，如广播操、跑步、游泳等，只要动作舒缓协调，全身自如放松即可。不论何种体育运动，健身的基本原则应是形神兼炼，协调统一；循序渐进，有张有弛；常动恒炼，贵在坚持。

此外，调养正气还可采用人工免疫的方法，也能够增强体质，提高抗邪能力，预防某些疾病的发生。如我国 16 世纪时施行人痘接种法以预防天花。

（二）外避病邪，防止邪气侵害

邪气是导致疾病发生的重要条件，故未病先防除了调养正气、提高抗病能力外，还要注意避免各种邪气的侵害。如使用药物杀灭病邪，包括燃烧烟熏法、药囊佩带法、浴敷涂擦法、药物内服法等；讲究卫生，做到居处清洁，空气流通，并防止水源和饮食的污染；避免病邪侵袭，如顺四时而适寒暑，及时隔离传染病人，如古人所言"虚邪贼风，避之有时"，"避其毒气"以防疫疬之气相互传染；在日常生活和劳动中注意防范跌仆损伤、虫兽咬伤等各种外伤以及各种有毒化学物质的伤害。

二、既病防变

既病防变是指如果疾病已经发生，则应争取早期诊断、早期治疗，及时控制疾病的传变，防止病情的进一步发展，以达到早日治愈疾病的目的。

（一）早期诊治

中医学非常重视早期诊断和早期治疗。疾病的发展和演变有一个过程，往往是由表入里，由浅入深，逐步加重，因此必须抓住时机，尽早控制病情。一般在疾病的初期阶段，邪气侵犯的部位较浅，病情较轻，对正气的损害也不甚，而机体抗御邪气、抗损伤及康复的能力相对较强，故易治而疗效明显，有利于机体早日痊愈。倘若未及时诊断治疗，病邪就可能步步深入，继续耗损正气，使病情由轻而重，日趋复杂，甚至发展到深入脏腑，正气严重受损，治疗就愈加困难。既病之后，一定要根据疾病发展变化的规律，争取时间及早诊断，并采取正确的治疗措施，以顾护正气，缩短病程，这样才能防止其进一步传变。因此，早期诊治，将病邪消灭在萌芽状态，使疾病在初期阶段即被治愈，是防治的重要原则。《素问·阴阳应象大论》即指出："故邪风之至，疾如风雨，故善治者治皮毛，其次治肌肤，其次治筋脉，其次治六腑，其次治五脏。治五脏者，半死半生也。"说明早期诊治是防微杜渐的有效方法。

（二）控制传变

所谓传变，是指疾病在发展过程中的转移变化，又称传化。人体是有机的整体，内脏之间在功能上互相协调配合，在病理上也必然会互相影响，互相传变。任何疾病的发展都有一定规律，如外感病之六经传变、卫气营血传变、三焦传变以及内伤病之五脏传变、脏与腑的表里传变、经络传变等。因此，根据疾病传变规律，采取适当措施，防止其进一步传变，这也是预防的重要原则。如《金匮要略·脏腑经络先后病脉证》所说："见肝之病，知肝传脾，当先实脾"，就是临床上治疗肝病时，常配合健脾和胃的方法，使脾气旺而不受邪。又如在温热病的发展过程中，由于热为阳邪，最易化燥伤阴，热邪常常先损伤中焦胃阴，继而克伐下焦肾阴。针对这一传变规律，在胃阴受损时，应于甘寒养胃的方药中，适当加入一些咸寒滋肾之品，以固护肾阴，防止热邪的深入传变，这就是清代温病大家叶天士所谓的"先安未受邪之地"。上述都是对既病防变原则在理论和实践中的进一步发挥。

三、愈后防复

愈后防复是指在疾病初愈时，防止因调养不当、过度劳累、用药不当等因素而复发。控制愈后复发的问题是中医预防理论中的重要内容，为历代医家所重视。邪气未尽、正气未复、诱因的作用，是愈后复发的三个重要因素。注意避免引起复发的诱因，采取积极的康复措施，提高正气的康复能力，祛除余邪，是愈后防复的主要方法。

（一）防止复感新邪而复发

疾病初愈，正气多有损失，尚未恢复，常因感受六淫或者疫气而复发。故应该注意病后生活起居的调理，慎避风寒，对防止疾病复发有着重要意义。

（二）防止过劳而复发

凡病初愈，适当的休息、调养，有利于机体正气的恢复。若过早操劳，或房事不节，或劳神思虑，劳伤形神，而致疾病复发者，称为"劳复"。如水肿、痰饮、哮喘等内伤杂病，常可因劳伤正气或复感邪气而反复发作。因此，病后无论工作、学习和运动都应量力而行，防止过劳而使疾病复发。

（三）防止饮食不当而复发

疾病初愈，因饮食不当而致复发者，古人称之为"食复"。疾病初愈，合理的饮食调养则有助于疾病康复。若进食过多，或进食不易消化的食物，既不利于正气恢复，又可因宿食、酒热等而助余邪之势，以致疾病复发。如热病初愈，阴伤未复，余热未尽者，饮食不节，可助热势再燃，或致疾病日久难愈。所以，中医强调病后"忌口"，凡疾病初愈，饮食宜清淡，搭配应合理，不宜多食辛辣肥腻，不宜饮酒，还应该注意患病性质与食物性质是否协调。

（四）防止不良情志刺激而复发

凡病初愈，可因大悲、暴怒、忧虑等不良情志刺激而引起气机紊乱，损伤脏腑而致疾病复发。因此，病后应该注意保持心情愉快舒畅、豁达乐观、心态平稳，避免精神创伤。

（五）防止用药不当而复发

病后因滥用补剂，或药物运用不当而致复发者，古人称之为"药复"。疾病将愈，辅以药物调理，只要使用得当，是促进正气恢复的重要手段。用药一般以扶正不助邪、祛邪不伤正为原则。如果病后药物调理不当，或滥施补药，或补之过早、过急，则易导致邪留不去，引起疾病复发。如阴虚体质的湿热病，当"清凉到十分之六七，往往热减身寒"时，其余邪并未尽去，若骤进温补药物，则可导致疾病复发，热势复燃。

第二节　治　则

治则，亦称治疗原则，是对临床的具体立法、处方、用药等具有普遍的指导意义，在治疗疾病时必须遵循的基本原则。

治疗原则与治疗方法同属于中医学的治疗思想，但两者之间既有联系，又有区别。治则是从整体上把握治疗疾病的规律，以四诊收集的客观资料为依据，对疾病进行全面的分析与比较、综合与判断，从而针对不同的病情制订出不同的治疗原则。例如虚证用补法扶正，实证用泻法祛邪，扶正和祛邪即是治疗疾病的原则之一。治法则是医生对疾病进行辨证之后，根据辨证结果，在治则的指导下，针对具体的病症拟订的直接而有针对性的治疗方法，是对治则的具体体现和实施。如在扶正的治则之下，有益气、补血、滋阴、温阳等不同的治法；在祛邪的治则之下，又有发汗、泻下、清热、祛痰等不同的治法。

中医治则理论体系中最高层次的治疗原则是"治病求本"。治病求本，是指针对产生疾病的根本原因进行治疗的原则。这是中医治疗疾病的根本原则，反映了具有最普遍指导意义的治疗规律，是贯穿于整个治疗过程的基本方针，是任何疾病实施治疗时都必须首先遵循的原则。因此，其他治则都是从属于这一根本原则的，是"治病求本"的具体体现。

中医治则主要包括七个方面：扶正祛邪、标本先后、正治反治、三因制宜、调整阴阳、调理气血、调整脏腑功能。本节主要介绍扶正祛邪、标本先后、正治反治和三因制宜四种基本治则。

一、扶正与祛邪

扶正与祛邪，是针对虚证和实证所制定的两个基本治疗原则。疾病的过程是正气与邪气之间互相斗争的过程，正盛邪衰则病退，邪盛正衰则病进。由于邪正斗争的消长盛衰变化，便形成了虚证或实证，故治疗疾病的根本目的就是扶助正气，祛除邪气，即所谓"虚则补之"、"实则泻之"。

扶正与祛邪虽是两种不同的治则，但二者之间又是相互为用、相辅相成的。扶正的目的在于增强正气，正气充盛，机体抗御病邪和祛除病邪的能力就会提高，这样更有利于祛邪；而祛邪的目的在于祛除邪气，减少和终止邪气对正气的损害和干扰，这样更有利于正气的恢复。因此，扶正可以祛邪，祛邪则有助于扶正，只要运用得当，二者就会相得益彰，促使疾病早日好转和痊愈。

使用扶正与祛邪治则，首先要分清证候虚实。若虚证用攻，会使正气愈加消减衰弱；实证用补，可使邪气愈加鸱张亢盛。其次在用药上要注意轻重缓急。一般而言，扶正之法，药量宜先轻后重，贵在长期坚持，并注意保护脾胃的消化功能，否则会导致机体发生新的病变；祛邪之法，用药应注意中病即止，过用则易损伤人体正气，不利于恢复健康。

扶正与祛邪的具体运用，主要有以下三个方面：

（一）扶正与祛邪单独使用

扶正与祛邪治则的单独使用，适用于单纯的虚证或实证。

1. 扶正　即扶助正气，增强体质，提高机体抗病能力的一种治则。扶正一般适用于"精气夺则虚"的虚证，如气虚、血虚、阴虚、阳虚、津液不足等，即"虚则补之"。临床上常用的补气法、养血法、滋阴法、温阳法等，都是在扶正治则指导下所制定的治疗方法。药物、针灸、食疗、推拿、气功等疗法，以及精神调摄、饮食调养、体育锻炼等，都是其具体的措施与手段，均以增强体质、提高机体的抗病能力、战胜疾病、恢复健康为目的。

2. 祛邪　即祛除邪气，消除病邪对机体的损害，使邪去正安的一种治则。祛邪一般适用于"邪气盛则实"的实证，如食积、虫积、水肿、气滞、血瘀、热盛等，即"实则泻之"。根据病邪性质不同，侵犯机体部位的不同，需采用不同的祛邪方法，如发汗、涌吐、泻下、清热、利湿、消导、行气、活血等都是祛邪的具体治法。可以使用祛除邪气的药物，或针灸、推拿、气功、手术等其他措施，以驱逐病邪，达到邪去而正复的目的。在使用祛邪治则时要注意因势利导，使邪有出路，并做到祛邪务尽，以免留邪为患。

（二）扶正与祛邪兼用

扶正与祛邪兼用，指扶正祛邪同用，即攻补兼施。适用于正虚邪盛的虚实错杂证，根据邪正盛衰变化而决定两者的主次。

1. 扶正兼祛邪　即扶正为主，兼顾祛邪，使正气加强，从而达到驱除病邪目的的治疗原则。适用于正虚为主、邪盛为次的虚实错杂证，如肾阳虚弱而水饮内停，治宜温补肾阳为主，兼利水湿之邪。

2. 祛邪兼扶正　即祛邪为主，兼顾扶正，使邪去正安或正复的治疗原则。适用于邪盛为主、正虚为次的虚实错杂证，如夏季暑热之邪伤津耗气，治宜清热祛暑为主，兼以生津益气。

扶正与祛邪兼用时，必须以"扶正不致留邪，祛邪不致伤正"为原则。因扶正不当，易使邪气留恋；祛邪欠妥，反易耗伤正气。如高热刚退，便进服大剂补药或厚味食物，常易致余邪留恋，使身热复炽；如体虚兼外感，若过用峻猛发汗之品，也会更加耗伤人体之阴。

（三）扶正与祛邪先后使用

扶正与祛邪分先后使用，适用于正虚邪盛，但不适宜扶正与祛邪兼用的虚实错杂证。此时将扶正与祛邪分先后使用，可以达到既不伤正，又不碍邪，使邪去而正复的目的。

1. 先祛邪后扶正　在正虚邪盛的虚实错杂证中，若正气虽虚，但尚能耐攻；或邪盛为主，兼顾扶正反会助邪时，可先祛邪后扶正。例如瘀血所致的崩漏，虽有血虚症状，但瘀血不去，崩漏难止，故应先活血化瘀以祛邪，而后再予养血补虚以扶正。

2. 先扶正后祛邪　在正虚邪盛的虚实错杂证中，若正气虚甚，不耐攻邪；或正虚为主，兼以攻邪反会更伤正气时，可先扶正后祛邪。例如某些虫积病人，因病久正气颇衰，若直接驱虫，恐难以耐受，故先用扶正健脾法使正气渐复，然后再予驱虫消积以祛邪。

二、标本先后

标与本是相对的概念，常用来说明疾病过程中的各种矛盾关系。标本具有多种含义，若以疾病的本质与现象而言，本质为本，现象为标；以发病的先后而言，先发之病为本，后发之病为标；以病因与症状而言，病因为本，症状为标，等等。应该注意的是，标本之"本"与治病求本之"本"，不属于同一层次上的概念，前者是相对于"标"而建立的概念，有着多种不同的具体含义，而后者的含义则较明确，指的就是病证变化规律的内在本质。

标本先后治则在临床上的运用，是强调从复杂多变的病证中，分清其标本缓急，然后确定治疗上的先后主次。这一治则体现了处理疾病过程中各种矛盾的灵活方法，体现了重点突出、措施有节的治疗步骤，也是对治病求本原则的补充。临床上应用时，根据疾病标本的主次和轻重缓急先后，可分别采用"急则治其标"、"缓则治其本"和"标本兼治"的方法。

（一）急则治其标

急则治其标是指标病或标症甚急，有可能危及患者生命或影响对本病治疗时所采用的一种治疗原则。由于此时的标病或标症已成为疾病过程中某一阶段矛盾的主要方面，也往往是疾病的关键所在，因此先治其标也是治本的必要前提。例如大出血的病人，若短时间内出血量很多，甚至危及生命时，无论属于什么原因导致的出血，都应采取紧急措施以止血，待血止病情缓解后，再根据其出血的病因病机予以治本。又如水臌病，当出现大量腹水、呼吸喘促、大小便不利等急重症状时，应即用逐水通便之法先治其标，待大小便通利、腹水减轻或消除后，再调理肝脾以治其本。若疾病过程中出现了危及生命的某些症状时，亦当治标，中满、二便不利、昏迷、喘促、虚脱、高热、剧烈呕吐等，均属标急之症，应先治、急治，待病情缓解后，再治其本。

（二）缓则治其本

缓则治其本是指标病或标症缓而不急时，针对疾病病因病机，从其根本而治的一种治疗原则。这是在治病求本原则指导下常用的治则，对于慢性疾病、急性疾病的恢复期治疗有重要的指导意义。由于此时本病是矛盾的主要方面，所以应当直接治其本，病本去而标自消。例如风寒头痛，风寒之邪阻滞经络的病因病机为本，头痛的症状表现为标，采用疏风散寒法针对病因进行治疗，风寒之邪一除，则头痛自解。又如肺阴虚所致的咳嗽，肺阴虚为本，咳嗽为标，治疗用滋阴润肺之法，肺阴充足，则咳嗽亦随之而愈。

（三）标本兼治

标本兼治是指标病与本病错杂并重时，采用治标与治本相结合的治疗原则。此时单治本不治其标，或单治标不治其本，都不能适应治疗病证的要求，故必须标本兼顾而同治，才能取得较好的治疗效果。例如阳热内盛，阴液亏损，出现身热、口渴、腹满硬痛而便结，此时燥热内盛属标急，阴液大伤为本急，只有采用泻下与滋阴并举的标本兼治法，才能使正盛邪退而病愈。再如脾虚失运，易致食滞，可标本兼治。标本兼治的原则，运用非常广泛，诸如补散并用之参苏饮、消补兼行之枳术丸、攻补兼施之增液承气汤等等。根据病情的需要，标本同治，不但并行不悖，更能相得益彰。当然，在标本同治时，又当根据标病与本病的主次，在治疗用药时有所侧重。

综上所述，一般来说，凡病势发展缓慢的，当从本治；病势急剧的，首先治标；标本俱急的，又当标本同治。总之，临床上必须以"动态"的观点来处理疾病，善于区分主次，抓住主要矛盾，以确定治疗的先后缓急，或先治本，或先治标，或标本同治，实际都体现了治病求本的总原则。

三、正治反治

正治与反治，是在治病求本根本原则指导下，所用方药的性质与病证表象之间表现出逆从关系的两种治则，所谓"逆者正治，从者反治"（《素问·至真要大论》）。

（一）正治

是逆其疾病征象而治的一种常用治疗法则，又称"逆治"。逆，是指所采用方药的性质与疾病的表象相反，故曰"逆者正治"。正治适用于疾病的表象和本质相一致的病证，如寒病见寒象，热病见热象，虚证见虚象，实证见实象。绝大多数病证的表象与本质相符，所以正治是临床最常用的一种治则。常用的正法主要有以下四种：

1. 寒者热之 寒性病证出现寒象，用温热性质的方药进行治疗，即"以热治寒"。如表寒证用辛温解表法，里寒证用辛热散寒法。

2. 热者寒之 热性病证出现热象，用寒凉性质的方药进行治疗，即"以寒治热"。如表热证用辛凉解表法，里热证用苦寒清热法。

3. 虚则补之 虚性病证出现虚象，用补益扶正的方药进行治疗。如阳气虚弱证用温阳益气法，阴血不足证用滋阴养血法。

4. 实则泻之 实性病证出现实象，用攻逐祛邪的方药进行治疗。如食积证用消食导滞法，痰热壅滞证用清热化痰法，瘀血内阻证用活血化瘀法。

（二）反治

是顺从其疾病某些表象而治的一种治疗法则，又称"从治"。所谓从，是指采用方药的性质顺从疾病的假象，与假象性质相一致而言，故说"从者反治"。反治适用于疾病的表象与本质不完全一致的病证，如寒病反见热象，热病反见寒象，虚病反见实象，实病反见虚象。究其实质，仍是治病求本，是针对疾病本质而治，其中又包含着知常达变的观念。常用的反治主要有以下四种：

1. 热因热用 用温热性质的方药治疗具有假热表象病证的治法，即以热治热法。适用于阴寒内盛，格阳于外，反见热象的真寒假热证。例如病人四肢厥冷、下利清谷、脉微欲绝等，病证本质属阳衰阴盛，但同时又见身热不恶寒、口渴面赤、脉大等阳气浮越于外的假热症状，应用温热的方药顺从假热属性治其真寒，待里寒一散，阴阳格拒消除，阳气得复，假热自然消失。

2. 寒因寒用 用寒凉性质的方药治疗具有假寒表象病证的治法，即以寒治寒法。适用于阳热极盛，格阴于外，反见寒象的真热假寒证。例如病人渴喜冷饮、烦躁不安、便干尿黄、舌红苔黄，病证本质属里热炽盛，但同时又见四肢厥冷、脉沉属阳气被遏不能外达的假寒症状，故用寒凉的方药顺从假寒属性治其真热，待里热一清，阳气外达，阴阳格拒消失，假寒便会随之解除。

3. 塞因塞用　用补益的方药治疗具有闭塞不通症状之虚性证候的治法，即以补开塞法。适用于真虚假实证。一般实邪内阻时，往往会出现闭塞不通的症状，但在人体精气血津液不足、脏腑功能低下时，也会出现因虚而闭塞不通的现象。例如脾气虚运化无力，可出现脘腹胀满；此外，如精血不足、气虚不运之大便秘结，肾失蒸腾气化引起的二便不通，血枯所致的闭经等，均可用补益之剂"以补开塞"。

4. 通因通用　用通利祛邪的方药治疗具有通泄症状之实性证候的治法，即以通治通法。一般气虚无力固摄时，往往会出现通利的症状，但当实邪阻滞、气化失司时，也可出现通泄下利的现象。例如饮食积滞引起的腹泻，瘀血内停出现的崩漏，膀胱湿热导致的尿频等，这些病证的本质皆为实，故运用"通因通用"的反治法，分别给予消食导滞、活血祛瘀、清利湿热等法治疗。

总之，正治与反治，都是针对疾病的本质而设，同属治病求本的范畴。二者的不同之处在于方法有逆从之分，正治是逆其疾病表象而治，反治是从其疾病的某些表象而治；此外，二者的适用病证有别，临床上，大多数疾病发展正常，病情较单纯，病变性质与其表象相符，采用正治；特殊情况下，疾病发展异常，病情较复杂，某些病证表现的表象与疾病的本质不相一致而出现假象时，则需透过假象，抓住本质，采用反治。

此外，还有一种"反佐"法，实际上是制方、服药的具体方法，即在温热剂中酌加少量寒凉药或用冷服法，寒凉剂中酌加少量温热药或用热服法。其目的都是为了使药性稍微缓和，防止服药格拒而引起呕吐，与反治不同。

四、三因制宜

三因制宜，包括因人、因时、因地制宜，是指治疗疾病时，要根据病人、时令、地理等具体情况，制订适宜的治疗方法。疾病的发生和发展变化是由多方面因素所决定的，人的年龄、性别、体质，时令气候变化，以及地理环境差异等，对病变都有一定的影响。因此，临床治疗时，除应掌握治疗疾病的一般规律外，还应知常达变，综合考虑以上因素，做到区别对待，灵活处理。这也是中医治疗疾病的重要原则。

（一）因时制宜

因时制宜，是根据季节气候的不同特点来考虑治疗方药的原则。

由于日照时间长短不同的周期变化形成了春夏秋冬的时序变化，伴随着寒热温凉的气候特点和不同的物候特点，对人体生理活动、病理变化都会产生一定的影响，所以治疗疾病时必须考虑时令气候的特点，注意治疗宜忌。

一般春夏季节，气候由温转热，阳气生发，人体腠理疏松开泄，即使外感风寒致病，也不宜过用辛温发散之品，以免开泄太过，耗伤气阴；秋冬季节，气候由凉转寒，阴盛阳衰，人体腠理致密，此时若非大热之证，应当慎用寒凉药物，以免苦寒伤阳。此外，暑热季节，湿气亦重，易形成暑湿夹杂证，所以暑天治病要注意解暑化湿；秋天气候干燥，最易外感燥邪致病，故秋天治病要注意多用滋润生津之品，而慎用辛燥劫津之剂。

（二）因地制宜

因地制宜，是根据不同地区的地理环境特点来考虑治疗方药的原则。

不同的地区，由于地势高下、物产差异、气候寒热以及居民饮食习惯不同等因素，导致人的体质和发病后的病理变化不尽相同，因此治疗用药也应有所区别。

我国地域辽阔，气候特点亦不相同。如西北地区，地处高原，气候寒冷少雨，病多风寒或凉燥，治疗宜辛温或润燥；东南地区，地势低下，气候温暖潮湿，病多温热或湿热，治疗宜清热或化湿。

即使出现相同的病证，地理条件不同，用药也有差异。如外感风寒表证，西北地区气候严寒，人们腠理多致密，选用辛温解表峻剂，常用麻桂；东南地区气候温热，人们腠理多疏松，选用辛温解表润剂，常用荆防。

此外，某些疾病的发生与地域密切相关，如地方性甲状腺肿、大骨节病、克山病、血吸虫病等。因而，在治疗时就必须针对疾病不同的本质而实施适宜的方法与治疗手段。

（三）因人制宜

因人制宜，是根据病人的年龄、性别、体质等不同特点来考虑治疗方药的原则。

1. 年龄 人的年龄不同，生理状况和气血盈亏有别，病理变化各异，故治疗用药也应有所区别。特别是小儿和老人，尤当注意用药的宜忌。小儿生机旺盛，但气血未充，脏腑娇嫩，易于失调，饥饱不匀，故治小儿忌用峻剂，尤当慎用补剂。另外，小儿易患外感和胃肠疾病，故又当重视宣肺散邪及调理脾胃。老年人生理机能减退，气虚血少，患病多虚证或正虚邪实，治疗时，虚证宜补，而邪实须攻者亦应慎重，免伤正气。

2. 性别 男女性别不同，其生理、病理特点也各有差异，治疗时应加以考虑。特别是女子，必须注意其经、带、胎、产的不同生理阶段，掌握用药的宜忌。如月经期间，慎用破血逐瘀之品，以免造成出血不止；妊娠期间，禁用或慎用峻下、破血、滑利、走窜、伤胎或有毒的药物，以免对胎儿不利；产褥期间，应考虑气血亏虚、恶露留存的特殊情况，在治疗时兼顾补益、化瘀等。男子以肾为先天，精气易虚，多劳损内伤，有精室疾患及性功能障碍等特有疾病，治疗时应予以考虑。

3. 体质 由于先天禀赋与后天调养的影响，人的体质是不相同的，存在着强弱、寒热等多方面的差异，治疗上就要有一定的区别，如体质强者，病证多实，能够耐受攻伐，故用药量宜重；体质弱者，病证多虚或虚实夹杂，不耐攻伐，故治疗宜补，祛邪则药量宜轻。又如偏阳盛或阴虚体质者，用药宜寒凉而慎用温热；偏阴盛或阳虚体质者，用药宜温热而慎用寒凉。

此外，因体质不同，即使感受同一种病邪，病证的性质也可以从寒化、从热化、从实化或从虚化，治疗时自然有所不同。其他如情志因素、生活习惯、慢性病、职业病等，诊治时也应注意。

综上所述，三因制宜的治疗原则充分反映了中医学整体观念的基本思想，也是辨证论治原则性和灵活性的集中体现。临床治疗时，必须全面考虑患者个体的差异，并结合时令气候、地域环境等因素，具体情况具体分析，方能收效显著。

第二篇 诊断学

第八章 诊 法

第一节 望 诊

望诊是医生运用视觉，对人体神色形态、局部表现、舌象、分泌物及排泄物等进行有目的的观察，以了解健康状况，测知病情的方法。

中医学通过长期的临床实践观察，认识到人是一个有机整体，以五脏为中心，与六腑相表里，通过经络与体表、五官、四肢密切相联，在生理和病理上可相互影响。当人体脏腑、经络、气血、阴阳发生病理改变时，必然在体表相应的部分反映出来，因此通过外部异常表现的观察，可以了解整体的病变。由于面、舌与脏腑经络虚实和气血盛衰的关系更为密切，面部气色、舌质舌苔反映内脏病变较为灵敏准确，望诊时多以面诊和舌诊为主。

望诊在中医诊断学中占有特殊的地位，前人有"望而知之谓之神"之说，将望诊列为四诊之首。医生在诊病时要充分利用视觉观察，时刻注意对自己准确、敏捷的观察能力的培养和训练，注意临床经验的积累和总结，以使望诊技能日臻成熟，逐步提高望诊的准确性。

在望诊中，要想获得准确而客观的辨证依据，就必须排除干扰。首先望诊应选择光线充足的地方进行，以柔和的自然光为佳。若在夜间或暗处，应在日光灯下望诊，但应注意人工光线带来的影响。对病人进行望诊时应敏捷迅速，充分利用医生的敏锐洞察力，应有步骤，有重点，分清主次，细心地观察分析比较，才能准确地做出判断。

值得提出的是，望诊也有其一定的局限性，不能替代其他诊法，所以在临床应用时，还要注意与其他诊法密切结合，四诊合参，才能全面系统地了解病情，做出正确的判断。一般望诊的顺序是，先望全身神色形态，再进行局部望诊。

一、望神

（一）神的概念

"神"有广义和狭义之分。广义的神是指整个人体生命活动的外在表现，是人体脏腑功能活动的综合反映，可以说神就是人体生命活动的总称；狭义的神是指神志、意识、思维活动。望神包括上述两方面的内容。

　　神来源于先天之精，又靠后天水谷精微的充养。精与神的关系密切，精能生神，神能御精，精足则神健，精衰则神疲。精是构成人体的基本物质，也是神的物质基础。气与神的关系亦是密不可分的。气是生命的动力，气能生神，神能御气。同时，神是机体生命活动的体现，神不能离开人体而独立存在，有形才能有神，形健则神旺，形衰则神惫。无数临床实践证明，神的盛衰是判断形体健康与否的重要标志之一。综上所述，不难看出，精气神三者关系密切，盛则同盛，衰则同衰。只有精气充足，才能体健神旺，即使有病也轻浅，预后较好；若精气亏虚，则体弱神衰，患病多重，预后较差。所以通过望神，可以了解病人的精气盈亏、脏腑盛衰，判断病情轻重及预后，对于诊断疾病有重要作用。

　　（二）望神要点

　　作为综合反映生命活动的神，是通过精神意识、面色眼神、呼吸语言、形体动态以及对外界的反应等方面表现出来的。而望诊时尤需重点观察两目、神情、气色和体态。

　　1. 两目　因目系通于脑，目的活动直接受心神支配，故眼神是心神的外在反映。目为脏腑精气汇聚之处，故目的视觉功能又可反映出脏腑精气的盛衰，所以望目是望神的重点内容。

　　2. 神情　指人的精神意识和面部表情，是心神和脏腑精气盛衰的外在表现。心神为人体的主宰，在人体生命活动中具有重要的作用。心神功能正常，则人神志清晰，思维有序，表情爽朗，反应灵敏；反之如神识昏蒙，表情淡漠，思维混乱，反应迟钝，则为心神已衰，多属病重。

　　3. 气色　是指人的周身皮肤（以面部为主）和体表组织的色泽，皮肤和体表组织的色泽荣润或枯槁，是脏腑精气盛衰的重要表现。

　　4. 体态　指人的形体动态。形体丰满还是瘦削，动作自如还是艰难，也是机体功能强弱的主要标志。

　　望神时除重点观察上述几方面外，还要结合神在其他方面的表现，如语言、呼吸、舌象、脉象等，进行综合判断。

　　（三）对神气的判断

　　望神一般应注意观察和区分得神、少神、失神和假神四种情况。此外，还有以神志失常为主要表现的神乱。其临床表现和意义如下：

　　1. 得神　得神又叫"有神"，是精气充足，神气旺盛的正常表现；或虽病而正气未伤，精神未衰，属病轻。其临床表现一般为神志清晰，言语清楚，面色荣润，表情自然，两目灵活，精彩内含，肌肉不削，动作自如，反应灵敏，呼吸调匀等。

　　其中神志清楚，语言清晰，面色荣润，表情自然，是心精气充足的表现；目光明亮，精彩内含，反应灵敏，动作灵活，是肝肾精气充足的表现；呼吸调匀，肌肉不削，是脾肺精气充足的表现。总之，这是正常人的神气，即使有病，也是脏腑功能不衰，预后良好。

　　2. 少神　又称"神气不足"，临床最为多见，是五脏精气不足，轻度失神的表现。其临床表现一般为精神不振，面色欠荣，目少光彩，健忘嗜睡，气短懒言，倦怠乏力，肌肉松软，动作迟缓等，多属五脏精气受损，机体功能较弱，以致神气不旺，常为虚证。

3. 失神 又称"无神"，是精亏神衰，正气大伤的表现。病至如此程度，标志脏腑功能衰败，属于病情严重，预后不佳。其临床表现一般是精神萎靡，面无光泽，两目晦暗，瞳仁呆滞，属肝肾精气衰败。如神昏谵语，循衣摸床，撮空理线，则属邪陷心包、阴阳离决的危证。

4. 假神 假神是指久病或重病，精气极度衰弱的病人在垂危阶段突然出现暂时好转的一种现象。如原来不愿言语，语声低弱，时断时续，突然转为言语不休，声音清亮；原来精神衰惫，神识模糊，突然神志清醒，精神转佳，目光转亮而浮光外露，想见亲人；原来面色晦暗，突然颧红如妆；原来饮食甚少或多日不进饮食，突然能够进食等，均属假神。此为精气将竭，阴不敛阳，虚阳外越，阴阳即将离决之征，表示病情恶化，危在旦夕，古人称之为"回光返照"或"残灯复明"，用以比喻这种于垂危中暂时出现"好转"的假象。

假神为病人行将死亡前的表现，它与得神之间的区别在于：

（1）假神常在垂危病人失神后出现，与整个病情发展过程明显不符。

（2）假神仅为暂时现象，短时间后迅即恶化。

在患病过程中，病人从得神到少神，再由少神到失神甚则假神，标志脏腑精气逐渐亏损，病情由轻变重；反之，若由失神变为少神，甚则得神，说明脏腑精气逐渐恢复，病势减退。故于临床时观察神的变化对了解疾病转归有重要意义。

5. 神识异常 神识异常也称神乱，一般包括神昏谵妄，烦躁不安以及癫、狂、痫等精神失常疾病。烦躁不安多属心火。伤寒病后，胸中烦郁、懊侬、起卧不安者，多属胸膈有热。若谵妄神昏，多为邪热客于心包，或入于肾。

癫病多表现为表情淡漠，闷闷不乐，神识痴呆，喃喃自语，哭笑无常。多由忧思气结，津凝为痰，痰气郁结，阻蔽神明所致，属阴证。

狂病多表现为疯狂怒骂，打人毁物，不避亲疏，或登高而歌，弃衣而走，或自高贤，自辩智，自尊贵，少卧不饥，妄行不休。多由暴怒气郁化火，煎津为痰，痰火扰心所致；或为阳明热盛，邪热扰乱神明；或由蓄血瘀阻，蒙蔽神明。

痫病典型发作表现为突然昏倒不省人事，两目上视，口吐涎沫，四肢抽搐，醒后如常。多由肝风夹痰，上窜蒙蔽清窍，或痰火扰心，引动肝风所致。

二、望面色

（一）望面色原理

望面色指观察面部皮肤的色与泽以判断发病脏腑、正邪强弱及预后。

如《内经》所说，心主血脉，其华在面，且手足三阳经皆上行头面，尤其是足阳明胃经多气多血，分布于面，故面部的血脉丰富，为脏腑气血之所荣。所以，凡脏腑的虚实、气血的盛衰，皆可通过面部色泽的变化而反映于外。加之面部皮肤比较薄嫩、软而外露，其色泽变化易于观察，因此常将望面色作为望诊的主要内容之一。

（二）色与泽

色指面部颜色的变化，它反映了血液盛衰和运行情况，故属血属阴。在病理状态下，则可反映出疾病的不同性质，面部颜色的变化在一定程度上还可以反映不同脏腑的疾病。

泽就是光泽，系指面部明亮度的变化，是脏腑精华外荣的表现，故属气属阳。主要反映脏腑精气的盛衰，对判断病情的轻重和预后有重要意义。凡面色荣润光泽者，为气血旺盛，脏腑精气未衰，属无病或病轻；凡面色晦暗枯槁者，为气血衰败，脏腑精气虚竭，属病重。

望面色时，古人常将气与色同论。气标志着精气盛衰，由光泽表现。色是与五脏相应的，现于对应部位。气血不乖，阴阳不争，自然气色相荣，光体俱备，此为色之有神气，反之，则为色无神气。虽为病色，只要明亮光泽，隐然含蓄于皮肤之内，则属有气之色，标志病势较轻，预后较好，称善色。相反，若晦暗无光泽，或彰然暴露于皮肤之外，属于无气之色，标志病情危险，预后不佳，称恶色。

（三）常色与病色

面色可分为常色与病色。

1. 常色　常色系指人在健康状态时的面部颜色及光泽，是精血内充、脏腑和调的外部表现。中华民族属黄色人种，其常色是红黄隐隐，明润含蓄。明润，即面部皮肤光明润泽，显示人体精充神旺，气血津液充足，脏腑功能正常。含蓄，即面色含于皮肤之内，而不特别显露，是胃气充足，精气内含而不外泄的表现。又因体质禀赋、季节气候不同而有所差异，故常色又有主色、客色之分。

（1）**主色**　是人生来就有并终生不改变的基本面色和肤色。可因种族、体质而异。我国人民一般肤色都呈微黄，所以古人以微黄为主色。由于禀赋不同，肤色在微黄的基础上稍有差异。古人按五行理论将人的体质分为金、木、水、火、土五种类型，并认为金形人肤色稍白，木形人肤色稍青，水形人肤色稍黑，火形人肤色稍红，土形人肤色稍黄。

（2）**客色**　随季节、昼夜、阴晴气候变化，人的面色随之产生相应轻微的变化，叫做客色。按《内经》理论，春气在经脉，夏气在孙络，长夏气在肌肉，秋气在皮肤，冬气在骨髓。随气的内外变化，色也有浮沉的变化。而按五行理论，春应稍青，夏应稍红，长夏应黄，秋应稍白，冬应稍黑，四季皆黄。另外，气昼行于阳，色当光辉而外映；气夜行于阴，色当明润而内含；晴则气热，热则气淖泽，淖泽则黄赤；阴则气寒，寒则血凝泣，凝泣则青黑。这些都属于客色，均应视为正常。因其变化不十分明显，所以临床应仔细观察，才能发现和领会。

除上述变化外，人的面色也可因情绪变化、剧烈运动、饮酒、水土影响等而发生变化，但只要明润含蓄，均非病色。

2. 病色　病色是指人体在疾病状态时的面部色泽，可以认为除上述常色以外，其他一切反常的色泽都属病色。

由于气血阴阳亏损，或精气外泄，或邪气留滞，或脏腑功能失常，所以病色的特征是色泽枯槁而晦暗，或色泽虽鲜明但暴露，或某色独见而无血色相间。不同病色可反映不同性质的疾病和不同脏腑的疾病。

一般而言，新病、轻病、阳证面色鲜明显露但尚有光泽，而久病、重病则面色暴露与晦暗。因此，由于病情轻重不同，故病色又有善色、恶色之分。

（1）**善色**　即面色光明润泽。见于病者，说明虽病而脏腑精气未衰，胃气尚能上荣于面，称为"气至"。属新病、轻病、阳证，易于治疗，预后较好，故称善色。

（2）恶色 即面色枯槁晦暗。说明脏腑精气已衰，胃气不能上荣于面，称为"气不至"。属久病、重病、阴证，不易治疗，预后较差，故称恶色。

五色善恶可以测知病情轻重，预后吉凶。五色以其润泽为吉，以其枯槁为凶。五色变化反映五脏病变；五色的色泽荣枯则判断病情的吉凶。故如善色转恶色，病情加重；恶色转善色，病情好转。

（四）面部分候脏腑

面部的各部位分属脏腑，是面部望诊的基础。根据五行学说和藏象理论，将色与面部部位结合起来，则能进一步了解病情。

根据《灵枢·五色》的分法，把整个面部分为：鼻——明堂；眉间——阙；额——庭（颜）；颊侧——藩；耳门——蔽。

按照上述名称和五脏相对应的关系是：庭——首面；阙上——咽喉；阙中（印堂）——肺；阙下（下极、山根）——心；下极之下（年寿）——肝；肝部左右——胆；肝下（准头）——脾；方上（脾两旁）——胃；中央（颧下）——大肠；挟大肠——肾；明堂（鼻端）以上——小肠；明堂以下——膀胱子处。

另外，《素问·刺热》把五脏与面部相关部位，划分为：左颊——肝；右颊——肺；额——心；颏——肾；鼻——脾。

以上两种面部分候脏腑的方法可作为临床诊病的参考。应用时，应以观察病人面部整体色泽变化为主，以分部色诊为辅。

（五）五色主病

五色见于面部，青、赤、黄、白、黑五色，既反映不同脏腑的病变，又可提示不同性质的病邪。其具体表现和主病分述如下：

1. 青色 主寒证、痛证、血瘀、惊风。

青色常表现于面部、口唇、爪甲、皮肤，其色常为青灰色或青紫色（发绀）。面青多由寒凝气滞，或瘀血内阻，或痛则不通，或肝风内动，筋脉拘急，使局部脉络运行瘀阻所致。

阴寒内盛，经脉拘急，气血瘀阻，以致脘腹剧痛，可见面色苍白、淡青或青黑。心阳不振，血行不畅，心血瘀阻，以致心胸刺痛，可见面色青灰，口唇青紫。若突见面色青灰，口唇青紫，肢凉脉微者，多为心阳暴脱、心血瘀阻之象，可见于真心痛等病人。

小儿惊风或欲作惊风时，多在眉间、鼻柱、口唇四周呈现青色。为热极生风，筋脉拘急，血行瘀阻所致。

肝郁脾虚病人常见面色青黄（即面色青黄相间，又称苍黄），为木克脾土之征，胁下每有癥积作痛。

古人按五行理论，认为木形人面色稍青，春季面色稍青为正常；肝病面青暴露、枯槁晦暗为真脏色见，脾病面青无华为难治。

2. 赤色 主热证。

赤色常表现于脸面部和口唇。其色常是鲜红色或深红色，有时可呈嫩红色。在日晒、饮酒、运动和情绪激动等情况下，可出现一时性面色红赤，一般不属病态。病人面见赤色，多因气血得热而行，热盛则面部络脉充盈，血色上荣，亦可见于虚阳上越的病人。

满面通红，属实热证，多为阳盛之外感发热，或脏腑里热炽盛所致。午后两颧潮红娇嫩，属阴虚证，为阴虚火旺，虚火上炎所致，可见于肺痨等病人。

若久病重病病人，面色苍白，却两颧泛红如妆，嫩红带白，游移不定，多为虚阳浮越之"戴阳证"。此属真寒假热之危重证候。

古人按五行理论，认为火形人面色稍赤，夏季面色稍赤为正常；心病面赤暴露、枯槁晦暗为真脏色见，肺病面赤无华为难治。

3. 黄色　主脾虚、湿证。

黄色是中国人之肤色主色，古人以黄为正色，面色带有黄色为顺。但面部黄色显现太过或晦暗无华均为病色，常表现于面部、皮肤及白睛处。

病人面色发黄，多由脾气不足，机体失养或水湿内停，浸溢肌肤所致。面色淡黄，枯槁无光，称"萎黄"，是因脾胃气虚，水谷精微生成不足，机体失养所致。面黄虚浮者，称为"黄胖"，多为脾虚不健，机体失养，水湿内停，泛溢肌肤所致。

面目一身俱黄，称为"黄疸"。黄而鲜明如橘子色者，属"阳黄"，为湿热熏蒸之故；黄而晦暗如烟熏者，属"阴黄"，为寒湿郁阻所致。

若面色苍黄，腹筋起而胀，或面萎黄而夹红点血丝如蟹爪，为臌胀，多为脾虚肝郁、血瘀水停之故。

古人按五行理论，认为土形人面色较黄，长夏面色较黄为正常；脾病面黄暴露、枯槁晦暗为真脏色见，肾病面黄无华为难治。

4. 白色　主虚证、寒证、脱血、夺气。

白色一般表现为颜面、口唇、舌和周身皮肤苍白或呈淡白，为㿠白。有时也可见爪甲、眼眦血络淡白无华。在久居室内少见阳光时，往往面色肤色较白皙，一般不属病态。病人面色发白为气血不荣之候，多为阳气虚衰，气血运行迟滞，或耗气失血，气血不充，或寒凝血涩，经脉收缩，气血不能上充于面部脉络所致。

面色淡白，多见气虚；面色淡白无华，唇舌色淡者，多为血虚或失血证。面色㿠白者，多属阳虚证；若面色㿠白虚浮则多为阳气虚衰，水气泛溢。

面色苍白者，属阴寒内盛或阳气暴脱。若阴寒内盛，寒邪凝滞则面部脉络收缩而凝涩，可致面色苍白。如突见面色苍白，伴冷汗淋漓，脉微欲绝，则为阳气暴脱，血行迟滞，面部脉络血少不充所致。

古人按五行理论，认为金形人面色略白，秋季面色稍白为正常；肺病面白暴露、枯槁无华为真脏色见，肝病面白无华为难治。

5. 黑色　主肾虚、寒证、水饮、血瘀。

黑色常见黧黑、紫黑或青黑，一般可出现于面部或口唇。黑色常见于病情较重者。但经常户外劳作，受风吹日晒者面色肤色呈红黑色，此为常态。

病人面色发黑，多因肾阳虚衰，水饮不化，阴寒内盛，血失温养，经脉拘急，气血不畅所致。额与颜黑为肾病。面黑暗淡者，多属肾阳虚，因阳虚火衰，水寒不化，血失温煦所致。面黑干焦者，多属肾阴虚，系因肾精久耗，阴虚火旺，虚火灼阴，机体失养所致。眼眶周围发黑者，多为肾阳虚兼有水饮，或为寒湿下注之带下病。

面黑而手足不遂，腰痛难以俯仰，为肾风骨痹疼痛。面色黧黑而肌肤甲错，属瘀血日久。

古人按五行理论，认为水形人面色稍黑，冬季面色稍黑为正常；肾病面黑暴露、枯槁晦暗为真脏色见，心病面黑无华为难治。

（六）望色十法

望色十法是清代医学家汪宏根据《灵枢·五色》的理论，结合个人经验，归纳总结出来的望色方法。

1. 浮沉 "浮"是指色泽显于皮肤之表，说明病邪在浅表，病情尚轻；"沉"指色泽隐显于皮肤之内，说明病邪在里，病情较重。

2. 清浊 "清"是指面色清明洁润，多属阳证；"浊"为面色晦暗日浑浊，多属阴证。

3. 微甚 "微"是指颜色浅淡，为正气不足；"甚"是指颜色深浓，为邪气盛实。

4. 散搏 "散"是指颜色疏散而展开，多为新病、轻病或病将解；"搏"是指色凝滞于局部，多见于久病、重病而病邪积聚。

5. 泽夭 "泽"是指面色明润光泽，为气血充盛或气血未伤；"夭"是指气色枯槁，缺少光泽，表示精气受损或为生命垂危之象。

（七）色脉症合参

色、脉、症都是疾病的反映。在一般病症中，色、脉、症往往是相应出现。例如肝病色青，脉弦，胸胁痛、口苦、目眩等，便是色、脉、症相应。有时疾病的色、脉、症的出现是不相应的，必须具体分析，了解疾病的全貌，认识疾病的本质，才能正确指导治疗。例如病人发热，面色潮红，脉象数而有力的，是实热证候；若脉沉细无力，似有似无，或浮大而空，则为真寒假热，若单凭面色而用寒凉泻下就危险了。总之，在诊断过程中，必须全面地观察，遵守色脉症合参这一诊断重要原则。

三、望形态

形是形体，态是姿态。望形态是通过望病人形体的强弱胖瘦及异常的动静姿态，以测知病变的一种诊法。

据阴阳五行学说和藏象经络学说，人体内以五脏分属五行，外以皮毛、肌肉、血脉、筋、骨等五体合于五脏，形体的强弱胖瘦与内脏的坚脆盛衰是统一的，而人体的动静姿态又与阴阳气血的消长有关。所以，望形态可以测知脏腑气血的盛衰、阴阳邪正的消长，以及病势的顺逆和邪气之所在。

（一）望形体

望形体是通过观察病人形体的强弱胖瘦、体质形态和异常表现等来诊察病情的方法。

1. 形体强弱 体强是指身体强壮有力，表现为骨骼粗大，胸廓宽厚，肌肉充实，皮肤润泽，同时精力充沛，食欲旺盛。说明体魄强壮，内脏坚实，气血旺盛，抗病力强，有病易治，预后较好。体弱是指身体衰弱无力，表现为骨骼细小，胸廓狭窄，肌肉瘦削，皮肤枯槁，同时精神不振，食少乏力。说明体质虚衰，内脏脆弱，气血不足，抗病力弱，有病难治，预后较差。

观察形体的强弱状态，也有助于了解相关脏腑的虚实和气血的盛衰。如肺主皮毛，皮肤光泽荣润，腠理致密，则为肺气充足，营卫和谐充盛；皮肤枯槁无泽，腠理疏松，则是肺气亏虚、营卫不足的表现。再如肾主骨，骨骼粗壮坚实，为肾气充盈，髓能养骨；而骨骼细小脆弱，或有畸形，则为肾气亏虚、骨骼失充的表现。其他如心、脾、肝等脏皆是类此。

2. 形体胖瘦　正常人形体适中，各部肌肉匀称，过于肥胖或过于消瘦皆非正常。无论胖瘦，凡无气力者，即形胜气，皆为气不充之故，因而主夭；有气力者，皆气胜形，故主寿。

胖而能食，肌肉结实者，为形盛有余，系脾胃健旺、精气充足的表现。体胖食少，肌肉松弛，精神不振者，多为形盛气虚，是脾胃虚弱、痰湿内盛的表现，易患痰饮、中风等病，即所谓肥人多湿。形瘦颧红，皮肤干焦者，多属阴血不足、内有虚火的表现，易患肺痨等病，即所谓"瘦人多火"。

若消瘦明显，多食易饥者，为脾胃有热。若久病卧床不起，骨瘦如柴，肌肉削脱，为气血干涸，脏腑精气衰竭，是无神之危候。

3. 体质形态　体质是个体在其生长发育过程中形成的形体结构与机能方面的特殊性，在一定程度上反映了机体阴阳气血盛衰的禀赋特点和对疾病的易感受性，不同体质的人得病后的转归也不同，故观察病人的体质形态有助于了解阴阳气血的盛衰和预测疾病的发展转归，作为临床治疗的参考。目前比较一致的观点是将人类体质分为阳脏人、阴脏人和阴阳平和人三种。阳脏人表现为阴虚阳盛，体形瘦长，肩窄胸狭，头长颈细，身体姿势多前屈；阴脏人表现为阴盛阳虚，体形较胖，肩宽胸厚，头圆颈粗，身体姿势多后仰；阴阳平和人则无偏盛偏衰，阴平阳秘，气血调匀，体形适中。

总之，形体的强弱和体形，与疾病的发生及预后有一定的关系，但这不是绝对的，还要视各种条件而定。

4. 躯体畸形　畸形是指病人身体和四肢的异常形状变化，如"鸡胸"、"龟背"、"罗圈腿"等，多与先天禀赋不足或后天失养有关。若胸呈桶状，称"桶状胸"，多由伏饮积痰，阻塞肺道，或肺肾气虚，肾不纳气，喘咳日久而成。若胸廓扁平，称"扁平胸"，多为心肺气虚所致。若腹部胀大，腹壁青筋暴露，四肢消瘦，为臌胀，多属肝郁脾虚、气血瘀阻之证。若腹部凹陷，肌肤甲错，全身消瘦，多是脏腑精气衰竭的危候。

（二）望姿态

1. 异常姿态　正常的姿态是舒适自然，运动自如，反应灵敏，行住坐卧各随所愿，皆得其中。在疾病中，由于阴阳气血的盛衰，姿态也随之出现异常变化，不同的疾病产生不同的病态。望姿态，主要是观察病人的动静姿态、异常动作及与疾病有关的体位变化。如病人睑、面、唇、指（趾）不时颤动，在外感病中，多是发痉的预兆；在内伤杂病中，多是血虚阴亏，经脉失养。四肢抽搐或拘挛，项背强直，角弓反张，属于痉病，常见于肝风内动之热极生风、小儿高热惊厥、温病热入营血，也常见于气血不足、筋脉失养。此外，痫证、破伤风、狂犬病等，亦致动风发痉。战栗常见于疟疾发作，或外感邪正相争欲作战汗之兆。手足软弱无力，行动不灵而无痛，是为痿证。关节肿大或痛，以致肢体行动困难，是为痹证。四肢不用，麻木不仁，或拘挛，或痿软，皆为瘫痪。若卒然昏倒，而呼吸自续，多为厥证。如病人畏缩多衣，必恶寒喜暖，非表寒即里寒；病人常欲揭衣被，则知其恶热喜冷，非表热即里热。伏首畏光，多为目疾；仰首喜光，多为热病；阳证多欲寒，欲得见人；阴证则欲得温，欲闭户独处，恶闻人声。从坐形来看，坐而喜伏，多为肺虚少气；坐而喜仰，多属肺实气逆；但坐不得卧，卧则气逆，多为咳喘肺胀，或为水饮停于胸腹。但卧不耐坐，坐则神疲或昏眩，多为气血双亏或脱血夺气。坐而不欲起者，多为阳气虚。坐卧不安是烦躁之征，或腹满胀痛之故。从卧式来看，卧时常向外，身轻能自转侧，为阳证、热证、实证；反之，卧时喜向里，身重不能转侧，多为阴证、寒证、虚证；若病重致不能自己翻身转侧时，多是气血衰败已极，预后不良。蜷卧成团者，多为阳虚畏寒，或有剧痛；反之，仰面伸足而卧，则为阳证热盛而恶热。

2. 特殊姿态

（1）咳喘与鼻煽　若痰热阻肺，肺气上逆者多表现为咳嗽喘促，呼吸气粗，难以平卧，多实证；若肺气不足或肾不纳气者多表现为喘促气短，动则喘甚，坐而俯首，多虚证；若肾虚水泛，水气凌心射肺多表现为身肿，心悸气短，面色㿠白，咳喘痰鸣。风热袭肺，肺热宣达则表现为鼻翼微煽，胸闷气粗，咳嗽痰少；痰热壅肺，肺气闭塞之重证则表现为鼻翼煽动频作，呼吸急促，多见于小儿。久病之后出现鼻煽为肺肾气绝的危候。

（2）痛证　痛证多有特殊的姿态，腰痛多以手护腰，弯腰屈背，转动困难；腹痛多以手护腹，甚至走动时弯腰屈身；真心痛表现为活动时突然停止，以手护胸，伴口唇青紫；头痛则蹙额捧头。

（3）谵妄　病人神识不清，双目上视，两手不自主地经常循衣摸床，撮空理线，多见邪热亢盛，耗伤心阴，神不内守，或久病大虚，元神将脱之失神表现。

3. 脏腑衰败动态表现　脏腑精气充足和功能正常是人体强壮的根本保证，脏腑精气虚衰、功能低下必然影响机体而出现相应的衰惫姿态。观察这些衰惫姿态，可以了解脏腑的病变程度和预测疾病的转归。头是精气神明所居之处，如头部低垂，无力抬起，两目深陷，呆滞无光，是精气神明将衰惫之象；背前连胸，是心肺所居之处，如后背变曲，两肩下垂，是心肺宗气将衰惫之象；腰与肾功能关系密切，如腰酸软疼痛不能动，是肾将衰惫之象；膝为筋腱聚会之处，如两膝屈伸不利，行则俯身扶物，是筋将衰惫之象；骨为藏髓之处，如不能久立，行则振摇不稳，是髓不养骨，骨将衰惫之象。以上衰惫姿态皆是脏腑精气虚衰的表现，多属病情较重。

四、望头颈五官

（一）望头面

1. 头形　头形的大小异常和畸形多见于正值颅骨发育的婴幼儿，可成为一些疾病的典型特征。头颅的大小以头围（头部通过眉间和枕外隆凸的横向周长）来衡量，一般新生儿约34cm，6个月时约42cm，1周岁时约45cm，2周岁时约47cm。

小儿头形过大或过小，与发育不相应，皆为畸形。多由先天禀赋所致，或为肾精不足，先天发育不良，或为先天大脑积水，多伴有智能不全。方颅畸形，亦属肾精不足，或脾胃虚弱，颅骨发育不良的表现，可见于佝偻病、先天性梅毒等患儿。

2. 囟门 囟门，亦称颅囟，是婴幼儿颅骨结合不紧所形成的骨间隙。观察颅囟是儿科一种独特的诊法，向为医家所重视，用于判断小儿寿夭、疾病辨证和预后。囟门有前囟、后囟之分。前囟位于前顶，呈菱形，一般出生后周岁前后闭合。后囟位于枕上，呈三角形，在出生后3~4个月闭合。观察颅囟主要看前囟。小儿囟门下陷，又称"囟陷"，多属虚证，可见于吐泻伤津，或气血不足，或脾胃虚寒，或先天不足，以致发育不良，脑髓失养。但6个月以内的婴儿囟门微陷属正常。小儿囟门高突，又称"囟填"，多属实热证，可见于外感时邪，或风热，或湿热而致温病火邪上攻者。小儿囟门迟闭，骨缝不合，称为"解颅"，属肾气不足，发育不良，多见于佝偻病患儿，常兼有"五软"（头软、项软、手足软、肌肉软、口软）、"五迟"（立迟、行迟、发迟、齿迟、语迟）等表现。

3. 动态 病人头摇不能自主，不论成人或小儿，多为肝风内动之兆，或为老年气血虚衰，脑失所养所致。

4. 头发 发为血之余，肾之华在发，望发可知气血盈亏、肾气盛衰。发黑浓密润泽者，是肾气盛而精血充足的表现。发黄干枯，稀疏易落，多属精血不足，可见于大病后和慢性虚损病人。突见片状脱发，显露圆形或椭圆形光亮头皮，称为斑秃，多为血虚受风所致。青壮年头发稀疏易落，伴有眩晕、健忘、腰膝酸软者多属肾虚；伴有头皮发痒、多屑、多脂者多属血热。青少年白发而伴有肾虚症状者，属肾虚；若伴有心虚症状者，是劳神伤血。但亦有因先天禀赋所致，不作病论。小儿发结如穗，多见于疳积，由于先天不足，后天失养，以致脾胃虚损。

5. 面部

（1）面肿 最多见的是水肿。水肿有阴水与阳水之分，阳水肿起较速，眼睑头面先肿，多由外感风邪，肺失宣降所致；阴水肿起较慢，先从下肢、腹部肿起，最后波及头面，多由脾肾阳虚，水湿泛溢所致。若头面皮肤焮红肿胀，色如涂丹，压之褪色，伴有疼痛，是抱头火丹，多由风热火毒上攻所致，每易邪毒内陷。头肿大如斗，面目肿盛，目不能开，是"大头瘟"，由天行时疫，毒火上攻所致。

（2）腮肿 腮部突然肿起，面赤咽痛，或喉不肿痛，但外肿而兼耳聋，此为"痄腮"，是温毒证，多见于儿童，属传染病。若颧骨之下，耳前一寸三分，发疽肿起，名为"发颐"，属少阳、阳明经热毒上攻所致。

（3）口眼㖞斜 口眼㖞斜不能闭合，多属中风症。若单见口眼㖞斜，肌肤不仁，面部肌肉患侧偏缓健侧紧急，患侧目不能合，口不能闭，不能皱眉鼓腮，饮食言语皆不利，此为风邪中络，其病较轻。若兼见半身不遂，神志不清者，则为风中脏腑，其病较重。

（4）面削颧耸 又称为"面脱"。即面部肌肉瘦削，两颧高耸，眼窝、颊部凹陷，每与"大骨枯槁，大肉陷下"并见。属气血虚衰，脏腑精气耗竭。多见于慢性病的危重阶段。

（5）特殊面容 "惊恐貌"多见于小儿惊风、狂犬病等。由于面肌痉挛所致的"苦笑貌"多见于新生儿脐风、破伤风等病人。

（二）望颈项

颈项是连接头面和胸背的部分，其前部称为颈，后部称为项。任脉行于颈前，督脉行于项后，手足三阳经并行于两侧。内有气管、食管、脊髓和主要动脉，是饮食、呼吸、气血津液运行的要道，因此颈项是人体的重要部位。望颈项应注意观察其外形和动态的异常变化。

正常人的颈项两侧对称，气管居中，转摇自如，俯仰轻松，皮色正常。

1. 瘿瘤 颈前颌下结喉之处，有肿物突起，或大或小，或单侧或双侧，可随吞咽上下移动，皮色不变，名曰瘿瘤。多由肝郁气结痰凝所致，或与地方水土有关。若肿势弥漫，边缘不清，质地较软为气瘿；肿块界限清楚，表面光滑，质地软者，为肉瘿；肿块坚硬如石，凸凹不平，不随吞咽移动者，为石瘿。

2. 瘰疬 颈侧颌下，皮里膜外，肿块如垒，累累如串珠，名"瘰疬"，多由肺肾阴虚，虚火灼津，结成痰核，或感受风火时毒，致气血壅滞，结于颈项。若瘰疬溃后，脓毒外泄，久不收口，称为"鼠瘘"，因痰火久郁，气血凝滞，溃破成窦而成。

3. 颈项疮疡 项部疮疡，漫肿平塌者，是项疽，系寒热错杂所生。颈部结块，红肿热痛，谓之颈痈，多由外感风湿、痰热壅滞而成。

4. 项强 指头项连及肩背部筋脉肌肉强直，不得俯仰及左右转动，甚则项背强急。若项背拘急牵引不舒，兼恶寒发热等症，是风寒侵袭太阳经脉，经气不利所致。若项部强硬，不能前俯，兼壮热神昏抽搐者，则属温病火邪上攻。临床上可见于中风、痉病、痫证、落枕等证。

5. 项软 头项软弱，头倾斜低垂，无力抬举，谓之项软，主虚证。小儿项软，为"五软"之一，属先天不足，肝肾亏损或后天失养，脾胃不足，骨骼失充所致。病后项软，多为气血亏损。若久病重病，头项软弱，头垂不抬，眼窝深陷，则为脏腑精气衰竭之象，属病危。

6. 颈脉动 正常人坐位时，颈动脉搏动不明显。安静状态时，人迎脉动，多为喘息或水肿病，也见于肝阳上亢（高血压）。若坐位颈动脉明显怒张，平卧时更甚，为心血瘀阻、肺气壅滞之喘证。若颈动脉搏动明显，兼见病人面青唇紫、浮肿为心肾阳衰、水气凌心之证。

（三）望五官

1. 望目 目为肝之窍、心之使，与五脏六腑皆有联系，可反映脏腑精气的盛衰。古人将目之不同的部位分属于五脏，后世医学据此发展成为"五轮"学说：内眦及外眦的血络属心，称为"血轮"；黑珠属肝，称为"风轮"；白珠属肺，称为"气轮"；瞳仁属肾，称为"水轮"；眼胞属脾，称为"肉轮"。望目应重点观察两目的眼神、色泽、形态和动态的异常改变。

（1）眼神 眼睛黑白分明，精彩内含，神光充沛，有眵有泪，视物清晰，是眼有神，虽病易治。反之，白睛暗浊，黑睛色滞，失却精彩，浮光暴露，无眵无泪，视物模糊，是眼无神，病属难治。

（2）色泽 正常人眼睑内（睑结膜）与两眦红润，白睛（巩膜）白色，黑睛（虹膜）

褐色或棕色，角膜无色透明。目赤肿痛多属实热；若白睛发红为肺火或外感风热；两眦赤痛为心火；睑弦赤烂为脾有湿热；全目赤肿为肝经风热上攻。白睛发黄为黄疸的标志，多由湿热或寒湿内蕴，肝胆疏泄失常，胆汁外溢所致。目眦淡白，属血虚、失血。目胞色黑晦暗，多属肾虚水泛或寒湿下注的带下病。

（3）目形　目胞微肿，如新卧起状，面有水气色泽，是水肿病初起；上下眼睑肿，急而色红为脾热；上下睑肿，势缓而宽软无力为脾虚；老年人肾气衰，亦多见下眼睑肿；目窠凹陷多为伤津耗液或气血不足，可见于吐泻伤津或气血虚衰的病人；若久病重病眼窝深陷，甚则视不见人，真脏脉见，则是五脏六腑精气已衰，为阴阳竭绝之候，属病危；目睛突出，喘满上气者，属肺胀，肺气不宣所致；目睛突出兼颈前微肿，急躁易怒，则为肝郁化火，痰气壅结所致瘿病；胬肉攀睛多由心肺二经风热壅盛，经络瘀滞，或脾胃湿热蕴蒸，血滞于络或由肾阴暗耗，心火上炎所致；睑缘肿起结节如麦粒，红肿较轻，名为针眼；胞睑漫肿，红肿较重者，名为眼丹，皆为风热邪毒或脾胃蕴热上攻于目所致。

（4）动态　昏睡露睛常见于小儿脾胃虚弱，或慢脾风；双睑废多属先天不足，脾肾双亏；单睑下垂或双睑下垂不一多为后天性睑废，因脾虚气弱，或外伤后气血不和，脉络失于宣通所致；目眴多因风热外来，贼邪不泻，或血衰气弱，经络失养所致；瞳仁散大多属肾精耗竭、濒死征象，瞳孔完全散大，是临床死亡的标志之一；两侧瞳仁不等大，多为脑内生瘤、中风、颅外伤所致；瞳仁缩小，多属肝胆火炽，或劳损肝肾，虚火上扰，或为中毒。此外，目翻上视、瞪目直视、目睛正圆、戴眼反折等，多属肝风内动，脏腑精气欲绝，都是危重症状。

2. 望耳　耳为肾之窍，手足少阳之脉布于耳，手足太阳经和阳明经亦行于耳之前后，所以说耳为"宗脉之所聚"。因此，望耳可以诊察肾及全身的病变。耳部望诊主要是观察耳壳色泽、形态以及分泌物的变化。据现代耳针的疗法，耳部还有脏腑身形相关部位的区域划分。

（1）望色泽　正常人耳郭色泽红润，是先天肾阴充足、气血旺盛的表现。反之，耳薄干枯，是先天肾阴不足的缘故。耳轮淡白，多属气血不足，或暴受风寒、寒邪直中者。耳轮红肿，多为肝胆湿热或热毒上攻。耳轮青黑，可见于阴寒内盛或有剧痛的患者。耳轮干枯焦黑，多属肾精亏耗，精不上荣，为病重，可见于温病晚期耗伤肾阴及下消等病人。小儿耳背见有红络，伴耳根发凉，多为麻疹先兆。

（2）望形态　耳郭润泽而厚大是肾气充盛的表现。耳郭瘦小而薄属肾气不足。耳轮肿起者是邪气实，多属少阳相火上攻。耳轮甲错者属久病血瘀，或为肠痈。耳内长出小肉，形如樱桃或羊奶头，称为"耳痔"，因肝经怒火、肾经相火、胃经积火，郁结而成。如耳道肿痛多为外耳道疖肿，由肝胆火盛或风热上攻所致。

（3）望耳道分泌物　正常外耳道有耵聍腺分泌耵聍液，还有皮质腺分泌物，干后为白色碎屑。耳内流出黄色分泌物为脓耳，多由肝胆湿热、风热火毒上攻，或肾阴亏虚、虚火上炎所致。此外，若出现耳鸣或耳聋，应注意是否有耵聍堵塞耳道。

3. 望鼻　鼻居面部中央，为肺之窍，足阳明胃经分布于鼻两旁，望鼻不仅可以诊察肺和脾胃的病变，还可以判断脏腑的虚实、胃气的盛衰、病情的轻重和预后。望鼻应注意观察色泽、形态的变化。

（1）望色泽　正常人鼻色红黄隐隐，含蓄明润，是胃气充足的表现。鼻端微黄明润，见于新病，虽病而胃气未伤，属轻病；见于久病，为胃气来复，属向愈。鼻端色白，多属气血亏虚，或见于失血病人。鼻端色赤，多属肺胃蕴热。鼻端色青，多见于阴寒腹痛病人。鼻孔干燥，属阳明热证。干燥而色黑如烟煤状，是阳毒热深。鼻端色微黑，常是肾虚寒水内停之象。鼻端晦暗枯槁，则为胃气已衰，属病重。

（2）望形态　鼻红肿生疮，多属胃热或血热。鼻端生红色粉刺，称为"酒渣鼻"，多因肺胃蕴热所致。鼻柱溃陷多见于梅毒病人。鼻柱塌陷，眉毛脱落，见于麻风恶候。鼻翼煽动，多见于肺热或哮喘病人，是肺气不宣、呼吸困难的表现。若病重出现鼻孔煽张，喘而额汗如油，则多属病危。

（3）望分泌物　鼻塞流涕，可见于外感表证或鼻渊等。其中鼻流清涕者多属外感风寒；鼻流浊涕者多属外感风热；鼻流脓涕气腥臭者多为鼻渊，为外感风热或胆经蕴热上攻于鼻所致。鼻腔出血，称为"鼻衄"，多因肺胃蕴热，灼伤鼻络所致。

4. 望口唇　脾开窍于口，其华在唇，足阳明胃经之脉环口唇，故望口唇可诊脾胃的病变。应注意观察其形、色、润、燥等变化。

（1）望色泽　口唇色诊与面部色诊五色基本相同。因唇黏膜薄而透明，其色泽变化更为明显，望诊更为方便。

唇色红润，此为正常人的表现，说明胃气充足，气血调匀。若唇色淡白，多属血虚或失血，是血少不能上荣唇络所致。唇色淡红，此为虚为寒，多属血虚或气血双亏。体质稍弱而无病之人亦见此唇色。唇色深红，此为实为热。深红而干，是热盛伤津。赤肿而干者，为热极。如樱桃红色者，每见于煤气中毒。

唇色青黑，多属寒盛痛极。若唇淡红而黑的是寒甚，唇口青黑则是冷极。口唇色青，为气滞血瘀，所以青黑主痛。青而深紫，是内有郁热。环口黑色是肾绝，口唇干焦紫黑更是恶候。

（2）望形态　口唇干裂，为津液损伤。见于外感燥热，邪热津伤。亦见于脾热，或为阴虚津液不足。

口角流涎，多属脾虚湿盛，或胃中有热。往往见于小儿，或因中风口㖞，不能收摄。

口糜者是口内糜烂，色白形如苔藓，拭去白膜则色红刺痛，多由阳旺阴虚，脾经湿热内郁，以致热邪熏蒸而成。口疮是口内唇边生白色小泡，溃烂后红肿疼痛，亦称"口破"、"口疳"，由于心脾二经积热上熏所致。实火者烂斑密布，色鲜红；虚火者，有白斑而色淡红。婴儿满口白斑如雪片，称"鹅口疮"，系胎中伏热蕴积心脾所致。

口唇发痒，色红且肿，破裂流水，痛如火灼，名为"唇风"，多由阳明胃火上攻所致。唇上初结似豆，渐大如蚕茧，坚硬疼痛，妨碍饮食，称"茧唇"，亦属胃中积热，痰随火行，流注于唇。

久病、重证人中满而唇翻者，是脾阳已绝。人中短缩，唇卷缩不能覆齿者，是脾阴已绝。

（3）望动态　正常人口唇可随意开合，动作协调。

①口张：即开口而不闭，属虚证。若口如鱼口，张口气直，但出不入，则为肺气将绝，属病危。

②口噤：即口闭而难开，牙关紧急，属实证。多因肝风内动，筋脉拘急所致。可见于痉病、惊风、破伤风等。

③口撮：即上下口唇紧聚，为邪正交争所致，可见于新生儿脐风，表现为撮口不吮乳；亦可见于破伤风病人。

④口僻：即口角向一侧㖞斜。多为风痰阻络所致，可见于中风病人。

⑤口振：即战栗鼓颔，口唇振摇。多为阳衰寒盛或邪正剧争所致。可见于伤寒欲作战汗或疟疾发作。

⑥口动：即口频繁开合，不能自禁，是胃气虚弱之象。若口角掣动不止，则为热极生风或脾虚生风之象。

5. 望齿龈　齿为骨之余，骨为肾所主；龈为手足阳明经分布之处，故望齿与龈主要可以诊察肾、胃的病变，以及津液的盈亏。温病学派对验齿十分重视，在阳明热盛和热伤肾阴的情况下，观察齿与龈的润燥情况，可以了解胃津、肾液的存亡。望齿与龈，应注意观察其形态和色泽的变化。

（1）望齿　正常人牙齿洁白润泽而坚固，是肾气充足、津液未伤的表现。

牙齿干燥，为胃阴已伤。牙齿光燥如石，为阳明热甚，津液大伤。牙齿燥如枯骨，多为肾阴枯竭，精不上荣所致，可见于温热病的晚期，属病重。牙齿稀疏松动，齿根外露，多为肾虚，或虚火上炎所致。牙齿枯黄脱落，见于久病者，多为骨绝，属病重。齿焦有垢，为胃肾热盛，但气液未竭。齿焦无垢，为胃肾热甚，气液已竭。

牙关紧急，多属风痰阻络或热极动风。咬牙啮齿，多为热盛动风，将成痉病。睡中啮齿，多因胃热或虫积所致。

（2）望龈　正常人齿龈淡红而润泽，是胃气充足、气血调匀的表现。

齿龈淡白，多属血虚或失血，为血少不能充于龈络所致。齿龈红肿疼痛，多为胃火亢盛，火邪循经上炎，熏灼于齿龈所致。齿龈色淡，龈肉萎缩，多属肾虚或胃阴不足。

齿缝出血，称为"齿衄"，兼见齿龈红肿疼痛者，为胃火上炎，灼伤龈络；齿龈不红不痛微肿者，属脾虚血失统摄，或肾阴虚虚火上炎所致。

齿龈溃烂，流腐臭血水，甚则唇腐齿落，称为"牙疳"，多因外感疫疠之邪，余毒未清，积毒上攻所致。

齿龈之际，有蓝迹一线，为服水银轻粉等药而致特有之征。

龈间长出胬肉为"齿壅"，多由好食动风之物所致。

6. 望咽喉　咽喉为肺、胃门户，是呼吸、进食的通道。足少阴肾经循喉咙挟舌本，亦与咽喉关系密切。故望咽喉主要可以诊察肺、胃、肾的病变。望诊时应注意观察其色泽形态变化和有无脓点、假膜等。

（1）常态　色淡红润泽，不痛不肿，呼吸通畅，发音正常，食物下咽顺利无阻。

（2）红肿　咽红肿胀而痛，甚则溃烂或有黄白色脓点，脓汁拭之易去者，为乳蛾，多因肺胃热毒壅盛所致。咽部一侧或咽后壁明显红肿高突，吞咽困难，身发寒热者，为喉痈，因风热痰火壅滞而成。若红色娇嫩，肿痛不甚，多为肾水亏少，阴虚火旺所致。

若咽喉漫肿，色淡红者，多为痰湿凝聚。若色淡红不肿，微痛反复发作，或伴干咳，多为气阴两亏，虚火上浮。

（3）溃烂 咽喉腐烂，周围红肿，多为实证；溃腐日久，周围淡红或苍白者，多属虚证；腐烂分散浅表者，为肺胃之热尚轻，虚火上炎；成片或凹陷者，多为气血不足，肾阴亏损，邪毒内陷。

（4）成脓 咽部肿势高突，色深红，周围红晕紧束，发热不退者，为脓已成；咽部色浅淡，肿势散漫，无明显界限，疼痛不甚者，为未成脓。

（5）伪膜 咽部溃烂处表面覆盖一层黄白或灰白色膜称为伪膜（或假膜）。伪膜松厚，容易拭去者，此属胃热，病情较轻；咽部有灰白色假膜，坚韧拭之不去，重擦则出血，很快复生者，此属重证，多为白喉，是外感时行疫邪所致，属烈性传染病。

五、望皮肤

皮肤又称皮毛、肌肤，为全身之表，具有保护机体内脏、防御外邪侵袭的重要屏障卫外功能。它既有经络的分布，气血的充盈，又有卫气的循行，其功能靠主皮毛的肺来主持。若脏腑正常，气血充盛，营卫和调，则皮肤润悦，柔韧光泽，不肿不胀，无疵无瑕；若先天禀赋异常，或脏腑内伤，气血不和，卫气不充，或六淫疫毒外袭，或蛇虫叮咬外伤，则可见皮肤的异常与损害。临床通过望皮肤，不但可以发现皮肤本身的疾病，而且可以推察全身疾病的情况，诸如脏腑的虚实，气血的盛衰，经络的瘀畅，病邪的深浅，病势的轻重及预后的吉凶等等。望诊时应注意观察皮肤色泽形态的变化和表现于皮肤的病症，如痘、疹、斑、痈、疽、疗、疖等。

（一）皮肤色泽形态

1. 色泽 皮肤色泽亦可见五色，与五色诊法同，尤要注意发赤、发黄与发黑。

（1）皮肤发赤 皮肤发赤，色如涂丹，边缘清楚，热如火灼者，为丹毒。发于头面者名"抱头火丹"；发于局部，则称"流火"；发于全身，初起有如红色云片，往往游行无定，或浮肿作痛，称"赤游丹毒"，多因心火偏旺，风热乘袭所致，在小儿则与胎毒有关。如下肢红肿，多为肾火内蕴，湿热下注。

（2）皮肤发黄 皮肤、面目、爪甲俱黄者，为黄疸。其黄色鲜明如橘皮者为阳黄，为湿热蕴蒸，胆汁外溢肌肤而发。黄色晦暗如烟熏者为阴黄，为寒湿阻遏，胆汁外溢肌肤所致。

（3）皮肤发黑 皮肤黄中显黑，黑而晦暗，称"黑疸"，系黄疸之一，多从黄疸转变而来。因其多由色欲伤肾而来，故又称"女劳疸"。周身皮肤发黑亦可见于肾阳虚衰的病人。

（4）皮肤白斑 白斑大小不等，界限清楚，病程缓慢者，为白驳风。多因风湿侵袭，气血失和，血不荣肤所致。

2. 形态

（1）润燥 皮肤润泽，为津液未伤，营血充足。皮肤干枯无华，多为津液已伤，或营血方虚，肌肤失养。皮肤干枯粗糙，状若鱼鳞，称为"肌肤甲错"，常兼见面色黧黑，属血瘀日久，肌肤失养所致。

（2）肿胀　周身肌肤肿胀，按有压痕，多为水肿病，其中头面先肿，继及全身，半身以上肿甚者，多属阳水；足跗下肢先肿，继及全身，半身以下肿甚者，多属阴水。肿胀而见缺盆平，或足心平，背平，脐突，唇黑者，多属难治。

（二）皮肤病症

1. 斑疹

（1）斑　为局限性皮肤颜色改变，斑的特点是色深红或青紫，点大成片，平铺于皮肤，摸之不碍手。其大者呈斑片状，小者呈斑点状，有阳斑、阴斑之分。

阳斑色多红紫，形似锦纹、云片，兼有身热烦躁脉数等实热证表现，多由外感热病，热入营血，迫血外溢而发。阳斑中，凡发斑稀少，色红、身热，先从胸腹出现，然后延及四肢，同时热退神清为顺证，是正气未衰，能驱邪外出，为病轻；若斑发稠密，色深红或紫黑，斑发先由四肢，后及胸腹，壮热神昏者为逆证，是正不胜邪，邪毒内陷之危重证。

阴斑色多淡红或暗紫，斑点大小不一，隐隐稀少，发无定处，出没无常，但头面背上则不见，同时兼见脉细弱、肢凉等诸虚症状，多由内伤气血亏虚所致。

（2）疹　在外感邪毒疫疬经过中出现的一种皮损，或为某些皮肤病的特征。疹的特点是形如粟粒，色红而高起，摸之碍手，压之褪色。有麻疹、风疹、隐疹等。

①麻疹：是由时邪疫毒引起的儿童常见传染病。发作之前，咳嗽喷嚏，鼻流清涕，流泪畏光，耳冷，耳后有红丝出现。发热三四日，疹点出现于皮肤，从头面到胸腹四肢，色似桃红，形如麻粒，尖而疏稀，抚之触手，逐渐稠密。若发热，身有微汗，疹出透彻，色泽红润，依出现的先后逐渐回隐，身热渐退者为顺证。若壮热无汗，疹点不能透发，色淡红而暗为风寒外闭，色赤紫暗滞，甚至压之不褪色，壮热喘咳，为邪毒攻肺；伴灼热肢厥，神昏谵语，为邪毒内陷心包；疹色暗淡不红，或色白，为正气虚陷；疹点突然隐没，神昏喘息，是疹毒内陷，此均为逆证。

②风疹：疹形细小稀疏，稍稍隆起，其色淡红，瘙痒不已，时发时止，身有微热或无热。多为外感风热时邪所致。

③隐疹：其疹时隐时现，故名隐疹。其症肤痒，搔之则起连片大丘疹，或如云片，高起于皮肤，色淡红带白，不时举发。多为营血虚而风邪中于经络所致。

2. 水疱　即皮肤上出现成簇或散在小水疱，可分为白㾦、水痘、热气疱、痱子、缠腰火丹等。

（1）白㾦　又名白疹，即白色粟粒疹。皮疹高出皮肤，形圆，色白，大小如粟，透明晶莹，根部皮肤正常不变，擦破则有水液流出。常见于热病，湿热之邪郁于肌表，不能透泄所致。一般先见于颈项，渐及胸腹，亦可见于四肢。若分布稀疏，水疱晶莹明亮，饱满分明，称晶㾦，示湿热之邪有外透之机，为顺；若色枯白，水疱液少甚至空壳，称枯㾦，示病久缠绵，气阴两伤，邪毒内陷，为逆。

（2）水痘　为儿科常见传染病。小儿皮肤出现粉红色斑丘疹，很快变成椭圆形小水疱，顶满无脐，晶莹明亮，浆液稀薄，皮薄易破，分批出现，大小不等，常兼有轻度恶寒发热、咳嗽流涕等表证。愈后不留痘痕，为外感时邪所致。

（3）热气疮 是针头到绿豆大小的水疱，常成片成群，有痒感和烧灼感，好发于口角唇缘，或眼睑、外阴、包皮等处。常见于高热病人，正常人亦可发生，多由风热之毒，阻于肺、胃二经，湿热熏蒸皮肤而发。

（4）湿疹 初起多为红斑，迅速形成肿胀、丘疹或水疱，继之水疱破裂、渗液，出现红色湿润之糜烂，以后干燥结痂，痂脱后留有痕迹，日久可自行消退。此症多由风、湿、热留于肌肤，或病久耗血，以致血虚生风化燥，致使肌肤失养而受损。

（5）痱子 是皮肤发生密集的尖状红色小粒，瘙痒刺痛，后干燥成细小鳞屑。多发于夏季，小儿及肥胖之人多见，好发于多汗部位，由于湿热之邪郁于肌肤而发。

（6）缠腰火丹 多发于腰腹与胸胁部。初起皮肤灼热刺痛，出现成簇小泡，绿豆至黄豆大小，围以红晕。多由肝火妄动，致湿热熏蒸皮肤而发。

3. 疮疡 疮疡类外科疾患主要有痈、疽、疔、疖等。

（1）痈 红肿高大，根盘紧束，伴有焮热疼痛，属阳证。多由湿热火毒内蕴，气血瘀滞，热盛肉腐而成痈。

（2）疽 漫肿无头，部位较深，肤色不变，不热少痛者为疽，属阴证。多由气血虚而寒痰凝滞，或五脏风毒积热，攻注于肌肉，内陷筋骨所致。

（3）疔 初起如粟，范围较小，根脚坚硬较深，或麻或痒或木，顶白而痛为疔。疔毒较一般疮疖为重，若患处起红线一条，由远端向近端蔓延，称"红丝疔"或"疔毒走黄"，是火热毒邪流窜经脉，有内攻内陷之势。疔毒多由暴气毒邪，袭于皮肤，传注经络，以致阴阳二气不得宣通，气血凝结而成。

（4）疖 起于浅表，形小而圆，红肿热痛，化脓即转。多由暑湿阻于肌肤，或脏腑蕴积湿热向外发于肌肤，使气血壅滞而成。

六、望二阴

下窍即指前阴或后阴。前阴为男、女外生殖器和排尿器官；后阴为肛门，亦称"魄门"。前阴为宗脉所聚，又为太阴、阳明之合。肝胆经脉及督、任二脉均循阴器，故前阴与肝、胆、肾、膀胱、太阳、少阴、厥阴、少阳、阳明等脏腑和经络有密切联系，因此，望前阴不仅可以了解前阴本身之病变，亦可诊断其相关脏腑经络的病变。后阴系于直肠，通于大肠，与肺和脾胃有关，与任、督二脉也有密切关系。

（一）望前阴

1. 男性阴囊或女性阴户肿胀，称为"阴肿"。阴肿不痛不痒，多见于坐地触风受湿或水肿严重者。作痛者，多由劳伤血分所致。阴囊肿大而透明者，称"水疝"；肿大而不透明，时大时小，时上时下而不坚硬者，往往是小肠坠入囊中，称为"狐疝"。睾丸肿痛，亦属疝症，多由肝气郁结，久立劳累或寒湿侵袭所致。阴囊一侧或两侧突然红肿热痛，伴发热恶寒者，称囊痈。若阴囊起粟米样红丘疹，搔破浸淫流水，或痛如火燎，经久不愈，称"绣球风"，由肝经湿热下注，风邪外袭而成。阴户红肿疼痛，甚则溃破流水者，多因外受邪毒引起。

2. 阴茎、阴囊或阴户收缩入腹者，称为"阴缩"。多因外感寒邪，侵袭肝经，凝滞气血，肝脉拘急收引所致，但也有因外感热病，热入厥阴，阴液大伤，以致宗脉失养所致者。囊缩伴脉微自利者，为寒邪直入少阴，阳气将绝，临床上常见于正气虚极之危症。

3. 妇女阴户中有物突出如梨状，名为"阴挺"或"阴茄"，多由脾虚中气下陷，或产后用力过度，使胞宫下坠阴户之外所致。

4. 前阴生疮，或有硬结破溃腐烂，时流脓水或血水者，称为"阴疮"，多因肝经湿热下注，或梅毒感染，或房室不洁所致。

5. 阴囊瘙痒，湿烂发红，浸淫黄水，焮热疼痛者，称为"肾囊风"，多由湿热蕴结而发。若日久阴囊皮肤粗糙变厚，则多为阴虚血燥之证。

6. 妇人阴部皮肤发白，甚则延至会阴、肛门及阴股部瘙痒难忍，或皮肤干枯萎缩，为女阴白斑。多与肝、脾、肾功能失调，以及冲、任、督气血运行失常有关。

7. 妇人以前后二阴及咽喉溃疡和目赤症状为主，并伴有神情恍惚者，称为"狐惑"，多由热毒所致。

8. 小儿阴囊紧实，或色紫红者，是气充形足，多健壮；若松弛下坠，或色白者，为气血亏而体弱多疾；小儿睾丸过小或触不到，多属先天发育异常，亦可见于痄腮后遗症导致的睾丸萎缩。

（二）望后阴

1. 肛痈 肛门周围局部红肿疼痛，状如桃李，甚则重坠刺痛，破溃流脓者，为肛痈。多由湿热下注或外感邪毒而发。

2. 肛裂 肛门周围皮肤裂口，便时流血鲜红，疼痛如烧灼感，为肛裂。多因大肠热结，燥屎撑裂所致，或伴有痔疮引起。

3. 肛痔 肛门内外生有小肉突出如峙，统称"痔疮"。生于肛门之外的称"外痔"，生于肛门之内的称"内痔"，内外皆有，称"混合痔"。乃由肠内湿热风燥四气相合而成。

4. 肛瘘 肛门周围痈疽及痔疮溃后久不敛口，脓血淋沥，形成瘘管，管道或长或短，或有分枝，或通入直肠，称为"肛瘘"。因余毒未尽，溃口不敛而成。

5. 脱肛 肛门上段直肠脱垂，呈环状或花瓣状，称为脱肛。轻者大便时脱出，便后可以缩回；重者脱出后不易缩回，须用手慢慢推入肛门内。多因中气不足，气虚下陷所致，常见于老人、小儿及妇女产后，久泻、习惯性便秘、长期咳嗽等亦为本病诱因。

七、望舌

望舌又称舌诊，即通过观察舌象了解机体生理功能和病理变化，是望诊的重要内容，也是中医诊法的特色之一。

（一）舌诊的原理

舌与脏腑经络关系密切。舌为心之苗，舌苔又为胃气上承所成，故五脏中舌与心和脾胃的关系最为密切。同时五脏六腑都直接或间接地通过经络、经筋与舌联络。手少阴心经之别系舌本；足太阴脾经连舌本、散舌下；足少阴肾经挟舌本；足厥阴肝经络舌本；足太阳之筋，其支者，别入结于舌本；足少阳之筋，入系舌本；上焦出于胃上口，上至舌，下足阳明……可知，脏腑的精气上荣于舌，脏腑的病变也必然影响气血的变化而反映于舌象。

（二）脏腑在舌面上的分部

关于脏腑在舌面上的分部有两种说法：一是以胃经划分，舌尖属上脘，舌中属中脘，舌根属下脘；二是以五脏划分，舌尖属心肺，舌边属肝胆，中心属脾胃，舌左边属肝，右边属胆，舌根属肾。临床上应与舌质舌苔合参，不能过于机械拘泥。

（三）望舌方法与注意事项

望舌时一般要求患者取正坐姿势，要尽量张口，自然舒展地将舌伸出口外，充分暴露。舌体紧张、卷曲，过分用力，时间过久，都会影响舌体血循环而引起舌色改变，或干湿度变化。

观察舌象时往往先察舌体的色泽、斑点、胖瘦、老嫩、动态等情况，再观察舌苔的有无、厚薄、腐腻、色泽、润燥等情况。一般先看舌尖，再舌中、舌侧，最后看舌根部。先看舌质，再看舌苔。此外，还可以通过询问，了解舌上味觉的情况，以及舌部的冷热、麻木、疼痛等异常感觉，舌体的运动是否灵活，听其语言是否清晰以帮助判断。

望舌应以充足而柔和的自然光线为好。如自然光线不足，也可在日光灯下望诊，但要注意灯光对舌部颜色的影响。饮食、药品常使舌苔形色发生变化，称为染苔。如饮用牛乳、豆浆可使舌苔变白、变厚；蛋黄、橘子、核黄素等可将舌苔染成黄色；各种黑褐色食品、药品，或吃橄榄、酸梅及长期吸烟等可使舌苔染成灰色、黑色；服用丹砂制成的丸散剂，常常染成红色苔。进食后由于口腔咀嚼的摩擦会使舌苔由厚变薄；过冷或过热的饮食及刺激食物，常使舌色改变；张口呼吸或刚刚饮水，会使舌面润燥情况改变。如发现疑问时，可询问病人的饮食、服药情况，或用揩舌的方法予以鉴别。

正常舌象，往往随不同季节和不同时间而稍有变化。如夏季暑湿盛，舌苔多厚，或呈淡黄色；秋季燥气当令时，苔多薄而干；冬季严寒，舌常湿润。而晨起舌苔多厚，白天进食后则舌苔变薄；刚刚起床，舌色可见晦滞，活动之后往往变得红活。

随着年龄的不同和体质的差异，舌象也呈现不同情况。如老年人气血常常偏虚，舌多裂纹，舌乳头也常见萎缩；肥胖之人舌多略大且质淡；消瘦之人舌体略瘦而质偏红。临床应结合具体情况予以辨别。

（四）舌诊的内容

舌诊的内容主要分为望舌质和望舌苔两方面。舌质又称舌体，是舌的肌肉脉络组织。舌苔是舌体上附着的一层苔状物。望舌质又分神、色、形、态四方面；望舌苔则分为苔质、苔色两方面。最后还要综合诊察分析，才能对病情全面了解。

1. 正常舌象 正常舌象简称"淡红舌，薄白苔"。其特征是：舌体柔软，运动灵活自如，颜色淡红而红活鲜明；其胖瘦老嫩大小适中，无异常形态；舌苔色白，颗粒均匀，薄薄地铺于舌面，揩之不去，其下有根，干湿适中，不黏不腻等等。舌象的形成与脏腑功能有关，正常舌象提示脏腑机能正常，气血津液充盈，胃气旺盛。亦见于外感病初起病情轻浅，尚未伤及气血及内脏。

2. 望舌质

（1）舌神　舌神主要表现在舌的荣枯和灵动方面。"荣"就是荣润红活，有生气，故谓有神，虽病也是善候。"枯"是干枯死板，毫无生气，失去光泽，故谓之无神，乃为恶候。

（2）舌色　舌色，即舌体的颜色，主病的舌色约有五种：

①淡白舌：舌色较正常人的淡红色浅淡，甚至全无血色，称为淡白舌，主虚证、寒证或气血两虚。若淡白湿润，而舌体胖嫩，多为阳虚寒证；淡白光莹，或舌体瘦薄，则属气血两亏。

②红舌：较淡红色为深，甚至呈鲜红色，称为红舌，主热证。若舌鲜红而起芒刺，或兼黄厚苔，多属实热证；若鲜红而少苔，或有裂纹或光红少苔，则属虚热证。

③紫舌：舌质色紫，称为紫色，主气血运行不畅。若紫而干枯少津，属热盛伤津，气血壅滞；淡紫或青紫湿润者，多为寒凝血瘀。

④绛舌：较红舌更深的红色舌，称为绛舌，主病有外感与内伤之分。在外感病，若舌绛或有红点、芒刺，为温病热入营血。在内伤杂病，若舌绛少苔或无苔，或有裂纹，则是阴虚火旺；若舌绛少苔而津润者，多为血瘀。

⑤青舌：舌色如皮肤上暴露之"青筋"，缺少红色，称为青色，古书形容为如水牛之舌，主寒凝阳郁或瘀血。若全舌青者，多是寒邪直中肝肾，阳郁而不宣；舌边青者，或口燥而漱水不欲咽，是内有瘀血。

（3）舌形　舌形是指舌体的形状，包括老嫩、胖瘦、肿胀、点刺、裂纹等。

①老嫩：老是舌质纹理粗糙，形色坚敛苍老；嫩是舌质纹理细腻，形色浮胖娇嫩。老和嫩是疾病虚实的标志之一。舌质坚敛苍老，多见于实证；舌质浮胖娇嫩，多见于虚证。

②胖瘦：舌体较正常舌为大，伸舌荡口的，称胖大舌。舌体瘦小而薄，称瘦薄舌。胖大舌多因水湿痰饮阻滞所致。若舌淡白胖嫩，舌苔水滑，属脾肾阳虚，津液不化，以致积水停饮；若舌淡红或红而胖大，伴黄腻苔，多是脾胃湿热与痰浊相搏，湿热痰饮上溢所致。瘦薄舌主气血两虚和阴虚火旺。瘦薄而色淡者，多是气血两虚；瘦薄而色红绛干燥者，多是阴虚火旺，津液耗伤。

③肿胀：舌体肿大，盈口满嘴，甚则不能闭口，不能缩回，称肿胀舌。舌色鲜红而肿胀，甚至伴有疼痛者，多因心脾有热，血络热盛而气血上壅所致；舌紫而肿胀者，多因素善饮酒，又病温热，邪热挟酒毒上壅；舌肿胀而青紫晦暗，是因中毒而致血液凝滞。

④点刺：点是指鼓起于舌面的红色、白色或黑色星点；刺是指芒刺，即舌面上的软刺及颗粒，不仅增大，并逐渐形成尖峰，高起如刺，摸之棘手。点、刺多见于舌的边尖部分。若舌面上出现大小不等、形状不一的青紫色或紫黑色斑点，并不突出舌面，称为瘀斑。无论红点、黑点和白点，皆因热毒炽盛，深入血分之故。红点多主温毒入血，或热毒乘心，或湿热蕴于血分。白点多是脾胃气虚而热毒攻冲，是将糜烂之兆。黑点多为血中热甚而气血壅滞。舌生芒刺，是热邪内结所致。芒刺而兼焦黄苔者，多为气分热极；绛舌无苔而生芒刺者，则是热入营血，阴分已伤。据芒刺出现部位，还可分辨热在何脏。如舌尖芒刺为心火亢盛，若舌中生芒刺则为胃肠热盛等等。舌见瘀斑，在外感热病，为热入营血，气血壅滞，或将为发斑；在内伤杂病，多为血瘀之征。

⑤裂纹：舌面上有多少不等、深浅不一、各种形态明显的裂沟，称裂纹舌。有深如刀割剪碎的，有横直皱纹而短小的，有纵行、横行、井字形、爻字形，以及辐射状、脑回状、鹅卵石状等等。裂纹舌多因阴血亏损，不能荣润舌面所致。若舌红绛而有裂纹，多是热盛伤津，或阴虚液涸；若舌淡白而有裂纹，多是血虚不润；若舌淡白胖嫩，边有点痕而又有裂纹者，则属脾虚湿浸。

⑥镜面舌：舌面光洁如镜，光滑无苔，称光滑舌，也叫"镜面舌"、"光莹舌"。光滑舌主要是由于胃阴枯竭，胃气大伤。若舌淡白而光莹，是脾胃损伤，气血两亏已极；若红绛而光莹，是水涸火炎，胃肾阴液枯竭。总之，光莹舌无论何种苔色，皆属胃气将绝的危候。

⑦齿痕：舌体边缘见牙齿的痕迹，称为齿痕舌或齿印舌。齿痕舌多因舌体胖大而受齿缘压迫所致，故常与胖大舌同见。多主脾虚和湿盛。若淡白而湿润，则属寒湿壅盛；若淡红而有齿痕，多是脾虚或气虚。

（4）舌态　舌态是指舌体的动态，常见的病理舌态有舌体痿软、强硬、震颤、㖞斜、吐弄和短缩等异常变化。

①痿软：舌体软弱，无力屈伸，痿废不灵，称为"痿软舌"。多由气血两虚，阴液亏损，筋脉失养所致。若久病舌淡而痿，多是气血俱虚；新病舌干红而痿，是热灼津伤；久病舌绛而痿，是阴亏已极。

②强硬：舌体板硬强直，运动不灵，以致语言蹇涩，称为"舌强"。其主病是热入心包，高热伤津，痰浊内阻，中风或中风先兆。若舌质深红，多因热盛；舌胖而有厚腻苔者，多因痰浊；舌淡红或青紫，多属中风。

③颤动：舌体震颤抖动，动摇不宁，不能自主者，称为"颤动舌"，亦称"颤抖"或"舌战"。可见于气血两虚，亡阳伤津，筋脉失于温养和濡润，抖颤难安；或为热极伤津而动风，于是颤动不已。久病舌颤，蠕蠕微动，多属气血两虚或阳虚；外感热病见之，且翕翕煽动者，多属热极生风，或见于酒精中毒病人。

④㖞斜：伸舌时舌体偏于一侧，称"㖞斜舌"。多因风邪中络或风痰阻络所致。病在左，偏向右，病在右，偏向左，主中风或中风先兆。若舌紫红势急者，多为肝风发痉；舌淡红势缓者，多为中风偏枯。

⑤吐弄：舌伸出口外，不立即回缩者，称为"吐舌"；舌微露出口，立即收回，或舐口唇上下左右，掉动不停，叫做"弄舌"。吐弄舌皆因心脾二经有热所致。吐舌多见于疫毒攻心或正气已绝，往往全舌色紫。弄舌多见于动风先兆，或小儿智能发育不全。

⑥短缩：舌体紧缩不能伸长称为"短缩舌"。舌体短缩，无论虚实，皆属危重证候。若舌体淡白或青紫而湿润，多为寒凝筋脉；若舌胖而苔黏腻，多因痰浊内阻；若舌红绛而干，多是热盛动风；若舌淡白胖嫩，则多因气血俱虚。

⑦舌纵：舌伸长于口外，内收困难，或不能收缩者，称为"舌纵"，多由舌的肌筋舒纵所致。若舌色深红，舌体胀满，舌形坚干者，为实热内踞，痰火扰心。若舌体舒宽，麻木不仁，是气虚之征。凡伸不能缩，舌干枯无苔者，多属危重；伸而能缩，舌体津润者较轻。

⑧舌下络脉：将舌尖翘起，舌底络脉隐约可见，舌系带两侧，当金津、玉液穴处，隐隐可见两条较粗的青紫色脉络。正常情况下，脉络不粗也无分支和瘀点。若舌下有许多青紫或

紫黑色小疱，多属肝郁失疏，瘀血阻络；若舌下络脉青紫且粗张，或为痰热内阻，或为寒凝血瘀。总之，舌底络脉青紫曲张是气滞血瘀所致。

3. 望舌苔

（1）苔色　主病的苔色，主要有白、黄、灰、黑四种。

①白苔：多见于表证、寒证。舌面上薄薄分布一层白色舌苔，透过舌苔可以看到舌体者，是薄白苔。薄白苔而润，可为正常舌象，或为表证初起，或是里证病轻，或是阳虚内寒；薄白而干，常见于风热表证；薄白而滑，多为外感寒湿，或脾阳不振，水湿内停。苔色呈乳白色或粉白色，舌边尖稍薄，中根部较厚，舌体被舌苔遮盖而不被透出者，是厚白苔，白厚腻苔多为湿浊内困，或为痰饮内停，亦可见于食积。舌上满布白苔，有如白粉堆积，扪之不燥，为"积粉苔"，或称"粉白苔"，常见于外感温热病，秽浊湿邪与热毒相结。苔白燥裂如砂石，扪之粗糙，称"糙裂苔"，提示燥热伤津。白厚腻干苔多为湿浊中阻，津气不得宣化之象。

②黄苔：一般主里、热证。浅黄苔又称微黄苔，是在薄白苔上出现均匀的浅黄色，多由薄白苔转化而来，为热势较轻，也常见于外感风热表证或风寒化热；深黄苔又称正黄苔，苔色黄而略深厚，热势较重；焦黄苔又称老黄苔，是正黄中夹有灰褐色苔，为热结之征。外感热病中，苔由白转黄，为表邪入里化热的征象，在伤寒为阳明病，在温病为气分证。若苔黄质腻，称"黄腻苔"，主湿热蕴结、痰饮化热，或食积热腐等证；若苔黄而干燥，甚则裂纹如花瓣形，或黄黑相间，主邪热伤津、燥结腑实之证；若舌淡胖嫩，苔黄滑润，多为阳虚水湿不化。

③灰苔：灰苔呈浅黑色，常由白苔晦暗转化而来，也可与黄苔同时并见。主里证，常见于里热证，也见于寒湿证。苔灰而干，多属热炽伤津，可见于外感热病，或为阴虚火旺，常见于内伤杂病；苔灰而润，常见于痰饮内停，或寒湿内阻。

④黑苔：黑苔较灰苔色深，多由灰苔或焦黄苔发展而来。黑苔舌面湿润，舌质淡白胖嫩者，多为阳虚寒湿、痰饮内停。苔黑干燥，舌质干裂起芒刺者，不论外感或内伤，均为热极津枯之证。若苔色红中发黑，又带黄色者名霉酱苔，常由胃肠先有宿食湿浊，积久化热，熏蒸秽浊上泛舌面而成，霉酱苔主病是湿热久郁。

（2）苔质　苔质即舌苔的形质，主要有厚薄、润燥、腐腻、偏全、剥落、消长以及真假等。

①厚薄：可测邪气之浅深。透过舌苔能隐隐见到舌体的为"薄苔"，不能见到舌体则为"厚苔"。薄苔属正常舌苔，若有病见之，亦属疾病较轻浅，正气未伤，邪气不盛，故薄苔主外感表证，或内伤轻病。厚苔是胃气夹湿浊邪气熏蒸所致，故苔厚主邪盛入里，或内有痰饮湿食积滞。

②润燥：可以了解津液变化。舌面润泽，干湿适中是正常舌象。若水分过多，扪之湿而滑利，甚者伸舌流涎欲滴，此为"滑苔"；望之干燥，扪之无津，此为"燥苔"。润泽是津液上承，说明病中津液未伤；滑苔则为寒为湿，临床常见于阳虚而痰饮水湿内停者；燥苔是津液不上承所致，或由于阴液亏耗，或因阳虚气化不行而津不上承以及燥气伤肺等。

③腐腻：可知阳气与湿浊的消长。苔质颗粒疏松，粗大而厚，形如豆腐渣堆积舌面，揩

之可去，称为"腐苔"。苔质颗粒细腻致密，揩之不去，刮之不脱，上面罩一层油腻状黏液，则称"腻苔"。腐苔多为阳热有余，蒸腾胃中腐浊邪气上升而成，多见于食积痰浊为患。腻苔多是湿浊内蕴，阳气被遏所致，因此，其主病为湿浊、痰饮、食积、湿热、顽痰等。凡苔黄腻，多为痰热、湿热、暑温、湿温、食滞，以及湿痰内结、腑气不利等；若舌苔白滑腻，则为湿浊、寒湿；若厚腻不滑，白如积粉，多为时邪夹湿；若白腻不燥，自觉胸闷，多是脾虚湿重；若苔白厚黏腻，口中发甜，乃脾胃湿热。总之，腐苔为阳热有余，腻苔属阳气被遏。

④偏全：可诊病变之所在。舌苔布满全舌称为"全"；舌苔半布，偏于前、后、左、右、内、外某一局部，称为"偏"。全苔主邪气散漫，多为湿痰阻滞中焦之征。偏外苔（舌尖为外），是邪气入里未深，而胃气却先伤；偏内苔（舌根为内），是表邪虽减，胃滞依然；若舌中根部少苔，是胃阳不能上蒸，肾阴不能上濡，阴精气血皆伤；若只中根部有苔，也见于素有痰饮，或胃肠积滞；舌苔偏于左右一侧，为邪在半表半里。

⑤剥落：可测胃气、胃阴之存亡，判断疾病预后。舌苔全部退去，以致舌面光洁如镜，称为"光剥苔"，即前述之光滑舌，又叫镜面舌；若舌苔剥落不全，剥脱处光滑无苔，余处斑斑驳驳地残存舌苔，界限明显，称为"花剥苔"；若不规则地大片脱落，边缘厚苔界限清楚，形似地图，又称"地图舌"；若剥脱处并不光滑，似有新生颗粒叫"类剥苔"。光剥舌主病如前所述，花剥苔也是胃之气阴两伤所致；若花剥苔而兼腻苔者，多为痰浊未化，正气已伤，病情更为复杂；类剥苔则主久病气血不续；若厚苔中间剥落一瓣，或有罅纹，或有凹点，底见红燥，须防液脱中竭。

⑥消长：反映着邪正相争的过程，可以判断疾病的进程预后。消是舌苔由厚变薄，由多变少地消减；长是舌苔由无而有、由薄变厚地增长。舌苔由少变多、由薄变厚，一般都说明邪气渐厉，主病进；反之，苔由厚变薄，由多变少，说明正气渐复，主病退。

⑦真假：可判断疾病的轻重与预后。凡舌苔坚敛着实，紧贴舌面，刮之难去，像从舌体长出来的，称为"有根苔"，此属真苔。若苔不着实，似浮涂舌上，刮之即去，不像是从舌上生出来的，称为"无根苔"，即是假苔。凡病之初期、中期，舌苔有根比无根的为深为重，后期有根苔比无根苔为佳，因为胃气尚存。若舌面上浮一层厚苔，望似无根，其下却已生出一层新苔，此属疾病向愈的善候。看假苔应注意：一是清晨舌苔满布，饮食后苔即退去，虽属假苔，并非无根，此为无病；若退后苔少或无苔，则是里虚。二是有苔有色，刮之即去，病轻浅；若揩之即去，病更轻浅。三是厚苔一片而无根，其下不能续生新苔，是原有胃气，其后胃气虚乏，不能上潮，多由过服凉药伤阳，或过服热药伤阴所致。

（3）舌质和舌苔的综合诊察　在一般情况下，舌质与舌苔的变化是统一的，其主病往往是两者的综合。例如，内有实热，多见舌红苔黄而干；病属虚寒，则多见舌淡苔白而润。这是学习舌诊执简驭繁的要领，但是也常有舌质与舌苔变化不一致的情况，需四诊合参，加以综合评判。如白苔一般主寒主湿，但红绛舌兼白干苔，多属燥热伤津，由于燥气化火迅速，苔色未能转黄，便已进入营分阶段；再如白粉苔，也主热邪炽盛，并不主寒；还有灰黑苔可主热证，亦主寒证，这些都需四诊合参才能诊断。有时舌与苔的主病虽属矛盾，但实际上也是二者的综合，如红绛舌而兼白滑腻苔者，在外感病，属营分有热，气分有湿；在内伤病，多是阴虚火旺而又有痰浊食积。这些都需要结合临床实际，具体分析，灵活权变。为了举一反三，兹将临床常见的情况略述如下，以有助于对舌诊基本内容的理解。

①淡白舌兼各色舌苔

淡白舌透明苔：舌色浅淡，苔薄白而透明，淡白湿亮，似苔非苔，主脾胃虚寒。

淡白舌白干苔：舌淡白，苔干而板硬，主脾胃热滞；若苔糙如砂石，主热结津伤。

淡白舌黄裂苔：舌淡而满布浅黄色苔；或厚或薄，却有裂纹，津液微干，偶见滑润。前者主气虚津少，后者主气虚津少夹湿。

淡白舌黑燥苔：舌淡白而苔灰黑，干燥如刺，刮之即净，主阳虚寒甚。

②淡红舌兼各色舌苔

淡红光莹舌：舌淡红而嫩，光莹无苔，干湿适中。常见于胃肾阴虚或气血两亏之人。

淡红舌偏白滑苔：舌质淡红，左有白滑苔一条，余外光净无苔。主病邪入半表半里，或病在肝胆，湿浊化燥伤阴，或阴虚而胃停宿垢。

淡红红点舌白腻干苔：舌淡红而边尖有红点，苔白腻而干。主病为风寒外束，热蕴营血；或热盛伤津，而脾胃湿滞。

淡红舌根白尖黄苔：舌淡红，满布薄白苔，尖部淡黄色。此为热在上焦，或外感风热在表，或风寒化热，将欲传里。

淡红舌黄黑苔：舌质淡红，外周为黄糙苔，中心为厚腻之黑褐苔。此为痰湿郁热，有化燥伤阴之热，或为脾胃湿热蕴结。

③红绛舌兼各色舌苔

红舌浮垢苔：舌质红而有晦暗之浮垢苔。主正气虚，湿热未净。

红舌白滑苔：舌鲜红而苔白滑润，津液甚多。若舌质苍老，主里热夹湿；若舌质娇嫩浮胖，主阳虚湿盛。

红舌黑（灰）滑苔：舌红而质浮胖，苔灰黑带白，润滑易剥落。主虚寒证。

边红中黑润苔：舌边尖鲜红，中心有黑润苔。见于寒热兼夹的病变。其主病有三：一是里寒外热；二是外感暑热，内停生冷；三是肝胆热而胃肠寒。

舌根红尖黑苔：舌尖满布黑苔，中根部无苔而色红，主心热内炽。

红瘦舌黑苔：舌红不润，舌体瘦瘪，上布薄黑苔。主津枯血燥。

绛舌薄白苔：舌深红，苔薄白均匀，不滑不燥。此属素体阴虚火旺，复感风寒之邪，其绛舌必出现在表证之前；或为表邪未解，热入营血，其绛舌必逐渐变化而成。

绛黏腻舌：舌质绛，望之似干，摸之觉有津液，此为津亏而湿热上蒸，或有痰浊。若舌绛而上有黏腻透明的一层黏液，似苔非苔，是热盛而中焦夹有秽浊之征，或为营热或为阴虚火旺。

绛舌黄白苔：舌初起绛色，上有白黄苔，此为邪在气分，未进入营分，或气营两燔。

绛舌黄润苔：舌深红，苔色黄，滑而光亮。主病有四：一是阴虚夹湿，阴虚火旺而胃肠积有湿热；二是血热夹湿，湿郁化热，蕴于血分；三是营热湿重，外感邪热入营，而胃肠湿重于热；四是外感热病，热邪由气分初入营分。

绛舌黄黏腻苔：舌深红，上铺一层黄黏液，颇似鸡子黄。主阴虚营热兼痰饮。

红绛舌黄瓣苔：舌鲜红，黄苔满布，干涩而厚，分裂成若干小块，裂缝可见红底，称为"黄瓣苔"。主胃肠热结且热已入营。

红绛舌类干苔：舌鲜红或深红，满布厚或薄白苔，望之似干，扪之湿润，称类干苔。舌绛而苔厚腻者，是湿热伤津；舌淡红而苔薄类干者，是气虚夹湿。

④青紫舌兼各色舌苔

紫舌白腻苔：舌紫而苔白厚腻，多见于嗜酒成性者。或因外感表邪入里，或因酒积化生湿热，上熏而成厚腻苔。其主病有二：一是酒毒内积，风寒入里；二是湿热内盛。

青紫舌黄滑苔：舌色紫中带青，苔黄厚润滑。主病有二：一是寒凝血脉；二是食滞脾胃。

淡紫舌灰苔：舌淡紫，苔色灰，或边尖淡紫，中铺灰苔，或中心淡紫，边有灰苔。主虚弱病体，热入血分。

青舌黄苔：舌淡白带青，上布淡黄苔。主寒湿内盛。

葡萄疫舌：舌质青紫不匀，苔色黄黑不均，舌上水疱，形如葡萄，或蓝或紫。可见于口腔中多个部位，伴咽痛、唇肿、口秽熏人。见于葡萄瘟疫。

（4）危重舌象诊法　病至危重，阴阳气血精津告竭，则舌质和舌苔也有特殊的形色表现。如舌上无苔如镜面，多见于热病伤阴，或胃气将绝；舌粗糙有刺又干枯燥裂，见于津液枯竭；舌头敛缩全无津液，见于热极津枯；舌本干晦如猪肝色，或舌红如柿色，见于气血败坏；舌质短而阴囊缩，见于肝气将绝；舌质色赭带黑，见于肾阴将绝；舌起白色如雪花片，见于脾阳将绝等。

八、望排出物

望排出物是通过观察病人的排泄物、分泌物和某些排出体外的病理产物的形、色、质、量的变化来诊察病情的方法。排泄物指人体排出于体外的代谢废物，如大便、小便、月经等。分泌物指人体官窍所分泌的液体，如泪、涕、唾、涎等，在病理情况下其分泌量增大，也成为排出体外的排泄物。此外，人体有病时所产生的某些病理产物，如痰液、呕吐物等，也属排出物范畴。

（一）望痰涎涕唾

1. 痰与涕

（1）痰白清稀或有灰黑点，属寒痰。因寒伤阳气，气不化津，湿聚为痰，或脾阳不足，湿聚为痰，上犯于肺所致。

（2）痰黄而黏稠，坚干成块为热痰。因热邪煎熬津液之故。

（3）痰清稀而多泡沫多属风痰，往往伴有面青眩晕、胸闷或喘急等。

（4）痰白滑而量多，易咯出者，属湿痰。因脾虚不运，水湿不化，聚而成痰。

（5）痰少而黏，难于咯出者，属燥痰，甚者干咳无痰，或有少量泡沫痰，亦属肺燥。因燥邪犯肺，耗伤肺津，或肺阴虚津亏，清肃失职所致。

（6）痰中带血，色鲜红者，为热伤肺络。若咳吐脓血腥臭痰，或吐脓痰如米粥者，属肺痈，由于热邪犯肺，热毒久蓄，肉腐而成脓。

（7）鼻流清涕是外感风寒；鼻流浊涕是外感风热；久流浊涕不止，为鼻渊。

2. 涎与唾　口流清涎量多者，多属脾胃虚寒；口中时吐浊涎黏稠者，多属脾胃湿热。

小儿口角清涎，涎渍颐下，称为"滞颐"。多由脾虚不能摄津所致，亦可见于胃热或虫积。

睡中流涎，多为胃中有热，或宿食内停。

吐出多量唾沫，多为胃中有寒，或有积冷，或有湿滞，或有宿食，亦可见于肾虚证。

（二）望呕吐物

呕吐是胃气上逆所致，外感内伤皆可引起。观察呕吐物的色、质、量的变化，可了解胃气上逆的原因和病性的寒热虚实。

1. 呕吐物清稀无臭，多为寒呕。由脾肾阳衰或寒邪犯胃所致。

2. 呕吐物秽浊酸臭，多为热呕。因邪热犯胃，或肝经郁火，致胃热上逆。

3. 呕吐清水痰涎，胃脘有振水声，伴口干不饮，苔腻胸闷，多属痰饮。

4. 呕吐黄绿苦水，多为肝胆湿热或郁热。

5. 呕吐物酸腐，夹杂不消化食物，多属食积。若呕吐不消化食物而无酸腐味且频发频止者，多属气滞。若呕吐黄绿苦水者，多为胆气犯胃。

6. 呕吐鲜血或紫暗有块，夹杂食物残渣，多属胃有积热或肝火犯胃，灼伤血络或素有瘀血，血不归经。若脓血混杂，多为胃痈。如突然呕吐，伴有发热恶寒、周身疼痛者，多为外邪犯胃。

（三）望大便

1. 大便清稀水样，多属寒湿泄泻。为外感寒湿，或饮食生冷，脾失健运，清浊不分所致。

2. 大便黄褐如糜而臭，多属湿热泄泻。为湿热或暑湿伤及胃肠，大肠传导失常所致。

3. 大便清稀，完谷不化，或如鸭溏，多属脾虚泄泻或肾虚泄泻。因脾胃虚弱，运化失职，或火不温土，清浊不分所致。

4. 大便如黏冻，夹有脓血，多属痢疾。为湿热蕴结大肠。其中血多脓少者偏于热，病在血分；脓多血少者偏于湿，病在气分。

5. 大便燥结，干如羊屎，排出困难，属肠道津亏。多因热盛伤津，或胃火偏亢，大肠液亏，传化不行所致。亦可见于噎膈病人。

6. 大便带血，或便血相混，或排出全为血液，称为"便血"。其中血色鲜红，附在大便表面或于排便前后滴出者，为近血，可见于风热灼伤肠络所致的肠风下血，或痔疮、肛裂出血等。血色暗红或紫黑，与大便均匀混合者，为远血，可因内伤劳倦、肝胃瘀滞等所致。

（四）望小便

1. 小便清长，多见于虚寒证。因寒则汗液不泄，无热则津液不伤，水液下趋膀胱，故小便清长量多。

2. 小便短黄，多见于病人实热证，亦可见于伤津病人。

3. 尿中带血，见于尿血、血淋等病人。多因热伤血络，或脾肾不固，或湿热蕴结膀胱所致。

4. 尿有砂石，见于石淋病人。多因湿热内蕴，煎熬尿中杂质结为砂石所致。

5. 小便浑浊如米泔或滑腻如脂膏，见于尿浊、膏淋等病人。多因脾肾亏虚，清浊不分，或湿热下注，气化不利，不能制约脂液下流所致。

第二节　闻　诊

闻诊是通过听声音和嗅气味来诊断疾病的方法。听声音包括诊察了解病人的声音、呼吸、语言、咳嗽、呕吐、呃逆、嗳气、太息、喷嚏、呵欠、肠鸣等各种声响。嗅气味包括嗅病体发出的异常气味、排出物及病室的气味。

一、听声音

（一）正常声音

健康人的声音，虽有个体差异，但发声自然、音调和畅、刚柔相济，此为正常声音的共同特点，是宗气充沛、气机调畅的表现。由于性别、年龄和禀赋等个体差异，正常人的语言声音亦各有不同。一般来说，男性多声低而浊，女性多声高而清，儿童声尖利而清脆，老年人多浑厚而低沉。中医学将声音按照高低清浊分为角、徵、宫、商、羽五音与呼、笑、歌、哭、呻五声，分别与肝、心、脾、肺、肾相对应。在正常情况下，反映了人们情志的变化；在病理情况下，则分别反映了五脏的病变。

声音与情志的变化也有关系。如喜时发声欢悦而散；怒时发声忿厉而急；悲哀则发声悲惨而断续；欢乐则发声舒畅而缓；敬则发声正直而严肃；爱则发声温柔而和。这些因一时感情触动而发的声音，也属于正常范围，与疾病无关。

（二）病变声音

1. 声重　语声重浊，称为声重。临床常伴见鼻塞、流涕或咳嗽、痰多等症。多因外感风寒或湿浊阻滞，肺气不宣，肺窍不通所致。

2. 音哑、失音　语声嘶哑者，称为音哑；语而无声者，称为失音。音哑较轻，失音较重。新病音哑或失音，属实证，多是外感风寒或风热，肺气不宣，清肃失职，所谓"金实不鸣"。久病音哑或失音，多属虚证，常是精气内伤，声音难出，即所谓"金破不鸣"。暴怒叫喊，伤及喉咙，也可导致音哑或失音，属气阴耗伤之类。妊娠后期出现音哑或失音，称为妊娠失音，多为胞胎阻碍经脉，肾精不能上荣所致。

3. 鼻鼾　是指熟睡或昏迷时喉鼻发出的一种声音。多是气道不利，并非全是病态。若昏睡不醒，鼾声不绝，手撒遗尿，多是中风入脏之危证。

4. 呻吟　指病痛难忍所发出的痛苦哼哼声，多为自有痛楚或胀满。呻吟声高亢有力，多为实证；久病而呻吟低微无力，多为虚证。

5. 惊呼　指突然发出的惊叫声，多为剧痛或惊恐所致。小儿阵发惊呼，多是惊风。成人发出惊呼，除惊恐外，多属剧痛或精神失常。痫病发作时，常伴喉中发出如猪羊鸣叫的声音，多因风痰随气上逆所致。小儿啼哭不止或夜啼，多因过食生冷，脘腹疼痛，或心脾蕴热，或食积、虫积、惊恐所致。

（三）语言

"言为心声"，言语是神明活动的一种表现。语言异常主要是心神的病变。一般来说，沉默寡言，语声低微，时断时续者，多属虚证、寒证；烦躁多言，语声高亢有力者，多属实证、热证。

1. 谵语 指意识不清，语无伦次，声高有力，多属热扰心神之实证。多见于温病热入心包或阳明腑实证等。

2. 郑声 指神识不清，语言重复，时断时续，声音低弱，属于心气大伤、精神散乱之虚证。

3. 独语、错语 独语是指患者自言自语，喃之不休，见人语止，首尾不续；语言错乱，说后自知称"错语"。独语、错语均属心气不足、神失所养的虚证。

4. 呓语 指睡梦中说话，吐字不清、意思不明。多因心火、胆热或胃气不和所致。

5. 狂言 指精神错乱，语无伦次，狂躁妄言。属阳热实证，多见于痰火扰心或伤寒蓄血证。

（四）呼吸

病者呼吸如常，是形病而气未病；呼吸异常，是形气俱病。呼吸气粗，疾出疾入者，多属实证、热证，常见于外感病。呼吸气微，徐出徐入者，多属寒证、虚证，常见于内伤杂病。病态包括喘、哮、短气、少气等。

1. 喘 指呼吸困难，短促急迫，甚则张口抬肩，鼻翼煽动，不能平卧。喘分虚实。实喘发作急骤，气粗声高息涌，唯以呼出为快，仰首目突，形体壮实，脉实有力，多属肺有实热，或痰饮内停。虚喘发病徐缓，喘声低微，慌张气怯，息短不续，动则喘息，但以引长一息为快，形体虚弱，脉虚无力，是肺肾虚损，气失摄纳所致。

2. 哮 指呼吸急促似喘，声高断续，喉间痰鸣，往往时发时止，缠绵难愈。多因内有痰饮，复感外寒，束于肌表，引动伏饮而发；也有因感受外邪，失于表散，束于肺经所致者；或因久居寒湿之地，或过食酸咸生冷所诱发。

3. 短气 呼吸气急而短促，数而不相接续，似喘但不抬肩，呼吸虽急而无痰声的症状。短气当辨虚实，饮停胸中，则短气而渴，四肢历节痛，属实证；肺气不足，则体虚气短，小便不利。伤寒心腹胀满而短气，是邪在里，属实证；腹濡满而短气，也是邪在里，但属虚证。

4. 少气 又称气微，指呼吸微弱，短而声低、虚虚怯怯的症状。少气主诸虚不足，是身体虚弱的表现。

（五）咳嗽

咳嗽多见于肺脏疾病，然而与其他脏腑病变也有密切关系。

咳声紧闷，多属寒湿。如咳嗽声音重浊，兼见痰清稀白，鼻塞不通，多是外感风寒；咳而声低，痰多易咳出，是寒咳或湿咳或痰饮。

咳声清脆者，多属燥热。如干咳无痰或咳出少许黏液，是燥咳或火热咳嗽。

咳声不扬，痰稠色黄，不易咳出，咽喉干痛，鼻出热气，属于肺热。咳气不畅，多是肺气不宣。

咳声续继片刻者，多属风。咳声阵发，发则连声不绝，甚则呕恶咳血，终时作"鹭鸶叫声"，名曰顿咳，也叫"百日咳"。常见于小儿，是属肺实，多由风邪与伏痰搏结，郁而化热，阻遏气道所致。白喉，则咳声如犬吠样，多属肺肾阴虚，火毒攻喉。

无力作咳，咳声低微，咳出白沫，兼有气促，属于肺虚。夜间咳甚者，多为肾水亏；天亮咳甚者，为脾虚所致，或寒湿在大肠。

（六）呕吐

呕吐有呕、干呕、吐三种不同情况。呕指有声有物；干呕指有声无物，又称"哕"；吐指有物无声。三者皆为胃气失于和降所致。临床可根据呕吐的声音、吐势缓急、呕吐物的性状及气味、兼见症状来判断病证的寒热虚实。

吐势徐缓，声音微弱，吐物清稀者，多属虚寒证。

吐势较猛，声音壮厉，吐物呈黏痰黄水，或酸或苦，多属实热证。重者热扰神明，呕吐呈喷射状。

有些呕吐，还需结合望、问、切诊才能明确诊断。如食物中毒，需追查饮食；霍乱则吐利并作；反胃则朝食暮吐，多属脾阳虚；食入即吐多为胃热；水逆证则口干欲饮，饮后则呕等。

（六）呃逆

唐代以前称为哕，因其呃呃连声，后世称之为呃逆。此属胃气上逆，从咽部冲出，发出一种不由自主的冲击声。可据呃声之长短、高低和间歇时间不同，以察疾病之寒热虚实。

新病呃逆，其声有力，多属寒邪或邪热客于胃；久病闻呃，其声低气怯，为胃气将绝之兆。

呃声频频，连续有力，高亢而短，多属实热；呃声低沉而长，音弱无力，良久一声，多属虚寒。呃逆上冲，其声低怯不能上达咽喉或时郑声，为脾胃气衰，虚气上逆，亦属虚寒证。呃声不高不低，持续时间短暂，病人神清气爽，无其他兼症，或进食仓促，或偶感风寒，一时气逆所致，可自愈。

（七）嗳气

嗳气，古名"噫气"，是气从胃中向上，出于咽喉而发出的声音，也是胃气上逆的一种表现。饮食之后，偶有嗳气，并非病态。若嗳出酸腐气味，兼见胸脘胀满者，是宿食不消，胃脘气滞。嗳气响亮，频频发作，得嗳气与矢气则脘腹宽舒，属肝气犯胃，常随情绪变化而嗳气减轻或增剧。嗳气低沉，无酸腐气味，纳谷不香，为脾胃虚弱，多见于久病或老人。寒气客于胃，以致胃气上逆而为噫；汗、吐、下后，胃气不和，亦致噫气不除。

（八）太息

太息为情志病之声。情绪抑郁时，因胸闷不畅，引一声长吁或短叹后，则自觉舒适。多由心有不平或性有所逆，愁闷之时而发出，为肝气郁结之象。

（九）喷嚏

喷嚏是由肺气上冲于鼻而作，外感风寒多见此证。外邪郁表日久不愈，忽有喷嚏者，为病愈之佳兆。

（十）肠鸣

肠鸣是腹中辘辘作响。据部位、声音可辨病位和病性。若其声在脘部，如囊裹浆，振动有声，起立行走或以手按扶，其声则辘辘下行，为痰饮留聚于胃；如声在脘腹，辘辘如饥肠，得温、得食则减，受寒、饥饿时加重，此属中虚肠胃不实之病；若腹中肠鸣如雷，则属风、寒、湿邪胜，则脘腹痞满，大便濡泄；寒甚则脘腹疼痛，肢厥吐逆。

二、嗅气味

嗅气味，是指嗅辨与疾病有关的气味，包括病室、病体、分泌物、排泄物等异常气味。

（一）病体气味

1. 口气　正常人说话时不会发生臭气，如有口臭，多属消化不良，或有龋齿，或口腔不洁。口出酸臭气的，是内有宿食。口出臭秽气的，是胃热。口出腐臭气的，多是内有溃腐疡疮。

2. 汗气　病人身有汗气，可知已曾出汗。汗有腥膻气，是风湿热久蕴于皮肤，津液受到蒸变的缘故。

3. 鼻臭　鼻出臭气，流浊涕经常不止的，是鼻渊证。

4. 身臭　应检查病体是否有溃腐疮疡。

有些异常的气味，病者也能自觉，因此对排泄物如痰涎、大小便、妇人经带等的异常气味，通过问诊可得知。如咳吐浊痰脓血，有腥臭味的为肺痈。大便臭秽为热；有腥气为寒。小便黄赤浊臭，多是湿热。矢气酸臭，多是宿食停滞。妇人经带有臭气的是热；有腥气的为寒。

（二）病室气味

病室气味是病体及排泄物散发的。瘟疫病开始，即有臭气触人，轻则盈于床帐，重的充满一室。病室有腐臭或尸臭气味的，是脏腑腐败，病属危重。病室有血腥臭，病人多患失血证。尿臊味，多见于水肿病晚期患者。烂苹果样气味，多见于消渴病患者。均属危重证候。

第三节　问　诊

问诊是中医诊察疾病的基本方法之一，指医生通过对病人或陪诊者进行有目的的询问，了解疾病的起始、发展及治疗经过、现在症状和其他与疾病有关的情况，以诊察疾病的方法。

问诊是诊察疾病的重要方法，通过问诊可以了解疾病的发生、发展、变化经过及治疗经过。特别是病人的自觉症状、既往史、生活习惯、饮食情况及个人嗜好等。

　　临床中要运用好问诊，除必须掌握问诊内容，具有较坚实的理论基础和较丰富的临床经验之外，问诊时还应注意选择较安静适宜、无干扰的环境进行，保证患者隐私不被侵犯，以便患者无拘束地叙述病情。应直接向患者本人询问，若因病重意识不清等而不能自述，可向知情人或伴随者询问，但当病人能陈述时，应及时加以核实或补充，以使资料尽量准确、可靠。在问诊时，对病人的态度，既要严肃认真又要和蔼可亲，细心询问，耐心听取病人叙述病情，使病人感到温暖亲切，愿意主动陈述病情。医生切忌有悲观、惊讶的语言或表情，以免给病人带来不良刺激，影响疾病预后。

　　医生询问病情，切忌使用病人听不懂的医学术语，应使用当地群众通俗易懂的语言问话，以便使病人听懂，准确叙述病情。在问诊时如发现病人叙述病情不够清楚，可对病人进行必要的、有目的的询问或作某些提示，但决不可凭个人主观意愿去暗示套问病人，以避免所获病情资料片面或失真，影响正确的诊断。

　　医生在问诊时，应重视病人主诉，因为主诉是病人最为痛苦的病情，要善于围绕主诉内容，深入询问。既要重视主症，还应注意了解一般兼症，收集有关辨证资料，以避免遗漏病情。此外，对危急病人应扼要地询问，不必面面俱到，以便迅速抢救病人，待病情缓解后，再进行详细询问。

一、一般问诊

（一）一般情况

　　一般情况包括姓名、性别、年龄、婚否、民族、职业、籍贯、工作单位、现住址等。

　　询问一般情况，有两方面临床意义。一是便于与病人或家属进行联系和随访，对病人的诊断和治疗负责。另一方面可使医生获得与疾病有关的资料，为诊断治疗提供一定依据。年龄、性别、职业、籍贯等不同，则有不同的多发病。如水痘、麻疹、顿咳等病，多见于小儿；青壮年气血充盛，抗病力强，患病多属实证；老年人气血已衰，抗病力弱，患病虚证居多；胸痹、中风等病，多见于中老年患者。妇女有月经、带下、妊娠、产育等疾病；男子可有遗精、滑精、阳痿等疾病。长期从事水中作业者，易患寒湿痹证；矽肺、汞中毒、铅中毒等病，常与所从事的职业有关。某些地区因水土关系而使人患瘿瘤病；疟疾在岭南等地发病率较高；血吸虫病见于长江中下游一带等。

（二）主诉

　　主诉是病人就诊时最感痛苦的症状、体征及持续时间。主诉往往是疾病的主要矛盾所在，一般只有一两个症状。通过主诉常可初步估计疾病的范畴和类别、病势的轻重缓急。因此，主诉具有重要的诊断价值，是调查、认识、分析、处理疾病的重要线索。

　　问诊同时还要将主诉所述症状或体征的部位、性质、程度、时间等询问清楚，不能笼统、含糊。就是说医生要善于抓住主诉问深问透、问准问清，这对病证诊断极其有益。

（三）现病史

　　现病史是此次疾病发生、发展和治疗的全部经过，以及现在的症状，对诊断疾病有重要意义。问发病情况可了解疾病的病因、病位、病性，如冬季外感风寒而发病者多为表寒证；因情志郁结而致病者多为肝气郁滞等。问病变过程，可了解疾病的转变、邪正消长和估计预后，如伤寒病由恶寒发热头痛逐渐出现壮热不寒、多汗烦渴、脉洪大者，为表邪已化热入里，转为阳明里实热证，属正盛邪实；温病后期出现身热夜甚、斑疹隐隐、神昏谵语者，为热入营血、内陷心包，病属重笃。问治疗经过和服药效果也可作为辨证用药的参考，如病人服寒药不效者，可能非系热证；服热药症减者，可能确系寒证；腹胀满服理气行滞药而胀满反甚者，为脾虚不运的虚胀；经来不止服补气摄血药而腹胀刺痛转重者，是瘀血内阻的实证。因此，询问治疗经过，可作为当前诊断和治疗的参考。

（四）既往史

既往史是病人过去的健康状况和曾患过的主要疾病，往往与现病有关，可作为诊断现病的参考。如素体肝阳上亢者易患中风病；曾患痰喘病者，每因复感寒邪而发作；既往有水肿病史而现又复发者，多属阴水；既往无水肿病史而此次新病水肿者，常为阳水等。此外，还要询问病人过去是否接受过预防接种，有无外伤史、过敏史和曾进行过何种手术等。

（五）个人生活史

个人生活史，主要包括生活经历、精神情志、生活起居、饮食嗜好、婚姻生育等。医生询问病人这些情况，在诊断上是很重要的。

（六）家族史

家庭史包括病人的父母、兄弟、姊妹及子女的健康状况和曾患过何种疾病以及直系亲属的死亡原因等情况。问家族史可帮助诊断某些传染病和遗传性疾病，如肺痨、癫狂病等。

二、问现在症

问现在症又称为"问现在症状"，是询问病人就诊时感到的病痛及与病情相关的全身情况，是问诊的重点内容。在问诊时要根据患者的病情进行有侧重的询问。首先要详细询问主症的特征，如症状发生的部位、性质、程度、诱因和发作时间等；其次是询问伴随主症而出现的兼症，还要了解全身的情况，只有进行综合分析才能做出正确的诊断。张景岳在总结前人问诊经验的基础上写成《十问歌》，后人又将其略作修改，成为"一问寒热二问汗，三问头身四问便，五问饮食六胸腹，七聋八渴及睡眠，九问旧病十问因，再兼服药参机变，妇女尤必问经期，迟速闭崩皆可见，再添片语告儿科，天花麻疹全占验"。

（一）问寒热

问寒热，是询问病人有无寒热的感觉。因寒热是临床上常见的症状，所以是问诊的主要内容，是辨证的重要依据。阴盛则寒，阳盛则热，阴虚则热，阳虚则寒。寒邪致病，多见恶寒症；热邪致病，多见发热症。所以，寒热的产生，取决于机体的阴阳盛衰和病邪性质两个方面。

病人身寒怕冷，加衣覆被或近火取暖，仍感寒冷称恶寒，多由外感寒邪所致；病人身寒怕冷，加衣覆被或近火取暖，能缓解其寒称畏寒，多由内伤久病，阳虚不温所致；遇风则冷，避之可缓解称恶风，为恶寒轻证；恶寒战栗称寒战，为恶寒重证。

1. 恶寒发热 是指病人自觉寒冷，同时伴有体温升高，多见于表证。恶寒重，发热轻为风寒表证，由外感风寒所致；发热重，恶寒轻为风热表证，由外感风热所致；发热轻，恶风自汗为伤风表证，即太阳中风证，由外感风邪所致；疮疡的早中晚期亦可出现寒热并见，为邪正相搏的反映。

2. 但寒不热 病人只有怕冷，而无发热的感觉。病体弱，肢冷畏寒，脉沉迟无力为虚寒证；新病脘腹或其他局部冷痛剧烈，脉沉迟有力为实寒证，多由寒邪直中所致。

3. 但热不寒 即病人只有发热而无怕冷的感觉。

（1）高热持续不退，体温在39℃以上，不恶寒反恶热为壮热。临床可见身大热，口大渴，汗大出，脉洪大。多见于温热病气分阶段，属实热证。

（2）热按时而发或定时热甚，有一定规律，如潮汐之有定时为潮热。①午后或入夜低热，五心烦热，甚者骨蒸潮热，兼见两颧红赤，盗汗，舌红少苔为阴虚潮热；②热势较高，日晡（下午3～5点）热甚，兼腹满胀痛，拒按，大便秘结为阳明潮热，属阳明腑实证；③身热不扬（肌肤初扪之不觉很热，久扪热甚），午后热甚，兼见头身困重，舌红苔黄腻为湿温潮热，属湿温病。阳明潮热又称日晡潮热，阴虚潮热与湿温潮热均称午后及夜间潮热。

（3）微热：轻度发热，体温在37℃～38℃之间，或自觉发热，体温正常。长期微热，烦劳则甚，兼有少气自汗，倦怠乏力，舌淡嫩为气虚发热，由脾气虚损所致；情志不舒，气郁化火，亦可表现微热，称郁热；小儿夏季发热，长期不已，兼见烦躁口渴，无汗多尿，至秋而愈为疰夏，由小儿气阴不足所致。

4. 寒热往来 恶寒与发热交替发作，是正邪相争的表现。①若寒热交替，发作无定时，兼见口苦，咽干，目眩，胸胁苦满，不欲饮食，脉弦等属少阳证；②若寒战与壮热交替发作，发作有定时，兼见头痛剧烈，口渴多汗等症属疟疾病。

（二）问出汗

汗由阳气蒸发津液而成自玄府出，有调和营卫、滋润皮肤的作用。正常人在体力活动过剧、进食辛热、衣被过厚情况下，可有汗出，属于生理现象。病理性汗出与无汗，与病邪的侵扰和正气不足等因素有关。由于邪气的性质与正气亏损的属性和程度不同，可表现为各种不同情况的病理性汗出。所以通过对汗的询问与分析，对辨邪的性质和机体的阴阳盛衰，有着重要的意义。询问时应注意汗的有无、汗出时间、汗出部位、汗量多少及主要兼症。

1. 汗出有无

（1）表证 外感病表证阶段，无汗多为外感寒邪的表寒实证；有汗常属外感风邪的表虚证或外感风热的表热证。

（2）里证 里证无汗常见于津亏失血伤阴等；有汗伴高热烦渴，渴喜冷饮，脉洪大等可见于里热实证；若因正气盛衰或其他原因，详见以下部分。

2. 汗出性质

（1）自汗 病人日间汗出，活动尤甚，兼见神疲乏力，少气懒言，畏寒肢冷等症。由阳气虚衰，卫阳不固所致，常见于气虚证、阳虚证。

（2）盗汗 病人睡时汗出，醒则汗止，兼见两颧红赤，五心烦热，潮热，舌红少苔等症。由阴虚内热所致，多见于阴虚证。

（3）绝汗　病情危重时，大汗不止称绝汗。因可导致亡阴或亡阳，故又称脱汗。亡阴时汗出如油，微热而黏，兼见高热烦渴，脉细数而疾。亡阳时表现为冷汗淋漓，兼见面色苍白，四肢厥冷，脉微欲绝。

（4）战汗　病人先有恶寒战栗，表情痛苦，几经挣扎，而后汗出者，称为战汗。是疾病发展的转折点，应注意观察病情变化。见汗出后，热退身凉，脉静，为邪退正复的佳象；见虽汗出，仍烦躁不安，脉急疾，身发热，为邪胜正衰的危象。

3. 汗出部位

（1）头汗　仅头部或头项汗出较多。因上焦热盛，可见面赤烦渴，舌尖红，苔薄黄，脉数等。因中焦湿热上蒸，可见头身困重，身热不扬，苔黄腻等。亦可见于病情危重的亡阳证。

（2）半身汗　仅半身出汗，或左或右，或上或下。在临床上可见于中风、痿证、截瘫之人。

（3）手足心汗　手足心汗出较多，可见于阴经郁热、阳明热盛、中焦湿热。

（三）问疼痛

疼痛是患者的自觉症状。疼痛暴急剧烈，拒按，多属实证。疼痛势缓，隐隐作痛，喜按，多属虚证。疼痛得热痛减，多属寒证。疼痛而喜凉者，多属热证。

1. 疼痛部位

（1）头痛　前额部连眉棱骨痛，属阳明经头痛；侧头痛，痛在两侧太阳穴附近，属少阳经头痛；后头部连项痛，属太阳经头痛；颠顶痛，属厥阴经头痛。

凡发病急、病程短、头痛较剧、痛无休止者，多为外感头痛，属实证。凡发病慢、病程长、头痛较缓、时痛时止者，多为内伤头痛，属虚证。

（2）胸痛

①胸痹：胸痛憋闷，痛引肩臂。多因胸阳不振，痰浊内阻或气虚血瘀，而致心脉痹阻。

②真心痛：胸背彻痛剧烈，面色青灰，手足青至节，因心脉急骤闭塞不通所致。

③肺热实证：胸痛，壮热，面红，喘促，鼻翼煽动，是热邪壅肺，肺失宣降所致。

④肺阴虚证：胸痛隐隐，潮热盗汗，咳痰带血，是阴虚火旺，虚火灼伤肺络所致。

⑤痰湿犯肺：胸闷咳嗽，痰白量多，多由脾虚聚湿生痰，痰浊上犯所致。

⑥肺痈：胸痛身热，咳吐脓血腥臭痰，因热毒蕴肺，气血瘀结，肉腐成脓所致。

（3）胁痛

①肝气郁结：两胁胀痛，善太息，易怒，多为情志不遂，肝失疏泄所致。

②肝火炽盛：胁肋灼痛，面红目赤，耳鸣如潮，多为火伤胁部脉络所致。

③肝胆湿热：胁肋胀痛，身目俱黄，舌红苔黄腻，多见于黄疸，为湿热蕴结肝胆所致。

④瘀血阻滞：胁部刺痛，固定不移，多为瘀血阻滞经络所致。

⑤悬饮：肋间饱满，咳唾引痛，为饮停胸胁所致。

（4）胃脘痛　一般进食后痛势加剧者，多属实证；进食后疼痛缓解者，多属虚证。胃脘冷痛剧烈，得热痛减，属寒邪犯胃。胃脘灼痛，消谷善饥，口臭便秘，属胃火炽盛。胃脘隐隐灼痛，嘈杂，饥不欲食，舌红少苔，属胃阴虚。胃脘胀痛，嗳气酸腐，属食滞胃脘。

（5）腹痛　腹部的范围较广，脐以上为大腹，属脾胃；脐以下至耻骨毛际以上为小腹，属肾、膀胱、大小肠、胞宫；小腹两侧为少腹，是足厥阴肝经所过之处。问腹痛可察疾病之所在的脏腑，以及病性的寒热虚实。

①大腹隐痛，喜温喜按，大便溏泄，为脾胃虚寒。

②小腹胀痛，小便不利，为癃闭。小腹刺痛，小便自利，为下焦瘀血。

③少腹冷痛，牵引睾丸、阴部，为寒凝肝脉。

④绕脐疼痛，时起包块，按之可移，为虫积。

（6）背痛　背部中央为脊骨，脊内有髓，督脉行于脊里，脊背两侧为足太阳膀胱经所过之处，两肩背部又有手三阳经分布。故脊痛不可俯仰者，多因督脉损伤所致。背痛连及项部，常因风寒之邪客于太阳经腧而致。肩部作痛，多为风湿阻滞，经气不利所引起。

（7）腰痛　腰痛常见腰脊正中痛或腰部两侧痛。痛势绵绵，软弱无力属肾虚腰痛；腰部冷痛沉重，阴雨天气加重属寒湿腰痛；腰痛如刺，固定不移属瘀血腰痛；腰脊痛连下肢者，多为经络阻滞。

（8）四肢痛　是指四肢、肌肉、筋脉、关节等部位的疼痛，多因风寒湿邪侵袭，或湿热蕴结，阻滞气血运行所致，多见于痹证。亦可因脾胃虚损而见四肢痛，如足根痛、胫膝酸痛，多为肾虚。

①行痹：痛势走窜，游走不定，以感受风邪为主，属风痹证。

②痛痹：疼痛剧烈，以感受寒邪为主，属寒痹证。

③着痹：疼痛沉重不移，以感受湿邪为主，属湿痹证。

④热痹：四肢关节红肿热痛，或见结节红斑，由湿热蕴结所致。

（9）周身疼痛　新病身痛，多由外感风寒湿邪所致。久病身痛，多由正气耗伤，营血亏虚，失其荣养所致。

2. 疼痛性质

（1）胀痛　痛而作胀，或走窜，时发时止，见于气滞证。但头目胀痛，为肝阳上亢或肝火上炎证。

（2）刺痛　痛如锥刺，固定不移，由瘀血内阻所致，见于血瘀证。

（3）走窜痛　指痛处游走不定，或走窜疼痛，多见于气滞及风湿痹病。

（4）固定痛　指痛处固定不移，多见于血瘀及寒湿痹病。

（5）冷痛　疼痛伴有寒冷感，由阳虚或寒邪所致。

（6）灼痛　疼痛伴有灼热感，而且喜冷恶热，为火邪伤络或阴虚火旺所致。

（7）绞痛　痛势剧烈，如刀绞割，多为有形之邪（瘀血、砂石、虫积等）闭阻气机或寒邪凝滞气机所致。

（8）隐痛　痛势缠绵，不甚剧烈，尚可忍受，经久不愈，多由精血亏虚，或阳气不足，阴寒内盛，机体失却充养、温煦所致，见于虚证。

（9）重痛　痛而沉重，多湿邪为患。头部重痛，亦可因肝阳上亢，气血上壅所致。

（10）掣痛　牵引作痛，由一处而连及他处，亦称引痛、彻痛。多由阴血不足或邪阻经络，筋失所养而致。

（11）空痛　疼痛有空虚之感，多由气血精髓亏虚，组织器官失养所致。

（四）问耳目

肾开窍于耳，手足少阳经分布于耳，耳又为宗脉之所聚；目为肝之窍，五脏六腑之精气皆上注于目。故询问病人耳、目的情况，可以了解肝、胆、三焦、肾和其他脏腑的病变。

1. 问耳

（1）耳鸣　病人自觉耳内鸣响，如蝉如潮，妨碍听觉，称耳鸣。暴鸣渐大，或耳鸣如潮，按之尤甚属实，为肝胆火盛，上扰清窍所致。鸣声渐小，或耳鸣如蝉，按之减轻属虚，多因肝肾阴虚或肾虚精亏所致。

（2）耳聋　是指听力有不同程度的减退或完全丧失，亦称耳闭。突发耳聋，多为肝胆火逆所致，属实证。耳渐聋者，多见于久病、重病或老人，多为肾虚所致，属虚证。

（3）重听　即听力减退，听音不清。可由风邪上袭，或痰浊上蒙所致，为实证。亦可由肾的精气虚衰所致，为虚证。日久渐致重听，多虚证。突发重听，多实证。

2. 问目

（1）目痒　指眼睑、眦内或目珠有痒感，轻者揉拭则止，重者极痒难忍。痒甚者，多属实证，常因肝经风火上扰所致。目微痒者，多属虚证，常因血虚目失濡养所致。

（3）目痛　指眼目疼痛，可单目，也可双目。一般痛剧者，多属实证；痛微者，多属虚证。如目痛难忍，兼面红耳赤，口苦，烦躁易怒者，为肝火上炎所致；目赤肿痛，羞明眵多者，是风热之邪上行之象，多为暴发火眼或天行赤眼。若目微赤微痛，时痛时止，并感干涩者，多由阴虚火旺所引起。

（3）目眩　视物旋转动荡，如坐舟车，或称眼花。风火上扰清窍，或痰湿上蒙清窍所引起的目眩属实，多兼有面赤、头胀、头痛、头重等邪壅于上的征象。中气下陷，清阳不升，或肝肾不足，精亏血虚所致的目眩属虚，常伴有神疲、气短或头晕、耳鸣等虚性征象。

（4）目昏　两目昏花，干涩，视物不清。多因肝血不足，肾精亏耗，导致目失所养。

（5）雀目　即白昼视力正常，一到黄昏视力明显减退，属肝血虚。

（6）歧视　视一物为二物而不清，多由肝肾亏虚，精血不足所致。

（五）问睡眠

寤寐的形成是人体阴阳昼夜运行的结果。问睡眠的异常，可了解机体阴阳盛衰的情况。临床常见寤寐失常，有失眠和嗜睡两种情况。

1. 失眠　又称不寐、不得眠。即不易入睡，睡后易醒，或彻夜不眠，常伴有多梦。是阳不入阴，神不守舍的表现，常见以下四型：

（1）心脾两虚　睡后易醒，兼心悸，纳少乏力，舌淡脉虚。

（2）心肾不交　不易入睡，兼见心烦多梦，潮热盗汗，腰膝酸软。

（3）食滞胃脘　失眠而夜卧不安，兼见嗳气酸腐，脘腹胀闷不舒，泄物酸腐，舌苔厚腐。

（4）胆郁痰扰　失眠而时时惊醒，兼见眩晕胸闷，胆怯心烦，口苦恶心。

2. 嗜睡　又称多寐，表现为神疲困倦，睡意浓浓，经常不由自主入睡。多因痰湿内盛或阳虚阴盛所致。常见以下三型：

（1）痰湿困脾　困倦易睡，头目昏沉，身重脘闷，苔腻脉濡。

（2）心肾阳衰　精神疲惫，意识朦胧，困倦易睡，肢冷脉微。

（3）脾气虚弱　饭后神疲困倦易睡，形体衰弱，食少纳呆，少气乏力。

重病患者日夜沉睡，偶能唤醒对答，旋即复睡，称昏睡。多为昏迷先兆，当与嗜睡鉴别。

（六）问饮食及口味

问饮食口味，是对病理情况下的口渴、饮水、食欲、进食、口味等的询问与辨证分析。可了解体内津液的盈亏及输布情况，以及脾胃等有关脏腑的虚实。

1. 口渴与饮水

（1）口不渴　为津液未伤，见于寒证病人，亦可见于虽非寒证而体内亦无明显热邪的病人。

（2）口渴多饮　即病人口渴明显，饮水量多，是津液大伤的表现，临床多有以下三种情况：

①大渴喜冷饮，面赤壮热，烦躁多汗，脉洪大，属实热证里热炽盛，津液大伤。

②大渴引饮，多食，小便量多，身体消瘦，多由消渴肾阴亏虚，水不化津而下泄所致。

③汗下之后，见口渴多饮，为津液耗伤。

（3）渴不多饮　即病人虽有口干或口渴感觉，但又不想喝水或饮水不多，是轻度伤津或津液输布障碍的表现。临床多见以下四种情况：

①口干不欲饮，兼见潮热盗汗，两颧红赤，舌红少苔，属阴虚证。

②口渴饮水不多，兼见头身困重，身热不扬，脘腹满闷，苔黄腻，属湿热证，也可见于温病营分证。

③口干，但欲漱水而不欲咽，兼见舌质隐青或有瘀斑，脉涩，属血瘀证。

④渴喜热饮，但饮量不多，或水入即吐，又称水逆证。兼见头晕目眩，胃肠有振水音，属痰饮内停。

2. 食欲与食量

（1）食欲减退　包括不欲食，纳少，纳呆。不欲食是指不想进食，或食之无味，食量减少，又称食欲不振。纳少指食量减少，常由不欲食所致。纳呆指无饥饿和要求进食之感，可食可不食，甚则厌食。常见以下几种情况：

①脾胃气虚：食少纳呆，兼见消瘦乏力，腹胀便溏，舌淡脉虚，是因脾胃腐熟运化功能低下所致，可见于久病、虚证和素体气虚的病人。

②湿邪困脾：脘闷纳呆，兼头身困重，便溏苔腻。脾喜燥恶湿，湿邪困脾，脾失运化，则脘闷纳少腹胀。长夏感受暑湿之邪多见此证。

③肝胆湿热：纳少厌油腻，兼见胁痛，身目俱黄，苔黄腻。湿热蕴结，肝失疏泄，木郁克土，脾失运化，而致纳少。

④脾胃湿热：厌油腻，兼胸闷，呕恶，脘腹胀满。因湿热蕴结中焦，纳运失司，升降失常所致。

⑤食滞胃脘：厌食，兼嗳气酸腐，脘腹胀痛，舌苔厚腐。因暴饮暴食，损伤脾胃，而使脾胃腐熟运化功能失常，故纳呆厌食。

⑥已婚妇女停经，厌食呕吐，脉滑数者，为妊娠恶阻。

（2）多食易饥　即病人食欲过旺，进食量多，容易饥饿，又称消谷善饥。可见：

①胃火亢盛：临床表现为多食易饥，兼见口渴心烦，口臭便秘，舌红苔黄。因胃火炽盛，腐熟太过，代谢亢进，故多食易饥。如兼见多饮，多尿，消瘦者，为消渴病。

②胃强脾弱：多食易饥，大便溏泄。因胃腐熟功能过亢，故多食易饥；脾运化功能减弱，则大便溏泄。

（3）饥不欲食　病人有饥饿感，但不想进食或进食不多。常见于胃阴不足的病人。临床表现为饥不欲食，胃中有嘈杂、灼热感，舌红少苔，脉细数，是因胃阴不足，虚火内扰所致。

（4）偏嗜食物　即病人嗜某种食物或异物。常见以下两种情况：

①虫积：临床表现为小儿嗜食生米、泥土，兼见消瘦、腹胀腹痛、脐周有包块可动，多因饮食不洁，腹内生虫，影响脾之运化，机体失其濡养所致。

②妊娠：临床表现为已婚妇女嗜酸、停经、恶心、脉滑数。

此外，询问病人在疾病过程中食欲和食量的变化，亦可以了解疾病的转归。一般而言，病人食欲好转，食量渐增者，表示胃气渐复，预后较好。病人食欲减退，食量渐减者，表示胃气衰退，预后较差。若久病、重病本不能食，而突然暴食，食不知饱者，是脾胃之气将绝之象，称为"除中"，属病危。

3. 问口味

（1）口淡乏味　属脾胃气虚。

（2）口甜或黏腻　属脾胃湿热。

（3）口中泛酸　必肝胃蕴热。

（4）口中酸腐　属伤食。

（5）口苦　可见于火邪为病和胆热之证。

（6）口咸　多属肾病及寒证。

此外，由于不同地域生活习惯不同，病人可有饮食嗜味之异。不同脏腑的疾病也可产生不同的饮食嗜味，如肝病嗜酸，心病嗜苦，脾病嗜甘，肺病嗜辛，肾病嗜咸等，可作临床参考。

（七）问二便

1. 问大便　健康人大便的便次为每日一次或隔日一次，排便通畅，便质成形不燥，内无脓血、黏液和未消化食物。若上述便次、便感、性状发生异常，则属病态。

（1）便次异常

①便秘：凡大便秘结不通，坚硬难出或排便间隔时间长，或欲便而艰涩不畅的，称便秘。病人高热便秘，腹满胀痛，舌红苔黄燥为实热；面色苍白，喜热饮，大便秘结，脉沉迟，为阴寒内结；舌红少苔，脉数细为阴亏；便质成形，排出困难，神疲，舌淡脉虚为气虚。

②泄泻：大便稀薄不成形，或呈水样便，便次增多。纳少，腹胀，腹痛，大便溏泄，舌淡嫩，为脾胃虚弱；黎明前腹痛即泻，泻后则安，腰膝酸软，称"五更泻"，属肾虚命门火衰；脘闷嗳腐，腹痛泄泻，泻后痛减，属伤食；情志抑郁，腹痛即泻，泻后疼痛减轻，多为肝气郁结，横逆犯脾胃。

（2）便质异常

①完谷不化：即大便中含有较多未消化的食物，多见于脾胃虚寒泄泻和肾虚命门火衰泄泻。

②溏结不调：即大便时干时稀，见于肝郁乘脾；若大便先干后溏，多属脾胃虚弱。

③下利脓血：即便中有脓血黏液，常见于痢疾。

④便血：便黑如油或先便后血，血色紫暗，是远血。便血鲜红或先血后便，是近血。

（3）排便感异常

①肛门灼热：属大肠湿热，可见于热泻和痢疾。

②排便不爽：即腹痛而排便不畅，多属肝郁乘脾，肠道气滞；若便溏如黄糜，泻下不爽，是湿热蕴结大肠，肠道气机传导不畅。

③里急后重：即腹痛窘迫、时时欲泻、肛门重坠、便出不爽，见于痢疾，多因湿热内阻，肠道气滞。

④滑泻失禁：即久泻不愈，大便不能控制，滑出不禁，亦称滑泻，由脾肾虚衰所致。多见于久病体虚、年老体衰之人。

⑤肛门气坠：即肛门有下坠感，甚则脱肛，每遇劳累或排便后加重，多属中气下陷。常见于久泻、久痢的患者。

2. 问小便 健康成人一般日间排尿 3 ~ 5 次，夜间 0 ~ 1 次，每昼夜排尿量 1500 ~ 2000ml。

（1）尿量异常

①尿量增多：病人小便清长量多、畏寒喜暖者，属虚寒证；若病人口渴多饮多尿消瘦，属消渴病，是肾阴亏虚，开多合少所致。

②尿量减少：病人小便短赤量少，多属实热证或汗、吐、下后伤津所致。热盛伤津或汗、吐、下伤津，尿液化源不足，故小便短赤量少。若尿少浮肿，为水肿病，是肺脾肾三脏功能失常，气化不利，水湿内停所致。

（2）尿次异常

①小便频数：病人小便短赤，频数急迫者，为淋证，是湿热蕴结下焦，膀胱气化不利所致；小便澄清，频数失禁者，属膀胱虚寒，是因肾气不固、膀胱失约所致；夜尿增多，小便清长，多见于老年人及肾病后期，是肾阳虚，肾气不固、膀胱不约所致。

②癃闭：小便不畅，点滴而出为"癃"；小便不通，点滴不出为"闭"，一般统称"癃闭"。因湿热蕴结，或瘀血、结石阻塞者多属实证；因老年气虚、肾阳不足、膀胱气化不利者多属虚证。

（3）排尿感异常

①小便涩痛：即排尿不畅，且伴有急迫、疼痛、灼热感，见于淋证。为湿热蕴结膀胱，

气化不利所致。

②余沥不尽：即排尿后小便点滴不尽，见于老年人，属肾气虚弱而致的肾气不固证。

③小便失禁：病人神志清醒时小便不能随意控制而自遗，亦称为尿失禁，多因肾气不足，膀胱失约所致。若病人神志昏迷而小便自遗，则病属危重。

④遗尿：即睡中不自主排尿，属肾气不足、膀胱失约。

（八）特殊感觉

1. 头晕　头晕是患者自觉头有眩晕之感，病重者感觉自身或景物旋转，站立不稳，为临床上常见的症状之一。病人头晕而胀，烦躁易怒，舌红脉弦数，为肝火上炎。病人头晕胀痛，兼见面赤耳鸣，口苦咽干，腰膝酸软，舌红少苔，脉弦细，为肝阳上亢。病人头晕昏沉，兼见胸闷呕恶，为痰湿内阻。病人头晕眼花，劳累或突然起立尤甚，兼见面白舌淡，心悸失眠，为气血两亏。病人头晕耳鸣，遗精健忘，腰膝酸软，为肾精亏虚。

2. 胸闷　胸部有痞塞满闷之感，谓之胸闷，或称胸痞。本症与心、肺等脏气机不畅有密切关系。如胸闷、心悸、气短者，多属心气不足，心阳不振；胸闷心痛如刺，多属心血瘀阻；胸闷多痰者，多属痰湿内阻，肺气壅滞。

3. 心悸　是指患者经常自觉心跳、心慌、悸动不安，甚至不能自主的一种症状。多是心神或心脏病的反映。由于受惊而致心悸，或心悸易惊，恐惧不安者，称为惊悸。心跳剧烈，上至心胸，下至脐腹者，谓之怔忡。怔忡是惊悸的进一步发展，持续时间较长，全身情况较差，病情较重。形成心悸的原因很多，如惊骇气乱，心神不安；营血亏虚，心神失养；阴虚火旺，内扰心神；心阳气虚，鼓搏乏力；脾肾阳虚，水气凌心；心脉痹阻，血行不畅等，均可引起心悸。

4. 胁胀　胁的一侧或两侧有胀满不舒的感觉，称为胁胀。由于肝胆居于右胁，其经脉均分布于两胁，故胁胀多见于肝胆病变。如胁胀易怒，多为情志不舒，肝气郁结；胁胀口苦，舌苔黄腻，多属肝胆湿热。

5. 脘痞　患者自觉胃脘部胀闷不舒，谓之脘痞，或称脘胀。脘痞是脾胃病变的反映，如脘痞，嗳腐吞酸者，多为饮食伤胃；脘痞，食少，便溏者，多属脾胃虚弱。

6. 腹胀　患者自觉腹部胀满，痞塞不舒，如物支撑，称为腹胀。腹胀有虚实之分：喜按属虚，多因脾胃虚弱，失于健运所致；拒按属实，多因食积胃肠，或实热内结，阻塞气机而引起。

7. 身重　周身有沉重酸困的感觉，称身重。多与肺、脾二脏病变有关。如风邪外袭，肺失宣降，可见身重，浮肿。若病人头身困重，脘闷苔腻，纳呆便溏，为外感湿邪所致。病人身重嗜卧，神疲乏力，少气懒言，肢体倦怠，为脾气虚损所致。

8. 麻木　患者肌肤感觉减退，甚至消失，谓之麻木，亦称不仁。麻木多因气血亏虚，或肝风内动，或湿痰瘀血阻络所致。

（九）问妇人经带

妇女有月经、带下、妊娠、产育等生理病理特点，不仅与妇科疾病关系密切，一般疾病亦可引起上述方面的异常改变。因此询问上述方面的情况，可以作为诊察疾病的参考。

1. 问月经 月经是发育成熟妇女所特有的一种生理现象，因每月有规律地来潮，故又称为月信、信水等。健康女子在 14 岁左右第一次月经来潮，称初潮。49 岁左右月经停止，称绝经。

问诊须从经期、经量、经色及行经腹痛等四个方面进行询问：

（1）经期异常　正常月经周期，一般为 28 天，若提前或延后 5 ~ 7 天，而无其他症状者，亦属正常。行经天数一般为 3 ~ 5 天。月经周期及色、质、量发生异常改变时，称月经不调。临床常见以下几种情况：

①月经先期：月经周期提前 7 天以上者，称月经先期。其病因一般为邪热迫血妄行；脾虚不能摄血；肝气郁滞，伤及冲任等。

②月经后期：周期错后 7 天以上者，称月经后期。其病因常见寒凝冲任，血行不畅；冲任亏损，血海无余；气滞血瘀，涩而不行等。

③经期错乱：月经周期无定期，时而提前，时而错后者，称为经期错乱。其病因常有肝气郁滞，冲任失调；脾肾两虚，血行无序；气滞血瘀，涩而不行等。

（2）经量异常　正常女子经量在 50 ~ 100ml，由于体质、年龄、生活条件及气候地区等因素，经量也稍有增减，此属正常生理范畴。若超过和不及以上的正常范围则为病态。

①月经过多：表现为经量多，周期基本正常，称月经过多。若血色紫红为血热；血色淡者为气虚；色紫暗有块，为血瘀。

②崩漏：女子不在经期，经血突然大下不止谓之崩；淋沥不断谓之漏，统称崩漏。可见于气虚、血热、血瘀等。

③月经过少：经量减少或点滴即净，行经期短，称月经量少。常由血虚生化无源，或寒凝血涩，或瘀血阻滞，或痰湿阻络所致。

④闭经：在行经年龄，停经 3 个月未孕而又非哺乳期，称闭经。虚证可因气血亏虚，血海空虚所致；实证多由气滞血瘀，或寒凝痰阻，胞脉不通所致。

（3）经色、经质异常　正常月经为正红色，不稀不凝。若经色淡红质稀，甚则如洗肉水、黄土水等皆为气虚血少不荣；若经色深红质稠，或鲜红，多为热证；若色紫有血块而腹痛，为寒凝胞宫；若色紫暗或紫黑如漆者，为血瘀。

（4）痛经　行经小腹痛或痛引腰骶，称为痛经。经前或经行腹痛，痛较剧烈，属气滞血瘀。经后腹痛，小腹隐痛绵绵，属气血亏虚。小腹冷痛，得温缓解，属寒凝胞宫。

2. 问带下 正常情况下，妇女阴道有少量乳白色、无臭无味的分泌物，有濡润阴道的作用。若量多不断者称带下症，按其色味可分为以下几种：

①白带：色白量多，淋沥不断，如涕如唾，属脾虚湿盛或寒湿下注。

②黄带：色黄量多，黏稠臭秽，外阴瘙痒，属湿热下注。

③赤白带：赤白混合，微有臭味，属肝郁化热或湿热下注。

第四节　切　诊

一、脉诊

（一）脉诊原理

脉为血府，贯通周身，五脏六腑的气血都要通过血脉周流全身，当机体受到内外因素刺激时，必然影响气血的周流，随之脉搏发生变化，医者可以通过了解脉位的深浅，搏动的快慢、强弱（有力无力）、节律（齐否），脉的形态（大小）及血流的流利度等不同表现而测知脏腑、气血的盛衰和邪正消长的情况以及疾病的表里、虚实、寒热。如病变在肌表时呈现浮脉；病变在脏腑时，呈现沉脉；阴证病候时阳气不足，血行缓慢，呈现迟脉；阳证病候时血流加速，呈现数脉等。脉诊是中医辨证的一个重要依据，前人在长期实践中积累了丰富的经验，是中医独特的诊法。但在临诊中也有脉证不符的特殊情况，如阳证反见阴脉，阴证反见阳脉，因此把脉诊作为唯一的诊断方法是非常片面的，必须强调"四诊合参"，才能了解疾病全貌，做出正确的诊断。

（二）脉诊部位

关于脉诊的部位，有遍诊法、三部诊法、人迎寸口诊法和寸口诊法四种。

1. 遍诊法　即《素问》三部九候诊法。切脉的部位有上（头）、中（手）、下（足）三部，每部各分天、地、人，三而三之，合而为九，故称三部九候诊法。

2. 仲景三部诊法　张仲景在《伤寒杂病论》中常用寸口、趺阳、太溪三部诊法。其中以寸口脉候脏腑病变，趺阳脉候胃气，太溪脉候肾气。现在这种方法多在寸口无脉搏或者观察危重病人时运用。如两手寸口脉象十分微弱，而趺阳脉尚有一定力量时，提示患者的胃气尚存，尚有救治的可能；如趺阳脉难以触及时，提示患者的胃气已绝，难以救治。

3. 人迎寸口诊法　人迎寸口诊法，是对人迎和寸口脉象互相参照，进行分析的一种方法。寸口主要反映内脏的情况，人迎（颈总动脉）主要反映体表情况，这两处脉象是相应的，来去大小亦相一致。人迎寸口诊法是用二部脉象相互参照来进行诊断，它比遍诊法简单。

4. 寸口诊法　寸口又称气口或脉口。寸口诊法是指单独切按桡骨茎突内侧的一段桡动脉的搏动形象，以推测人体生理、病理状况的一种诊察方法，为现在最为普遍的诊法。

寸口脉象为什么能反映五脏六腑的病变呢？一是由于寸口位于手太阴肺经的原穴部位，是脉之大会，手太阴肺经起于中焦，所以在寸口可以观察胃气的强弱；二是脏腑气血皆通过百脉朝会于肺，所以脏腑的生理病理变化能反映于寸口脉象。

常用双手寸、关、尺分候如下表：

表 8-1   寸、关、尺分候表

寸口	寸	关	尺
左	心、膻中	肝胆、膈	肾、小腹（膀胱、小肠）
右	肺、胸中	脾胃	肾、小腹（大肠）

此外，也有不分寸、关、尺，但以浮、中、沉分候脏腑的方法，如以左手浮取候心，中取候肝，沉取候肾；右手浮取候肺，中取候脾，沉取候肾（命门）。

（三）诊脉方法

1. 诊脉时间 诊脉以清晨（平旦）未起床、未进食时为最佳。由于脉象是一项非常灵敏的生理信息，它的变化与气血的运行有密切关系，并受饮食、运动、情绪等方面因素的影响，每次诊脉的时间至少应在 1 分钟以上，测脉搏跳动不应少于 50 次，称为五十动，一般诊脉时间以 3 分钟左右为宜。

2. 患者体位 诊脉时病人的正确体位是坐位或卧位，前臂自然向前平展，与心脏置于同一水平，手腕伸直，手掌向上，手指微微弯曲，在腕关节下面置一适宜脉枕，使寸口部充分伸展，局部气血畅通，便于诊察脉象。如果是侧卧，下面手臂受压，或上臂扭转，或手臂过高或过低，与心脏不在一个水平面时，都可以影响气血的运行，使脉象失真。诊脉时必须注意病人的体位，只有采取正确的体位，才能获得比较准确的指感。

3. 指法 一般食指候寸，中指候关，无名指候尺。首先用中指按在掌后高骨内侧关位（中指定关），接着用食指按关前的寸位，无名指按关后的尺位，三指应呈弓形，指头平齐，以指目（即指尖与指腹交界棱起之处，与指甲二角连线之间的部位）按脉体，因指目感觉较为灵敏。布指的疏密要和病人的身长相适应，身高臂长者，布指宜疏，身矮臂短者，布指宜密。小儿多用一指（拇指）定关法。常用指法有举、按、寻、循、推等，现将常用指法介绍如下：

（1）举法 用轻指力按在皮肤上，以体察脉象，又称"浮取"或"轻取"。

（2）按法 用重指力按至筋骨，以体察脉象，又称"沉取"或"重取"。

（3）寻法 寻是寻找的意思，医生往往是用手指从轻到重，从重到轻，左右推寻或在寸关尺三部指指交替，细细找寻脉动最明显的部位，或调节最适当的指力，统称寻法，以捕获最丰富的脉象信息。如指力适中，按至肌肉的方法，亦称寻，是中取之意。

（4）循法 即用指目沿脉道的轴向上下指指相移的诊脉方法，以体会脉动应指范围的长短和脉搏来势的虚实。

（5）推法 推为推动、移动的意思，推法即指目对准脉脊后，顺应脉搏的动势，左右内外微微推动，以进一步体会脉率快慢及脉搏的力量和趋势。

（6）总按 三指同时用力诊脉的方法，从总体上辨别寸关尺三部和左右两手脉象的形态、脉位的浮沉等。总按时一般指力均匀，但亦有三指用力不一致的情况。

（7）单按 也称单诊，是用一个手指诊察一部脉象的方法。主要用于分别了解寸、关、尺各部脉象的形态特征。

（四）平脉

平脉，即正常脉象。表现为三部有脉，一息四至或五至（相当于 72～80 次/分），不浮不沉，不大不小，从容和缓，柔和有力，节律一致，尺脉沉取有一定力量。正常脉象有胃、神、根三个特点。

1. 胃　有胃气的脉象，表现在以下几个方面：①脉位属中，不浮不沉。②脉率调匀，不快不慢。③脉力充盈，不强不弱。④脉道适中，不大不小。⑤脉势和缓，从容流利。诊察胃气的盛衰有无，对判断疾病的进退吉凶有一定临床意义。

2. 神　脉神的特点主要有两个方面：①应指有力柔和。②节律整齐。

3. 根　尺脉沉取应指有力，就是有根的脉象形态。若病重而尺脉沉取尚可见，为先天之本未绝，还有生机。

脉象常受患者性别、年龄及外在环境等因素的影响。如平人脉春弦，夏洪，秋浮，冬沉；南方人肌腠缓疏，脉多细软或略数，北方人肌腠紧缩，脉多表现沉实；妇女脉象较男子濡弱略快，青年人脉象平滑有力，老人脉象多弦硬或脉弱无力，小儿脉多数；高大的人脉象较长，矮小的人脉象较短；瘦人脉常浮，胖人脉常沉；喜则脉缓，怒则脉弦，惊则脉动，饭后、酒后脉多滑数而有力，饥饿时脉象多软弱而无力。六脉沉细等同，而无病象叫六阴脉；六脉常见洪大等同，而无病象叫六阳脉。

此外，脉不见于寸口，而从尺部斜向手背，名叫斜飞脉；若脉出现在寸口的背侧，名叫反关脉。还有出现于腕部其他位置的，都是生理特异的脉位，不属病脉。

（五）脉象

1. 浮脉

【脉象特征】轻取即得，重按稍减而不空。举之有余，按之不足，如水上漂木。

【临床意义】主表证，亦主虚阳外越证。

【说明】浮脉主表，反映病邪在经络肌表的部位。邪袭肌腠，卫阳抵抗外邪，则脉气鼓动于外，应指而浮。外感风寒脉多浮紧，外感风热脉多浮数。但体虚之人外感，脉多浮而无力。久病体虚见脉浮大无力，是阳气虚衰，虚阳浮越，属病情危重之征，不可误作外感论治。

2. 沉脉

【脉象特征】轻取不应，重按始得，如石沉水底。

【临床意义】主里证。有力为里实，无力为里虚。

【说明】邪郁于里，气血内困，则脉沉而有力；若脏腑虚弱，正气不足，阳虚气陷，不能升举，脉气鼓动无力，则脉沉而无力。

3. 迟脉

【脉象特征】脉来迟慢，一息不足四至（相当于每分钟脉搏 60 次以下）。

【临床意义】主寒证。有力为寒积，无力为阳虚。亦可见于邪热结聚的里实证。

【说明】寒凝气滞，阳失健运，故脉象见迟。迟而有力为实寒，迟而无力为虚寒。但邪热结聚，阻滞血脉流行，也见迟脉，指感迟而有力，按之必实，伴腹满便秘、发热等症。如伤寒阳明病脉迟即属此类，故脉迟不可概认为寒证，当脉症合参。

久经锻炼的运动员，脉迟而有力，则不属病脉。

4. 数脉

【脉象特征】脉来急促，一息五六至（相当于每分钟脉搏在 90 次以上）。

【临床意义】主热证。有力为实热，无力为虚热。

【说明】邪热亢盛，气血运行加速，故见数脉，必数而有力；久病阴虚，虚热内生，脉也见数，必数而无力；若虚阳外浮而见数脉，必数大而无力，按之豁然而空。上述三者鉴别，还当脉症合参。

5. 洪脉（附：大脉）

【脉象特征】脉形宽大，状若波涛汹涌，来盛去衰。

【临床意义】主气分热盛。

【说明】内热充斥，脉道扩张，气盛血涌，故脉见洪象。若久病气虚，或虚劳、失血、久泻等病证见洪脉，则多属邪盛正衰的危候。

附：大脉

脉体阔大，但无汹涌之势，这是与洪脉区别的要点。脉大主邪盛病进，又主虚。辨邪正的盛衰，区别在于大脉的有力无力。

6. 微脉

【脉象特征】极细极软，按之欲绝，若有若无。

【临床意义】主阳衰少气，阴阳气血诸虚。

【说明】阳衰气微，无力鼓动，故见微脉。轻取之似无是阳气衰；重按之似无是阴气竭。久病脉微，是正气将绝；新病脉微主阳气暴脱。但邪不太深重者，或尚可救。

7. 细脉（小脉）

【脉象特征】脉细如线，应指明显。

【临床意义】主气血两虚，诸虚劳损，又主湿病、伤寒及痛甚。

【说明】细为气血两虚所致。营血亏虚不能充盈脉道，气不足则无力鼓动血液运行，故脉体细小而软弱无力；又湿邪阻压脉道，也见细脉。若温热病昏谵见细数脉，是热邪深入营血或邪陷心包的证候。小脉即细脉。

8. 散脉

【脉象特征】浮散无根，至数不齐。

【临床意义】主元气离散，脏腑精气欲绝。

【说明】散脉举之浮散而不聚，稍用重力按之则无，漫无根蒂，故有"散似杨花无定踪"之说，为正气耗散、脏腑之气将绝的危候。

9. 虚脉

【脉象特征】三部脉举之无力，按之空虚，应指松软，是一切无力脉的总称。

【临床意义】主虚证。

【说明】气不足以运其血，故脉来无力，血不足以充于脉，则按之空虚，故虚脉包括气血两虚及脏腑诸虚。

10. 实脉

【脉象特征】三部脉举按均有力，是一切有力脉的总称。

【临床意义】主实证。

【说明】邪气亢盛而正气不虚，正邪相搏，气血壅盛，脉道坚满，故应指有力。

11. 滑脉

【脉象特征】往来流利，如珠走盘，应指圆滑。

【临床意义】主痰饮，食滞，实热。亦是青壮年的常脉，妇人的孕脉。

【说明】实邪壅盛于内，气实血涌，故脉来往流利，应指圆滑。平人脉滑而冲和，是营卫充实之象，故亦为平脉。妇女妊娠常见滑数，是气血充盛而调和的表现。

12. 涩脉

【脉象特征】往来艰难，细迟而涩，如轻刀刮竹。

【临床意义】主伤精，血少，气滞血瘀，痰食内停。

【说明】精亏血少，不能濡养经脉，血行不畅，脉气往来艰涩，故脉涩而无力；气滞血瘀或食痰胶固，气机不畅，血行受阻，则脉涩而有力。

13. 长脉

【脉象特征】脉体较长，超过本位。向前超过寸部至鱼际称溢脉，向后超过尺部称履脉。

【临床意义】主阳证，实证，热证。

【说明】若脉长而和缓，是中气充足，升降流行畅通，气血都无亏损，乃健康人的脉象，所谓"长则气治"。凡长而有兼脉者，多是病脉。若脉长而弦为肝气上逆，气滞化火，或肝火夹痰；若脉长而洪数为阳毒内蕴；若脉长而洪大为热深，癫狂。

14. 短脉

【脉象特征】首尾俱短，不能满部。

【临床意义】主气病。有力为气郁，无力为气损。

【说明】气虚不足，无力鼓动血行，故脉短而无力，所谓"短则气病"。也有因气郁血瘀，或痰滞食积，阻碍脉道，以致脉气不伸而见短脉，但短而有力，故短脉不可概作不足论，应注意脉之有力无力。

15. 弦脉

【脉象特征】端直以长，如按琴弦。

【临床意义】主肝胆病，诸痛，痰饮，疟疾。

【说明】弦是脉气紧张的表现。肝主疏泄，调畅气机，以柔和为贵。邪气滞肝，疏泄失常，气机不利，诸痛、痰饮，阻滞气机，脉气因而紧张，则出现弦脉。张仲景云："疟脉自弦。"虚劳内伤，中气不足，肝病乘脾，亦常见弦脉；若弦而坚劲，如循刀刃，便是胃气全无，为真脏脉，病多难治。

16. 芤脉

【脉象特征】浮大中空，如按葱管。

【临床意义】主失血，伤阴。

【说明】芤脉浮大无力，按之中空，即上下两旁皆见脉形，而中间独空。多因突然失血过多，血量骤然减少，营血不足，无以充脉，或津液大伤，血不得充，血失阴伤，则阳无所附而散于外，故见芤脉。

17. 紧脉

【脉象特征】脉来绷急，状如牵绳转索。

【临床意义】主寒证，剧痛，宿食。

【说明】寒邪侵袭人体，阻碍阳气，寒邪与正气相搏，以致脉道紧张而拘急，故见紧脉。寒邪在表，脉见浮紧，寒邪在里，脉见沉紧。剧痛、宿食之紧脉，也是寒邪积滞与正气相搏的缘故。

18. 缓脉

【脉象特征】脉来和缓，一息四至，或来去怠缓而无力。

【临床意义】主湿病，脾胃虚弱。

【说明】湿性黏滞，气机为湿所困，或脾胃虚弱，气血不足以充盈鼓动，故脉见怠缓无力。有病之人脉转和缓，是正气恢复之征；若脉来从容不迫，均匀和缓，为正常人的脉象，是脉有胃气的表现。

19. 革脉

【脉象特征】浮而搏指，中空外坚，如按鼓皮。

【临床意义】主亡血，失精，半产，漏下。

【说明】革脉的外强中空，恰似绷急的鼓皮，由于正气不固，精血不能藏，以致气无所恋而浮越于外，所以亡血、失精、半产、漏下多见革脉。

20. 牢脉

【脉象特征】沉按实大弦长。

【临床意义】主阴寒内实，疝气癥瘕。

【说明】牢脉实大弦长，轻取中取均不应，唯沉取始得，坚牢不移。多是病气牢固，证属阴寒内积，阳气沉潜。牢脉主实有气血之分，癥积有形肿块，是实在血分；无形痞结，是实在气分。若牢脉见于失血、阴虚等证，便属危重征象。

21. 弱脉

【脉象特征】极软而沉细。

【临床意义】主气血不足。

【说明】弱脉沉取方得，细弱无力，主气血不足诸证，血虚则脉道不充，气虚则脉搏无力。病后正虚，见脉弱为顺；新病邪实，见脉弱为逆。

22. 濡脉

【脉象特征】浮而细软，如絮浮水。

【临床意义】主诸虚，又主湿。

【说明】濡脉脉位表浅，细软无力，轻取可以触知，重取反不明显，又称软脉。虚证与湿证均可出现，精血虚而不荣于脉，故主诸虚，多见于崩中漏下、虚劳失精或内伤泄泻、自汗喘息等病症。但湿气阻压脉道，也可见濡脉。

23. 伏脉

【脉象特征】较沉脉更沉，须推筋着骨方可应指，甚则伏而不见。

【临床意义】主邪闭，厥证，也主痛极。

【说明】因邪气内伏，脉气不得宣通所致。若两手脉潜伏，同时太溪与趺阳脉都不见，属险证，不同于无脉症。无脉症是血管病变所致，多发生在肢体的某一局部，只是相应肢体无脉，而其他部位脉象正常。

24. 动脉

【脉象特征】脉形如豆，厥厥动摇，滑数有力，多见于关部。

【临床意义】主痛证，惊恐。

【说明】动脉是阴阳相搏，升降失和，使其气血冲动，故脉道随气血冲动而见滑数有力，但脉体较短。痛则阴阳不和，气为血所阻滞，惊则气血紊乱，脉行躁动不安，故痛与惊均可见动脉。

25. 促脉

【脉象特征】脉来数而时一止，止无定数。

【临床意义】主阳盛实热，实邪阻滞。

【说明】阳盛实热，阴不和阳，气血不相接续，或实邪阻滞脉气接续不及，故脉来急数而时见歇止。凡气滞、血瘀、痰饮、食积及实热证，均可见脉促有力。若促而细小无力，多是虚脱之象，临床应加注意。

26. 结脉

【脉象特征】脉来缓而时一止，止无定数。

【临床意义】主阴盛气结。

【说明】阴盛而阳不和，故脉缓慢而时一止，气、血、痰、食停滞及寒邪阻遏经络，致心阳被抑，脉气阻滞，故见脉来迟滞中止，结而有力。若气血虚弱，则脉结无力。

27. 代脉

【脉象特征】脉来一止，止有定数，良久方来。

【临床意义】主脏气衰微，风证，痛证，七情惊恐，跌打损伤。

【说明】脏气衰微，气血亏损，元气不足，以致脉气不能衔接而止有定数。至于风证、痛证、七情惊恐、跌打损伤诸病见代脉，是因病而致脉气不能衔接，脉亦见歇止。体质异常或妇女妊娠，也可见到代脉，这些都与脏气衰微，或一脏无气之代脉有所不同，不可概作病脉论。

28. 疾脉

【脉象特征】脉来急疾，一息七八至。

【临床意义】主阳极阴竭、元气将脱。

【说明】疾脉是真阴竭于下，孤阳亢于上，而气短已极之象。伤寒、温病在热极时往往有疾脉，疾而按之益坚是阳亢无制、真阴垂危之候；若疾而虚弱无力是元阳将脱之征。痨瘵病亦可见疾脉，多属危候。婴儿脉来一息七至是平脉，不作疾脉论。

（六）相类脉比较

上述脉象中，有些脉很相似，容易混淆不清，必须加以鉴别，现将部分相似的脉象鉴别如下：

1. 浮脉与虚脉、芤脉、散脉 四者相类似，其脉位均表浅，不同的是浮脉举之泛泛有余，重按稍减而不空，脉形不大不小；虚脉形大无力，重按空虚；芤脉浮大无力，中间独空，如按葱管；散脉浮散无力，漫无根蒂，稍用力则按不着。

2. 沉脉与伏脉、牢脉 三者脉位均在深部，轻取均不应，不同的是沉脉重取乃得；伏脉较沉脉部位更深，着于筋骨，故重按亦无，须推筋着骨始得，甚则伏而不见；牢脉沉取实大弦长，坚牢不移。

3. 迟脉与缓脉 均以息计，迟脉一息不足四至；缓脉稍快于迟，一息四至，脉来有冲和徐缓之象。

4. 数脉与滑脉、疾脉 滑脉与数脉有相似之处，滑脉流利，圆滑似数。但滑指脉形与脉势，数指至数而言，一息五至以上。数、疾均以息计，疾脉更快于数，一息七八至，相当于每分钟脉搏 130 ~ 140 次。

5. 实脉与洪脉 在脉势上都是充实有力，但洪脉状若波涛汹涌，盛大满指，来盛去衰，浮取明显；而实脉长大坚实，应指有力，举按皆然，来去俱盛。

6. 细脉与微脉、弱脉、濡脉 四者都是脉形细小且软弱无力，但细脉形小而应指明显；微脉则极细极软，按之欲绝，有时至数不清，起落模糊；弱脉沉细而无力；濡脉浮细而无力，即脉位与弱脉相反，轻取可以触知，重按反不明显。

7. 芤脉与革脉 都有中空之象，但芤脉浮大无力中空，如按葱管，显示脉管柔软；革脉浮大搏指，弦急中空，如按鼓皮，显示脉管较硬。

8. 弦脉与长脉、紧脉 弦脉与长脉相似，但长脉超过本部，如循长竿，长而不急；弦脉虽长，但脉气紧张，指下如按琴弦。弦脉有似紧脉，二者脉气均紧张，但弦脉如按在琴弦上，无绷急之势，紧脉如按在拉紧的绳索上，脉势绷急，在脉形上紧脉比弦脉大。

9. 短脉与动脉 二者在脉形上均有短缩之象，但短脉是形状短缩且涩常兼迟，不满三部；动脉其形如豆，常兼滑数有力。

10. 代脉与促脉、结脉 都属于节律失常而有歇止的脉，这是三者共同之处，但结、促脉都是不规则地间歇，歇止时间短；而代脉则是有规则地歇止，且歇止的时间较长，这是结、促脉与代脉不同之处。结脉与促脉都有不规则的间歇，但结脉是迟而歇止，促脉是数而歇止。

（七）相兼脉

1. 浮紧脉 主外感寒邪之表寒证，或风寒痹病疼痛。

2. 浮缓脉 主风邪伤卫，营卫不和的太阳中风证。

3. 浮数脉 主风热袭表的表热证。

4. 浮滑脉 主表证夹痰，常见于素体多痰湿而又感受外邪者。

5. 沉迟脉 主里寒证。

6. 沉弦脉　主肝郁气滞，或水饮内停。

7. 沉涩脉　主血瘀，尤其常见于阳虚而寒凝血瘀者。

8. 沉缓脉　主脾肾阳虚，水湿停留诸证。

9. 沉细脉　主阴虚或血虚。

10. 弦紧脉　主寒主痛，常见于寒滞肝脉，或肝郁气滞，两胁作痛等病证。

11. 弦数脉　主肝郁化火或肝胆湿热，肝阳上亢。

12. 弦滑数脉　多见于肝火夹痰，肝胆湿热或肝阳上扰，痰火内蕴等证。

13. 弦细脉　主肝肾阴虚或血虚肝郁，或肝郁脾虚等证。

14. 滑数脉　主痰热、湿热或食积内热。

15. 洪数脉　主气分热盛，多见于外感热病。

（八）真脏脉

真脏脉是在疾病重危期出现的脉象，真脏脉的特点是无胃、无神、无根，为病邪深重、元气衰竭、胃气已败的征象，又称"败脉"、"绝脉"、"死脉"、"怪脉"。根据真脏脉的主要形态特征，大致可以分成三类：

1. 无胃之脉　无胃的脉象以无冲和之意，应指坚搏为主要特征。如脉来弦急，如循刀刃称偃刀脉；脉动短小而坚搏，如循薏苡子为转豆脉；或急促而坚硬如弹石称弹石脉等。临床提示邪盛正衰，胃气不能相从，心、肝、肾等脏气独现，是病情重危的征兆之一。

2. 无根之脉　无根脉以虚大无根或微弱不应指为主要特征。浮数之极，至数不清，如釜中沸水，浮泛无根，称釜沸脉，为三阳热极、阴液枯竭之候；脉在皮肤，头定而尾摇，似有似无，如鱼在水中游动，称鱼翔脉；脉在皮肤，如虾游水，时而跃然而去，须臾又来，伴有急促躁动之象称虾游脉，均为三阴寒极、亡阳于外、虚阳浮越的征象。

3. 无神之脉　无神之脉以脉率无序，脉形散乱为主要特征。脉在筋肉间连连数急，三五不调，止而复作，如雀啄食之状称雀啄脉；如屋漏残滴，良久一滴者称屋漏脉；脉来乍疏乍密，如解乱绳状称解索脉。以上主要由脾（胃）、肾阳气衰败所致，提示神气涣散，生命即将告终。

但是，随着医疗技术的不断提高，通过不断研究和临床实践，对真脏脉亦有了新的认识，其中有一部分是由于心脏器质性病变所造成的，但并非一定为无药可救的死证，应仔细观察，尽力救治。

（九）诊妇人脉

妇人有经、孕、产、育等特殊的生理活动和病变，有关这方面的脉诊简述于下。

1. 诊月经脉　妇人左关、尺脉忽洪大于右手，口不苦，身不热，腹不胀，是月经将至。寸关脉调和而尺脉弱或细涩者，月经多不利。

妇人闭经，尺脉虚细涩者，多为精血亏少的虚闭；尺脉弦涩者，多为气滞血瘀的实闭；脉象弦滑者，多为痰湿阻于胞宫。

2. 诊妊娠脉　已婚妇女平时月经正常，而突然停经，脉来滑数冲和，兼有饮食偏嗜等症状者，是妊娠的表现，妊娠脉象特点是少阴脉（神门及尺部）脉动加强，此为血聚养胎，胎气鼓动肾气所致。如果受孕后因母体气血亏损或胎元不固，或经产妇亦可见脉细软，或不滑利，应当引起重视。凡孕妇之脉沉而涩，多提示精血不足，胎元已受影响，涩而无力是阳气虚衰，胞中死胎或为痞块。如有中指指动脉的明显搏动即是离经脉，一般为孕妇临盆先兆。

现将常见病脉归类如下表：

表 8－2　　　　　　　　　　常见病脉一览表

脉纲	共同特点	相类脉		
		脉名	脉象	主病
浮脉类	轻取即得	浮	举之有余，按之不足	表证或虚阳浮越
		洪	脉体阔大，充实有力，来盛去衰	热盛
		濡	脉细无力而软	虚证，湿困
		散	浮取散漫无根，至数或脉力不匀	元气离散，脏气将绝
		芤	浮大中空，如按葱管	失血，伤阴
		革	浮而搏指，中空边坚	亡血，失精，半产，崩漏
沉脉类	重按始得	沉	轻取不应，重按始得	里证
		伏	重按推至筋骨始得	邪闭，厥病，痛极
		弱	沉细无力而软	阳气虚衰，气血俱虚
		牢	沉取实大弦长	阴寒内积，疝气，癥积
迟脉类	一息不足四至	迟	一息不足四至	寒证或邪热结聚
		缓	一息四至，脉来怠缓	湿病，脾胃虚弱或平人
		涩	往来艰涩，迟滞不畅	精伤，血少，气滞，血瘀，痰湿内停
		结	迟而时一止，止无定数	阴盛气结，寒痰血瘀，气血虚衰
数脉类	一息五至以上	数	一息五至以上，不足七至	热证或里虚
		疾	脉来疾急，一息七八至	阳极阴竭，元气欲脱
		促	数而时一止，止无定数	阳热亢盛，瘀滞，痰湿停积，脏器衰败
		动	脉短如豆，滑数有力	疼痛，惊恐
虚脉类	应指无力	虚	举按无力，应指松软	气血两虚
		细	脉细如线，应指明显	气血俱虚以血虚为主，湿证
		微	极细极软，似有似无	气血大虚，阳气暴脱
		代	迟而中止，止有定数	脏气衰微，疼痛，惊恐，跌仆损伤
		短	首尾俱短，不及本位	有力气郁，无力气损

续表

脉纲	共同特点	相类脉		
		脉 名	脉 象	主 病
实脉类	应指有力	实	举按充实而有力	实证，平人
		滑	往来流利，应指圆滑	痰湿，食积，实热，青壮年，孕妇
		弦	端直以长，如按琴弦	肝胆病，疼痛，痰饮，老年健康者
		紧	绷急弹指，状如转索	实寒证，疼痛，宿食
		长	首尾端直，超过本位	阳气有余，阳证，热证，实证，平人
		大	脉体宽大，无汹涌之势	健康人，病进

二、按诊

按诊是医生用手直接触、摸、按、叩病人某些部位，以了解局部冷热、润燥、软硬、压痛、肿块或其他异常变化，从而推断疾病部位、性质和病情轻重等情况的一种诊病方法。

（一）按诊的方法与意义

根据按诊的目的和准备检查的部位不同，应采取不同的体位和手法。诊前首先需选择好体位，然后充分暴露按诊部位。一般病人应取坐位或仰卧位。病人取坐位时，医生可面对病人而坐或站立进行，用左手稍扶病体，右手触摸按压某一局部，这种方法多用于皮肤、手足、腧穴的按诊。按胸腹时，病人须采取仰卧位，全身放松，两腿自然伸直，两手臂放在身旁。医生站在病人右侧，用右手或双手对病人胸腹某些部位进行切按。在切按腹内肿块或腹肌紧张度时，可让病人屈起双膝，使腹肌松弛或做深呼吸，以便于切按。

按诊的手法主要有触、摸、按、叩四法。

1. 触　以手指或手掌轻接触病人局部皮肤，如额部、四肢及胸腹部的皮肤，以了解肌肤的凉热、润燥等情况，用于分辨病属外感还是内伤，是否汗出，以及阳气阴津之盈亏。

2. 摸　以手指稍用力寻抚局部，如胸腹、腧穴、肿胀部位等，来探明局部的感觉情况，有无疼痛以及肿物的形态、大小等，以辨病位及虚实。

3. 按　以重手按压或推寻局部，如胸腹、肿物部位，以了解深部有无压痛或肿块，肿块的形态、质地、大小、活动程度、肿胀程度、性质等，以辨脏腑虚实和邪气的痼结情况。

以上三法所用指力轻重不同，所达部位浅深有别。触是用力轻诊皮肤；摸是稍用力达肌层；按是重指力诊筋骨或腹腔深部。临床操作可综合运用。一般先触摸，后按压，由轻而重，由浅入深，先远后近，先上后下地进行诊察。

4. 叩　即叩击法，是医生用手叩击病人身体某部，使之震动产生叩击音、波动感或震动感，以此来确定病变的性质和程度的一种检查方法。叩击法有直接叩击法和间接叩击法两种。

（1）**直接叩击法**　医生用手指直接触击体表部位。例如，对臌胀病人可进行直接叩诊，若叩之如鼓者为气臌；叩之音浊者为水臌。也可将手放于患者腹部两侧对称部位，用一侧手叩击，若对侧手掌感到有波动者，是有积水的表现，为水臌；无波动者，为气臌。

（2）间接叩击法　医生用左手掌平贴在体表，右手握成空拳叩击左手背，边叩边询问患者被叩击部位的感觉，有无局部引痛，以推测病变部位和程度。如腰部有叩击痛，除考虑可能与局部骨骼疾病有关外，主要与肾脏疾病有关。

（二）按诊的内容

按诊的运用相当广泛，临床上常用的有按胸胁、按脘腹、按肌肤、按手足等。

1. 按胸胁　胸内藏心肺，胁内包括肝胆，所以胸胁按诊除排除局部皮肤、经络、骨骼之病变外，主要是用以诊心、肺、肝、胆等脏腑的病变。按胸胁包括按胸部和按胁部两部分。

（1）按胸部　胸为心肺之所居，按胸部可以了解心肺及虚里的病变情况。

前胸高起，叩之膨膨然，其音清者，多为肺胀，亦见于气胸；若按之胸痛，叩之音实者，常为饮停胸膈或痰热壅肺；胸部外伤则见局部青紫肿胀而拒按。

虚里位于左乳下第四、五肋间，乳头下稍内侧，心尖搏动处，为诸脉之所宗。诊虚里是按胸部的重要内容。按虚里可测知宗气之强弱、疾病之虚实、预后之吉凶。尤以危急病证寸口脉难凭时，诊虚里更具有重要的诊断价值。

正常情况下，虚里搏动不显，仅按之应手，其搏动范围直径为 2 ~ 2.5cm，动而不紧，缓而不急，动气聚而不散，节律清晰，是心气充盛，宗气积于胸中，平人无病的征象。

诊虚里时，病人取仰卧位，医生站其右侧，用右手平抚于虚里部，注意诊察动气之强弱、至数和聚散。

虚里按之其动微弱者为不及，是宗气内虚之征。若动而应衣为太过，是宗气外泄之象。

按之弹手，洪大而搏，或绝而不应者，是心气衰绝，证属危候。

孕妇胎前产后，虚里动高者为恶候；虚损痨瘵之病，虚里日渐动高者为病进。

因惊恐、大怒或剧烈运动后虚里动高，片刻之后即能平复如常不属病态；肥胖之人因胸壁较厚，虚里搏动不明显，亦属生理。

虚里搏动数急而时有一止，为中气不守。搏动迟弱，或久病体虚而动数者，皆为心阳不足。胸高而喘，虚里搏动散漫而数者，为心肺气绝之兆。虚里动高，聚而不散者，为热甚，多见于外感热邪或小儿食滞、痘疹将发之时。

（2）按胁部　肝胆位居右胁，肝胆经脉分布两胁，故按胁肋主要是了解肝胆疾病。

按胁部除在胸侧腋下至肋弓部位进行按、叩外，还应由中上腹部向肋弓方向轻循，并按至肋弓下，以了解胁内脏器等状况。胁痛喜按，胁下按之空虚无力为肝虚；胁下肿块，刺痛拒按为气滞血瘀；右胁下肿块，按之表面凹凸不平，应注意排除肝癌；疟疾后左胁下可触及痞块，按之硬者为疟母。

2. 按脘腹　是通过触按胃脘部及腹部，了解其凉热、软硬、胀满、肿块、压痛等情况，以辨别不同脏腑组织的发病及证之寒热虚实的诊断方法。

脘腹各部位的划分：膈以下为腹部；上腹部剑突的下方，称为心下；上腹部又称胃脘部；脐上部位称大腹；亦有称脐周部位为脐腹者；脐下部位至耻骨上缘称小腹；小腹的两侧称为少腹。按脘部主要是诊胃腑病证。按腹部主要是诊断肝、脾、小肠、大肠、膀胱、胞宫及其附件组织的病证。

(1) 按脘部　自觉心下或胃脘部痞塞不适和胀满，称痞满。按之较硬而疼痛者属实证，多因实邪聚结胃脘所致；按之濡软而无痛者属虚证，多因胃腑虚弱所致。脘部按之有形而胀痛，推之辘辘有声者，为胃中有水饮，即痰饮。

(2) 按腹部　凡腹部按之肌肤凉而喜温者，属寒证；腹部按之肌肤灼热而喜凉者，属热证；腹痛喜按者多属虚证；腹痛拒按者多属实证。腹满有虚实之别，凡腹部按之手下饱满充实而有弹性、有压痛者，多为实满；若腹部虽然膨满，但按之手下虚软而缺乏弹性、无压痛者，多属虚满。腹部高度胀大，如鼓之状者，称为臌胀。在鉴别水臌或气臌时，临床上主要是通过按诊。具体方法是：两手分置于腹部两侧相对位置，一手轻轻叩拍腹壁，另一手有波动感，按之如囊裹水者，为水臌；一手轻轻叩拍腹壁，另一手无波动感，以手叩击如击鼓之膨膨然者，为气臌。肥胖之人，腹大如鼓，按之柔软，无脐突，无症状表现者，不属病态。

检查腹部肿块要注意肿块的部位、形态、大小、硬度、有无压痛和能否移动等情况。凡肿块推之不移，痛有定处者，为癥积，病属血分。肿块推之可移，或痛无定处，聚散不定者，为瘕聚，病属气分。

左少腹作痛，按之累累有硬块，多为肠中有宿粪；右少腹作痛而拒按，按之有包块应手者，常见于肠痈等病。

肿块大者为病深；形状不规则，表面不光滑者为病重；坚硬如石者为恶候。

若腹中结块，按之起伏聚散，往来不定，或按之形如筋状，久按转移不定，或按之手下如蚯蚓蠕动者，多为虫积。

3. 按肌肤　按肌肤是指触摸某些部位的肌肤，通过肌肤的寒热、润燥、滑涩、疼痛、肿胀、疮疡等不同情况反映，来分析疾病的寒热虚实及气血阴阳盛衰的诊断方法。

(1) 诊寒热　按肌肤的寒热可了解人体阴阳的盛衰、表里虚实和邪气的轻重。一般来说，肌肤寒冷、体温偏低者为阳气衰少；若肌肤厥冷而大汗淋漓、面色苍白、脉微欲绝者为亡阳之征象。肌肤灼热，体温升高者为阳气盛，多为实热证；若汗出如油，四肢肌肤尚温而脉躁疾无力者，为亡阴之征；身灼热而肢厥为阳热壅盛，格阴于外所致，属真热假寒证；外感病汗出热退身凉，为表邪已解；皮肤无汗而灼热者，为热甚。

身热初按热甚，久按热反转轻者为热在表；久按其热反甚者为热在里。

局部病变通过按肌肤之寒热可辨证之阴阳。皮肤不热，红肿不明显者，多为阴证；皮肤灼热而红肿疼痛者，多为阳证。

(2) 诊润燥滑涩　通过触摸患者皮肤的滑润和燥涩，可以了解汗出与否及气血津液的盈亏情况。一般来说，皮肤干燥者，尚未出汗；干瘪者，为津液不足；湿润者，身已出汗；肌肤润滑者，为气血充盛；肌肤枯涩者，为气血不足。新病皮肤多滑润而有光泽，为气血未伤。久病肌肤枯涩者，为气血两伤；肌肤干涩粗糙，称肌肤甲错，多为血虚失荣或血瘀所致。

(3) 诊疼痛　通过触摸肌肤疼痛的程度，可以分辨疾病的虚实。一般来说，肌肤濡软，按之痛减者，为虚证；硬痛拒按者，为实证；轻按即痛者，病在表浅；重按方痛者，病在深部。

（4）诊肿胀 用重手按压肌肤肿胀程度，以辨别水肿和气肿。按之凹陷如泥，不能即起者，为水肿；按之凹陷如棉，举手即起者，为气肿。

（5）诊疮疡 触按疮疡局部的凉热、软硬，来判断证之阴阳寒热。肿硬不热者，属寒证；肿处烙手而压痛者，属热证；根盘平塌漫肿者，属虚证；根盘收束而隆起者，属实证。患处坚硬多无脓；边硬顶软的已成脓。

此外，《内经》中尚有"按尺肤"之记载，即触摸从肘部内侧至掌后横纹处之间的皮肤。根据其缓急、滑涩、寒热的情况，来判断疾病的性质。若尺肤热甚，其脉象洪滑数盛的为温热证；尺肤凉，而脉象细小者，多为泄泻、少气；按尺肤凹而不起者，多为风水肤胀；尺肤粗糙者，多为精血不足，或脾阳虚衰，水饮不化之痰饮病。

4. 按手足 通过触摸病人手足部位的冷热，来判断疾病的寒热虚实以及表里内外顺逆。凡手足俱冷者，是阳虚寒盛，属寒证；手足俱热者，多为阳盛热炽，属热证。但亦有因阳热太盛以致阳气闭结于内，不得外达而手足厥冷的里热证，即热深厥亦深的表现，应注意鉴别。热证见手足热者，属顺候；热证反见手足逆冷者，属逆候，是病情严重的表现。

诊手足时，还可做比较诊法。如手足心与手足背相比较，若手足背热甚者，多为外感发热；手足心热甚者，多为内伤发热。手心热与额上热相比较，若额上热甚于手心热者为表热；手心热甚于额上热者为里热。

在儿科方面，还有以小儿指尖冷主惊厥；中指独热主外感风寒；中指指尖独冷者，为麻痘将发之象。

此外，诊手足寒温对判断阳气存亡，推测疾病预后，亦具有重要意义。若阳虚之证，四肢犹温，为阳气尚存，病虽重尚可治疗；若四肢厥冷，多预后不良。

5. 按腧穴 是通过按压身体的某些特定腧穴，来判断疾病的方法。按腧穴主要是看有无压痛、结节和索条状物，如肺病者常可在肺俞穴摸到结节，或按中府穴有明显压痛；脾胃病者常有足三里穴的压痛；肝病者则在肝俞穴或期门穴有压痛；按上巨虚穴有明显压痛，为肠痈（阑尾炎）的表现。

第九章

辨 证

第一节　八纲辨证

八纲，即阴、阳、表、里、寒、热、虚、实八个纲领，是辨证论治的理论基础之一。通过四诊，掌握辨证资料之后，根据病位深浅、病邪的性质、正邪的盛衰、疾病的类别，进行综合分析、推理判断，归纳为八类证候的过程称为八纲辨证。

疾病的表现尽管极其复杂，但基本上都可以用八纲加以归纳。如疾病的类别，可分为阴证与阳证；病位深浅，可分表证与里证；疾病性质，可分寒证与热证。其中阴阳两纲又可以概括其他六纲为八纲之总纲，即表、热、实证为阳证；里、寒、虚证为阴证。

八纲之间是相互联系而不可分割的。如表里与寒热虚实相联系，寒热与虚实表里相联系，虚实又与寒热表里相联系。疾病的变化往往不是单纯的，而是经常会出现表里、寒热、虚实交织在一起的夹杂情况，如表里同病、虚实夹杂、寒热错杂。在一定条件下，疾病还会出现不同程度的转化，如表邪入里、里邪出表、寒证化热、热证转寒、实证转虚、因虚致实等。在疾病发展到一定阶段时，还可以出现与疾病性质相反的假象，如真寒假热、真热假寒、真虚假实、真实假虚等。阴证、阳证也是如此，阴中有阳，阳中有阴，疾病可以由阳入阴，由阴出阳，又可从阴转阳，从阳转阴。因此，进行八纲辨证，不仅要掌握各类证候的特点，还要注意它们之间的相兼、转化、错杂、真假等关系，才能全面正确地认识疾病，诊断疾病。

一、八纲基本证候

（一）表里辨证

表里是指病邪侵犯人体的部位和病势深浅的两个纲领。一般来说，病邪侵犯人体的皮毛、肌腠、经络、病位浅者属表；若病邪侵犯人体的气血、脏腑、骨髓、病位深者属里。外表受病，多具有起病急、病程短、病位浅的特点，所以病情也比较轻，易恢复。内脏受病，多具有起病缓、病程长、病位深的特点，因而病情也多深重，恢复较慢。

1. 表证

【临床表现】发热恶寒（或恶风），鼻塞，咳嗽，头身痛，舌苔薄白，脉浮。

【证候分析】表证是指六淫邪气经皮毛、口鼻侵入时所产生的证候。六淫邪气客于皮毛肌表，阻遏卫气的正常宣发，郁而发热。卫气受阻，失其温分肉、肥腠理的功能，肌表不能得到正常的温煦，故出现恶风寒的症状。邪气侵犯人体皮毛，内应于肺，毛窍不利故鼻塞。

肺气郁闭，肺气上逆，故咳嗽。邪气郁滞经络，气血流行不畅，不通则痛，故头身痛。邪气未入里，未侵犯脏腑、气血，故舌苔无明显变化，仍为薄白苔。正邪相争于表，鼓动于脉，故脉浮。

临床表证分为表寒证、表热证、表虚证，常以辛散解表邪为其治疗的原则。

2. 里证

【临床表现】里证是病邪侵犯人体的脏腑血脉、骨髓的一类病证。与表证相对而言。该证病因复杂，病位广泛，症状繁多，常以或寒或热，或虚或实的形式出现，故详细内容见后各节辨证。

【证候分析】里证的成因，大致有三种情况：一是由外邪不解入里，侵犯脏腑所致；二是外邪直接侵犯脏腑，致脏腑功能失调所致；三是情志内伤、饮食劳倦等因素，直接损伤脏腑，使其脏腑功能失调，气血逆乱而出现种种病证。

临床里证分为里寒、里热、里虚、里实证，其治疗原则为泻实祛邪或扶正祛邪。

3. 半表半里证

【临床表现】寒热往来，胸胁苦满，默默不欲饮食，心烦喜呕，口苦，咽干，目眩，脉弦。

【证候分析】外邪由表内传，尚未入里，或里邪透表，尚未至于表，邪正相搏于表里之间，称半表半里证。

其治疗原则为和解少阳。

（二）寒热辨证

寒热是用来概括疾病性质的两个纲领，或用来概括机体的阴阳偏盛偏衰的两种不同证候。

寒热辨证，不能孤立地根据个别症状做判断，而是通过四诊对与其相适应的疾病本身所反映的各种症状、体征的概括。一般来说，临床常见实寒、虚寒、实热、虚热等证。

1. 寒证 寒证多因外感阴寒邪气，或内伤久病，阳气耗伤，或过服生冷寒凉，阴寒内盛所致。

【临床表现】常见面色苍白，恶寒喜暖，冷痛，肢冷蜷卧，口淡不渴，痰、涎、涕清稀，小便清长，大便溏泄，舌淡苔白润滑，脉沉迟或沉紧。

【证候分析】多因感受寒邪，过服生冷寒凉所致。起病急骤，体质壮实者多为实寒证；内伤久病，阳气虚弱而阴寒偏盛者多为虚寒证；寒邪袭于表多为表寒；寒邪客于脏腑或阳虚阴盛所致多为里寒。

阳气不足，不能温运血脉，故面色苍白，形寒肢冷蜷卧；寒不消水，未伤津液，故口淡不渴，小便清长，舌淡苔白润滑；寒邪伤脾而见大便溏泄；阳虚无力运血故脉迟；寒主收引，受寒则脉道收缩而拘紧，故脉紧。

寒证临床常以"寒者热之"为治疗原则，选用温补阳气或温通散寒等治疗方法。

2. 热证 热证是多因外感火热之邪，或寒邪入里化热；或情志不畅，郁而化热；或饮食不节，积而为热；或房事劳伤，劫夺阴精，阴虚阳亢所致。

【临床表现】常见面红目赤，发热喜冷凉，手足烦热，口渴喜冷饮，小便短赤，大便秘结，舌红苔黄燥，脉数有力。

【证候分析】血得热则行，血行于上故面红目赤；热属阳，阳盛则热，故发热喜凉；热邪蒸熏于四肢，故手足烦热；阳热伤津，故口渴喜冷饮，小便短赤，大便秘结。舌红苔黄燥、脉数均为热证的特点。

热证临床常以"热者寒之"为治疗原则、清热泻火或清热滋阴为其治疗方法。

3. 寒证和热证的关系　寒证和热证虽有本质的不同，但又相互联系，它们既可以在同一病人身上同时出现，表现为寒热错杂的证候，又可以在一定的条件下互相转化，出现寒证化热、热证化寒。在疾病发展过程中，特别是危重阶段，有时还会出现假寒或假热的现象。

（1）**寒热错杂**　在同一病人身上同时出现寒证和热证，呈现寒热交错的现象，称为寒热错杂。寒热错杂有上下寒热错杂和表里寒热错杂的不同。

①上下寒热错杂：患者身体上部与下部的寒热性质不同，称为上下寒热错杂。包括上寒下热和上热下寒两种情况。上下是一个相对的概念。如以膈为界，则胸为上，腹为下。而腹部本身上腹胃脘又为上，下腹膀胱、大小肠等又属下。

上寒下热：患者在同一时间内，上部表现为寒，下部表现为热的证候。例如，胃脘冷痛，呕吐清涎，同时又兼见尿频、尿痛、小便短赤，此为寒在胃而热在膀胱之证候。此即中焦有寒，下焦有热，就其相对位置而言，中焦在下焦之上，所以属上寒下热的证型。

上热下寒：患者在同一时间内，上部表现为热，下部表现为寒的证候。例如患者胸中有热，肠中有寒，既见胸中烦热、咽痛口干的上热证，又见腹痛喜暖、大便稀溏的下寒证，就属上热下寒证。

②表里寒热错杂：患者表里同病而寒热性质不同，称为表里寒热错杂。包括表寒里热和表热里寒两种情况。

表寒里热：患者表里同病，寒在表热在里的一种证候。常见于本有内热，又外感风寒，或外邪传里化热而表寒未解的病证。例如恶寒发热无汗，头痛身痛，气喘，烦躁，口渴，脉浮紧即是寒在表而热在里的证候。

里寒表热：患者表里同病，表有热里有寒的一种证候。常见于素有里寒而复感风热；或表热证未解，误下以致脾胃阳气损伤的病证。如平素脾胃虚寒，又感风热，临床上既能见到发热、头痛、咳嗽、咽喉肿痛的表热证，又可见到大便溏泄、小便清长、四肢不温的里寒证。

寒热错杂的辨证，除了要辨别上下表里的部位之外，关键在于分清寒热的多少。寒多热少者，应以治寒为主，兼顾热证；热多寒少者，应以治热为主，兼顾寒证。

（2）**寒热转化**

①寒证转化为热证：患者先有寒证，后来出现热证，热证出现后，寒证便渐渐消失，这就是寒证转化为热证。多因机体阳气偏盛，寒邪从阳化热所致，也可见于治疗不当，过服温燥药物的病人。例如感受寒邪，开始为表寒证，见恶寒发热，身病无汗，苔白，脉浮紧。病情进一步发展，寒邪入里化热，恶寒症状消退，相继出现壮热、心烦口渴、苔黄、脉数等，这就表示其证候由表寒而转化为里热。

②热证转化为寒证：患者先有热证，后来出现寒证，寒证出现后，热证便渐渐消失，就是热证转化为寒证。多因邪盛或正虚，正不胜邪，机能衰败所致；也见于误治、失治，损伤阳气的患者。这种转化可缓可急。如热痢日久，阳气日耗，转化为虚寒痢，这是缓慢转化的过程。如高热病人，由于大汗不止，阳从汗泄，或吐泻过度，阳随津脱，出现体温骤降、四肢厥冷、面色苍白、脉微欲绝的虚寒证（亡阳），这是急骤转化的过程。

寒热证的转化，反映了邪正盛衰的情况。由寒证转化为热证，是人体正气尚盛，寒邪郁而化热；热证转化为寒证，多属邪盛正虚，正不胜邪。

（3）寒热真假 当寒证或热证发展到极点时，有时会出现与疾病本质相反的一些假象如"寒极似热"、"热极似寒"，即所谓真寒假热，真热假寒。这些假象常见于病情危笃的严重关头，如不细察，往往容易贻误生命。

①真寒假热：是内有真寒，外见假热的证候。其产生机理是由于阴寒内盛格阳于外，阴阳寒热格拒而成，故又称"阴盛格阳"，阴盛于内，格阳于外，形成虚阳浮越、阴极似阳的现象。其表现如身热、面色浮红、口渴、脉大等似属热证，但病人身虽热却反欲盖衣被，渴欲热饮而饮不多，面红时隐时显，浮嫩如妆，不像实热之满面通红、脉大却按之无力，同时还可见到四肢厥冷、下利清谷、小便清长、舌淡苔白等症状。所以，热象是假，阳虚寒盛才是疾病的本质。

②真热假寒：是内有真热而外见假寒的证候。其产生机理是由于阳热内盛，阳气闭郁于内，不能布达于四末而形成，或者阳盛于内，拒阴于外，故也称为"阳盛格阴"。根据其阳热闭郁而致手足厥冷的特点习惯上又称为"阳厥"或"热厥"。其内热愈盛则肢冷愈严重，即所谓"热深厥亦深"。其表现如手足冷、脉沉等似属寒证，但四肢冷而身热不恶寒反恶热，脉沉数而有力，更见烦渴喜冷饮，咽干，口臭，谵语，小便短赤，大便燥结或热痢下重，舌质红，苔黄而干等。这种情况的手足厥冷、脉沉就是假寒的现象，而内热才是疾病的本质。

辨别寒热真假的要领，除了了解疾病的全过程外，还应注意：

假象的出现，多在四肢、皮肤和面色方面，而脏腑气血、津液等方面的内在表现则常常如实反映着疾病的本质，故辨证时应以里证、舌象、脉象等方面为主要依据。

假象毕竟和真象不同，如假热之面赤，是面色㿠白而仅在颧颊上见浅红娇嫩之色，时隐时现，而真热的面红却是满面通红。假寒常表现为四肢厥冷，而胸腹部却是大热，按之灼手，或周身寒冷而反不欲近衣被，而真寒则是身蜷卧，欲得衣被。

（三）虚实辨证

虚实是用来概括正气强弱和邪气盛衰的两个纲领。虚指正气不足，实指邪气盛。病证有虚实之分，而虚实又与表里寒热相联系，故其证候出现亦较复杂。在疾病过程中虚实既可互相转化，又可出现虚实错杂的证候。

通过虚实辨证，可掌握病者邪正盛衰的情况，为治疗提供依据。实证宜攻，虚证宜补。只有辨证准确才能攻补适宜，免犯实实虚虚之误。

1. 虚证 虚证是对人体正气虚弱各种临床表现的病理概括。多有先天不足和后天失调两个方面，但以后天失调为主。如饮食失调，七情劳倦，房事过度或久病失治、误治，损伤正气等，均可成为虚证。虚证包括阴、阳、气、血、精、津，以及脏腑各种不同的虚损。

【临床表现】面色㿠白，少气懒言，语声低微，神疲倦怠，畏风自汗，舌淡苔白，脉虚弱，动则尤甚为气虚；面色苍白，形寒肢冷，口淡不渴，小便清长，大便溏泄，舌淡苔白润滑，脉沉迟无力为阳虚；面色淡白或萎黄，口唇指甲淡白，头目眩晕，四肢麻木，月经量少色淡，甚则闭经，舌淡苔白，脉细为血虚；两颧红赤，五心烦热，潮热盗汗，虚烦不寐，咽干口燥，尿黄便干，舌红少苔，脉细数为阴虚。

【证候分析】虚证的病机主要表现在阴阳两个方面。伤阳气者，以阳气虚的表现为主。由于阳气虚失去温运与固摄的功能，所以见阳虚、气虚的症状表现。伤阴血者，以阴血虚的表现为主。由于阴血虚导致阴不制阳，及失去濡养滋润的作用，故见血虚、阴虚的症状表现。

2. 实证　实证是对人体感受外邪，或体内病理产物蓄积而产生的各种临床表现的病理概括。实证成因有两个方面：一是外邪侵入人体，一是由于内脏功能失调，痰饮、水湿、瘀血等病理产物停留在体内所致。随着外邪性质的差异，致病之病理产物的不同，而有各自不同的证候表现。

【临床表现】常见呼吸气粗，痰涎壅盛，脘腹胀满，疼痛拒按，神识昏迷或谵语，小便短赤或不利，大便秘结或里急后重，舌红或青紫，苔黄燥或厚腻，脉沉实有力。

【证候分析】实邪内阻于肺，肺气不利，故呼吸气粗；邪气内阻胃肠，气机阻滞不畅，不通则痛，轻者胀满，重者疼痛拒按，按之痛甚。实邪扰于心，故神不守舍，出现神昏或谵语。实邪阻于膀胱、肠，气滞阻滞不通，故小便短赤或不利，大便秘结或里急后重。舌苔黄燥或厚腻，脉沉实有力，均为实证舌脉征象。

3. 虚实关系

（1）虚实错杂　凡虚证中夹有实证，实证中夹有虚证，以及虚实齐见的，都是虚实错杂证。例如表虚里实，表实里虚，上虚下实，上实下虚等。虚实错杂的证候，由于虚和实错杂互见，所以在治疗上便有攻补兼施法。但在攻补兼施中还要分别虚实的孰多孰少，因而用药就有轻重主次之分。虚实错杂中根据虚实的多少有实证夹虚、虚证夹实、虚实并重三种情况。

①实证夹虚：此证常常发生于实证过程中正气受损的患者，亦可见于原来体虚而新感外邪的病人。它的特点是以实邪为主，正虚为次。例如《伤寒论》的白虎加人参汤证，本来是阳明经热盛，证见壮热、口渴、汗出、脉洪大，由于热炽伤及气阴，又出现口燥渴、心烦、背微恶寒等气阴两伤的症状，这就是邪实夹虚。治疗以白虎汤攻邪为主，再加人参兼扶正气。

②虚证夹实：此证往往见于实证深重，拖延日久，正气大伤、余邪未尽的病人；亦可见于素体大虚，复感邪气的患者。其特点是以正虚为主，实邪为次。例如春温病的肾阴亏损证，出现在温病的晚期，是邪热动烁肝肾之阴而呈现邪少虚多的证候。证见低热不退、口干、舌质干绛，此时治法以滋阴养液、扶正为主，兼清余热。

③虚实并重：此证见于以下两种情况。一是原为严重的实证，迁延时日，正气大伤，而实邪未减者；二是原来正气甚弱，又感受较重邪气，其特点是正虚与邪实均十分明显，病情

比较沉重。例如小儿疳积，大便泄泻、贪食不厌、苔厚浊、脉细稍弦，病起于饮食积滞，损伤脾胃，虚实并见，治应消食化积与健脾同用。

（2）虚实转化　疾病的发展过程往往是邪正斗争的过程，邪正斗争在证候上的反映，主要表现为虚实的变化。在疾病过程中，有些本来是实证，由于病邪久留，损伤正气，而转为虚证；有些由于正虚，脏腑功能失常，而致痰、食、血、水等凝结阻滞为患，成为因虚致实证。例如高热、口渴汗出、脉洪大之实热证，因治疗不当，日久不愈，可导致津气耗伤，而见肌肉消瘦、面色枯白、不欲饮食、虚赢少气、舌苔光剥、脉细无力等，证已由实转虚；又如病本心脾气虚，常见心悸、短气，久治未愈，突然心痛不止，这是气虚血滞引致心脉瘀阻之证，虚证已转变为实证，治当活血祛瘀止痛。

（3）虚实真假　虚证和实证，有真假疑似之分，辨证时要从错杂的证候中，辨别真假，以去伪存真，才不致犯"虚虚实实"之戒。辨虚实之真假与虚实之错杂证绝不相同，应注意审察鉴别。

①真实假虚：指疾病本身属实证，但又出现一些似乎是虚的现象。如热结肠胃、痰食壅滞、大积大聚之实证，却见神情沉静、身寒肢冷、脉沉伏或迟涩等症脉。若仔细辨别则可以发现，神情虽沉静，但语出声高气粗；脉虽沉伏或迟涩，但按之有力；虽然形寒肢冷，但胸腹久按灼手。导致这类似虚之症脉其原因并不是病体虚弱，而是实邪阻滞经络，气血不能外达之故，因此称这类症脉为假象，古人称之为"大实有赢状"。此时治疗仍然应专力攻邪。

②真虚假实：指疾病本质属虚证，但又出现一些似乎是实的现象。如素体脾虚、运化无力，却出现腹部胀满而痛、脉弦等症脉。若仔细辨别可以发现，腹部胀满有时减轻，不似实证的常满不减；虽有腹痛，但喜按；脉虽弦，但重按则无力。导致这类似实之症脉的原因并不是实邪，而是身体虚弱的结果，故亦称之为假象。古人所谓"至虚有盛候"，就是指此而言。治疗应用补法。

虚实真假的鉴别，可以从以下几方面作为辨别虚实真假的要点，指导临床辨证：脉象的有力无力，有神无神，浮候如何，沉候如何；舌质的胖嫩与苍老；言语发声的亢亮与低怯；病人体质的强弱，发病的原因，病的新久，以及治疗经过如何。

（四）阴阳辨证

阴阳是概括疾病类别的一对纲领。在诊断上，可根据临床证候所表现的病理性质，将一切疾病分为阴阳两个主要方面。张仲景把伤寒病分为阴证、阳证，以三阴、三阳为总纲。阴阳又是八纲辨证的总纲，可以概括其余的六个方面。故有人称八纲为"二纲六要"，由此可见阴阳辨证在疾病辨证中的重要地位。

1. 阴证　凡符合阴的一般属性的证候，称为阴证。如里证、寒证、虚证可概属于阴证范围。

【临床表现】面色暗淡，精神萎靡，身重蜷卧，形寒肢冷，倦怠无力，语声低怯，纳呆，口淡不渴，大便腥臭，小便清长，舌淡胖嫩，脉沉迟或弱或细涩。

【证候分析】精神萎靡，乏力，声低是虚证表现。形寒肢冷，口淡不渴，大便溏腥臭，小便清长是里寒证的表现。舌淡胖嫩，脉沉迟微弱，细涩均为虚寒之舌脉。

2. 阳证　凡符合阳的一般属性的证候，称为阳证。如表证、热证、实证概属于阳证范围。

【临床表现】面色偏红发热，肌肤灼热，神烦，躁动不安，语声粗浊或骂詈无常，呼吸气粗，喘促痰鸣，口干渴饮，大便秘结或有奇臭，小便短赤，舌质红绛，苔黄黑芒刺，脉浮数、洪大、滑实。

【证候分析】阳证是表证、实证、热证的归纳。恶寒发热并见为表证特征。面色偏红，神烦躁动，肌肤灼热，口干渴饮为热证表现。语声粗浊，呼吸气粗，喘促痰鸣，大便秘结等是实证表现。舌质红绛，苔黄黑芒刺，脉洪大数滑实均为实热之征。

3. 亡阴与亡阳 亡阴亡阳是疾病的危险证候，辨证一差，或救治稍迟，死亡立见。亡阴与亡阳是两个性质不同的病证，亡阴的根本原因是机体内大量脱失津液，从而导致亡阴。亡阳的主要病因是阳气亡脱。因为气可随液脱，可随血脱，所以亡阳也常见于汗、吐、下太过以及大出血之后，同时，许多疾病的危笃阶段也可出现亡阳。由于阴阳是依存互根的，所以亡阴可导致亡阳，而亡阳也可以致使阴液耗损。在临床上，宜分别亡阴、亡阳之主次，及时救治。

（1）亡阴

【临床表现】身热肢暖，烦躁不安，口渴咽干，唇干舌燥，肌肤皱瘪，小便极少，舌红干，脉细数无力。通常还以大汗淋漓为亡阴的特征，其汗温（吐、下之亡阴，有时可无大汗出）。

【证候分析】阴液耗竭，失去濡润之功，故口渴咽干，唇干舌燥，肌肤皱瘪。津液化原告竭，故小便极少。阴虚则内热，故身热肢暖。虚热上扰则烦躁不安。舌红干、脉细数无力为津枯虚热之象。大汗淋漓多发生于原来为热病之患者，热邪逼迫则汗液外泄。也可见于治疗不当，发汗太过的病人。此时，大汗出既是亡阴之因，又是亡阴之症。

（2）亡阳

【临床表现】大汗出，汗冷，身凉恶寒，四肢厥冷，蜷卧神疲，口淡不渴，或喜热饮，舌淡白润，脉微欲绝。

【证候分析】亡阳发生在各种原因所致的阳气虚弱以致亡脱的阶段。阳虚固摄无权，故腠理开而汗大出、汗冷，此乃亡阳的必备症状。阳虚则寒，故身凉恶寒、四肢厥冷。人体机能活动低下，则见蜷卧神疲。口淡、舌淡白、脉微欲绝均为阳微虚寒之征。

表9-1　　　　　　　　　　　　亡阴与亡阳鉴别表

	汗	舌	四肢	脉	其他
亡阴	热而黏，味咸	潮红烦热	红而干	数疾无力	肌肤热，口微渴，气粗
亡阳	冷而稀，味淡	苍白厥冷	淡而润	微细欲绝	肌肤凉，口不渴，气微

二、八纲证候间的关系

（一）表里寒热

表里与寒热相互联系出现表寒、表热、里寒、里热等四个证候。

1. 表寒证 寒邪侵袭肌表所致病证。

【临床表现】恶寒重，发热轻，头身疼痛，无汗，苔薄白润，脉浮紧。

【证候分析】寒邪袭表，卫阳受伤，不能温煦肌表而恶寒，正与邪争，阳气被遏则发热，寒为阴邪，故恶寒重而发热轻。寒邪凝滞经脉，经气不利则头身疼痛。寒邪收敛，腠理闭塞故无汗。脉浮紧是寒邪束表之象，

2. 表热证　热邪侵袭肌表所致病证。

【临床表现】发热，微恶风寒，头痛，口干，微渴，或有汗，舌边尖红赤，脉浮数。

【证候分析】热邪犯表，卫气被郁，故发热恶寒。热为阳邪，故发热重而恶寒轻且伴口干微渴。热性升散，腠理疏松则汗出，热邪上扰则头痛。舌边尖红赤、脉浮数均为温热在表之征。

表热证也是表证之一种，特点是发热重恶寒轻，常常有汗，脉浮而数。

3. 里寒证　寒邪内侵脏腑或阳气虚衰的病证。

【临床表现】形寒肢冷，面色㿠白，口淡不渴，或渴喜热饮，静而少言，小便清长，大便稀溏，舌质淡，苔白润，脉沉迟。

【证候分析】寒邪内侵脏腑损伤阳气，或脏腑机能减退，阳气虚衰，均不能温煦形体，故形寒肢冷，面色㿠白。阴寒内盛，津液不伤，故口淡不渴喜热饮。寒属阴主静，故静而少言。尿清便溏、舌淡苔白润、脉沉迟，均为里寒之征。

4. 里热证　热邪内侵脏腑或阴液亏损致虚热内生的病证。

【临床表现】面红身热，口渴，喜饮冷水，烦躁多言，小便短赤，大便干结，舌质红，苔黄脉数。

【证候分析】里热亢盛，蒸腾于外，故见面红身热。热伤津液，故口渴喜冷饮。热属阳，阳主动，故躁动不安而多言。热伤津液，故小便黄赤。肠热液亏，传导失司，故大便干结。

（二）表里虚实

虚实常通过表里寒热几个方面反映出来，形成多种证候，临床常见的有表虚、表实、里虚、里实、虚热、实热、虚寒、实寒等类。

1. 表虚证　表虚证有两种：一是指感受风邪而致的表证，以恶风、自汗为特征，为外感表虚。二是肺脾气虚，卫气不能固摄，肌表疏松，经常自汗，易被外邪侵袭的表虚者，属内伤表虚。

【临床表现】外感表虚：头痛，项强，发热，汗出，恶风，脉浮缓；内伤表虚：平时常自汗出，容易感冒，兼有面色淡白，短气，动则气喘，怠倦乏力，纳少便溏，舌淡苔白，脉细弱等气虚表现。

【证候分析】表证之表虚证，是感受风邪所致的一种表证，由于风邪外束于太阳经，所以头痛，项强；正气卫外，阳气浮盛而发热；肌腠疏松，玄府不固，故汗出恶风；风邪在表，故脉浮缓。

里证之表虚证，主要因肺脾气虚。肺主皮毛，脾主肌肉，其气虚则肌表疏松，卫气不固，而自汗出。卫外力差，故常常感冒。肺脾气虚，必见气虚的一般表现，如面色淡白，短气，动则气喘，怠倦乏力，纳少便溏，舌淡白，脉细弱等。

2. 表实证 又叫表寒实证，是寒邪侵袭肌表所致的一种证候，临床表现与表寒证表现相同，如发热恶寒，头身疼痛，无汗，脉浮紧等。

3. 里虚证 里虚证的内容较多，各脏腑经络，阴阳气血亏损，都属里虚证的范围。里虚证若按其寒热划分，则可分为虚寒证、虚热证两类。详见于后。

4. 里实证 里实证包括的内容也较多，不但有各脏腑经络之分，而且还有各种不同邪气之别。里实证若按寒热划分，亦可分为实寒证、实热证两大类。详见于后。

（三）实寒、虚寒

1. 实寒证 是寒邪（阴邪）侵犯人体而致的一种病证。

【临床表现】畏寒喜暖，面色苍白，四肢欠温，腹痛拒按，肠鸣腹泻，或痰鸣喘嗽，口淡多涎，小便清长、舌苔白润，脉迟或紧。

【证候分析】寒邪客于体内，阻遏阳气，故畏寒喜暖，四肢不温；阴寒凝聚，经脉不通，不通则痛，故见腹痛拒按；阳气不能上荣于面，则面色苍白；寒邪困扰中阳，运化失职，故肠鸣腹泻。若为寒邪客肺，则痰鸣喘嗽。口淡多涎、小便清长、舌苔白润，皆为阴寒之征。脉迟或紧，是寒凝血行迟滞之象。

2. 虚寒证 是由于体内阳气虚衰所致的一种病证。

【临床表现】精神不振，面色淡白，畏寒肢冷，腹痛喜温喜按，大便溏薄，小便清长，少气乏力，舌质淡嫩，脉微沉迟无力。

【证候分析】本证的病机是阳气虚衰。阳气推动和气化功能不足，则精神不振，面色淡白，少气乏力，舌质淡嫩，脉微或沉迟无力；阳气温煦不足，则畏寒肢冷，腹痛喜温，大便溏薄，小便清长。

（四）实热、虚热

1. 实热证 阳热之邪侵犯人体，由表入里，或情志不畅，郁而化热，或饮食辛热，致阳热亢盛，导致实热证。

【临床表现】壮热喜凉，口渴饮冷，面红目赤，烦躁或神昏谵语，腹胀满痛拒按，大便秘结，小便短赤，舌红苔黄而干，脉洪滑数实。

【证候分析】热邪内盛，故身见壮热喜凉；火热上炎，而面红目赤；热扰心神，轻者烦躁，重者神昏谵语；热结胃肠，则腹胀满痛拒按，大便秘结；热伤阴液，则小便短赤，口喜冷饮，引水自救；舌红苔黄为热邪之征，舌干说明津液受伤；热为阳邪，鼓动血脉，所以脉象洪滑数实。

2. 虚热证 由于体内阴液亏虚所致的一种证候。

【临床表现】两颧红赤，形体消瘦，潮热盗汗，五心烦热，咽干口燥，舌红少苔，脉细数。

【证候分析】人体阴液耗损，故人渐消瘦；阴虚，则不能制阳，虚火内扰故心烦，手足心热，潮热盗汗；虚火上升，则见两颧红赤，咽干口燥，舌红少苔；阴血不足故脉细，内有虚热，故脉细兼数。

第二节　气血津液病辨证

一、气病辨证

气的病证很多，气病临床常见的证候，可概括为气虚、气陷、气滞、气逆四种。

（一）气虚证

气虚证是脏腑组织功能减退所表现的证候。常由久病体虚、劳累过度、年老体弱等因素引起。

【临床表现】面色㿠白，少气懒言，语声低微，神疲倦怠，畏风自汗，舌淡苔白，脉虚弱无力，动则尤甚。

【证候分析】本证以全身功能活动低下的表现为辨证要点。人体脏腑组织功能活动的强弱与气的盛衰有密切关系，气盛则功能旺盛，气衰则功能活动减退。气虚无力运血，血不上荣故面色㿠白。由气虚导致宗气不足故少气懒言，语声低微。气虚脏腑功能减退，故神疲倦怠。气虚卫气不足，营阴外泄，故畏风自汗。劳则伤气，可使诸症加重，故见动则尤甚。舌淡苔白、脉虚弱为气虚证舌脉特点。

（二）气滞证

气滞证是人体某一脏腑、某一部位气机阻滞，运行不畅所表现的证候。引起气滞证的因素很多，凡病邪内阻，七情郁结，以及阳气虚弱，温运无力，均能导致气机阻滞。

【临床表现】胸闷、疼痛，痛势走窜，嗳气、矢气则痛减，常与情志因素有关，胸闷不舒，善长太息，脉沉弦。

【证候分析】气机阻滞，不通则痛，故胀闷疼痛。人体的气机以通顺为贵，一有郁滞，轻则胀闷，重则疼痛。由于气机阻滞的部位不同，出现不同部位的窜痛。气从上道而出或气从下道而出，气道通顺，故嗳气、矢气则胀痛缓解可见。当人体情志不畅时，肝失疏泄，气机阻滞，气滞症状明显加重。邪气侵犯于肝，可见脉弦。

（三）气逆证

气逆证是指气机升降失常，逆而向上所引起的证候。临床以肺胃之气上逆和肝气升发太过的病变为多见。

【临床表现】肺气上逆见咳嗽、喘息；胃气上逆见呃逆、嗳气、恶心、呕吐、反胃；肝气上逆则见气从少腹上冲咽喉，发作欲死复还止，伴有头痛、眩晕、昏厥、呕血。

【证候分析】肺气上逆，多因感受外邪或痰浊壅滞，肺气不能宣发肃降，上逆而发喘咳。胃气上逆，由寒饮、痰浊、食积等停留于胃，阻滞气机或外邪犯胃，使胃失和降，上逆而为呃逆、嗳气、恶心、呕吐、反胃。肝气上逆多因郁怒伤肝，肝气升发太过，气火上逆而见头痛、眩晕、昏厥；血随气逆而上涌，可致呕血。

（四）气陷证

气陷证是气虚无力升举而下陷的证候。多见于气虚证的进一步发展，或劳累用力过度，损伤某一脏气所致。

【临床表现】头目眩晕，少气倦怠，脘腹重坠，便意频频甚则脱肛，久泻久痢，内脏下垂（子宫、胃、肝、肾），舌淡苔白，脉沉弱无力。

【证候分析】气陷证，以内脏下垂为主要特征。人体内脏固定于一定位置，与正气旺盛、升举有力是分不开的。若正气不足，升举无力，往往导致内脏下垂。由气虚进一步发展而来，故头目眩晕，少气倦怠，舌淡苔白，脉沉弱无力。若中气亏虚，脾运失健，清阳不升，气陷于下，则久泻久痢。胃脘下垂，常感腹部坠胀，肝肾下垂，腹部也有坠胀感，但与胃下垂的部位有所不同，胃下垂多见于脐腹中部，肝下垂多见于右侧胁下，肾下垂多见于少腹两侧。脱肛多见于久泻久痢，是中气下陷之象，但也有因小儿正气未充，或大便干燥，排便时用力过度而致。子宫脱垂为气虚下陷常见之症，若因产后过早过重地劳累而致子宫脱垂并不兼有全身气虚症状者，同样可作气虚下陷的诊断。

二、血病辨证

（一）血虚证

血虚证，是由于血液亏虚，脏腑百脉失养所表现的全身虚弱证候。血虚证的形成，有禀赋不足；或脾胃虚弱，生化乏源；或各种急慢性出血；或久病不愈；或思虑过度，暗耗阴血；或瘀血阻络，新血不生；或肠寄生虫等原因。

【临床表现】面色淡白或萎黄，口唇指甲淡白，头目眩晕，四肢麻木，月经量少色淡，甚则闭经，舌淡苔白，脉细无力。

【证候分析】由于血虚不能上荣于面，故面色淡白或萎黄。血虚不能外荣，故口唇指甲淡白。血虚导致脑海空虚，故头目失养而眩晕。血虚筋脉失养，故四肢麻木。血虚导致冲任之脉空虚，无血可下致妇女月经量少甚则闭经。舌淡苔白、脉细无力为血虚证舌脉特点。

（二）血热证

血热证，是由于脏腑火热炽盛，热迫血分所表现的证候。本证多因烦劳、嗜酒、恼怒伤肝、房事过度等因素引起。

【临床表现】咳血，吐血，尿血，衄血，舌红绛，脉细数。

【证候分析】血热证以出血和热象为主要辨证要点。血之运行，有其常道，脏腑火热，内迫血分，血热沸腾，致络伤不能循其常道而血溢，由于所伤脏腑不同，故出血部位有异，如肺络伤多见咳血；胃络伤多见吐血；膀胱络伤则多见尿血。衄血有鼻衄、齿衄、舌衄、肌衄等不同，皆与脏腑之火热炽盛，络脉损伤有关。血热为实证，气血充盈脉络，故舌质红绛，脉行加速。血流涌盛，故脉象细数有力。

（三）血瘀证

凡离经之血不能及时排出和消散，停留于体内，或血行不畅，壅遏于经脉之内，及瘀积于脏腑组织器官，均称瘀血。由瘀血内阻而引起的病变，即为血瘀证。引起血瘀的常见因素，有寒凝、气滞、气虚、外伤等。

【临床表现】疼痛如针刺刀割，痛有定处，疼痛拒按，伴有肿块或出血，面色黧黑或肌肤甲错，持续低热，口唇指甲青紫，妇女月经后期，血色紫黑有块甚则痛经，舌紫暗或有瘀斑瘀点，脉沉涩。

【证候分析】血瘀证，以痛如针刺，痛有定处、拒按，肿块，唇舌爪甲紫暗，脉涩等为辨证要点。瘀血内阻，络脉不通，气机受阻不通则痛。瘀血为有形之邪，阻碍气机运行，故疼痛剧烈，如针刺刀割，部位固定不移；按压则气机更窒，故疼痛益甚而拒按；夜间阳气入脏，阴气用事，阴血凝滞更甚，故疼痛更剧；瘀血凝聚局部不散，便成肿块（为瘀积）瘀血阻塞络脉，阻碍气血运行，致血涌络破，不得循经而外溢，致出血。瘀血内阻，新血不生，皮肤爪甲失养故面色黧黑甲错，瘀血久瘀不散，郁而发热故低热。口唇指甲青紫，月经后期不畅，色紫暗，甚则痛经，脉沉涩等均为瘀血内阻，血行不畅导致。

（四）血寒证

血寒证，是指局部脉络寒凝气滞血行不畅所表现的证候，常由感受寒邪引起。

【临床表现】面色苍白，形寒肢冷，口淡不渴，疼痛喜温，得温痛减，少腹冷痛，月经后期，血色紫黑有块甚则痛经，脉沉迟涩。

【证候分析】血寒证在临床常见寒邪侵犯胞宫而致宫寒，寒凝血瘀而形成病证。面色苍白，形寒肢冷，口淡不渴，疼痛喜温，得温痛减等为寒盛症状表现。而少腹疼痛，月经后期，血色紫黑有块，甚则痛经等症状为宫寒血瘀证的表现。寒凝血瘀的舌脉特点为舌淡苔白润滑，脉沉脉涩。

三、气血同病辨证

气和血具有相互依存、相互资生、相互为用的密切关系，因而发生病变时，气血常可相互影响，既见气病，又见血病，即为气血同病。

（一）气滞血瘀证

气滞血瘀证，是气机郁滞而致血行瘀阻所出现的证候。多由情志不畅，或外邪侵袭，导致气机阻滞，血行不畅。

【临床表现】胸胁胀闷，走窜疼痛，烦躁易怒，胁下痞块，刺痛拒按，妇女可见经闭或痛经，血色紫黑有块，舌紫暗瘀斑、瘀点，脉沉涩。

【证候分析】本证以病程较长和肝脏经脉部位出现疼痛痞块为辨证要点。肝主疏泄，具有条达气机，调节情志功能，情志不遂，或外邪侵袭肝脉，导致疏泄失职，肝气郁滞而致胸胁胀闷走窜疼痛；肝失疏泄，情志不畅，故烦躁易怒；气机阻滞，血行不畅，故胁下痞块。气滞与血瘀互病，由气滞导致血瘀，终由瘀阻反碍气机，故疼痛益甚，如针刺刀割，部位不移而拒按。肝主藏血，为妇女经血之源，肝血瘀滞，经血不畅，继发闭经。肝脉绕阴器抵少腹，肝气郁滞，血行不畅，而致痛经。舌紫暗、脉沉涩为气滞血瘀之象。

（二）气虚血瘀证

气虚血瘀证是气虚运血无力，血行瘀滞而表现的证候。常由病久气虚，渐致血瘀而致气虚血瘀证。

【临床表现】面色淡白或暗滞，少气懒言，身倦乏力，疼痛如刺，常见于胸胁，痛处不移，拒按，舌淡暗或有紫斑，脉沉细涩。

【证候分析】本证虚中夹实，以气虚与血瘀的证候表现为诊断依据。面色淡白或暗滞，少气懒言，身倦乏力，为气虚之症。气虚运血无力，血行缓慢，终致瘀阻络脉，不通则痛，故疼痛如刺，拒按不移。临床以心肝病变为多见，故疼痛出现在胸胁部位。气虚故舌淡，气不能生血故脉细，沉主里，涩脉主瘀，是为气虚血瘀证的常见舌脉。

（三）气血两虚证

气血两虚证，是指气虚与血虚同时存在的证候。多由久病不愈，气虚不能生血或血虚无以化气所致。

【临床表现】头晕目眩，少气懒言，乏力自汗，面色淡白或萎黄，心悸失眠，舌淡而嫩，脉细弱。

【证候分析】气血两虚证，以气虚与血虚的证候共见为审证依据。少气懒言，乏力自汗，为肺脾气虚之象。心悸失眠，为血不养心所致。血虚不能充盈于脉络，见唇甲淡白，脉细弱。

（四）气不摄血证

气不摄血证，是气虚不能统摄血液而见失血的证候。多由久病耗气，或慢性失血，气随血耗，转而气虚不能统摄血液所致。

【临床表现】面色㿠白而无华，气短，倦怠乏力，吐血，便血，皮下瘀斑，崩漏，舌淡，脉细弱。

【证候分析】气不摄血证，以出血和气虚证共见为辨证要点。血液能循行脉内而不溢于脉外，全赖气的统摄作用，如气虚统摄无权，血即离经而外溢，溢于胃肠，便为吐血、便血；溢于肌肤，则见皮下瘀斑。脾虚统摄无权，冲任不固，渐成月经过多或崩漏。气虚则气短，倦怠乏力，血虚则面色无华。舌淡脉细弱，皆为气血不足之征。

（五）气随血脱证

气随血脱证，是指大出血时引起气脱的证候。多由肺、胃、肝等脏器本有宿疾而脉道突然破裂，或外伤，或妇女崩漏、分娩等引起。

【临床表现】大出血时突然面色苍白，四肢厥冷，大汗淋漓，甚至晕厥，舌淡，脉微细欲绝，或浮大而散。

【证候分析】气随血脱证，以大量出血随即出现气脱之证为诊断依据。气血有相互依存的关系，大量出血，则气无所附，而随之外脱。气脱阳亡，不能上荣于面，则面色苍白；不能温煦四肢，则手足厥冷；不能温固肌表，则大汗淋漓；神随气散，神无所主，则为晕厥。血失气脱，正气大伤，舌体失养，则色淡。脉道失充而微细欲厥，阳气浮越外亡，脉见浮大而散，证情更为险恶。内出血脉沉迟涩，亦能出现气脱阳亡之证，应予以特别注意。

四、津液病辨证

津液是人体正常水液的总称，有滋养脏腑、润滑关节、濡养肌肤等作用。其生成与输布，主要与脾的运化、肺的通调、肾的气化功能有密切关系。

津液病变，一般可概括为津液不足和津液停聚两个方面。

（一）津液不足证

津液不足，又称津亏、津伤，是由于津液亏少，全身或某些脏腑组织器官失其濡润滋养而出现的证候，属内燥证。津液不足的原因有生成不足与丧失过度两方面：脾胃虚弱，运化无权，致津液生化减少或因过分限制饮食及某些疾病（如噎膈、反胃等），引起长期进食减少，使津液生化之源匮乏，均可导致津液生成减少；因热盛伤津耗液，大汗吐泻、泻痢太过导致津液大量丧失，均能造成津液不足的证候。

【临床表现】口燥咽干，唇燥而裂，皮肤干枯无泽，小便短少，大便干结，舌红少津，脉细数。

【证候分析】津液不足证，以肌肤口唇舌咽干燥现象及尿少便干为审证依据。机体内及脏腑，外至肌肤，均有赖于津液的濡养。津液亏虚，上不能滋润口咽则口燥咽干，唇燥而裂；外不能濡养肌肤，则皮肤干燥枯槁；下不能化生小便，濡润大肠，则溲少便干。津液不足，血液化生亦减少，津血亏虚致生内热，故舌红少津，脉见细数。

（二）津液停聚证

凡外感六淫，内伤七情，影响肺、脾、肾输布排泄水液功能者，皆能成为水液停聚的病证。本节着重论述水肿与痰饮。

1. 水肿　体内水液停聚，泛溢肌肤引起头目、四肢、胸腹甚至全身浮肿，称为水肿。临床辨证，首先区分阳水与阴水，以明虚实。

（1）阳水　水肿的性质属实者，称为阳水。多为外感风邪，或水湿浸淫等因素引起。

【临床表现】头面浮肿，一般从眼睑开始，继而遍及全身，小便短少，来势迅速，皮肤薄而亮。常伴见恶风，恶寒，发热，肢节酸重疼痛，苔薄白，脉浮紧；或咽喉肿痛，舌红而脉浮数；或全身水肿，来势较缓，按之没指，肢体沉重困倦，小便短少，脘闷纳呆，泛恶欲吐。舌苔白腻，脉沉。

【证候分析】阳水以发病急，来势猛，先见眼睑头面，上半身肿甚者为辨证要点。肺主宣发肃降，通调水道，外合皮毛，感受风邪，肺卫受病，宣降失常，通调失职，水津失布，泛溢肌肤，风与水合成水肿，故又称之风水相搏证。肺位上焦，宣发受阻，水液停滞，所以水肿先见眼睑头面，肃降失常，水津不能输布，溢于肌肤，迅速波及全身。三焦不利，膀胱气化失司，故小便短少。本病上焦失宣，中焦失布，下焦失司，三焦俱病，水无去路，泛溢肌肤，所以来势猛疾，很快蔓延全身，肤表发薄光亮。由于风邪引发，故首先出现恶风、恶寒、发热、肢节酸痛、咽痛等卫表症状。风水相搏，其证属实，苔薄白，脉浮紧，是风水偏寒；舌红苔薄白，脉浮数，是风水偏热。若水湿浸淫，脾土受困，运化失司，水泛肌肤，而致水肿，亦属阳水范畴，其肿逐渐遍及全身，来势较缓。脾主四肢肌肉，水湿困脾，湿渍肢体，则沉重困倦；脾气受阻，膀胱气化失司，则小便短少；脾胃相为表里，脾病及胃，湿蕴中焦，不能腐熟水谷，则脘闷纳呆；胃气上逆，则泛恶欲吐。白腻苔，脉沉，皆为湿邪内盛之征象。

（2）阴水　水肿的性质属虚者，称为阴水。多由病久正虚、劳倦内伤、房事不节等因素引起。

【临床表现】水肿，腰以下肿甚，按之凹陷不起，小便短少，脘闷腹胀，纳呆便溏，面色㿠白，神倦肢困，舌淡苔白滑，脉沉。或水肿日益加剧，小便不利，腰膝冷痛，四肢不温，畏寒神疲，面色㿠白或灰滞，舌淡胖苔白滑，脉沉迟无力。

【证候分析】阴水以发病缓，来势徐，水肿先从足部开始，腰以下肿甚者为辨证要点。脾虚不能运化水湿，肾虚不能升清降浊，均能导致水液代谢障碍，泛溢肌肤，而为阴水。水势趋下，故肿从足部开始，尤以腰以下为严重，按之凹陷不起。脾虚不能运化水湿，导致膀胱气化失司，故小便短少。脾病及胃，中焦健运失常，则脘闷腹胀，纳呆便溏。脾主肌肉，脾虚水湿内渍，则面色㿠白，神疲肢困。阴水正气虚衰，气血不能上荣舌体则舌淡，水湿内盛则苔白滑，病本在里，故见脉沉。

脾虚水肿，久延不愈，伤及肾阳，或肾阳亏虚，开合不利，水液不能排泄，均能导致阴水。肾阳虚水肿较脾虚水肿更为严重，故肿势日益加重。肾与膀胱相表里，肾阳不足，膀胱气化失司，故小便不利。肾阳虚不能温养腰膝，故酸痛而冷；不能温煦肢体，则四肢厥冷，畏寒神疲。面色㿠白为阳虚水停之象，灰滞为肾虚水冷之征。舌淡胖苔白滑，脉沉迟无力，皆为肾阳虚衰，水寒之气内盛，气血不畅的表现。

2. 痰饮　痰和饮，是脏腑功能失调，水液代谢障碍而表现的病证。

（1）痰证　痰证是指水液凝结，质地稠厚，停聚于脏腑、经络、组织之间而引起的病证。常由外感六淫，内伤七情，导致脏腑功能失调而产生。

【临床表现】咳喘咯痰胸闷；或见脘痞不舒，纳呆恶心，呕吐痰涎，头晕目眩；或见神昏癫狂，喉中痰鸣；或见肢体麻木，半身不遂，瘰疬，瘿瘤，痰核，乳癖，喉中异物感。舌苔白腻或黄腻脉滑等。

【证候分析】痰证临床表现多端，所以古人有"诸般怪证皆属于痰"之说。在辨证上除掌握不同病变部位反应的特有症状外，一般可结合下列表现作为判断依据：吐痰或呕吐痰涎，或神昏时喉痰鸣，或肢体麻木，或见痰核，苔腻，脉滑等。

痰阻于肺，宣降失常，肺气上逆，则咳嗽，气喘，咯痰；气为痰阻，肺气不利则胸闷不舒。痰滞于胃，胃失和降，则脘痞纳呆；胃气上逆则恶心呕吐，痰涎随之升越，由于胃气为痰所遏，清阳不得上升，所以头晕目眩。痰迷于心神受蒙，可见神志昏糊。癫证、狂证，亦与痰迷心窍有关，但癫证多为痰浊，狂证多为痰火，病变性质有所不同。喉中痰鸣，是痰随气逆之故。痰停经络，气血运行不利，可见肢体麻木，半身不遂；痰结皮下、肌肉，局部气血不畅，凝聚成块，在颈多见瘰疬、瘿瘤，在肢体多见痰核，在乳房多是乳癖，在咽喉多见梅核气，即喉中有异物梗阻感，吞之不下，吐之不出。痰证舌苔多腻，白腻为痰湿，黄腻为痰火，滑脉为有痰之征。

（2）饮证　饮证是指水饮质地清稀，停滞于脏腑组织之间所表现的病证。多因脏腑机能衰退或障碍等原因引起。

【临床表现】咳嗽气喘，胸闷，痰液清稀色白量多，喉中痰鸣，倚息不得卧，甚则心悸，下肢浮肿；或脘痞腹胀，水声辘辘，泛吐清水，食欲减退；或胸胁胀闷作痛，咳喘引痛。舌苔白滑，脉弦等。

【证候分析】本饮证，以饮停于肺、胃肠、胸胁的病变为主，其他饮证可参阅"水肿"和"脏腑辨证"中有关内容。饮停于肺，肺气上逆则咳喘胸闷；饮为阴邪，质地稀薄，故痰液清稀色白量多；饮阻气道，肺气逆而不降，故喉中痰鸣，喘息不能平卧。本证往往反复发作，日久不愈，导致心阳受伤，水饮凌心而见心悸；脾胃阳虚，可见下肢浮肿；饮停胃肠，气机不畅，故脘腹胀满。水在胃，胃中有振水声；水在肠，肠间辘辘水鸣声。由于水饮内停腐熟功能失常，胃气逆而向上，故见泛吐清水，食欲减退。饮停胸胁，胸胁为气机升降之道，气道受阻，络脉不通，故胸胁胀闷作痛。饮邪内阻于肺，肺气上逆，可见咳嗽气喘，并有牵引疼痛感。饮为阴邪，故苔见白滑，弦脉为水饮病常见的脉象。

第三节　脏腑辨证

脏腑辨证是在认识脏腑生理功能及病变特点的基础上，将四诊所收集的症状、体征及其相关的病情资料进行综合分析，从而判断出疾病所在的脏腑部位、病因、病性、正邪关系等情况的一种辨证方法，是临床各科的诊断基础，是辨证体系中的重要组成部分。

脏腑辨证归类方法形成很早，《内经》已提出了按脏腑进行辨证的观点。《素问·脏气法时论》、《素问·气厥论》和《灵枢·邪气脏腑病形》等篇分别归类了五脏、六腑各自的病状，并对脏腑的相互传变有所论述。东汉张仲景《金匮要略》确立了以脏腑病机立论进行辨证。《中藏经》有专论五脏六腑虚实寒热、生死顺逆脉证诸篇，从而使脏腑辨证初具系统性。孙思邈《千金要方》、钱乙《小儿药证直诀》、张元素《医学启源》、李东垣《脾胃论》等，均在《内经》的基础上对脏腑辨证有较大的充实和发展。明清时期，张景岳、绮石、李中梓、王泰林、叶天士等医家亦极重视脏腑辨证，主要从不同脏腑病证分别进行研究而卓有成效。新中国成立后，广大中医工作者共同努力，对历代医籍进行整理和总结，形成了较为完善的脏腑辨证理论体系，并在全国推广应用。

脏腑辨证以脏腑生理功能及其病理变化为理论依据，以病因病机辨证为基础，利用八纲辨证的原则，结合脏腑经络、气血阴阳、病因病机等理论，能够具体地辨明病证所在的脏腑部位及病因病性，使治疗有更强的针对性。

脏腑辨证，包括脏病辨证、腑病辨证、脏腑兼病辨证三个部分。按表里关系脏腑病辨证结合在一起介绍，脏腑兼症包括两脏（或腑）以上相合的证以及与脏腑相关证。

一、心与小肠病辨证

心居胸中，心包络围护于外，为心主之宫城。其经脉下络小肠，两者相为表里。心开窍于舌，在体合脉，其华在面。心主要生理功能为主血脉，又主神明。小肠具有分清泌浊、传化物的功能。

心病常见症状为心悸、怔忡、心烦、心痛、失眠、多梦、健忘、神昏、神识错乱、脉结代或促、舌痛、舌疮等。小肠病常见症状为小便赤涩、灼痛等。

心病的证候有虚实之分。虚证多由久病伤正，禀赋不足，思虑劳神过度等因素，导致心气、心阳、心血、心阴亏耗；实证多由痰阻、火扰、寒凝、瘀滞等因素，导致心火亢盛、心脉痹阻、痰迷心窍、痰火扰心等。小肠的病证主要有小肠实热证。

(一) 心气虚证

心气虚证是指心气不足，鼓动无力，心脏及全身机能活动衰弱的证候。本证多由于久病体弱、暴病耗伤心气，或禀赋不足、老年脏气虚衰，或思虑劳神太过等原因所致。

【临床表现】心悸怔忡，胸闷气短，精神疲惫，活动后加重，面色淡白或㿠白，或有自汗，体倦乏力，舌淡苔白，脉虚。

【证候分析】心气不足，鼓动无力，故见心悸怔忡。心居胸中，心气不足，胸中宗气运转无力，则胸闷气短。动则气耗，心气益虚，故活动或劳累后症状随之加剧。全身机能活动减弱，故精神疲惫，体倦乏力。气虚卫外不固，故自汗。心气不足，血液运行无力，不能上荣，则面色淡白或㿠白，舌淡苔白；血行失其鼓动则脉虚。

本证以心悸怔忡及气虚证为审证要点。

(二) 心阳虚证

心阳虚证是指由于心阳虚衰，鼓动无力，虚寒内生所表现的证候。本证多由心气虚证发展而来，或久病体虚、禀赋不足、老年脏气虚衰等因素引起。

【临床表现】心悸怔忡，心胸憋闷或心痛，气短，畏寒肢冷，面色㿠白或面唇青紫，或自汗，舌淡胖或紫暗，苔白滑，脉沉迟无力或弱，或结、代。

【证候分析】心阳虚衰，鼓动无力，心动失常，故轻则心悸，重则怔忡；胸阳不展，故心胸憋闷、气短；温运血行无力，心脉痹阻不通，则心痛；阳虚温煦失职，故畏寒肢冷；运血无力，血行不畅，故面色㿠白或面唇青紫；脉道失充，故脉弱，或结或代；卫外不固则自汗；舌淡胖或青紫、苔白滑、脉沉迟无力为阳虚寒盛之象。

本证以心悸怔忡、心胸憋闷或心痛及阳虚证为审证要点。

(三) 心阳暴脱证

心阳暴脱证是指心阳衰极，阳气暴脱所表现的危重证候。本证常是心阳虚证进一步发展的结果。

【临床表现】在心阳虚证表现的基础上，突然冷汗淋漓，四肢厥冷，呼吸微弱，面色苍白，或心痛剧烈，口唇青紫，或神志模糊，甚则昏迷，脉微细欲绝。

【证候分析】心阳衰而暴脱，阳气衰亡不能卫外则冷汗淋漓；不能温煦肢体故四肢厥冷。心阳衰、宗气泄，不能助肺以行呼吸，故见呼吸微弱。阳气外脱，温运血行无力，脉道失充，故面色苍白；血行不畅，瘀阻心脉，则心痛剧烈，口唇青紫。心失温养，神散不收，则神志模糊，甚则昏迷。脉微细欲绝为阳气将亡之征。

本证以在心阳虚证基础上，突然出现亡阳证表现为审证要点。

表 9 - 2　　　　　　　　　　　　心气虚、心阳虚、心阳暴脱三证鉴别表

证候	相同点	不同点
心气虚	心悸怔忡，胸闷气短，活动后加重	自汗，面色淡白或㿠白，舌淡苔白，脉虚
心阳虚		畏寒肢冷，心痛，面色㿠白或晦暗，舌淡胖，舌苔白滑，脉微细
心阳暴脱		突然冷汗淋漓，四肢厥冷，呼吸微弱，面色苍白，口唇青紫，神志模糊或昏迷，舌质淡紫清润，脉微细欲绝

（四）心血虚证

心血虚证是指由于心血不足，不能濡养心脏所表现的证候。本证多因失血过多，劳神过度，久病失养等耗伤营血，或脾虚、肾精不足致血生化乏源所致。

【临床表现】心悸怔忡，失眠多梦，健忘，面色淡白无华或萎黄，头晕目眩，唇舌色淡白，脉细弱。

【证候分析】心血不足，心失所养，心动不安，故见心悸怔忡；血不养心，心神不安，故失眠多梦。血虚则不能濡养脑髓，故健忘、头晕目眩；血虚不能上荣则面色淡白或萎黄，唇、舌色淡白；不能充盈脉道，则脉细弱。

本证以心悸怔忡、失眠多梦及血虚证为审证要点。

（五）心阴虚证

心阴虚证是指心阴耗损，虚热内扰所表现的证候。本证多因思虑劳神太过，暗耗心阴；或久病，汗、吐、下太过，温病后期等耗伤阴液；或肝肾等脏阴亏累及于心阴所致。

【临床表现】心烦心悸（或怔忡），失眠多梦，形体消瘦，口燥咽干，午后潮热，颧红，盗汗，五心烦热，舌红少苔或无苔，脉细数。

【证候分析】心阴亏损，心失所养，心动不安，故心悸怔忡；心失濡养，且虚热扰心，心神不守，故心烦、失眠、多梦。阴液耗损，机体失于濡养，则形体消瘦。阴不制阳，虚热内生，则午后潮热，五心烦热，口燥咽干，盗汗，颧红，舌红少苔或无苔，脉细数。

本证以心烦心悸、失眠多梦及阴虚证为审证要点。

（六）心火亢盛证

心火亢盛证是指心火内炽所表现的实热证候。本证多因情志抑郁，气郁化火，或火热之邪内侵，或过食辛热、温补之品，久蕴化火，内炽于心所致。

【临床表现】心烦失眠，甚则狂躁谵语，或口舌生疮，赤烂疼痛，或吐血、衄血，面赤口渴，小便赤、涩、灼、痛，大便秘结，舌尖红绛或有芒刺，苔黄，脉数有力。

【证候分析】心火内炽，扰乱心神，故心烦失眠，甚则狂躁谵语。心开窍于舌，心火亢盛，火热循经上炎，故舌尖红绛；灼伤脉络则口舌生疮，赤烂疼痛。心主血脉，心火炽盛迫血妄行，则吐血衄血。火邪伤津，故口渴便干。火热下移，则小便赤、涩、灼、痛。火热炎上则面赤。苔黄、脉数有力为里热征象。

本证以心及舌、脉等有关组织出现实火内炽的证候为审证要点。

（七）心脉痹阻证

心脉痹阻证是指各种病邪导致心脉痹阻，血行失常所表现的证候。本证常由年老体弱，

或久病正虚，而致瘀血、痰浊、寒凝、气滞痹阻心脉而发作，证属本虚标实。

【临床表现】心悸怔忡，心胸憋闷疼痛，痛引肩背内臂，时发时止。或痛如针刺，舌紫暗、青紫斑点，脉细涩或结代；或心胸闷痛，体胖痰多，身重困倦，舌苔白腻，脉沉滑；或遇寒剧痛暴作，得温痛减，畏寒肢冷，舌淡苔白，脉沉迟或沉紧；或疼痛而胀，善太息，发作与情志有关，舌淡红或暗红，苔薄白，脉弦。

【证候分析】心脉痹阻证多因正气先虚，阳气不足，心失温养，故见心悸怔忡。阳气不足，血液运行无力，容易继发瘀血内阻、痰浊停聚、阴寒凝滞、气机阻滞等病理变化以致心脉痹阻，气血不得畅通而发生心胸憋闷疼痛。因手少阴心经之脉，直行上肺出腋下循内臂，心脉不通则经脉气血运行不畅，故疼痛反映于经脉循行的部位。若瘀血内阻心脉，疼痛以刺痛为特点，伴舌紫暗、青紫斑点，脉细涩或结代。若痰浊内盛停聚心脉，疼痛以闷痛为特点，伴体胖痰多，身重困倦，苔白腻，脉沉滑。若阴寒内盛凝滞心脉，疼痛以痛势剧烈、突然发作、得温痛减为特点，伴畏寒肢冷，舌淡苔白，脉沉迟或沉紧。若气机郁滞阻滞心脉，疼痛以胀痛为特点，发作与精神因素有关，伴舌淡红或暗红，苔薄白，脉弦。

本证以心悸怔忡、心胸憋闷疼痛为主要症状，但因致痛之因有别，应分辨疼痛特点及伴随兼症以审证求因。

（八）痰迷心窍证

痰迷心窍证是指痰浊蒙蔽心神，以精神、神志异常为主要表现的证候，又称痰蒙心神证、痰迷心包证。本证多因感受湿浊之邪，阻遏气机，或因情志不遂，气机郁滞，气不行津，津聚为痰，或痰浊夹肝风内扰，致痰浊蒙蔽心神。

【临床表现】意识模糊，喉中痰鸣，甚则昏不知人，面色晦滞，脘闷呕恶，苔白腻，脉滑；或精神抑郁，表情淡漠，神志痴呆，喃喃自语，举止失常；或突然昏仆，不省人事，口吐涎沫，喉中痰鸣，两目上视，手足抽搐，口中如做猪羊叫声。

【证候分析】痰浊蒙蔽心窍，神明失司，故意识模糊，甚则昏不知人。痰浊内阻，清阳不升，浊气上泛，故喉中痰鸣，面色晦暗。胃失和降，胃气上逆，则脘闷呕恶。舌苔白腻、脉滑均为痰浊内盛之征。气郁痰凝，痰气搏结，阻蔽神明，则精神抑郁，表情淡漠，神志痴呆，喃喃自语，举止失常。痰浊夹肝风闭阻心神，则见突然昏仆，不省人事，口吐涎沫，两目上视，手足抽搐等症状。

本证以精神、神志异常及痰浊内盛证候为审证要点。

（九）痰火扰心证

痰火扰心证是指痰火扰乱心神所表现的证候。本证多因情志刺激，气郁化火炼液为痰，痰火内盛；或外感热邪，热灼津液为痰，热痰内扰所引起。

【临床表现】发热气粗，面红目赤，痰黄稠，喉间痰鸣，躁狂谵语，舌红苔黄腻，脉滑数；或失眠心烦，痰多胸闷，头晕目眩；或语言错乱，哭笑无常，不避亲疏，狂躁妄动，打人毁物。

【证候分析】痰火扰心有外感和内伤之分。外感热病，邪热亢盛，燔灼于里，里热蒸腾，充斥肌肤，故发热；火势炎上，则面红目赤；热盛机能活动亢进，则呼吸气粗；邪热灼津为痰，故痰黄稠，喉间痰鸣；痰与火结，痰火扰乱心神，故躁扰发狂谵语；舌红苔黄腻，脉滑数，为痰火内盛之征象。内伤病中，轻者因痰火扰心，则失眠心烦；痰阻气机则胸闷痰多；清阳被遏，则头晕目眩；重者可见狂证，出现神志狂乱。因痰火扰心，闭扰心神，神识昏蒙，故语言错乱，时哭时笑，不避亲疏；火属阳，阳主动，故见狂躁妄动，打人毁物。

本证在外感热病中，以高热、痰盛、神志不清为审证要点；内伤杂病中，轻者以失眠心烦，重者以神志狂乱为审证要点。

（十）瘀阻脑络证

瘀阻脑络证是指因瘀血阻滞脑络，以头痛、头晕为主要表现的证候。本证多由头部外伤后，或久病入络，瘀血内停，阻塞脑络所致。

【临床表现】头痛、头晕经久不愈，痛处固定不移，痛如锥刺，或健忘、失眠、心悸，或头部外伤后昏不知人，面晦不泽，舌质紫暗，或有瘀点瘀斑，脉细涩。

【证候分析】瘀血阻滞脑络，不通则痛，故头痛如锥刺，或昏不知人；气血运行不畅，脑失所养，则头晕时作。痛处固定不移，面晦不泽，舌质紫暗，或有瘀点瘀斑，脉细涩，均为瘀血内阻之征。瘀血不去，新血不生，心神失养，故见健忘、失眠、心悸等症。

本证以头痛、头晕及瘀血内阻证候为审证要点。

（十一）小肠实热证

小肠实热证是指小肠里热炽盛所表现的证候。本证多由于心热下移小肠所致。

【临床表现】心烦口渴，口舌生疮，小便赤涩，尿道灼痛，尿血，舌红苔黄，脉数。

【证候分析】心与小肠相表里，小肠有分清泌浊的功能，使水液入于膀胱。心热下移小肠，故小便涩赤，尿道灼痛；热甚灼伤血络，则尿血；心火内炽，热扰心神则心烦；津为热灼则口渴；心火上炎则口舌生疮；舌红苔黄，脉数，为里热之征。

本证以心火热炽及小便赤涩灼痛为审证要点。

二、肺与大肠病辨证

肺居胸中，其经脉下络大肠，与大肠相为表里。肺开窍于鼻，在体合皮，其华在毛。肺的主要生理功能是主气司呼吸，主宣发肃降，通调水道，朝百脉，主治节。大肠的主要生理功能是主传导，排泄糟粕。

肺病常见的症状为咳嗽，喘促，咯痰，胸痛，声音变异，鼻塞流涕，水肿等。大肠病常见的症状为便秘、泄泻等传导功能失常的表现。

肺病证候有虚实两类，虚证多由久病咳喘，或被他脏病变所累，导致肺气虚和肺阴虚。实证多因风、寒、燥、热等外邪侵袭和痰浊水饮停聚肺而成。大肠病证有湿热内侵、津液不足、阳气亏虚等。

（一）肺气虚证

肺气虚证是指肺气不足而致功能活动减弱所表现的证候。本证多由久病咳喘，耗伤肺气，或脾肾亏虚所致。

【临床表现】咳喘无力，气少不足以息，动则益甚，痰液清稀，声音低怯，面色淡白或㿠白，神疲体倦，或自汗，畏风，易于感冒，舌淡苔白，脉虚。

【证候分析】肺气不足，宣降失权，气逆于上，且宗气生成不足，呼吸功能减弱，故咳喘无力，气少不足以息，语声低怯；动则耗气，则咳喘益甚；津液不布，聚而为痰，随肺气上逆，则痰液清稀。面色淡白或㿠白，神疲体倦，舌淡苔白，脉虚，均为气虚之征象。肺气虚，不能宣发卫气于肌表，腠理不密，表卫不固，则自汗，畏风；防御功能降低，易受外邪侵袭则易于感冒。

本证以咳喘无力、气少不足以息、卫表不固的症状及气虚证为审证要点。

（二）肺阴虚证

肺阴虚证是指肺阴不足，虚热内扰，肺失清肃所表现的证候。本证多由久咳伤阴，痨虫袭肺，热病后期阴津损伤所致。

【临床表现】干咳或咳嗽痰少而黏，难以咯出，甚则痰中带血，声音嘶哑，口燥咽干，形体消瘦，午后潮热，五心烦热，盗汗，颧红，舌红少苔或无苔，脉细数。

【证候分析】肺主清肃，性喜柔润，肺阴不足，虚热内生，肺为热蒸，气机上逆，则干咳，或痰少而黏，难以咯出，甚则虚火灼伤肺络，而痰中带血；喉失阴津濡润，且为虚火所蒸，则声音嘶哑，口燥咽干；肌肉失于濡养则形体消瘦。阴虚阳无所制，虚热内炽，故午后潮热，五心烦热；热扰营阴则盗汗；虚火上炎则两颧发红；舌红少苔或无苔、脉细数为阴虚内热之象。

本证以干咳或痰少而黏，不易咯出，甚则咯血及阴虚证为审证要点。

（三）风寒犯肺证

风寒犯肺证是指风寒外袭，肺卫失宣所表现的证候。本证多由外感风寒之邪，侵袭肺卫，致使肺气失宣所致。

【临床表现】咳嗽，痰色白清稀，鼻塞流清涕，微恶寒发热，喉痒，或头身疼痛，无汗，舌苔薄白，脉浮紧。

【证候分析】肺合皮毛，且为娇脏，外感风寒，袭表犯肺，肺气被束，失于宣降，故咳嗽；肺津不布，聚而成痰饮，随肺气逆于上，故痰色白清稀。鼻为肺窍，肺气失宣，则鼻塞流涕。肺主气属卫，风寒犯表，损伤卫阳，肌表失于温煦，故微恶风寒；卫阳被遏，则发热。寒邪凝滞经络，经气不利，故头身疼痛；寒性收引，腠理闭塞，故无汗。苔薄白、脉浮紧，为感受风寒之征。

本证以咳嗽、痰色白清稀及风寒表证为审证要点。

本证与风寒表证的临床表现很相近，应注意区别，本证以咳嗽为主症，兼见风寒表证，且表证一般较轻，有时甚至不太明显；风寒表证，以恶寒发热为主症，咳嗽为或症，即使出现亦很轻微。

（四）风热犯肺证

风热犯肺证是指风热之邪侵犯肺卫所表现的证候。本证多因外感风热之邪，侵袭肺系所致。本证在三焦辨证中属上焦病证；在卫气营血辨证中则属卫分证。

【临床表现】咳嗽，痰稠色黄，鼻塞流黄浊涕，咽喉疼痛，发热微恶风寒，口微渴，汗出，舌尖红，苔薄黄，脉浮数。

【证候分析】风热袭肺，肺失清肃，肺气上逆，故咳嗽；风热为阳邪，灼液为痰，故痰质稠色黄。肺气失宣，鼻窍不利，津液为风热所熏，故鼻塞流黄浊涕。风热上扰，咽喉不利则咽喉疼痛；津液被耗则口微渴。肺卫受邪，卫气抗邪则发热；卫气郁遏，肌表失于温煦，则恶寒。肺位在上，舌尖部常候上焦病变，肺为风热侵袭，故舌尖发红；苔薄黄、脉浮数为风热袭表犯肺之征。

本证以咳嗽、痰稠色黄及风热表证为审证要点。

（五）燥邪犯肺证

燥邪犯肺证是指秋令燥邪侵犯肺卫所表现的证候。本证多因秋令之季，感受燥邪，耗伤肺津，肺卫失和；或因风温之邪化燥伤津所致。初秋感燥，燥偏热，多病温燥；深秋感燥，燥偏寒，多病凉燥。

【临床表现】干咳少痰，或痰黏难咯，甚则胸痛，痰中带血，或鼻衄、咯血，口、唇、鼻、咽干燥，便干溲少，微有发热恶寒，舌苔薄白或薄黄，脉浮数。

【证候分析】肺喜润恶燥，主清肃，燥邪犯肺，易伤肺津，肺失滋润，清肃失职，故干咳少痰，或痰黏难咯，甚则咳伤肺络，则胸痛咯血。燥邪伤津，失于滋润，则口、唇、鼻、咽干燥；肠道失润，则大便干燥；尿源不足则溲少。肺气通于卫，肺为燥邪所袭，故兼见发热恶寒的卫表症状。凉燥性近于寒，故表证近似风寒，如苔薄白；温燥性近于热，故表证近似风热，如苔薄黄，脉浮数。

本证以干咳少痰或痰黏难咯及燥邪伤津的表现为审证要点。

（六）寒邪客肺证

寒邪客肺证是指由于寒邪内客于肺所表现的证候。本证多由感受寒邪所致。

【临床表现】咳嗽气喘，痰稀色白，形寒肢凉，舌淡苔白，脉沉迟或沉紧。

【证候分析】感受寒邪，内客于肺，阳气被郁，肺气上逆，则为咳嗽气喘。寒为阴邪，故痰稀色白；阳气被郁而不达，不能温煦肌肤，故形寒肢凉。寒性阴凝，气血运行不利，血不上荣于舌，故舌淡苔白；凝滞脉道，故脉沉迟或沉紧。

本证以咳喘突然发作、痰稀色白及寒象为审证要点。

（七）肺热炽盛证

肺热炽盛证是指邪热内盛于肺，肺失清肃所表现的证候。本证多因外感风热入里，或风寒之邪入里化热，或温热之邪从口鼻而入，内蕴于肺所致。

【临床表现】发热，汗出，口渴，咳嗽，胸痛，气喘，鼻煽气灼，咽喉红肿疼痛，小便短赤，大便秘结，舌红苔黄，脉数。

【证候分析】里热炽盛，蒸腾内外，故发热；迫津液外泄则汗出；津液耗伤则口渴。热邪犯肺，肺失清肃，气逆于上，故咳嗽，气喘；肺开窍于鼻，邪热迫肺，肺气不利，故鼻煽气灼；肺热上熏咽喉，气血壅滞，故咽喉红肿疼痛，胸痛。津伤肠失濡润则大便秘结；化源不足，则小便短赤。舌红苔黄、脉数为邪热内盛之征。

本证以发热、汗出、口渴、咳嗽、气粗及里实热证为审证要点。

（八）寒痰阻肺证

寒痰阻肺证是指寒邪与痰浊交并，壅阻于肺所表现的证候。本证多因素有痰疾，罹感寒邪，内客于肺，或因寒湿外邪侵袭于肺，或因中阳不足，寒从内生，聚湿成痰，上干于肺所致。

【临床表现】咳嗽痰多，痰色白清稀，易咯，胸闷，或喘哮痰鸣，形寒肢冷，舌淡，苔白腻或白滑，脉濡缓或滑。

【证候分析】寒痰阻肺，肺失宣降，肺气上逆，故咳嗽，气喘，痰多色白，易咯；痰气搏结，上涌气道，故喉中痰鸣而发哮；肺气不利则胸闷。寒为阴邪，其性凝滞，阳气被遏而不达，肌肤失于温煦，故形寒肢冷。舌淡、苔白腻或白滑、脉濡缓或滑，均为寒痰内盛之象。

本证以咳喘及寒痰内盛证候为审证要点。

（九）痰湿阻肺证

痰湿阻肺证是指痰湿阻滞，以致肺气上逆所表现的证候。本证常由脾气亏虚，或久咳伤肺，或感受寒湿等病邪引起。

【临床表现】咳嗽痰多色白质黏，易于咯出，胸闷，甚则气喘痰鸣，舌淡胖，苔白腻，脉滑。

【证候分析】本证可见于急慢性疾患，且以慢性病为多见。在急性病中，大多由寒湿外邪侵袭肺脏，使宣降失常，肺不布津，水液停聚而为痰湿。在慢性病中，多由脾气亏虚，输布失常，水湿凝聚为痰，上渍于肺；或久咳伤肺，输布水液功能减弱，聚湿酿痰，阻滞肺系所致。由于痰湿阻肺，肺气上逆，故咳嗽多痰，痰黏色白易于咯出。痰湿阻滞气道，肺气不利，则胸闷，甚则气喘痰鸣。舌淡苔白腻、脉滑均为痰湿内阻之征。

本证以咳嗽痰多质黏色白易咯为审证要点。

表9-3　　　　　　　　风寒犯肺、寒邪客肺、痰湿阻肺、寒痰阻肺四证鉴别表

证候	主症	兼症	舌苔	脉象
风寒犯肺	咳嗽，痰色白清稀	鼻塞流清涕，恶寒发热，无汗	苔薄白	浮紧
寒邪客肺	突发咳嗽气喘，痰色白清稀	形寒肢冷，不发热	舌淡苔白	沉迟或沉紧
痰湿阻肺	咳嗽痰多，色白黏稠易吐	胸闷，甚则气喘痰鸣	舌淡胖，苔白腻	滑
寒痰阻肺	咳嗽痰多，痰色白清稀，易咯	胸闷，形寒肢冷	舌淡，苔白腻或白滑	濡缓或滑

（十）痰热壅肺证

痰热壅肺证是指痰热互结，壅闭于肺所表现的证候。本证多因外邪犯肺，郁而化热，热伤肺津，炼液成痰，或素有宿痰，内蕴日久化热，痰与热互结，壅阻于肺所致。

【临床表现】咳嗽，咳痰黄稠而量多，胸闷，气喘息粗，甚则鼻翼煽动，或喉中痰鸣，烦躁不安，发热口渴，或咳吐脓血腥臭痰，胸痛，大便秘结，小便短赤，舌红苔黄腻，脉滑数。

【证候分析】痰热壅阻于肺，肺失清肃，肺气上逆，故咳嗽，胸闷，气喘息粗；甚则肺气郁闭，则鼻翼煽动。痰热互结，随肺气上逆，故咳痰黄稠而量多，或喉中痰鸣。若痰热阻滞肺络，气滞血壅，肉腐血败，则咳吐脓血腥臭痰，胸痛。里热炽盛，蒸达于外，故发热；侵扰心神，则烦躁不安；灼伤阴津，则口渴，便秘，小便短赤。舌红苔黄腻、脉滑数为痰热内盛之征。

本证以咳喘、痰多黄稠及里实热证为审证要点。

表 9 - 4　　　　　　　　　风热犯肺、肺热炽盛、痰热壅肺三证鉴别表

证候	主症	兼症	舌苔	脉象
风热犯肺	咳嗽，痰稠色黄	鼻塞流浊涕，发热，微恶风寒，口渴，咽痛	舌尖红，苔薄黄	浮数
肺热炽盛	发热，气喘，咳嗽	口渴，鼻煽，气灼，衄血，咳血，汗出	舌红，苔黄	数
痰热壅肺	咳嗽，痰稠色黄量多，或喉中痰鸣	胸闷，气喘，息粗，甚至鼻翼煽动，或咳吐腥臭脓血痰	舌红，苔黄腻	滑数

（十一）大肠湿热证

大肠湿热证是指湿热阻滞大肠，传导失司所表现的证候。本证多因感受湿热邪气，或饮食不节等因素引起。

【临床表现】腹痛，下利脓血，里急后重或暴注下泄，色黄而臭，肛门灼热，小便短赤，口渴，或恶寒发热，或发热，舌红苔黄腻，脉濡数或滑数。

【证候分析】湿热侵袭大肠，壅阻气机，传导失司，故腹痛；熏灼肠道，脉络损伤，血腐为脓，故见下利脓血；热蒸肠道，机能亢奋时欲排便，故腹中急迫感；湿阻大肠，气机壅滞，大便不得畅通，故肛门滞重感。湿热侵犯大肠，津为热迫而下注，则暴注下泄，色黄而臭。热炽肠道，则肛门灼热；水液从大便外泄，则小便短少黄赤；热盛伤津则口渴。若表邪未解，则恶寒发热；邪热在里，则发热。舌红苔黄腻，为湿热之象。湿热为病，有湿重、热重之分，湿重于热，脉象多见濡数，热重于湿，脉象多见滑数。

本证以腹痛下利脓血便、里急后重或暴注下泄、色黄而臭及湿热证为审证要点。

（十二）肠热腑实证

肠热腑实证是指由于邪热入里，与肠中糟粕相搏，燥屎内结所表现的证候。在六经辨证中称为阳明腑实证，在卫气营血辨证中属气分证，在三焦辨证中属中焦病证。本证多因邪热炽盛，汗出过多，或误用发汗，津液外泄，致使肠中干燥，里热更甚，燥屎内结而成。

【临床表现】日晡潮热或高热，脐腹部硬满疼痛、拒按，大便秘结，或热结旁流，气味恶臭，汗出口渴，甚则神昏谵语、狂乱，小便短黄，舌红，苔黄厚燥，或焦黑起刺，脉沉数有力或沉实有力。

【证候分析】热结大肠，灼伤津液，肠道失润，肠中燥屎内结，腑气不通，故脐腹部硬满疼痛、拒按，大便秘结。大肠属阳明经，其经气旺于日晡，故日晡潮热。若燥屎内踞而邪热又迫津下泄，故热结旁流，气味恶臭。邪热与燥屎相结而热愈炽，上熏侵扰心神，故神昏谵语、狂乱；里热蒸达，迫津外泄，故高热，汗出口渴，小便短黄。实热内结，故舌红，苔黄厚燥，或焦黑起刺，脉沉数有力或沉实有力。

本证以腹满硬痛、便秘、日晡潮热及里热炽盛的表现为审证要点。

（十三）大肠液亏证

大肠液亏证是指津液不足，不能濡润大肠所表现的证候。本证多由素体阴亏，或久病伤阴，或热病后津伤未复，或妇女产后出血过多等因素所致。

【临床表现】大便秘结干燥，难以排出，常数日一行，口干咽燥，或口臭，头晕，舌红少津，脉细涩。

【证候分析】津液不足，肠失濡润，传导不利，则大便干结，难以排出，常数日一行。阴伤于内，口咽失润，故口干咽燥。大便日久不解，腑气不通，胃失和降，浊气上逆，则口臭，头晕。阴伤则阳亢，故舌红少津。津亏脉道失充，故脉细涩。

本证以大便干结，难以排出，常数日一行及津液亏虚的表现为审证要点。

（十四）肠虚滑泻证

肠虚滑泻证是指大肠阳气虚衰不能固摄所表现的证候。本证多由泻痢日久迁延不愈所致。

【临床表现】利下无度或大便失禁，甚则脱肛，腹痛隐隐，喜热喜按，舌淡苔白滑，脉沉弱。

【证候分析】下利伤阳，久泻久痢，阳气虚衰，大肠失于固摄，故下利无度，甚则大便失禁或脱肛。大肠阳气虚衰，阳虚则阴盛，寒从内生，寒凝气滞，故腹痛隐隐，喜热喜按。舌淡苔白滑、脉沉弱均为阳虚阴盛之象。

本证以大便失禁为审证要点。

（十五）虫积肠道证

虫积肠道证是指蛔虫等积滞肠道所表现的证候。本证多因误食不洁的瓜果、蔬菜等，虫卵随饮食入口，在肠道内繁殖孳生所致。

【临床表现】腹痛时作，胃脘嘈杂，或嗜食异物，大便排虫，面黄形瘦，睡中齘齿，或鼻痒，面部白色虫斑，白睛蓝斑，或突发腹痛，按之索条状，甚则剧痛而汗出肢厥，呕吐蛔虫。

【证候分析】虫居肠道，争食水谷，吮吸精微，故胃脘嘈杂，嗜食异物，久则面黄形瘦；蛔虫扰动则腹痛，虫安则痛止，或随大便出而排虫；若蛔虫钻窜，聚而成团，抟于肠中，阻塞不通，则腹痛，按之有条索状；蛔虫上窜，侵入胆道，气机逆乱，则痛剧呕吐，甚则肢厥汗出，称为"蛔厥"。手阳明大肠经入下齿，环唇口，行面颊，足阳明胃经起于鼻，入上齿，布面颊，虫积肠道，湿热内蕴，循经上熏，故鼻痒、齘齿、面部白色虫斑。肺与大肠相表里，白睛属肺，蛔虫寄居肠道，故见白睛蓝斑。

本证以腹痛时作，嗜食异物，睡中龂齿，鼻痒，白睛蓝斑等表现为审证要点。

三、脾与胃病辨证

脾胃共处中焦，经络互为络属，具有表里的关系。脾主肌肉、四肢，开窍于口，其华在唇，外应于腹。脾的主要生理功能是主运化水谷、水湿，为气血生化之源，故有后天之本之称。脾又主统血，其气主升，喜燥恶湿。胃的主要生理功能是主受纳、腐熟水谷，其气主降，喜湿恶燥。

脾病常见的症状为腹胀腹痛，纳少，便溏，浮肿，体倦困重，内脏下垂，出血等。胃病常见症状为脘痛，呕吐，嗳气，呃逆等。

脾病的证候有虚实之分。虚证多因饮食、劳倦、思虑过度，或病后失调导致脾气虚、脾阳虚、脾气下陷、脾不统血等证；实证多由外感湿热或寒湿内侵，或失治、误治导致湿热蕴脾、寒湿困脾等证。胃病的证候有虚实寒热不同，常见证候有胃气虚、胃阴虚、胃寒、胃热、食滞胃脘等证。

（一）脾气虚证

脾气虚证是指由于脾气不足，运化失职所表现的证候，又称脾失健运证。本证多由饮食失调，或劳累过度，或忧思日久，损伤脾土，或禀赋不足，素体虚弱，或年老体衰，或急慢性疾患耗伤脾气等因素所致。

【临床表现】腹胀，食后尤甚，纳少，大便溏薄，肢体倦怠，神疲乏力，少气懒言，形体消瘦，面色萎黄，或见肥胖、浮肿，舌淡苔白，脉缓弱。

【证候分析】脾气不足，运化失健，输布精微乏力，致水湿内生，脾气反为所困，故腹胀；食后脾气愈困，故腹胀愈甚。脾胃相为表里，脾气不足，胃气亦弱，腐熟功能失职，故纳呆食少。脾气虚弱，水湿不运，流注肠中，故大便溏薄。脾为气血生化之源，脾虚化源不足，不能充养肢体、肌肉，故肢体倦怠，形体消瘦；面部失荣，则面色萎黄。脾气虚，水谷精气化生不足，故神疲乏力，少气懒言；水湿不运，泛溢肌肤，则见浮肿、体胖。舌淡、苔白、脉缓弱为脾气虚弱之征。

本证以腹胀、纳少、便溏及气虚证为审证要点。

（二）脾气下陷证

脾气下陷证是指由于脾气亏虚，升举无力而下陷所表现的证候，又称中气下陷证、脾虚气陷证。本证多因脾气虚进一步发展，或久泻久痢，或劳累太过，或妇女孕产过多，产后失于调护等原因损伤脾气所致。

【临床表现】脘腹重坠作胀，食后益甚，或便意频数，肛门重坠；或久泻不止，甚则脱肛；或子宫下垂，胃、肾等下垂；或小便如米泔。伴见气短乏力，肢体倦怠，声低懒言，头晕目眩，舌淡苔白，脉弱。

【证候分析】脾气主升，能升发清阳，举托内脏。脾气虚衰，升举无力，内脏失于举托，故脘腹重坠作胀，食后更甚，或子宫下垂，胃、肾等脏器下垂。中气下陷，故便意频数，肛门重坠，或久泻不止，甚或脱肛。脾主散精，精微不能正常输布，清浊不分，反注膀胱，故小便浑浊如米泔。中气不足，全身机能活动减退，故气短乏力，肢体倦怠，声低懒言。清阳不升，头目失养，故头晕目眩。舌淡苔白、脉弱，皆为脾气虚弱的表现。

本证以脘腹坠胀、久泻久痢、内脏下垂及脾气虚证为审证要点。

（三）脾不统血证

脾不统血证是指脾气亏虚，不能统摄血液所表现的证候。本证多由久病脾虚，或劳倦伤脾等因素所引起。

【临床表现】便血，尿血，肌衄，齿衄，鼻衄，或妇女月经过多，崩漏等。伴食少便溏，神疲乏力，少气懒言，舌淡苔白，脉细弱。

【证候分析】脾具有统摄血液的功能，脾气亏虚，统血无权，则血溢脉外，故见各种出血：溢于胃肠，则便血；溢于膀胱，则尿血；溢于肌肤，则皮下出血（阴斑）；渗于孔窍，则齿衄、鼻衄；冲任不固，则妇女月经过多，甚则崩漏。脾气亏虚，运化失权，则食少便溏；中气不足则神疲乏力，少气懒言，舌淡苔白，脉细弱。

本证以各种出血及脾气虚证为审证要点。

（四）脾阳虚证

脾阳虚证是指脾阳虚衰，失于温运，阴寒内生所表现的证候。本证多因脾气虚进一步发展，亦可因饮食失调，过食生冷，或因寒凉药物太过，损伤脾阳，或肾阳不足，命门火衰，火不生土而致。

【临床表现】纳少腹胀，腹痛绵绵，喜温喜按，大便溏泄或完谷不化，或浮肿，小便不利，或妇女带下清稀量多，畏寒肢冷，口淡不渴，舌淡胖或有齿痕，苔白滑，脉沉迟无力。

【证候分析】脾阳虚衰，运化失健，则纳少腹胀。阳虚阴盛，寒从中生，寒凝气滞，则腹痛绵绵，喜温喜按。水寒之气内盛，水湿不化，流注肠中，则大便溏泄，甚则完谷不化。中阳不振，水湿内停，泛溢肌肤，则肢体浮肿；膀胱气化失司，则小便不利；水湿下注，损伤带脉，带脉失约，则妇女带下清稀量多。阳虚不能温煦肌表四末，则畏寒肢冷。口淡不渴，舌淡胖或有齿痕，苔白滑，脉沉迟无力，均为阳虚、水寒之气内盛之征。

本证以脾失健运及虚寒证为审证要点。

表9-5　　　　　　　　　　　　　　　　脾病虚证鉴别表

证候	相同症	不同症	舌苔	脉象
脾气虚	纳少腹胀，食后尤甚，便溏肢倦，少气懒言，面色萎黄	或浮肿，或消瘦	舌淡苔白	缓弱
脾阳虚		腹痛喜暖喜按，肢冷尿少，或肢体困重，或浮肿，或带下清稀	舌淡胖苔白滑	沉迟无力
脾气下陷		脘腹坠胀，或便意频数，肛门坠重，或久利脱肛，或子宫下垂，胃、肾等下垂，或小便浑浊如米泔	舌淡苔白	弱
脾不统血		便血，尿血，肌衄，鼻衄，齿衄，或妇女月经过多，崩漏等	舌淡苔白	细弱

（五）寒湿困脾证

寒湿困脾证是指寒湿内盛，中阳受困所表现的证候，又称湿困脾阳证。本证多因饮食生冷寒凉之品，或涉水淋雨，久居潮湿等致寒湿内侵；或因嗜食肥甘，湿浊内生，困阻中阳所致。

【临床表现】脘腹胀闷疼痛，纳呆便溏，泛恶欲吐，口淡不渴，头身困重，或水肿，小便短少，或肌肤面目发黄，黄色晦暗如烟熏，或妇女带下量多色白，舌淡胖，苔白腻，脉濡缓。

【证候分析】脾喜燥恶湿，与胃相表里，寒湿内侵，中阳受困，脾胃升降失常，脾气被遏，运化失司，故脘腹胀闷疼痛，纳呆；湿注肠中，故大便溏薄；胃失和降，胃气上逆，故泛恶欲吐。若阳气被寒湿所遏，不能温化水湿，泛溢肌肤，则肢体浮肿，小便短少。湿为阴邪，其性重浊，流注肢体，阻遏清阳，则头身困重。寒湿内阻，肝胆疏泄失职，胆汁外溢，则面目肌肤发黄，色晦暗如烟熏。若寒湿下注，损伤带脉，带脉失约，则妇女带下色白量多。口淡不渴，舌淡胖，苔白腻，脉濡缓，均为寒湿内盛之象。

本证以脾胃纳运功能失职及寒湿内盛的表现为审证要点。

寒湿困脾证与脾阳虚证都有脾运失健、寒象以及湿阻的表现，但两者重点不同，应相鉴别：前者是寒湿内侵，中阳受困，性质属实，病程短，苔白腻，脉濡缓；后者是阳虚失运，寒湿内生，性质属虚，病程长，苔白滑，脉沉迟。

（六）湿热蕴脾证

湿热蕴脾证是指湿热内蕴中焦所表现的证候，又称中焦湿热证、脾胃湿热证。本证多因感受湿热之邪，或过食辛热肥甘，或嗜酒无度，酿成湿热，内蕴脾胃所致。

【临床表现】脘腹痞闷，恶心呕吐，厌食，大便溏泄而不爽，肢体困重，渴不多饮，小便短黄或皮肤发痒，身热不扬，汗出热不解，或面目肌肤发黄，色鲜明如橘皮，舌红苔黄腻，脉濡数或滑数。

【证候分析】脾主运化，其气主升，胃主受纳，以和降为顺。湿热蕴结中焦，纳运失司，升降失常，故脘腹痞闷，厌食呕恶。湿热蕴脾，交阻下迫，故大便溏泄不爽。脾主肌肉，湿性重着，脾为湿困，故肢体困重。湿遏热伏，郁蒸于内，故身热不扬，汗出不解，口渴不多饮，小便短黄。湿热蕴结脾胃，熏蒸肝胆，疏泄失权，胆汁不循常道而外溢肌肤，则身目俱黄，色鲜明，皮肤发痒。舌红苔黄腻，脉濡数或滑数，均为湿热内蕴之征。

本证以脾胃运化功能失常及湿热内蕴表现为审证要点。

（七）胃气虚证

胃气虚证是指胃气不足，受纳、腐熟功能减弱，以致胃失和降所表现的证候。本证多因饮食不节，饥饱失常，或劳倦伤中，或久病失养，使胃气亏损所致。

【临床表现】胃脘隐痛或痞胀，按之觉舒，不思饮食，食后胀甚，时作嗳气，面色萎黄，气短神疲，倦怠懒言，舌质淡，苔白，脉虚弱。

【证候分析】胃主受纳，腐熟水谷，其气以和降为顺。胃气亏虚，胃气失和，受纳、腐熟功能减退，故胃脘隐痛或痞胀，不思饮食，食后胀甚；病性属虚，故按之觉舒。胃气不降而反上逆，故时作嗳气。胃气虚，影响及脾，脾失健运，化源不足，面失所荣，故面色萎黄；气虚机能衰减，故气短神疲，倦怠懒言。舌质淡，苔白，脉虚弱，为胃气亏虚之象。

本证以胃失和降及气虚证为审证要点。

（八）胃阴虚证

胃阴虚证是指胃阴不足，胃失濡润及和降所表现的证候。本证多因温热病后期，胃阴耗伤，或情志郁结，气郁化火，灼伤胃阴，或因吐泻太过，伤津耗液，或过食辛辣、香燥之品，服用温燥药物太过，耗伤胃阴所致。

【临床表现】胃脘隐痛，饥不欲食，或胃脘嘈杂，或脘痞不舒，或干呕呃逆，口燥咽干，大便干结，小便短赤，舌红少苔或无苔，脉细数。

【证候分析】胃喜润恶燥，以和降为顺。胃阴不足，虚热内生，热郁于胃，胃气失和，故胃脘隐隐疼痛，脘痞嘈杂不适；胃失滋润，胃纳失权，则饥不欲食；胃失和降，胃气上逆，故干呕呃逆。胃阴亏虚，阴不上承，则口燥咽干；下不能滋润肠道，故大便干结。小便短赤，舌红苔少或无苔，脉细数，均为阴虚内热之征。

本证以胃失和降及阴虚证为审证要点。

（九）胃寒证

胃寒证是指阴寒凝滞胃腑所表现的证候。本证多因腹部受凉，过食生冷，或劳倦伤中，复感寒邪，或素体虚弱，胃阳损伤等因素所致。

【临床表现】胃脘冷痛，痛势急剧，得温痛减，遇冷痛剧；或脘痛绵绵，时发时止，得食痛减；或恶心呕吐，口淡不渴，畏寒肢冷；或胃脘水声辘辘，呕吐清水，头晕目眩，舌淡苔白滑，脉沉紧或弦，或沉迟无力。

【证候分析】寒邪侵袭人体，阳气受伤者，为虚寒证；阳气被遏者，则为实寒证。寒邪凝滞胃腑，络脉收引，气机郁滞，故胃脘冷痛；寒为阴邪，得阳始化，得冷则凝泣不行，故疼痛遇冷加剧，得温则减。寒邪内盛，胃寒属实，故痛势剧烈；若病程迁延，阳气耗伤，胃寒属虚，故胃脘疼痛绵绵，时发时止；得食后阳气得振，故疼痛暂时缓解。寒凝胃腑，气机郁滞，胃气上逆，故恶心呕吐；肢体失于阳气温煦，故畏寒肢冷；阴不耗津，故口淡不渴。胃气虚寒，不能温化精微，致水液内停而为水饮，饮停于胃，可闻胃脘部辘辘水声；随胃气上逆，可见呕吐清水；清阳不升，则头晕目眩。阴寒内盛，胃虚停饮，则舌淡苔白滑，迟脉、紧脉主寒，水饮多见弦脉。本证阳气不足为虚，水饮内停为实，病情不断演变成为虚中夹实证。

本证以胃脘疼痛及寒证、水饮内停表现为审证要点。

（十）胃热证

胃热证是指胃中火热炽盛，使胃的功能失常所表现的实热证候，又称胃火证、胃热炽盛证。本证多因感受火热邪气犯胃，或嗜食辛辣肥腻，化热生火，或情志不遂，气郁化火等所致。

【临床表现】胃脘灼痛，消谷善饥，或食入即吐，吞酸嘈杂，口臭，牙龈肿痛，齿衄，口渴饮冷，大便秘结，小便短赤，舌红苔黄，脉滑数。

【证候分析】热炽胃中，胃腑络脉气血壅滞，故胃脘灼痛；机能亢进，故消谷善饥。肝经郁火，横逆侮土，肝胃气火上逆，则食入即吐，吞酸嘈杂；胃中浊气上逆，则口臭。胃络于龈，胃火循经上熏，气血壅滞，则牙龈肿痛；血络受伤，血热妄行，则齿衄。热邪伤津，故口渴饮冷；肠道失润，则大便秘结；小便化源不足，则小便短赤。舌红苔黄，脉滑数，为火热内盛、气血运行加速之征。

本证以胃脘灼热疼痛及里实热证为审证要点。

（十一）食滞胃脘证

食滞胃脘证是指饮食积滞胃腑，胃脘不能腐熟所表现的证候。本证多因饮食不节，暴饮暴食，或脾胃素弱，运化失健等所致。

【临床表现】脘腹胀闷疼痛、拒按，嗳腐吞酸，厌食，或呕吐酸腐食物，吐后胀痛减轻，或肠鸣矢气，便溏，泻下不爽，泻下物酸腐臭秽，舌苔厚腻，脉滑。

【证候分析】胃主受纳，以降为顺。饮食停滞胃脘，胃失和降，气机不畅，故胃脘胀闷疼痛、拒按；胃中腐败谷物挟腐浊之气随胃气上逆，则嗳腐吞酸，或呕吐酸腐食物；吐后胃气暂时舒通，故吐后胀痛得减；食积于内，拒于受纳，故厌食。食滞胃肠，阻塞气机，湿邪内生，湿食下移，肠腑气窒，可致肠鸣矢气，便溏，泻下不爽，泻下物酸腐臭秽。食滞内停，胃中浊气上腾，则舌苔厚腻。脉滑为食积之征。

本证以脘腹胀闷疼痛、嗳腐吞酸、呕吐酸腐食物为审证要点。

四、肝与胆病辨证

肝位于右胁，胆附于肝。肝与胆有经脉络属，互为表里。足厥阴肝经绕阴器，循少腹，布胁肋，系目上额交颠顶。足少阳胆经属胆络肝，绕行头身之侧。肝开窍于目，在体合筋，其华在爪。肝的主要生理功能是主疏泄，又主藏血，其性升发，喜条达恶抑郁。胆的主要生理功能是贮藏和排泄胆汁，为"中清之府"，并与情志活动有关，故有"胆主决断"之说。

肝病常见的症状为胸胁少腹胀痛，精神抑郁，急躁易怒，眩晕，肢体震颤，手足抽搐，以及目疾，月经不调，睾丸疼痛等；胆病常见的症状为口苦，黄疸，惊悸，胆怯及消化异常等。

肝病的证候可分为虚实两类，以实证为多见。实证多由情志所伤，致肝失疏泄，气机郁结，气郁化火，气火上逆；火劫肝阴，阴不制阳，肝阳上亢；阳亢失制，肝阳化风，或寒邪、火邪、湿热之邪内犯而致。虚证多因久病失养，或他脏病变所累，或失血，致使肝阴、肝血不足。胆的病变多表现为胆郁痰扰证及肝胆湿热证。

（一）肝血虚证

肝血虚证是指肝血不足，失其濡养所表现的证候。本证多因脾肾亏虚，生化之源不足，或失血、久病，营血亏虚所致。

【临床表现】眩晕耳鸣，爪甲不荣，视物模糊或雀盲，胁肋隐痛或肢体麻木，关节拘急不利，手足震颤，肌肉𥆧动；或妇女月经量少、色淡，甚则闭经，面白无华，唇淡，舌淡苔白，脉弦细。

【证候分析】肝开窍于目，在体为筋，其华在爪。肝血不足，头目失养，故眩晕，视物模糊或雀盲；筋失其养，则胁肋隐痛，肢体麻木，关节拘急不利，手足震颤，肌肉瞤动；爪甲失养，则爪甲不荣。妇女肝血不足，血海空虚，故月经量少，色淡，甚则闭经。血虚不能上荣头面，故面白无华。舌、唇色淡，苔白，脉弦细均为血虚之象。

本证以筋脉、目、爪甲失于濡养及血虚证为审证要点。

（二）肝阴虚证

肝阴虚证是指肝阴不足，阴不制阳，虚热内扰所表现的证候。本证多因情志不遂，气郁化火，火灼肝阴，或温热病后期，耗伤肝阴，或肾阴不足，水不涵木，致使肝阴不足所致。

【临床表现】眩晕耳鸣，两目干涩，面部烘热，胁肋灼痛，或手足蠕动，五心烦热，潮热盗汗，口咽干燥，舌红少津，脉弦细数。

【证候分析】肝阴不足，不能上滋头目，故头晕耳鸣，两目干涩；虚火上炎，则面部烘热；肝络失养，且为虚火所灼，疏泄失职，则胁肋灼痛；筋脉失养，则手足蠕动。阴虚不能制阳，虚热内蒸，则五心烦热，潮热；虚火内扰营阴，则盗汗；阴液不能上承，则口干咽燥，舌红少津，脉弦细数，为肝阴不足、虚热内炽之征。

本证以头目、筋脉、肝络失于滋润及阴虚证为审证要点。

（三）肝郁气滞证

肝郁气滞证是指肝失疏泄，气机郁滞所表现的证候，又称肝气郁结证。本证多因情志不遂，或突然受到精神刺激，或因病邪侵扰，阻遏肝脉，肝失疏泄条达所致。

【临床表现】胸胁或少腹胀闷窜痛，善太息，情志抑郁或易怒，或咽部异物感，或瘿瘤，或胁下癥块。妇女可见经前乳房作胀疼痛，痛经，月经不调，甚则闭经。舌苔薄白，脉弦。

【证候分析】肝性喜条达恶抑郁，肝气郁结，经气不利，故胸胁、少腹、乳房胀闷疼痛，善太息。肝主疏泄，具有调节情志的功能，气机郁结，不得条达疏泄，则情志抑郁；久郁不解，失其柔顺舒畅之性，故情绪急躁易怒。若肝气郁结，气不行津，津聚为痰，或气郁化火，灼津为痰，肝气挟痰循经上行，搏结于咽部，则咽部有异物感，吞之不下，吐之不出，称梅核气；痰气搏结于颈部，则为瘿瘤。若气滞日久，血行瘀滞，肝络瘀阻，日久可形成癥块结于胁下。女子以血为本，冲任隶属于肝，肝郁气滞，血行不畅，气血失和，损伤冲任，故痛经，月经不调，甚则闭经。舌苔薄白、脉弦为肝气郁滞之象。

本证以情志抑郁，胸胁、少腹、乳房胀满疼痛，以及妇女月经不调等表现为审证要点。

（四）肝火炽盛证

肝火炽盛证是指肝经火盛，气火上逆所表现的证候，又称肝火上炎证。本证多因情志不遂，肝郁化火，或火热之邪内侵，或他脏火热累及于肝所致。

【临床表现】头晕胀痛，耳鸣如潮，甚或突发耳聋，耳内肿痛流脓，面红目赤，口苦口干，急躁易怒，不寐或噩梦纷纭，胁肋灼痛，或吐血、衄血，大便秘结，小便短赤，舌红苔黄，脉弦数。

【证候分析】火性炎上，肝火循经上攻头目，气血涌盛络脉，故头晕胀痛，面红目赤。

胆经循行耳中，肝热移胆，胆热循经上冲，故耳鸣如潮，甚或突发耳聋，耳内肿痛流脓。热迫胆汁上溢，故口苦。肝失条达柔顺之性，故急躁易怒；火热内扰，神魂不安，故失眠不寐，噩梦纷纭；肝火内炽，气血壅滞肝络，故胁肋灼痛；若火热灼伤络脉，血热妄行，故吐血、衄血；火邪灼津，故口干，大便秘结，小便短赤。舌红苔黄、脉弦数均为肝经实火内炽之征。

本证以肝经循行部位的头、目、耳、胁等实火炽盛证候为审证要点。

（五）肝阳上亢证

肝阳上亢证是指肝肾阴亏，肝阳偏亢所表现的上实下虚的证候。本证多因肝肾阴虚，不能制肝阳，或恼怒焦虑，气火内郁，暗耗阴津，阴不制阳所致。

【临床表现】眩晕耳鸣，头目胀痛，面红目赤，急躁易怒，失眠多梦，心悸健忘，腰膝酸软，头重足轻，步履不稳，舌红，脉弦有力或弦细数。

【证候分析】肝为刚脏，体阴用阳，肝肾之阴不足，阴不制阳，肝阳升发太过，血随气逆，亢扰于上，故眩晕耳鸣，头目胀痛，面红目赤；肝性失柔，故急躁易怒；阴虚心失所养，神不得安，故失眠多梦，心悸健忘。腰为肾之府，膝为筋府，肝肾阴虚，筋脉失养，故腰膝酸软；阴亏于下，阳亢于上，上实下虚，故头重足轻，步履不稳。舌红，脉弦或弦细数，为肝肾阴亏、肝阳亢盛之征。

本证以头目眩晕、胀痛，头重足轻，腰膝酸软等肝阳亢于上、肾阴亏于下的证候表现为审证要点。

肝阳上亢证与肝火上炎证在临床表现上有相近之处，但区别在于：肝火上炎证以目赤头痛，胁肋灼痛，口苦口渴，便秘尿黄等火热证为主，病程短，病势较急，阴虚证候不突出，病情属实证；肝阳上亢证以头目胀痛，眩晕，头重足轻等上亢症状以及腰膝酸软等下虚症状为主，病程长，病势较缓，阴虚证候明显，病情属上实下虚、虚实夹杂之证。

（六）肝胆湿热证

肝胆湿热证是指湿热蕴结肝胆，疏泄功能失常所表现的证候。本证多因感受湿热之邪，或偏嗜肥甘厚腻，酿湿生热，或脾胃失健，湿邪内生，郁而化热所致。

【临床表现】胁肋灼热胀痛，腹胀厌食，口苦泛呕，大便不调，或寒热往来，或身目发黄，黄色鲜明，或阴部湿疹、瘙痒，男子睾丸肿胀热痛，妇女带下色黄秽臭，小便短赤，舌红苔黄腻，脉弦数或滑数。

【证候分析】湿热蕴结肝胆，疏泄失职，气机不畅，故胁肋灼热胀痛。肝木横逆侮脾土，脾胃升降、纳运功能失司，故腹胀、厌食；胃气上逆，故泛恶欲吐；胆气随之上溢，故口苦。湿热内蕴，湿偏重则大便稀溏，热偏重则大便干结。若胆腑枢机不利，正邪相争，则寒热往来；湿热熏蒸，胆汁不循常道而外溢肌肤，则肌肤目睛发黄。肝脉绕阴器，湿热循经下注，则阴部湿疹、瘙痒；郁蒸睾丸，络脉气血壅滞，则睾丸肿胀疼痛；熏蒸阴道，则带下色黄秽臭。湿热下注，膀胱气化失司，故小便短赤。舌红苔黄腻，脉弦数或滑数，为湿热内蕴之征。

本证以胁肋胀痛、厌食腹胀、身目发黄、阴部瘙痒及湿热内蕴的表现为审证要点。

（七）寒滞肝脉证

寒滞肝脉证是指寒邪凝滞肝脉所表现的证候，又称寒凝肝脉证，简称肝寒证。本证多因感受寒邪所致。

【临床表现】少腹牵引睾丸坠胀冷痛，或阴囊收缩引痛，遇寒痛甚，得温痛减，恶寒肢冷，苔白滑，脉沉弦或迟，或弦紧。

【证候分析】足厥阴肝经绕阴器抵少腹，寒邪侵袭肝经，阳气被遏，气血运行不利，故少腹牵引睾丸坠胀冷痛；寒为阴邪，主收引，筋脉拘急，故阴囊收缩引痛；寒则气血凝涩，热则气血通利，故遇寒痛甚，得温痛减；寒邪阻遏阳气而不布，故恶寒肢冷。苔白滑，脉沉弦或迟，或弦紧，为阴寒内盛、凝滞肝脉之征。

本证以少腹牵引睾丸坠胀冷痛及阴囊收缩引痛为审证要点。

（八）肝风内动证

肝风内动证是指由于肝阳上亢、高热、血虚、阴虚等原因，而出现眩晕欲仆、抽搐、震颤等具有"动摇"特点的证候。临床常见有肝阳化风、热极生风、阴虚动风和血虚生风四种。

1. 肝阳化风证　肝阳化风证是指由于肝阳升发，亢逆无制所导致的一类动风证候。本证多由情志不遂，气郁化火伤阴，或素有肝肾阴亏，阴不制阳，阳亢日久，亢极化风而形成本虚标实、上实下虚的动风证候。

【临床表现】眩晕欲仆，头摇而痛，项强，肢体震颤，语言謇涩，手足麻木，步履不稳，或突然昏倒，不省人事，口眼㖞斜，半身不遂，舌强不语，喉中痰鸣，舌红苔白或腻，脉弦细有力。

【证候分析】肝阳亢逆化风，风阳上扰，则眩晕欲仆，头摇；气血随风上逆，壅滞络脉故头痛；肝主筋，风动筋脉挛急，则项强，肢体震颤；足厥阴肝经络舌本，风阳窜扰络脉，则语言謇涩。肝肾阴亏，筋脉失养，则手足麻木；阴亏于下，阳亢于上，上实下虚，故步履不稳。若风阳暴升，气血逆乱，肝风挟痰蒙蔽清窍，则突然昏倒，不省人事，喉中痰鸣；风痰窜扰经络，经气不利，则口眼㖞斜，半身不遂，舌强不语。舌红苔白或腻、脉弦细有力为肝肾阴亏阳亢之征。

本证以平素有头晕目眩等肝阳上亢之征，又突然见动风之象，或卒然昏倒，半身不遂等表现为审证要点。

2. 热极生风证　热极生风证是指由于邪热炽盛，伤津耗液，筋脉失养所表现的动风证候。本证多因邪热亢盛，燔灼心肝二经所致，多见于外感温热病中。在卫气营血辨证中，属血分证。

【临床表现】高热，神昏，躁扰如狂，手足抽搐，颈项强直，甚则角弓反张，两目上视，牙关紧闭，舌红绛，苔黄或黄燥，脉弦数。

【证候分析】热邪蒸腾，充斥肌肤，则高热；热传心包，心神被扰，轻则躁扰不安如狂，重则神志昏迷。邪热炽盛，燔灼肝经，伤津耗液，筋脉拘挛急迫，故手足抽搐，颈项强直，两目上视，角弓反张，牙关紧闭。舌红绛、苔黄或黄燥、脉弦数为肝经热盛之征。

本证以高热及动风之象为审证要点。

3. 阴虚动风证 阴虚动风证是指由于阴液亏虚引动肝风所表现的证候。本证多因外感热病后期阴液耗损，或内伤久病，阴液亏虚，使筋脉失养所致。

【临床表现】手足蠕动，眩晕耳鸣，潮热颧红，口燥咽干，形体消瘦，舌红少津，脉弦细数。

【证候分析】详见肝阴虚证。

本证以手足蠕动的动风表现及阴虚证为审证要点。

4. 血虚生风证 血虚生风证是指由于血液亏虚，筋脉失养所表现的动风证候。本证多由急慢性失血过多，或内伤久病血虚，使筋脉失养所致。

【临床表现】手足震颤，肌肉瞤动，关节拘急不利，肢体麻木，眩晕耳鸣，面色无华，爪甲不荣，舌淡苔白，脉弦细。

【证候分析】详见肝血虚证。

本证以手足震颤、肌肉瞤动、肢体麻木等动风表现及血虚证为审证要点。

肝风内动证有肝阳化风、热极生风、阴虚动风、血虚生风之不同，应从病因病机及临床表现加以鉴别。肝阳化风证是由肝肾阴虚，肝阳亢逆失制而致，以眩晕欲仆、项强肢颤、手足麻木或卒然昏倒、口眼㖞斜、半身不遂、舌强不语为主症，属上实下虚之证。热极生风证因邪热伤津耗液，筋脉失养所致，以高热、手足抽搐、颈项强直为主症，属实热证。血虚生风与阴虚动风均由阴血亏虚，筋脉失养所致，以手足麻木、震颤或蠕动为其风动的特点，均属虚证。

表 9 - 6 肝风四证鉴别表

证候	性质	主症	兼症	舌苔	脉象
肝阳化风	上实下虚证	眩晕欲仆，头摇肢颤，语言謇涩，或舌强不语，或卒然倒地，不省人事，偏瘫	头痛项强，手足麻木，步履不正	舌红苔白或腻	弦细有力
热极生风	热证	手足抽搐，颈项强直，角弓反张，两目上视，牙关禁闭	高热神昏，躁扰如狂	舌红绛	弦数有力
阴虚动风	虚证	手足蠕动	午后潮热，五心烦热，口咽干燥，形体消瘦	舌红少津	弦细数
血虚生风	虚证	手足震颤，肌肉瞤动，关节拘急不利，肢体麻木	眩晕，耳鸣，面白无华，爪甲不荣	舌淡苔白	弦细

（九）胆郁痰扰证

胆郁痰扰证是指胆失疏泄，痰热内扰所表现的证候。本证多由情志不遂，疏泄失职，生痰化火所致。

【临床表现】惊悸不寐，烦躁不宁，口苦呕恶，胸闷胁胀，头晕目眩，耳鸣，舌苔黄腻，脉弦滑。

【证候分析】胆失疏泄，气机郁滞，生痰化火，痰热内扰，胆气不宁，故惊悸失眠，烦躁不安；热蒸胆气上溢，则口苦；胆热犯胃，胃气上逆，故泛恶呕吐；胆气郁滞，故胸闷胁胀；痰热循经上扰，则眩晕耳鸣。舌苔黄腻、脉弦滑为痰热内蕴之征。

本证以失眠惊悸、眩晕、苔黄腻为审证要点。

五、肾与膀胱病辨证

肾位于腰部，左右各一，其经脉与膀胱相互络属，故互为表里。肾在体为骨，主骨生髓充脑，开窍于耳及前、后二阴，其华在发。肾的主要生理功能是主藏精，主生殖、生长、发育，为先天之本，又主水，并有纳气功能。膀胱为州都之官，具有贮尿和排尿的功能。

肾病常见的症状为腰膝酸软而痛，耳鸣耳聋，发白早脱，齿摇，男子阳痿遗精、精少不育，女子经少经闭、不孕，水肿，呼多吸少，二便异常等。膀胱病常见的症状为尿频，尿急，尿痛，尿闭等。由于肾与膀胱相表里，因而肾病也常影响膀胱气化失常而出现小便异常，如遗尿、小便失禁等症状。

肾病多虚证，其证多因禀赋不足，或幼年精气未充，或老年精气亏损，或房事不节等导致肾的阴、阳、精、气亏损，多见肾阳虚证、肾阴虚证、肾精不足证、肾气不固证等。膀胱病证多见膀胱湿热证。

（一）肾阳虚证

肾阳虚证是指肾阳虚衰，温煦失职，气化失权所表现的证候。本证多由素体阳虚，或年高命门火衰，或久病伤阳，他脏阳衰累及肾，或房劳过度等因素所致。

【临床表现】腰膝酸软冷痛，或男子阳痿、早泄、精冷，妇女宫寒不孕、性欲减退；或大便久泻不止，完谷不化，五更泄泻；面色㿠白或黧黑，畏寒肢冷，精神萎靡，小便清长或夜尿频，舌淡胖苔白滑，脉沉迟无力或沉弱。

【证候分析】腰为肾之府，肾主骨，肾阳虚衰，腰膝失于温养，故腰膝酸软冷痛。肾主生殖，肾阳不足，命门火衰，生殖机能减退，男子见阳痿、早泄、精冷，女子则见宫寒不孕、性欲减退。肾司二便，命门火衰，火不生土，脾失健运，故大便久泻不止，完谷不化，五更泄泻；温化无力，膀胱气化功能障碍，故小便清长，夜尿频。阳虚气血运行无力，不能上荣于面，故面色㿠白；若肾阳极度虚衰，浊阴弥漫肌肤，则面色黧黑无泽。阳虚不能温煦肌肤，则畏寒肢冷；不能鼓舞精神，故精神萎靡。舌淡胖，苔白滑，脉沉迟无力或沉弱，均为肾阳虚衰、气血运行无力的表现。

本证以生殖机能减退、二便改变、浮肿、腰膝酸冷及虚寒证为审证要点。

（二）肾虚水泛证

肾虚水泛证是指由于肾阳亏虚，气化失权，水湿泛溢所表现的证候。本证多由久病失调，或素体虚弱，肾阳亏耗所致。

【临床表现】身体浮肿，腰以下尤甚，按之没指，畏寒肢冷，腰膝酸冷，腹部胀满，或心悸气短，或咳喘痰鸣，小便短少，舌淡胖，苔白滑，脉沉迟无力。

【证候分析】肾主水，肾阳不足，气化失权，水湿内停，泛溢肌肤，故身体浮肿；肾居下焦，水湿趋下，故腰以下肿甚，按之没指；水势泛溢，阻滞气机，则腹部胀满；膀胱气化失职，故小便短少。若水气凌心，抑遏心阳，则心悸气短；水泛为痰，上逆犯肺，肺失宣降，则咳喘，喉中痰声辘辘。阳虚温煦失职，故畏寒肢冷，腰膝酸冷，舌淡胖，苔白滑，脉沉迟无力，为肾阳亏虚、水湿内停之征。

本证以水肿，腰以下为甚，伴腰膝酸冷，畏寒肢冷等虚寒表现为审证要点。

（三）肾阴虚证

肾阴虚证是指肾阴不足，失于滋养，虚热内生所表现的证候。本证多因虚劳久病，耗损肾阴，或温热病后期，消灼肾阴，或房事不节，情欲妄动，阴精内损等所致。

【临床表现】腰膝酸痛，头晕耳鸣，失眠多梦，男子阳强易举、遗精，妇女经少闭经，或崩漏，形体消瘦，潮热盗汗或骨蒸潮热，五心烦热，咽干颧红，溲黄便干，舌红少津，少苔或无苔，脉细数。

【证候分析】肾阴为人体阴液之根本，具有滋养、濡润各脏腑组织，充养脑髓、骨骼，并制约阳亢之功。肾阴亏虚，脑髓、官窍、骨骼失养，则腰膝酸痛，眩晕耳鸣。心肾为水火既济之脏，肾水亏虚，水火失济则心火偏亢，致心神不宁，则失眠多梦；相火妄动，则阳强易举；君火不宁，扰动精室，则精泄梦遗。女子以血为用，阴亏则经血来源不足，故经少，甚则闭经；阴虚则阳亢，虚热迫血，故致崩漏。肾阴亏虚，虚热内生，故形体消瘦，潮热盗汗，或骨蒸潮热，五心烦热，咽干颧红，溲黄便干，舌红少津，少苔或无苔，脉细数等。

本证以腰膝酸痛，头晕耳鸣，男子遗精，女子月经失调及虚热证为审证要点。

（四）肾精不足证

肾精不足证是指肾精亏少，以致生殖和生长机能低下所表现的证候。本证多因先天禀赋不足，或后天失养，元气不充，或因久病劳损，房事不节，耗伤肾精所致。

【临床表现】小儿发育迟缓，身体矮小，囟门迟闭，智力低下，动作迟钝，骨骼痿软；男子精少不育，女子经闭不孕，性机能减退；成人早衰，发脱齿摇，耳鸣耳聋，健忘恍惚，足痿无力，神情呆钝。

【证候分析】肾藏精，主生殖，为生长发育之本。肾精不足，不能化气生血、充肌长骨，故小儿发育迟缓，身体矮小，囟门迟闭，骨骼痿软；无以充髓实脑，故智力低下，动作迟钝。肾精不足，生殖无源，故男子精少不育，女子经闭不孕，性机能减退；精亏髓少，则成人早衰；肾之华在发，精不足，则发不长，易脱发；齿为骨之余，失精气之充养，则牙齿动摇，甚则早脱；耳为肾窍，脑为髓海，精少髓亏，脑海空虚，则耳鸣耳聋，健忘恍惚；精损则筋骨疲惫，转摇不能，故足痿无力；肾精衰，脑失充，故精神呆钝。

本证以小儿生长发育迟缓，成人生殖机能低下及早衰为审证要点。

（五）肾气不固证

肾气不固证是指肾气亏虚，封藏固摄功能失职所表现的证候。本证多由年高体弱，肾气亏虚，或先天禀赋不足，肾气不充，或房事过度，或久病伤肾所致。

【临床表现】腰膝酸软，神疲乏力，小便频数而清，或尿后余沥不尽，或遗尿、小便失禁、夜尿频多，男子滑精、早泄，女子带下清稀、胎动易滑，舌淡苔白，脉弱。

【证候分析】腰为肾之府，肾气亏虚，骨骼失肾气之温养，故腰膝酸软；肾气为一身动力的根本，肾气虚则机体功能活动减弱，故神疲乏力。肾与膀胱相表里，肾气虚膀胱失约，故小便频数，量多清长，或尿后余沥不尽，或夜尿频多，或遗尿，或小便失禁等。肾之藏精赖肾气的固摄，肾气不足，则精关不固，精易外泄，则滑精、早泄；女子带脉失固，则带下清稀；任脉失养，胎元不固，则胎动不安，易成滑胎。舌淡、苔白、脉弱为肾气虚衰之象。

本证以肾与膀胱不能固摄为审证要点。

（六）肾不纳气证

肾不纳气证是指肾气虚衰，气不归原所表现的证候。本证多由久病咳喘，肺虚及肾，或年老肾气虚弱，劳损肾气所致。

【临床表现】久病咳喘，呼多吸少，气不得续，动则喘息益甚，神疲自汗，声音低怯，腰膝酸软，舌淡苔白，脉弱；或喘息加剧，冷汗淋漓，肢冷面青，脉浮大无根；或气短息促，颧红，心烦，咽干口燥，舌红，脉细数。

【证候分析】肾为气之根，久病咳喘，累及于肾，肾虚则摄纳无权，气不归原，故呼多吸少，气不得续，动则喘息益甚。肺气虚，卫外不固则自汗；机能活动减退，则神疲，声音低怯。肾气虚，骨骼失养，则腰膝酸软。舌淡苔白、脉弱为气虚之征。若阳气虚衰欲脱，则喘息加剧，冷汗淋漓，肢冷面青；虚阳外浮，则脉浮大无根。阴阳互为依存，肾气不足，久延伤阴，或素体阴虚，均可出现气阴两虚之象。肾虚不能纳气，则气短息促；阴虚生内热，虚火上炎，故颧红心烦，咽干口燥；舌红，脉细数亦为阴虚内热之象。

本证以久病咳喘、呼多吸少、气不得续、动则益甚及肾肺气虚为审证要点。

（七）膀胱湿热证

膀胱湿热证是指由于湿热蕴结膀胱，气化不利所表现的证候。本证多由感受湿热之邪，侵及膀胱，或饮食不节，湿热内生，下注膀胱所致。

【临床表现】尿频尿急，尿道灼痛，小便短少黄赤，或尿血，或有砂石，小腹胀痛，或发热腰痛，舌红苔黄腻，脉滑数。

【证候分析】湿热蕴结膀胱，气化不利，热迫尿道，故尿频尿急，尿道灼热涩痛。湿热煎熬，津液被灼，故小便短少黄赤；若湿热伤及阴络，则尿血；湿热久郁不解，煎熬津液成石，故尿中可见砂石；湿热郁蒸，热淫肌表，故发热；湿热波及肾，故腰痛。舌红、苔黄腻、脉滑数为湿热内蕴之征。

本证以尿频、尿急、尿痛及湿热证为审证要点。

六、脏腑兼病辨证

人体是一个有机的整体，各脏腑之间在生理上具有相互资生、相互制约的关系，在病理上亦相互影响。当某一脏或某一腑发生病变时，不仅表现本脏腑的证候，而且在一定条件下，可影响其他脏腑发生病变而出现证候。凡两个或两个以上脏腑相继或同时发病的，即为脏腑兼病。

一般来说，脏腑兼病易发生于具有表里关系的脏腑之间，或具有生克乘侮关系的脏与脏之间。掌握脏腑兼病的一般传变规律，对于临床分析和判断病情的发展变化，具有重要意义。脏腑兼病在临床上广泛存在，其证候也较为复杂。除前面脏腑辨证中涉及的一些证候如肝胆湿热等脏与腑兼病的证候外，现将其他脏与脏、脏与腑的兼病证候分述如下：

（一）心肾不交证

心肾不交证是指心肾水火既济失调所表现的证候。本证多因思虑劳神太过，情志郁而化火，耗伤心肾之阴，或虚劳久病，或房事不节以致肾水不足，心火上亢所致。

【临床表现】心烦不寐，心悸不安，头晕耳鸣，健忘，腰膝酸软，遗精，口燥咽干，潮热，五心烦热，盗汗，舌红少苔或无苔，脉细数。或伴见腰部下肢酸困发凉。

【证候分析】心为火脏，心火下温肾水，使肾水不寒；肾为水脏，肾水上济心火，使心火不亢。水火互济，则心肾阴阳得以协调，故有"心肾相交"或"水火既济"之称。若肾水不足，心火失济，则心阳偏亢；或心火独炽，下及肾水，致肾阴耗伤，均可形成心肾不交的病理变化。本证水亏于下，火炽于上，水火不济，心阳偏亢，心神不宁，故心烦不寐，心悸不安；水亏阴虚，骨髓不充，脑髓失养，则头晕耳鸣，健忘；腰为肾府，失于阴液濡养，则腰膝酸软。虚火内炽，扰动精室，则遗精。五心烦热，潮热盗汗，咽干口燥为阴虚失润，虚热蕴蒸所致。舌红少苔或无苔、脉细数亦为阴虚火旺之征。心火亢于上，火不归原，肾水失于温煦而下凝，则腰及下肢酸困发凉，属上热下寒，为心肾不交的又一证型。

本证以失眠、心悸、腰膝酸软、遗精及阴虚证为审证要点。

（二）心脾两虚证

心脾两虚证是指心血不足，脾气虚弱所表现的证候。本证多由久病失调，或慢性出血，或思虑劳倦过度，或饮食不节，导致心脾气血亏虚。

【临床表现】心悸怔忡，失眠多梦，头晕健忘，食欲不振，腹胀便溏，倦怠乏力，或皮下出血，妇女月经量少色淡，淋沥不尽，面色萎黄，舌质淡嫩，脉细弱。

【证候分析】心血不足，心失所养，则心悸怔忡；心神不宁，则失眠多梦；头目失养，则头晕健忘。脾气不足，运化失健，故食欲不振，腹胀便溏；脾虚不能摄血，则皮下出血，妇女月经量少色淡，淋沥不尽。面色萎黄，倦怠乏力，舌质淡嫩，脉细弱，均为气血亏虚之征。

本证以心悸失眠、食少腹胀、慢性出血及气血亏虚为审证要点。

（三）心肝血虚证

心肝血虚证是指心肝两脏血液亏虚所表现的证候。本证多由久病体虚，或思虑过度，暗耗阴血，或失血过多，或脾虚生血乏源所致。

【临床表现】心悸健忘，失眠多梦，头晕耳鸣，面白无华，两目干涩，视物模糊，爪甲不荣，肢体麻木、震颤、拘挛，妇女月经量少色淡，甚则闭经，舌淡苔白，脉细。

【证候分析】心血不足，心失所养，心神不宁，故心悸健忘，失眠多梦。肝血不足，目失所养，则两目干涩，视物模糊；则爪甲、筋脉失于濡养，则爪甲不荣，肢体麻木、震颤、拘挛。女子以血为本，心肝血虚，冲任失养，则月经量少色淡，甚则闭经。血虚头目失养，则头晕耳鸣，面白无华；舌、脉失充，则舌淡苔白，脉细。

本证以神志、目、筋、爪甲失养的表现及血虚证为审证要点。

（四）心肾阳虚证

心肾阳虚证是指心肾两脏阳气虚衰，阴寒内盛所表现的证候。多因久病不愈，以致心阳虚而及肾阳，或肾阳虚水泛凌心所致。

【临床表现】心悸怔忡，畏寒肢冷，或肢体浮肿，下肢为甚，小便不利，或唇甲淡暗青紫，舌淡暗或青紫，苔白滑，脉沉微细。

【证候分析】心阳能温运、推动血液运行，肾阳为一身阳气之根本，能气化水液。心肾阳虚，心失温养、鼓动，故心悸怔忡；不能温煦肌肤，则畏寒肢冷。肾阳不振，膀胱气化失司，水湿内停，泛溢肌肤，则肢体浮肿，下肢为甚，小便不利。心阳不足，运血无力，血行不畅而瘀滞，则唇甲青紫，舌淡暗或青紫。苔白滑，脉沉微细为心肾阳虚、阴寒内盛之象。

本证以心悸怔忡、肢体浮肿及虚寒证为审证要点。

（五）心肺气虚证

心肺气虚证是指心肺两脏气虚所表现的证候。本证多由久病咳喘，耗伤心肺之气，或禀赋不足，年高体弱等因素所致。

【临床表现】心悸，咳喘，痰液清稀，气短乏力，胸闷，动则尤甚，神疲自汗，声音低怯，面色㿠白，舌淡苔白，脉沉弱或结代。

【证候分析】肺主气，司呼吸，心主血脉，赖宗气推动作用，以协调两脏的功能。肺气虚弱，宗气生成不足，使心气亦虚；反之，心气虚，宗气耗散，致肺气不足。心气不足，不能养心，则心悸。肺气虚弱，肃降无权，气机上逆，则咳喘；呼吸机能减弱，则胸闷；不能输布精微，水液停聚为痰，则痰液清稀。气虚全身机能活动减弱，肌肤供养不足，则神疲，面色㿠白；卫外不固则自汗；宗气不足则声音低怯。舌淡苔白，脉沉弱或结代，为气虚之征。

本证以咳喘、心悸及气虚证为审证要点。

（六）脾肺气虚证

脾肺气虚证是指脾肺两脏气虚所表现的证候。本证多由久病咳喘，肺虚及脾，或饮食不节，劳倦伤脾，不能输精于肺所致。

【临床表现】久咳不止，气短而喘，痰多稀白，食欲不振，腹胀便溏，甚则面浮肢肿，疲倦乏力，声低懒言，面色㿠白，舌淡苔白，脉细弱。

【证候分析】脾主运化，为气血生化之源，脾气不足，不能输精于肺，致肺气日损，脾失健运，湿聚成痰，上渍于肺，故有"脾为生痰之源，肺为贮痰之器"之说。肺系一身之气，肺气不足，宣降失常，脾气受困，终致脾气亦虚。久咳不止，肺气受损，故咳嗽气短而喘；气虚水津不布，聚湿生痰，则痰多稀白。脾气虚，运化失健，则食欲不振，腹胀；湿邪下注，则便溏；气虚机能活动减退，则声低懒言，疲倦乏力；水湿泛溢，则面浮肢肿；肌肤失养，则面色㿠白。舌淡苔白、脉细弱为气虚之征。

本证以咳喘、食欲不振、腹胀便溏及气虚证为审证要点。

（七）脾肾阳虚证

脾肾阳虚证是指脾肾两脏阳气亏虚所表现的证候。本证多因久病不愈，或久泻不止，或水湿久羁以致肾阳虚衰不能温养脾阳，或脾阳久虚不能充养肾阳所致。

【临床表现】腰膝或下腹冷痛，久泻久痢，或下利清谷，或五更泄泻，或面浮肢肿，小便不利，甚则腹胀如鼓，面色㿠白，畏寒肢冷，舌淡胖，苔白滑，脉沉迟无力或弱。

【证候分析】脾为后天之本，主运化，布精微，化水湿，有赖命火之温煦；肾为先天之本，温养脏腑，气化水液，依赖脾精的供养。脾阳虚衰，久延不愈，运化无力，不能化生精微以养肾，或水湿内阻，影响肾阳蒸化水液的功能，皆能导致肾阳不足，成为脾虚及肾之病证；反之，肾阳虚衰，火不生土，不能温煦脾阳，或肾虚水泛，土不制水而反为所克，均能损伤脾阳，而为肾病及脾之病证。脾肾阳气虚衰，阴寒内盛，气机凝滞，故腰膝及下腹冷痛。久痢伤阳，脾虚及肾，命火衰微，脾阳更弱，故久泻久痢。寅卯之交，阴气极盛，阳气未复，肠中腐秽欲去，故黎明前泄泻，称为"五更泻"。脾肾阳气虚衰，不能温化水谷，则下利清谷；无以温化水液，泛溢肌肤，则面浮肢肿；膀胱气化失司，则小便不利；土不制水，反受其克，则腹部水肿胀满如鼓。阳气虚衰，不能温煦形体，故面色㿠白，畏寒肢冷。舌淡胖，苔白滑，脉沉迟无力或弱，均为阳虚阴盛，水寒之气内盛的表现。

本证以腰膝、下腹冷痛，久泻不止，浮肿及虚寒证为审证要点。

（八）肺肾阴虚证

肺肾阴虚证是指肺肾两脏阴液不足所表现的证候。本证多因久咳肺阴受损，肺虚及肾，或肾阴亏虚，或房事过度，虚劳久病耗损肾阴，肾病及肺所致。

【临床表现】咳嗽痰少，或痰中带血，或声音嘶哑，腰膝酸软，男子遗精，女子月经不调，形体消瘦，骨蒸潮热，颧红盗汗，口燥咽干，舌红少苔，脉细数。

【证候分析】肺肾阴液互相滋养，肺津敷布以滋肾，肾精上滋以养肺，称为"金水相生"。二者在病理上亦相互影响，而成肺肾阴虚证。肺阴不足，虚热内生，清肃失职，故咳嗽痰少；热灼肺络，则痰中带血；虚火熏灼会厌，则声音嘶哑。肾阴亏虚，失其濡养，则腰膝酸软；虚火扰动精室则遗精；阴血不足，或阴络受损则女子月经不调；相火偏旺，虚火内蒸，故骨蒸潮热。虚热内生，虚火上炎则颧红；内扰营阴则盗汗；津不上润则口燥咽干。阴虚肌肉失养则形体消瘦。舌红少苔、脉细数为虚热之征。

本证以咳嗽痰少或痰中带血、腰膝酸软、遗精及阴虚证为审证要点。

（九）肝肾阴虚证

肝肾阴虚证是指肝肾两脏阴液不足，虚热内扰所表现的证候。本证多由久病失调，或房事太过，或温热病后期，或情志内伤等耗伤肝肾之阴所致。

【临床表现】头晕目眩，耳鸣健忘，腰膝酸软，胁痛，失眠多梦，男子遗精，女子月经量少，口燥咽干，五心烦热，颧红盗汗，舌红少苔，脉细数。

【证候分析】肝肾阴液相互资生，肝阴充盛，则下藏于肾；肾阴旺盛，则上滋肝木，故有"肝肾同源"之说。肝阴虚可下及肾阴，使肾阴不足；肾阴虚不能上滋肝木，致肝阴亦虚，故两脏阴液亏虚。肝肾阴亏，水不涵木，肝阳上亢，则头晕目眩。肾之阴精不足，耳失充养，则耳鸣；髓海不足，则健忘；腰膝失于滋养则腰膝酸软。肝肾阴虚，肝络失养，则胁痛；虚火上扰，心神不安，则失眠多梦；虚火扰动精室，精关不固，则遗精；阴亏不足，冲任失充，则女子月经量少。阴虚失润，虚火内炽，则口燥咽干，五心烦热，颧红盗汗，舌红少苔，脉细数。

本证以眩晕耳鸣、腰膝酸软、胁痛、遗精及阴虚证为审证要点。

（十）肝脾不调证

肝脾不调证是指肝失疏泄，脾失健运所表现的证候，又称肝脾不和证、肝郁脾虚证。本证多由情志不遂，郁怒伤肝，或饮食不节，劳倦伤脾所致。

【临床表现】胸胁胀满窜痛，善太息，情志抑郁或急躁易怒，纳呆腹胀，便溏不爽或大便溏结不调，肠鸣矢气，或腹痛欲泻，泻后痛减，舌苔白或腻，脉弦。

【证候分析】肝主疏泄，能协助脾的运化功能；脾主运化，气机通畅，有助于肝气的疏泄。在病理上，二者相互影响而成肝脾不调证。肝失疏泄，经气郁滞，故胸胁胀闷窜痛；太息则气郁得达，胀闷得舒，故善太息；气机郁结不畅，故精神抑郁；肝失柔顺条达之性，则急躁易怒。脾失健运，则纳呆腹胀，便溏不爽；肝气横逆犯脾，则大便溏结不调；气滞湿阻则肠鸣矢气；气滞于腹则腹痛，便后气机得畅，故泻后痛减。苔白或腻、脉弦为肝郁脾虚之征。

本证以胸胁胀闷窜痛、腹痛肠鸣、纳呆、便溏为审证要点。

（十一）肝胃不和证

肝胃不和证是指肝失疏泄，胃失和降所表现的证候。本证多由情志不遂，气机郁滞，横逆犯胃，胃失和降；或饮食伤胃，胃失和降，影响肝之疏泄功能所致。

【临床表现】胃脘、胁肋胀满疼痛，或窜痛，呃逆嗳气，吞酸嘈杂，情志抑郁或急躁易怒，善太息，纳少，舌苔薄白或薄黄，脉弦或弦数。

【证候分析】肝主疏泄，胃主受纳，肝气条达则胃气和降。肝气郁滞，疏泄失职，横逆犯胃，胃失和降，则胃脘、胸胁胀满疼痛，或窜痛；胃气上逆，则呃逆嗳气。肝失条达，气机郁滞，则精神抑郁。若气郁化火，肝性失柔，则急躁易怒，善太息；气火内郁犯胃，则吞酸嘈杂。肝气犯胃，胃纳失司，故纳少。苔薄白、脉弦为肝气郁结之象。若气郁化火，则苔薄黄，脉弦数。

本证以胸胁胃脘胀痛或窜痛、呃逆嗳气为审证要点。

（十二）肝火犯肺证

肝火犯肺证是指肝经气火上逆犯肺，肺气上逆所表现的证候。本证多因郁怒伤肝，气郁化火，或邪热蕴结肝经，上犯于肺所致。

【临床表现】胸胁灼痛，急躁易怒，头晕目赤，咳嗽阵作，咯痰黄稠，甚则咳血，烦热口苦，舌红苔薄黄，脉弦数。

【证候分析】肺主肃降，肝主升发，升降相因，则气机条畅。肝经气火内郁，失于柔顺，故胸胁灼痛，急躁易怒，烦热。肝经气火上逆犯肺，肺失清肃，气机上逆，则咳嗽阵作；津为火灼，炼液为痰，故痰黄稠黏；火灼肺络，络损血溢则为咯血。火邪上扰，则头晕目赤；热蒸胆气上逆，则口苦。舌红，苔薄黄，脉弦数，为肝经实火内炽之征。

本证以咳嗽或咳血、胸胁灼痛、易怒为审证要点。

第四节 其他辨证方法

中医学的辨证方法，还有六经辨证、卫气营血辨证、三焦辨证、经络辨证等。其中六经辨证、卫气营血辨证、三焦辨证主要用于对外感病进行辨证，而经络病证因与其所属脏腑及循行部位关系密切，故常错杂于脏腑、气血病证中，临床上可相互参照运用。

一、六经辨证

六经辨证是《伤寒论》辨证论治的纲领，由东汉张仲景在《素问·热论》的基础上，创造性地把外感病错综复杂的证候及其演变加以总结而创立的一种外感病辨证方法。

六经辨证将外感病发展过程中的临床表现，以阴阳为纲，划分为太阳病、阳明病、少阳病、太阴病、少阴病、厥阴病六种病证。太阳病证、阳明病证和少阳病证，合称为三阳病证；太阴病证、少阴病证和厥阴病证，合称为三阴病证。凡病位偏表在腑、正气强盛、病势亢奋者，为三阳病证；病位偏里在脏、正气不足、病势虚弱者，为三阴病证。

（一）太阳病证

太阳病证是指外邪侵袭人体，正邪抗争于肌表浅层所表现的证候。以风寒、头项强痛、脉浮为主要临床表现。根据患者感受邪气之后的不同反应，太阳病又可分为太阳经证和太阳腑证。

1. 太阳经证 是指风寒之邪侵犯人体肌表，正邪抗争，营卫失调所表现的证候，以恶寒、脉浮、头痛等为主要表现。太阳经证是伤寒病的初期阶段，又可分为太阳中风证和太阳伤寒证。

（1）太阳中风证 指以风邪为主的风寒之邪侵袭太阳经脉，导致卫强营弱所表现的证候。

【临床表现】发热，恶风，头痛，汗出，脉浮缓，或见鼻鸣，干呕。

（2）太阳伤寒证 指以寒邪为主的风寒之邪侵犯太阳经脉，卫阳被束，营阴郁滞所表现的证候。

【临床表现】发热，恶寒，头项强痛，身体疼痛，无汗而喘，脉浮紧。

2. 太阳腑证 太阳经证不解，病邪循经内传膀胱腑所表现的证候。根据病机之不同，又分为太阳蓄水证和太阳蓄血证。

（1）太阳蓄水证 指太阳经证不解，病邪循经传腑，膀胱气化不利所表现的证候。

【临床表现】小便不利，小腹胀满，发热，恶风，自汗，心烦，口渴，或水入即吐，脉浮。

（2）太阳蓄血证 指太阳经证不解，邪热传里，与血相结于少腹所表现的证候。

【临床表现】少腹急结或硬满，小便自利，神志错乱如狂，大便色黑如漆，脉沉涩或沉结。

（二）阳明病证

阳明病证是指外邪内传阳明经，以致阳热亢盛，胃肠燥热所表现出的证候。阳明病的性质属里实热证，是邪正斗争的极期阶段。阳明病证又可分为阳明经证和阳明腑证。

1. 阳明经证　指邪热亢盛，充斥阳明之经，弥漫全身，肠中尚无燥屎内结的证候。

【临床表现】身大热，汗大出，大渴引饮，心烦躁扰，面赤，气粗，苔黄燥，脉洪大。

2. 阳明腑证　指邪热内盛，与肠中糟粕相搏，燥屎内结所表现的证候。

【临床表现】日晡潮热，手足濈然汗出，脐腹胀满疼痛，拒按，便秘，神昏谵语，狂躁不得眠，甚则循衣摸床，直视而喘，舌苔黄厚干燥，或起芒刺，甚至苔焦黑燥裂，脉沉实或滑数。

（三）少阳病证

指邪犯少阳胆腑，枢机不运，经气不利所表现的证候。

【临床表现】口苦，咽干，目眩，往来寒热，胸胁苦满，默默不欲饮食，心烦喜呕，苔白或薄黄，脉弦。

（四）太阴病证

指脾阳虚弱，寒湿内生所表现的虚寒证候。

【临床表现】腹满而吐，食欲不振，大便泄泻，口不渴，时腹自痛，喜温喜按，四肢欠温，脉沉缓或弱。

（五）少阴病证

指伤寒病变后期，全身阴阳衰惫所表现的证候，是外感病的后期阶段。病位主要在心肾，病性从阴化寒则为少阴寒化证；从阳化热则为少阴热化证。

1. 少阴寒化证　指心肾阳气虚衰，阴寒独盛，病性从阴化寒所呈现的虚寒证候。

【临床表现】无热恶寒，但欲寐，四肢厥冷，下利清谷，呕不能食，或食入即吐，或脉微欲绝，反不恶寒，甚至面赤。

2. 少阴热化证　指心肾阴虚阳亢，病性从阳化热所表现的虚热证候。

【临床表现】心烦不得卧，口燥咽干，舌尖红，脉细数。

（六）厥阴病证

指伤寒病发展传变的较后阶段，表现为阴阳对峙、寒热交错、厥热胜复的证候。

【临床表现】消渴，气上冲心，心中疼热，饥而不欲食，食则吐蛔。

六经病证间既有严格的区别，又有密切的联系。若两经或三经同时发病，而无先后次第之分者，称为合病。若一经证候未罢又出现另一经证候者，称为并病。循经传是按六经次序相传，如太阳→阳明→少阳→太阴→少阴→厥阴，或太阳→少阳→阳明→太阴→少阴→厥阴。不按上述循经次序，而是隔一经或隔两经相传为越经传，如太阳病不愈，不传少阳而传至阳明或太阴。互为表里的两经相传称为表里传，如太阴而传至阳明。若病邪初起不从阳经传入，而径中阴经，表现出三阴经证候称为直中。

二、卫气营血辨证

卫气营血辨证是清代叶天士所创立的、用于外感温热病的一种辨证纲领。叶氏将《内经》中卫气营血的生理概念加以引申，结合《伤寒论》六经辨证和临床实践，创造性地将外感温热病发展过程中各阶段的病机、证候，运用卫气营血做出了理论性的概括归纳，用以说明外感温热病的病位深浅、病势轻重及其传变规律，并用它成功有效地指导温热病的临床实践。

（一）卫分证

是指温热病邪侵犯肺卫，卫外功能失调，肺失宣降所表现的证候，是温热病的初起阶段。

【临床表现】发热，微恶风寒，无汗或少汗，常伴头痛，咳嗽，口干微渴，咽喉肿痛，舌边尖红，苔薄白或薄黄，脉浮数。

（二）气分证

是指温热病邪内传脏腑，正盛邪实，正邪剧争，阳热亢盛所表现的里实热证候。

【临床表现】发热，不恶寒反恶热，口渴，汗出，心烦，尿赤，舌红苔黄，脉数。或兼咳喘气粗，胸痛，咯痰黄稠；或兼心烦懊憹，坐卧不安，甚或胸膈灼热如焚；或兼潮热，腹胀满硬痛，拒按，或时有谵语、狂乱，大便秘结或下利稀水，苔黄燥，甚则焦黑起刺，脉沉实；或见寒热如疟，口苦，心烦，干呕，脉弦数等。

（三）营分证

是指温热病邪内陷，劫灼营阴，心神被扰所表现的证候，是温热病发展过程中较为深重的阶段。

【临床表现】身热夜甚，心烦不寐，口不甚渴或不渴，时有谵语，斑疹隐隐，舌质红绛无苔，脉细数。

（四）血分证

是指温热病邪深入阴血，导致动血、动风、耗阴所表现的一类证候。血分证是温热病发展过程中最为深重的阶段。

【临床表现】在营分证的基础上，更见高热，甚或昏狂谵妄，斑疹显露，色紫黑，吐血、衄血、便血、尿血，舌质深绛，脉细数。

温热病一般多起于卫分，逐渐转入气分、营分、血分，构成病邪步步深入的传变规律，这是病情发展的一般规律。但由于季节的不同、病邪差异及体质强弱、感邪的轻重不同，临床上有的受病后在卫分即解；有的受病不久，由于热势弥漫，不但气分有热，而且血分也受热灼，酿成气血两燔；或卫分病不经过气分阶段，而直接传入营血，即所谓"逆传心包"。因此，应根据疾病的不同情况，具体分析，灵活运用卫气营血辨证的方法。

三、三焦辨证

三焦辨证是清代吴鞠通在《温病条辨》中所创立的用以诊治温热病的一种辨证方法。三焦辨证源于《内经》、《难经》中三焦的概念和功能，结合六经辨证、卫气营血辨证和温热病的传变规律，把温热病证候归纳为上、中、下三焦病证，借以阐述三焦所属脏腑在温病过程中的病理变化和证候特点，区分病邪所在病位的深浅、病程的不同阶段，并说明证候间的传变规律，以此作为立法处方的依据。

（一）上焦病证

指温热病邪侵袭上焦肺和心包所表现的证候。

【临床表现】发热，微恶风寒，头痛咳嗽，无汗或微汗出，舌边尖红，脉浮数；或高热，咳喘气粗，口渴，汗出，舌红苔黄，脉数；或灼热，神昏谵语，舌蹇肢厥，舌质红绛，苔黄或黄腻，脉滑而数。

（二）中焦病证

指温热病邪侵犯中焦脾胃所表现的证候。

【临床表现】壮热，不恶寒反恶热，面赤气粗，汗出口渴，舌红苔黄，脉洪大；或发热，日晡尤甚，甚则神昏谵妄，腹胀满硬痛，拒按，小便短赤，舌苔焦黄，脉沉而有力；或身热不扬，汗出热不解，缠绵难愈，脘腹痞闷，泛恶欲呕，身重肢倦，舌红苔黄腻，脉濡数。

（三）下焦病证

指温热病邪侵犯下焦，劫灼下焦，肝肾之阴耗损，导致虚热内扰及虚风内动所表现的证候。

【临床表现】发热面赤，手足心热甚于手足背，口干咽燥，精神倦怠，舌质光红，舌体瘦小，脉虚大；或手足蠕动或抽动，心中憺憺大动，神情倦怠，舌红绛苔少，甚则时时欲脱。

四、经络辨证

经络辨证，是以经络学说为理论依据，根据经络的循行分布、功能特性、病理变化及其与脏腑的相互联系，对病人的若干症状体征进行分析综合，以判断其病位和病机的一种辨证方法。经络辨证主要分为十二经脉病证和奇经八脉病证。

（一）十二经脉病证

十二经脉病证包括手太阴肺经病证、手阳明大肠经病证、足阳明胃经病证、足太阴脾经病证、手少阴心经病证、手太阳小肠经病证、足太阳膀胱经病证、足少阴肾经病证、手厥阴心包经病证、手少阳三焦经病证、足少阳胆经病证、足厥阴肝经病证。各经病证包括循行部位及所属脏腑的病变。虽然各经脉循行部位及所联属的脏腑不同，临床表现各异，但其病证临床表现有一定的总体规律。

1. 经脉受邪，经气不利，出现的病证多与其循行部位有关，如足太阳膀胱经受邪，可出现项背、腰脊、腘窝、足跟等处疼痛。

2. 脏腑病候与经脉所属部位的症状相兼，如手太阴肺经病证可见咳喘气逆、胸满、臑臂内侧前缘疼痛等。

3. 一经受邪可影响其他经脉，表现多经合病的症状，如脾经有病可见胃脘疼痛、食后作呕等胃经病证。

（二）奇经八脉病证

包括冲脉病证、督脉病证、带脉病证、阳维脉病证、阴维脉病证、阳跷脉病证、阴跷脉病证。其中，督、任、冲、带四脉病证以生殖机能异常为主；阴跷脉、阳跷脉病证以肢体运动障碍为主；阴维脉、阳维脉病证有表里之别，其证以疼痛、寒热为主。

第三篇　中药学

中药是指在中医理论指导下，具有独特的理论体系和应用形式，用于预防、治疗疾病并具有康复与保健作用的药物。中药充分地反映了我国的历史、文化、自然资源等方面的若干特点。据古代本草文献所载，中药已超过 3000 种，经目前调查，中药资源可达 12800 多种。

中药主要来源于自然界的植物、动物、矿物及少量的加工品等，其中以植物类药居多，使用也最普遍，所以古来相沿把药学称为"本草"。

中药学是研究中药基本理论和各种中药的来源、产地、采集、炮制、性能、功效及临床应用规律等知识的一门学科。

第十章

中药的起源与中药学的发展

一、先秦时期

劳动创造了人类社会，同时也创造了医药。中药的发现和应用以及中药学的发展和中医一样，都经历了极其漫长的实践过程。中药的起源是我国劳动人民长期生活实践和医疗实践的结果。

在原始时代，我们的祖先由于采食植物和狩猎，得以接触并逐渐了解这些植物和动物及其对人体产生的影响，不可避免地会引起某种药效反应或中毒现象，甚至造成死亡，因而使人们懂得在觅食时有所辨别和选择。为了同疾病作斗争，上述经验启示人们对某些自然物的药效和毒性作用予以注意。《淮南子·修务训》中记述的"神农尝百草之滋味，察水泉之甘苦，令民知所避就，当此之时，一日而遇七十毒"的传说，生动而形象地概括了药物知识萌芽的实践过程。古人经过无数次有意识的试验、观察，逐步形成了最初的药物知识。

据医史学家研究，猿人和最早的人类用以充饥的食物，大多是植物类，因此最先发现的也是植物药。在渔猎生产和生活开始以后，人类才有可能接触较多的动物及其肉类、甲壳、骨骼、血液、脂肪及内脏等，并逐渐掌握了某些动物类药物的医疗作用。直至原始社会的后期，随着采矿和冶炼的兴起，又相继发现矿物药。在这一时期，还将有毒植物用于狩猎，并从野果与谷物的自然发酵现象中，发明了酒的酿制，这对日后的医药产生了深远影响。

我们的祖先在生活和生产实践中对中药知识的发现和掌握，经历了漫长的由零星、分散而逐渐集中和提高的积累过程。进入奴隶社会，在文字使用后，药物知识也由口耳相传，发展为书面记录，其传播速度大大加快。

在先秦文献中，涉及的药物品种和药学知识颇为可观。在《诗经》中，用以比喻吟咏的植物和动物有 300 余种，其中大多数是后世的药物。用以记述山川及物产的《山海经》，介绍了各类药物约 120 种，其产地更加具体，并有较为明确的医疗用途。在长沙马王堆出土，公元前 2 世纪随葬入墓的《五十二病方》帛书中，记载方剂 300 多个，药物 240 余种。《周礼》中还有"医师聚毒药以共医事"及"五味、五谷、五药养其病"等内容，可谓中药五味理论的先声。这些药学知识的积累，成为产生本草著作的基础。

二、秦汉时期

秦汉时期，本草学已初具规模。通过境内外的交往，西域的番红花、葡萄、大蒜，越南的薏苡仁等相继传入我国；边远地区的羚羊角、麝香等药材进入中原内地。炼丹术的兴起，开始了化学药物的使用。《黄帝内经》等医学典籍在奠定了我国医学发展的理论基础的同时，也促进了药学理论的发展。据现有史料记载，药学专著的出现不晚于西汉。当时的本草已与医经、方术呈鼎立之势，是临床医生必修的学科。

成书于东汉的《神农本草经》（简称《本经》），代表了秦汉两代的药学成果，是我国现存最早的药学专著。其"序例"部分，总结了中药的四气五味、有毒无毒、七情配伍、服药方法、药物对剂型的要求等多方面内容，初步奠定了中药学理论的基础。各论按药物养命、养性、治病的特点，将 365 种药物分为上、中、下三品。每药之下，主要记述其性味、主治与功效等内容。其对药物主治功效的认定，大多朴实有验（如麻黄平喘、苦楝子驱蛔、黄连止痢等），至今仍十分常用。

三、三国、两晋、南北朝时期

在这一时期内，由于相关科学技术进步的影响，南北融合及中外交流的扩大，本草学的内容更加丰富，学术水平进一步提高。此间出现的本草著作，形式多样，现知的书目已近百种，对后世影响较大者，有《吴普本草》、《名医别录》、《本草经集注》和《炮炙论》等数种。

公元 500 年前后，南朝梁代著名医药学家陶弘景（公元 456～536 年），完成了《本草经集注》的编著。其在"序例"部分，对《神农本草经》原文逐一加以注释，而且增补了大量有关药物采收、鉴别、炮制、制剂、合药取量方面的理论和操作原则，使药学总论的内容更加翔实。各论收录药物增至 730 种，并首先采用按药材来源的自然属性分类的方法，分为玉石、草木、虫兽、果、菜、米食及有名未用七类，各类中再以三品为序排列药物。药物项下不仅转录《神农本草经》与《名医别录》的内容，并增加自注，以反映作者的用药经验和见解。该书不仅是这一时期最具代表性的本草，而且初步确立了综合性本草的合理体例，成为后世许多重要本草的基本框架。

南朝刘宋时期雷敩的《炮炙论》是我国第一部炮制专著，全书介绍了约 300 种药物的炮制方法，提出药物经过炮制可以提高药效，降低毒性，便于贮存、调剂、制剂等。此书对后世中药炮制的发展产生了极大的影响，书中记载的某些炮制方法至今仍有很大参考价值。

四、隋唐时期

隋唐的中医药学有较大发展。尤其是盛唐之时，政权稳定，经济和文化更加繁荣，交通和海外交往更加发达。综合性大型本草的编修，成为国家的指令性行为，其规模被扩大，质量被进一步发展。本草图谱、食疗及外来药等专门性著作的出现，构成了当时本草的又一特色。

唐显庆四年（公元 659 年），在"普颁天下，营求药物"的基础上，根据原有文献和全国性的药物调查资料，李勣、苏敬等 23 人奉命编纂的《新修本草》（又称《唐本草》），是我国历史上第一部官修本草。书中载药 844 种（一说为 851 种）。书中增加了药物图谱，并附以文字说明，其图文对照的方式，开创了世界药学著作的先例，无论形式和内容，都有崭新的特色，不仅反映了唐代药学的高度成就，且对中外后世药学的发展也有深远的影响。

开元年间（公元 713～741 年），陈藏器深入实践，搜集了《新修本草》所遗漏的许多民间药物，对《新修本草》进行了增补和辨误，编写成《本草拾遗》。该书主要依据各药的性能，提出药有宣、通、补、泻、轻、重、滑、涩、燥、湿十类，成为按功效分类方药的发端。

五、宋代

宋代初年，依靠国家的力量，又一次对药材的来源和品种进行了全面考订。雕版印刷等技术的应用，为医药书籍的编纂和刊行提供了有利条件。因此，《开宝本草》、《嘉祐本草》及《本草图经》等大型官修本草相继问世。

公元 1076 年，在京城开封开设由国家经营的专卖成药和饮片的"熟药所"，其后发展为出售药物的"惠民局"及修合药物的"和剂局"。这些举措，促进了药材检验、处方优选、成药生产、药事管理等方面的发展。

宋代最有代表性的大型综合本草，为唐慎微个人编纂的《经史证类备急本草》（简称《证类本草》）。其载药数量达 1558 种，首创在药后附列单方 3000 余首以相印证的形式，医药紧密结合；宋以前许多本草资料后来已经亡佚，亦赖此书的引用得以保存下来；它不但具有很高的学术价值和实用价值，而且还具有很大的文献价值。

六、金元时期

金元两代没有出现一种有代表性的大型综合本草，这一时期的本草，一般出自医家之手，内容简要，具有明显的临床药物学特征。这些本草的主要学术价值有二：一是发展了升降浮沉、归经等药物性能的理论，并使之系统化，进一步完善了中药的药性理论；二是大兴药物奏效原理探求之风。金元时期在宋代基础上，以药物形、色、味为主干，利用气化、运气和阴阳五行学说，建立了一整套法象药理模式。这一努力的结果，丰富了中药的药理内容，但其简单、机械的推理方式，又给本草学造成了一些消极后果。

元代忽思慧所著的《饮膳正要》是饮食疗法专著，记录了不少回、蒙民族的食疗方药和元蒙宫廷食物的性质及有关膳食的烹饪方法，至今仍有较高的参考价值。

七、明代

明代的本草著作，数量大增，形式多样，内容丰富，以《本草纲目》为代表的一批优秀本草著作，将中药学推上了一个新的高峰。

《本草纲目》一书，为我国的医药事业谱写了光辉的一页。1552～1578年，伟大的医药学家李时珍在全面研究800余种文献的基础上，又进行了广泛的实地考察、采访和亲自实践，运用多学科相结合的研究方法，历时近30载，三易其稿，以毕生的心血完成了这一不朽的巨著。全书52卷，载药1892种（其中新增374种），附方11000余首，附图1109幅。该书前4卷，对中药药性理论进行了全面、系统、深入的总结和发挥，创见颇多。药物按照自然属性分为16部60类，纲目分明。各药之下，分项论述，层次清晰，查阅方便。《本草纲目》的成就是多方面的，仅就药学而言，对文献整理、品种考辨、药理总结、功用发明等均取得了巨大成功，可谓集我国16世纪以前药学成就之大成。该书对其他自然科学的卓越贡献也是举世公认的。

这一时期较有特色的本草著作还有：朱橚的《救荒本草》，为饥馑年代救荒所著。书中将民间可供食用的救荒草木，按实物绘图，标明出产环境、形态特征、性味及食用方法。本书既扩大了食物资源，又丰富了植物学、本草学内容，有一定科学价值。兰茂的《滇南本草》，记载了以云南地区为主的习用药物400余种，是古代内容最丰富的地方性本草。缪希雍的《神农本草经疏》和《炮炙大法》，则分别为阐释药理及专论炮制的代表著作。陈嘉谟的《本草蒙筌》所载百药煎，先于欧洲人制取没食子酸200余年。《白猿经》所记"射罔"，应为乌头碱结晶，当属世界上提取生物碱之最早记载。

八、清代

清代研究本草之风盛行，本草著作近400种。其中部分本草著作的主流更加注重临床实用性，尤其是一些本草著作将药物功效内容分立，使其学术性和可读性均有明显提高，为中药学的发展注入了活力，也为综合本草提供了新的内容。此间的临床节要性本草，以撷取《本草纲目》精粹为主，旁引众家之长，兼抒己见，其质量较高，流传最广，影响尤大。如汪昂的《本草备要》、黄宫绣的《本草求真》、吴仪洛的《本草从新》等。

因受考据风气影响，清人辑复《神农本草经》等古典文献并加以阐释之风盛行，除文献价值以外，在继承和发扬前人用药经验方面，亦取得了一定实效。

公元1765年，赵学敏辑成《本草纲目拾遗》10卷，载药921种，其中新增者达716种之多。该书对《本草纲目》作了重要的补充和订正。其"正误"部分，纠正和补充了原书欠详尽或不实的内容34条，十分可贵；其新增的金钱草、鸦胆子、胖大海等药物，具有很高的实用价值；同时保存了大量今已散失的方药书籍的部分内容，具有重要的文献价值。

九、民国时期

辛亥革命以后，西方文化及西方医药学在我国进一步传播，这对我国的社会及医药事业的发展产生了重大影响，随之出现了一股全盘否定传统文化的思潮，中医药学的发展受到阻碍。但是，本草学以其顽强的生命力，在继承和发扬方面仍有新的发展。

随着中医学校的兴建，各地出现了不同特色的中药学讲义。这些讲义，大多按功效分类药物，各具体药物之下的分项也更加细化，而且"功效"已成为必备项目，对各药功用主治的论述大为充实，将各中药之性能、功效、主治、配伍密切结合，颇有发挥，这与现代临床中药学的分类和分项已十分相似。

药学辞典类工具书的出现，是民国时期中药学中的一件大事。1921 年谢观编纂的《中国医学大辞典》，收载了若干药学条目。继此之后，药学辞典类工具书日益增多。尤其是陈存仁的《中国药学大辞典》（1935 年）影响较大，该书共收录词目 4300 条，汇集古今有关论述，资料繁博，查阅方便，虽其中有不少错讹，仍不失为近代第一部最大型的药学辞书。

这一时期较有特色的专门类本草，还有肖步丹的《岭南采药录》，为近代重要的地方性本草。曹炳章的《增订伪药条辨》，在《伪药条辨》的基础上，补充了更多的药材鉴别经验。王一仁的《饮片新参》，为亲自尝验药材饮片之所得。杨叔澄的《中国制药学》（1938 年）、丁泽周的《丸散膏丹自制法》、郑显庭的《丸散膏丹集成》，对传统制剂的理论和制作方法、炮制、贮存等，进行了比较全面的整理，颇有参考价值。

十、新中国成立后

中华人民共和国成立以来，党和政府高度重视中医药事业的继承和发扬，并制订了一系列相应的政策和措施，随着我国社会和经济建设的迅速发展，现代自然科学技术的日益进步，中医药进入了最佳发展时期，中药学也取得了前所未有的成就。

新中国成立初期开始，政府有关部门就组织各方面人员，对中药资源进行了多次大规模调查，掌握了许多中药品种的分布、蕴藏量及生态环境等情况，还发现了许多新的药物品种。在此基础上，编写了一大批药用植物、药用动物及地区性的中药志。普查中发现的国产沉香、马钱子、安息香、阿魏、萝芙木等，已能满足国内需求。据 1999 年的普查统计，目前中药的资源总数达到了 12800 多种。

从 1954 年起，各地出版部门根据卫生部的安排和建议，积极进行中医药文献的整理和刊印。在本草方面，陆续影印、重刊或校点评注了《神农本草经》、《新修本草》、《证类本草》、《本草衍义》、《滇南本草》、《本草品汇精要》、《本草纲目》、《神农本草经疏》等数十种重要的古代本草专著，亡佚本草的辑复也取得突出的成绩，对中药的发掘利用和本草学的研究具有重大意义。

在此 50 多年间，国内出版的中药新著达数千种之多。这些作品门类齐全，从各个角度将本草学提高到了崭新的水平。其中能反映现代本草学术水平的，有各版《中华人民共和国药典》、《全国中草药汇编》、《中药大辞典》、《中华本草》等。《中华人民共和国药典》（简称《中国药典》）是我国的药品标准，由卫生部药典委员会组织编纂，经国务院批准后颁布施行，目前每隔 5 年修订一次。自 1963 年版开始，《中国药典》分一、二两部，其一部收载疗效确切、副作用小、质量稳定可控的常用中药和制剂，为中药材及其制品质量的提高、药品标准的确定，起到了巨大的促进作用。《中药大辞典》（1977 年上海人民出版社出版）由当时的江苏新医学院（现南京中医药大学）编写，共收载中药 5767 种，原植（动）物或药材均附以墨线图。全书内容丰富，既有历代本草摘要，又有较为全面的现代研究资料，引文直接标注最早出处或始载文献，通过附录的各种索引，查阅方便，有重要的文献价值。该书是集 20 世纪 70 年代之前中药大成的巨型工具书。《全国中草药汇编》（1975 年出版、1986 年修订再版，人民卫生出版社出版），由中国中医研究院（现中国中医科学院）中药研究所、中国医学科学院药物研究所等单位的代表组成编写组，负责编写整理及绘图工作。记载的中药总数在 4000 种以上，并附墨线图近 3000 幅。本书是在大量征集资料和调查研究的基础上，比较系统地、全面地整理了全国中药关于认、采、种、养、制、用等方面的经验及其有关研究资料，内容翔实，对中药品种研究成绩突出。《中华本草》是由国家中医药管理局组织全国中药专家编纂而成，并由上海科学技术出版社出版。全书收录正药 8980 种，附列药物 571 种，既系统总结了本草学成果，又全面反映了当代中药学科发展水平。书中项目齐全，图文并茂，学科众多，资料繁博，体例严谨，编排合理，发皇古义，融合新知。有别于古代本草的是引入了化学成分、药理、制剂、药材鉴定和临床报道等内容，并采用现代自然分类系统。该书在深度和广度上，均超过了以往的本草文献，是一部反映 20 世纪中药学科发展水平的综合性本草巨著。

第十一章
中药的采制

中药的来源除部分人工制品外，绝大部分都是来自天然的动、植、矿物。中药的产地、采收与贮藏是否合宜，直接影响药物的质量和疗效。由于中药材大都是生药，其中不少药物必须经过一定的炮制处理，加工成一定的剂型，才能符合临床用药的需要。

第一节　产地与采集

一、中药的产地

天然药材的分布和生产离不开一定的自然条件。我国自然地理状况非常复杂，水土、气候、日照、生物分布等生态环境有很大差异，为多种药用植物的生长提供了有利条件，同时也使各种药材的生产，无论品种、产量和质量都有一定的地域性。自古以来医家非常重视"道地药材"就是这个缘故。所谓道地药材，又称地道药材，是优质纯真药材的专用名词，它是指历史悠久、产地适宜、品种优良、产量宏丰、炮制考究、疗效突出、带有地域特点的药材。如甘肃的当归，宁夏的枸杞，青海的大黄，内蒙古的黄芪，东北的人参、细辛、五味子，山西的党参，河南的地黄、牛膝、山药、菊花，云南的三七、茯苓，四川的黄连、川芎、贝母、乌头，山东的阿胶，浙江的贝母，江苏的薄荷，广东的陈皮、砂仁等，自古以来都被称为道地药材，沿用至今。随着科学技术的发展和中药需求量的日益增加，研究道地药材的生态环境、栽培技术，创造特定的生产条件，对发展优质药材生产、开拓新的药源都是必要的。

二、中药的采集

中药的采收时节和方法与确保药物的质量有着密切的关联。因为动植物在其生长发育的不同时期，药用部分所含有效及有害成分各不相同，因此药物的疗效和毒副作用也往往有较大差异，故药材的采收必须在适当的时节进行。一般来讲，以入药部分的成熟程度作依据，也就是在有效成分含量最高的时节采集。每种植物都有一定的采收时节和方法，按药用部位的不同可归纳为以下几方面：

1. 全草　大多数在植物枝叶茂盛、花朵初开时采集，从根以上割取地上部分，如益母草、荆芥等；如需连根入药的则可拔起全株，如小蓟、紫花地丁等；而需用带叶花梢的更需适时采收，如夏枯草、薄荷等。

2. 叶类　通常在花蕾将放或正盛开的时候采收，如枇杷叶、荷叶、大青叶、艾叶等。

有些特定的药物如桑叶，需在深秋经霜后采集。

3. 花 花类药材，一般采收未开放的花蕾或刚开放的花朵，如野菊花、金银花等。

4. 果实、种子 果实类药物除青皮、枳实、覆盆子、乌梅等少数药材要在果实未成熟时采收果皮或果实外，一般都在果实成熟时采收，如瓜蒌、槟榔等。

5. 根、根茎 一般在秋末或春初时采收，如大黄、桔梗等。

6. 树皮、根皮 通常在春、夏时节植物生长旺盛，植物体内浆液充沛时采集，如黄柏、杜仲、厚朴等。另有些植物根皮则以秋后采收为宜，如牡丹皮、地骨皮等。

动物类药材的采集，不具有明显的规律性，每因品种不同而有不同的采集时间。如鹿茸应在过了清明节，脱盘后45~50天锯取头茬茸，过时则角化成为鹿角。制取阿胶的驴皮，宜在冬至后剥取，其皮厚而质优。桑螵蛸则应在3月中旬收集，过时则虫卵孵化，药材质量降低。

矿物药的成分较为稳定，可随时采集。

采集中药的原则是：既要保证药材质量，又要兼顾产量，还应充分注意药材资源的可持续利用，同时还要考虑生产成本和注意保护生态环境。不仅对于植、动物药材如此，对矿物药也不能盲目乱采乱挖。

第二节 炮制与制剂

一、中药炮制

炮制，是指药物在应用或制成各种剂型前，根据医疗、调制、制剂的需要，进行必要的加工处理的过程，它是我国的一项传统制药技术。由于中药材大都是生药，其中不少药物必须经过一定的炮制处理，才能符合临床用药的需要。

炮制的目的主要有以下几点：

1. 消除或降低药物毒性、烈性或副作用，保证安全用药。如川乌、草乌生用内服易中毒，需炮制后用。

2. 增强药物功能，提高临床疗效。如蜜炙桑叶或百部能增强润肺止咳作用，酒炒川芎、当归能增强温通活血作用。

3. 改变药物性能，使之更能适合病情需要。如地黄生用为甘寒之品，长于清热凉血，主治血热诸证，经蒸制成熟地黄后，其药性转温，成为补血、益精要药，主治血虚、精亏诸证。

4. 纯净药材，保证质量，分拣药物，区分等级。

5. 便于制剂与贮藏。如一般饮片的切片；矿物、动物甲壳、贝壳及某些种子类药物的粉碎处理，使有效成分易于溶出，并便于制成各种剂型；有些药物在贮藏前要进行烘焙、炒干等干燥处理，使其不易腐烂、霉变等。

6. 矫味、矫臭，便于服用。如僵蚕、地龙、没药等药材有特殊气味，部分患者难以吞服，使用后还容易引起恶心、呕吐等不适反应。这类药材经过适当的炮制，不仅可以矫臭矫味，减轻不适反应，而且还可使其作用增强。

中药的炮制方法种类繁多，其分类也不尽相同，常用的炮制方法可分为修治、水制、火制、水火共制和其他制法五类。

（一）修治

1. 纯净处理 采用挑、簸、筛、刮、刷等方法，除去药材中的泥沙、杂质和非药用部位，使药物清洁纯净。

2. 粉碎处理 采用捣、碾、镑、锉等方法粉碎药物，以符合制剂和其他炮制法的要求，使之便于调配、制剂或服用。

3. 切制处理 采用切、铡等方法，将药材切成一定规格的片、丝、块、段等，以便于贮存、炮制、称量和制剂。

（二）水制

用水或其他液体辅料处理药物的方法。常用的有洗、淋、泡、润、漂、水飞等法。水制的主要目的在于清洁药材、软化药材，以便于切制或调整药性，如降低药材中的盐分、不良气味及毒性成分等。"水飞"是借药物在水中的沉降性质分取药材极细粉末的方法，系将粉碎的药材加水共研细后，再加清水搅拌，待较粗的颗粒下沉后，倾出上部的混悬液（粗粒再研再飞），将混悬液静置澄清，倾去上面清水，晒干即成。水飞适用于不易溶解的矿物、贝壳类药物，如朱砂、雄黄、炉甘石、石决明等。

（三）火制

用火加热处理药物的方法。如炒、炙、煅、煨、烘焙等。

1. 炒 炒制包括清炒和辅料炒。清炒有炒黄、炒焦和炒炭之分。用文火将药材表面炒至微黄称炒黄。用武火将药材炒至表面焦黄（褐），内部颜色加深，并有焦香气称炒焦。用武火将药材炒至表面焦黑，部分炭化，内部焦黄，但仍保留有药材固有的气味（存性）者称炒炭。辅料炒就是以砂、土、蛤粉、石粉、米、麦麸等固体辅料为中间传热体与药材共同加热，使药材受热均匀，减轻药物的刺激性，增强疗效，并使药材质地变得酥脆，便于药效成分的煎出，或矫味矫臭，或减轻毒副作用。

2. 炙 将药物用液体辅料拌炒的方法，使辅料逐渐渗入药材内部，以改变药性，增强疗效或减少副作用。常用的液体辅料有黄酒、炼蜜、米醋、盐水、姜汁和甘草汁等，不同的液体辅料还会对药材的理化性质和性能功效产生不同的影响，而用同一辅料炮制不同的药物，其作用与目的也可能并不相同。

3. 煅 将药物用猛火直接或间接煅烧的方法，使药材质地松脆，易于粉碎，便于有效成分的煎出，以充分发挥疗效。包括直接煅和间接煅。将药材直接置于炉火上煅烧称直接煅，又称明煅。将药材置于耐高温的密闭容器中，再置火上煅烧称间接煅，又称密闭煅或焖煅。

4. 煨 将药材包裹于湿面粉或湿纸中，埋于热火灰中加热，或用草纸与饮片隔层分放加热。

5. 烘焙 将药材用微火加热，使之干燥的方法。

（四）水火共制

水火共制法包括蒸、煮、淬、焯等。

1. 蒸　是利用水蒸气或隔水加热药物的方法，以便于切制，干燥或杀死虫卵以利于贮存，改变或增强药物的性能，降低药物的毒性。不加辅料者，称为清蒸；加辅料者，称为辅料蒸。

2. 煮　用清水或液体辅料与药物共同加热的方法，以减低药物的毒性、烈性或附加成分，增强药物的疗效。

3. 淬　将药物煅烧红后，迅速投入冷水或液体辅料中，使之酥脆的方法，以便于粉碎，并增强药效。

4. 焯　将药物投入沸水中浸烫后迅速捞出的方法，以使种子类药材易于除去种皮，肉质多汁的药材便于干燥贮存。

（五）其他制法

其他制法指除以上四类炮制方法外的一些特殊制法。主要有制霜、发酵和发芽等。

1. 制霜　种子类药材压榨去油，或矿物药材重结晶后的制品，称为霜。其相应的炮制方法称为制霜。

2. 发酵　将药材与辅料拌和，置于一定的温度和湿度下，利用霉菌使之生霉、发泡的方法。发酵可使原药材的性能、功效改变而成为新的药物品种。

3. 发芽　将具有发芽能力的种子药材用水浸泡后，继续保持一定湿度、温度，使其萌发幼芽的方法。

二、中药制剂

中药制剂即指根据药典、制剂规范和其他规定的处方，将中药的原料药物加工制成具有一定规格，可以直接用于防病、治病的药品。它是中医药学宝库的重要组成部分。相同的中药方剂，由于制剂的不同，服后产生的药效、持续时间、作用特点都可能出现较大的差异。一般根据所用中药材的性质、所含成分、用药目的、临床需要和给药途径等，选择适宜的剂型，可以最大限度地发挥中成药的临床疗效，减少其毒副作用。

几千年来，历代前贤在中医药理论的指导下，在中药剂型的创制和应用上积累了丰富的经验，剂型种类繁多，传统的剂型有丸、散、膏、丹、酒、茶、锭等，特点各异。随着现代科学技术的发展，中成药剂型的研究也不断取得进展，除对传统剂型进行整理和提高，出现了浓缩丸、胶囊剂、微丸、口服液等剂型外，新的剂型不断出现，现代剂型如片剂、注射剂、颗粒剂、滴丸等等。

第十二章 中药的性能

中药的性能是中药作用的基本性质和特征的高度概括，也是在中医药理论指导下认识和使用中药，并用以阐明其药效机理的理论依据。中药的性能又称药性。药性理论是中药理论的核心，主要包括四气、五味、归经、升降浮沉、毒性等。

中医学认为任何疾病的发生无外乎外邪内侵，脏腑功能失调，气机升降失常，阴阳偏盛偏衰。因此，药物治病的基本作用不外是扶正祛邪，调整脏腑的生理功能，恢复气机的升降，纠正阴阳气血偏盛偏衰的病理现象，进而达到治愈疾病、恢复健康的目的。中药治病正是利用药物的偏性纠正疾病的病理之偏，使机体恢复到生理状态，我们可以把这一过程简单概括为"以偏纠偏"或"以偏救弊"。

中药性能的认识和论定，是在长期的医疗实践过程中从药物的作用中总结出来的，并以阴阳、五行、脏腑、经络、治则等中医基础理论为指导，中药性能一旦被确定就成为指导用药的依据。一方面我们可以根据中药的性能推测其功能、主治证，反之亦然；另一方面中药性能理论还不完善，有待进一步提高。

第一节　四气五味

一、四气

四气，又称四性，指寒、热、温、凉四种药性，另外还有平性。四气反映了药物作用于机体后机体发生阴阳盛衰、寒热变化的作用倾向，是与疾病的寒、热性质相对而言的。四气之中寓有阴阳含义，寒凉属阴，温热属阳，寒凉与温热是相对立的两种药性，因此说四气是一个定性概念。寒凉或温热之间又有程度上的不同，即"凉次于寒"、"温次于热"，在寒凉、温热之前又可加上"大"、"微"字样对中药四气程度进一步区分，因此四气又是一个模糊的定量概念。

药性的寒热温凉是由药物作用于人体所产生的不同反应和所获得的不同疗效而总结出来的，它与所治疗疾病的性质是相对而言的。能够减轻或消除热证的药物，一般为寒性或凉性；能够减轻或消除寒证的药物，一般为温性或热性。如病人高热面赤、咽喉肿痛、脉数等属于热证，用石膏、知母等药物治疗后，上述症状得以缓解或消除，说明它们的药性是寒凉的。如果病人表现为四肢厥冷、面色苍白、脘腹冷痛、脉微欲绝，属寒证，用附子、干姜等药物治疗后，上述症状得以缓解或消除，说明它们的药性是温热的。

一般来讲，寒凉药分别具有清热泻火、凉血解毒等作用，主要用于一系列阳热证；温热药具有温里散寒、补火助阳等作用，主要用于一系列阴寒证。一些平性药，其寒、热之性不甚明显，作用较和缓，其中也有微寒、微温的，仍未超出四性的范围。

　　分清疾病的寒热属性，是临床辨证的一大纲领。而"寒者热之，热者寒之"（《素问·至真要大论》）或"疗寒以热药，疗热以寒药"（《神农本草经》）则是治疗寒热病证的基本原则。只有掌握了药性的寒热，才能使以上辨证理论、治则治法与方药密切结合，从而有效指导临床实践。

二、五味

　　五味，是指药物所具有的辛、甘、酸、苦、咸五种基本药味，另外还有淡味和涩味。但前人认为淡为甘之余味，涩为酸之变味，故习惯上仍然称为五味。

　　最初，五味的本义是指上述五种口尝或鼻嗅而直接感知的真实滋味或气味，属于药材性状的范畴。而作为中药性能理论中的五味，不一定是用以表示药物客观具有的真实滋味或气味，更主要是用以反映药物功效在补、泻、散、敛等方面的一些作用特性。有时又将性能中的五味称为药味。以阴阳划分性能理论中的五味，辛、甘、淡属阳，苦、酸、涩、咸属阴。

　　在性能中的五味理论，主要是用以反映中药的作用特点，不同的味可以表示不同的功效。

　　1. 辛　有发散、行气、活血等方面的作用。一般用治表证的药物，如麻黄、薄荷；或用治气血阻滞的药物，如木香、红花等，均具有辛味。

　　2. 甘　有补益、和中、调和药性和缓急止痛的作用。一般用于治疗各种虚证的补虚药，如党参、熟地黄；用于缓和拘急疼痛、调和药性的药物，如甘草、饴糖等，均具有甘味。

　　3. 酸　有收敛、固涩作用，多用于体虚多汗、肺虚久咳、久泻、遗精、滑精、遗尿、尿频、崩带不止等证。如山茱萸、五味子涩精敛汗，五倍子涩肠止泻，都具有酸味。然部分酸味药尚能生津止渴，或与甘味相合而化阴，用于津伤口渴等，如乌梅生津止渴。

　　4. 苦　有清泄火热、泄降气逆、通泄大便、燥湿、坚阴等作用，用于火热诸证、气逆喘咳、呕吐呃逆、实热便秘、湿邪壅滞、便秘、阴虚火旺等证。如黄连清热泻火、大黄泻热通便、苍术燥湿、知母泻火存阴，均具有苦味。

　　5. 咸　有软坚散结和泻下通便作用，用于痰核、瘿瘤、瘰疬、癥瘕、痞块、大便燥结等证。如瓦楞子软坚散结、芒硝泻下通便，均具有咸味。

　　6. 淡　有渗湿利小便的作用，用于水肿、小便不利等证。如猪苓、茯苓有利水渗湿作用，均具有淡味。

　　7. 涩　能收敛固涩，与酸味作用相似。

　　每一种药物的作用都必须是性和味功能的共同体现；有些药物由于性或味相同，则具有某些共性，即性相同的，就有性方面的共同作用；味相同的，就有味方面的共同作用；性味完全相同的药物，其治疗作用仅能相近，而不完全相同；性味还必须与药物的具体功效结合起来，方能得到比较全面、准确的认识。

第二节　升降浮沉

升降浮沉是指药物对机体有向上、向下、向外、向内四种不同作用趋向。它是与疾病所表现的趋向性相对而言的。升，即上升提举，趋向于上；降，即下达降逆，趋向于下；浮，即向外发散，趋向于外；沉，即向内收敛，趋向于内。其中升、浮属阳，沉、降属阴。

由于疾病在病势上常常表现出向上（如呕吐、呃逆、喘息）、向下（如脱肛、遗尿、崩漏）、向外（如自汗、盗汗）、向内（表证未解而入里），能够针对病情，改善或消除这些病证的药物，相对来说也就分别具有升降浮沉的作用趋向。

一般来说，具有解表、透疹、祛风湿、升阳举陷、开窍醒神、温阳补火、行气解郁及涌吐等功效的药物，其作用趋向主要是升浮的；而具有清热、泻下、利湿、安神、止呕、平抑肝阳、息风止痉、止咳平喘、收敛固涩及止血等功效的药物，其作用趋向主要是沉降的。由于中药作用的多样性，有的升降浮沉趋向不明显，如消食药及外用的攻毒杀虫药等。而有些中药又有双向性，既能升浮，又可沉降。如牛蒡子、桑叶、菊花等发散风热药，其解表功效的作用趋向是升浮的，而清泄里热功效的作用趋向却是沉降的。

药物升降浮沉的性能与药物本身的性味、质地有不可分割的关系，能升浮的药物大多具有辛、甘味和温、热性；能沉降的药物大多具有酸、苦、咸、涩味和寒、凉性。故李时珍曾指出："酸咸无升，辛甘无降，寒无浮，热无沉。"花、叶、枝等质轻的药物大多升浮；种子、果实、矿石、贝壳等质重的药物大多沉降。此外，药物升降浮沉的性能，还常受到加工炮制、配伍的影响，在用药时应加以注意。前人认为"酒制升提，姜制发散"，"升者引之以咸寒，则沉而直达下焦，沉者引之以酒，则浮而上至颠顶"。如川芎酒炙，增强祛风活血、升浮之性；黄连、大黄酒炙，其苦寒沉降之性减弱，更宜于上焦热证。在复方配伍中，某一药性升浮的药物与较多药性沉降的药物配伍使用，其升浮之性会受到制约；反之，药性沉降的药物与较多药性升浮的药物配伍，其沉降之性会受到抑制。如麻黄与大量石膏同用，其升浮发汗之力受到石膏清降之性的制约，可主治肺热喘咳证。大黄与川芎、防风、白芷、荆芥等升浮药同用，其清泄沉降之性受到制约，可主治上焦风热证。可见各种药物所具有的升降浮沉性能在一定条件下是可加以人为控制而转化的。

第三节　归　经

归经是指药物对于机体某部分的选择性作用，即某药对某些脏腑经络的病变起着主要或特殊的治疗作用。药物的归经不同，其治疗作用也不同。同属性寒清热之药，有清肝热、清胃热、清肺热、清心热之别。同属补药，亦有补肺、补脾、补肾、补肝之异。该理论直接将中药的功效与人体的脏腑、经络系统密切联系起来，从而为临床准确选择药物提供了又一重要依据。

　　中药归经理论是在中医基本理论指导下以脏腑经络学说为基础，以药物所治疗的具体病证为依据，经过长期临床实践总结出来的用药理论。由于经络能沟通人体内外表里，所以一旦机体发生病变，体表病变可以通过经络影响内在脏腑；内在脏腑病变也可以反映到体表。由于发病所在脏腑及经络循行部位不同，临床上所表现的症状各不相同。如心经病变多见神昏、心悸；肺经病变常见胸闷喘咳；肝经病变每见胁痛、抽搐等症。临床用朱砂、远志能治愈神昏、心悸，说明它们归心经；用桔梗、紫苏子能治愈喘咳胸闷，说明它们归肺经；而选用白芍、钩藤能治愈胁痛、抽搐则说明它们归肝经。至于一药能归数经，是指其治疗范围的扩大。如麻黄归肺与膀胱经，它既能发汗宣肺平喘，治疗外感风寒及咳喘之证，又能宣肺利尿，治疗风水水肿之证。由此可见，归经理论是通过脏腑辨证用药，从临床疗效观察中总结出来的用药理论。

　　由于经络与脏腑密切联系，但又各成系统，在不同历史时期，采用的辨证体系又各有侧重，因此造成了药物归经的表述和含义的不一致。例如，羌活、猪苓都有归膀胱经的记载，但含义不同。羌活发散风寒，主治恶寒、发热、头项强痛及脉浮之证，根据六经辨证，足太阳膀胱经为一身藩篱而主表，故言其归膀胱经。猪苓利水渗湿，主治小便不利、水肿之证，根据脏腑辨证，此为膀胱气化失司所致贮尿或排尿功能失常，故称其归膀胱经。

　　临床用药时，将归经和其他性能结合起来考虑，可以提高用药的准确性。对于那些性味与主要功效相同，而主治部位不尽一致的药物，尤其如此。临床上，根据四诊获得的资料，运用八纲辨证、脏腑辨证、经络辨证、六经辨证等方法确定证候，拟定治疗法则而遣方用药。用药除必须根据病证的寒热虚实以选定外，还必须根据病变所在脏腑经络，按归经原则选择用药。如同为甘寒的补阴药，沙参归肺胃经，百合归肺心经，龟甲归肝肾经，必须准确选用。同为发散风寒而止痛的药物，因头痛部位不同，其使用亦有考究。太阳经头痛宜用羌活、藁本，阳明经头痛宜用白芷，少阴经头痛宜用细辛、独活，厥阴经头痛宜用川芎。又如，同是寒凝气滞之腹痛，治疗原则均为祛寒理气止痛，但因疼痛部位不同则应根据药物的归经选择不同的药物，如脘腹痛者为病在足太阴脾经、足阳明胃经，应选干姜、丁香等归脾经之药；若痛在少腹，甚则牵引睾丸，为病在足厥阴肝经，应选吴茱萸、小茴香、荔枝核等归肝经之药。所以徐灵胎强调说："治病必分经络脏腑"，"不知经络而用药，其失也泛，必无捷效"。

　　另一方面，由于脏腑经络在生理上相互联系，在病理上相互影响，使人体成为一个统一的整体，在运用归经理论时，必须考虑到脏腑经络间的关系，临床用药时往往并不单纯使用某一经的药物。有的病证表现在某一脏某一经，但并不一定只用归该脏该经的药物。中医的治法是灵活多样的，如按照中医五行学说相生相克规律来确定治疗原则，有滋水涵木法、益火补土法、培土生金法、金水相生法、抑木扶土法、培土制水法、佐金平木法等治法。故治疗肝阳上亢之证，除选择归肝经的平肝潜阳药外，还须配以归肾经的滋补肾阴药，以滋水涵木，使亢阳潜平。治咳喘因脾虚或肾虚所致者，单独拘泥于治肺，则疗效不佳。若以健脾益气或补肾之药与归肺经的补肺、止咳平喘药同用，能明显提高疗效。

第四节　毒　性

　　毒性，现多指药物对机体的损害性。本草著述中常在每一味药物的性味之下标明"有毒"或"无毒"。毒性，是用以反映药物安全程度的性能。

一、毒性的含义

　　历来对毒性的认识存在着两种观点。一种观点认为药物用以治疗疾病的偏性，即是毒性。凡药均具有某种偏性，如张景岳指出："药以治病，因毒为能"；《神农本草经》记载："攻病愈疾的药物称为有毒"；正如《周礼》所谓："医师掌医之政令，聚毒药以共医事"，基于此认识，在古代医药文献中常将药物称为"毒药"。另一种观点认为毒性专指药物对人体的不良影响及损害性。所谓毒药一般系指对机体发生化学或物理作用，能损害机体，引起功能障碍、疾病甚至死亡的药物。1988 年国务院颁布的《医疗用毒性药品管理办法》称："医疗用毒性药品，系指毒性剧烈，治疗剂量与中毒剂量相近，使用不当会致人中毒或死亡的药物"；并规定了毒性中药管理品种有：砒石（红砒、白砒）、砒霜、水银、生马钱子、生川乌、生草乌、生白附子、生附子、生半夏、生南星、生巴豆、斑蝥、青娘虫、红娘虫、生甘遂、生狼毒、生藤黄、生千金子、生天仙子、闹羊花、雪上一枝蒿、红升丹、白降丹、蟾酥、洋金花、红粉、轻粉、雄黄。前一种观点为对毒性的广义认识，后一种观点为对毒性的狭义认识。现今已普遍将毒性的含义定为后一种认识。

二、引起中毒的因素

　　一是剂量过大，包括砒霜、胆矾、斑蝥、蟾酥、马钱子、附子、乌头等毒性较大的药物，以及人参、知母、黄芩等传统认为无毒药物，用量过大，或使用时间过长，均可导致中毒；二是误服伪品，如误以华山参、商陆代人参使用；三是炮制不当，如内服使用未经炮制的生附子、生乌头；四是制剂服法不当，如乌头、附子中毒，多因煎煮时间太短，或服后受寒、进食生冷；五是配伍不当，如乌头与半夏同用而致中毒。此外，还有药材品种、药材质量、药不对证、给药途径、服药时间及个体差异也是引起中毒的原因。

三、正确对待中药的毒性

　　使用药物防治疾病，必须以保证患者安全并且取得预期疗效为原则。如果所用药物对患者机体及功能造成了毒性伤害，则有违用药目的。目前用药时往往出现以下两种片面性。一是使用所谓无毒药时，盲目加大用量，忽视安全，以致引起中毒反应。二是使用所谓有毒药时，随意将用量降低到有效剂量之下，以致无法获得预期的疗效。

　　对待中药毒性的正确态度应当是"有毒观念，无毒用药"。首先要重视毒性的普遍性，牢固树立药物使用不当会对机体造成损害的观念；另一方面，必须采取各种有效的措施，降低或消除药物的毒性反应，力求确保用药安全又取得最佳疗效。《内经》提出："大毒治病，十去其六；常毒治病，十去其七；小毒治病，十去其八；无毒治病，十去其九；谷肉果菜，食养尽之。无使过之，伤其正也。"《神农本草经》又提出："若毒药治病，先起如黍粟，病去即止，不去倍之，不去十之，取去为度。"至今仍是值得借鉴的。如附子、砒石、升药等毒性较明显的药物，往往具有较强或较特殊的医疗作用。古今医家利用这些有毒药在治疗恶疮毒肿、疥癣、癌肿及某些疑难病、急重症方面，积累了不少经验，获得了肯定疗效，目前有些药物还被发现具有重要的新用途，证明有毒药有其可利用的一面。对此，具有进一步研究和发掘的价值。

历代本草书籍中有关毒药的记载，大多是正确的。由于历史条件和个人认识的局限性，其中也存在不实之处。如《神农本草经》将丹砂（即朱砂）列在上品药之首位，视其为"无毒，多服久服不伤人"之药；而素称有毒的蕲蛇及雷丸，其安全性实际上远远大于若干"无毒"之品。还应当注意，文献中对于药物毒性的认识，一般是在口服情况下的急性中毒反应，而对中药的慢性毒性却知之甚少。我们应当在前人的经验基础上，借助现代的临床研究和毒理学研究，进一步深入认识中药的毒性。

虽然中药的安全性相对较高，但仍存在不容忽视的毒副反应。对于中药中毒的诊断和解救，亦应在当代的条件下，结合现代的认识水平、诊断技术、解救措施，使之不断进步。

第十三章
中药的应用

中药的用法包括中药的配伍、用药禁忌、用量和用法等方面内容。掌握这些知识与方法，按照病情、药性和治疗要求予以正确应用，对于充分发挥药效、确保用药安全具有十分重要的意义。

第一节　配　伍

配伍是指按照病情的不同需要和药物的不同特点，有选择地将两种或两种以上的药物合在一起应用。

由于人体疾病复杂多变，往往一病多因或数病相兼，或表里同病，或虚实互见，或寒热错杂，或气血阴阳俱虚，单味药力量有限，且难全面照顾治疗要求；有的药物具有毒副作用，单味应用难以避免不良反应。随着药物品种日趋增多，对药性的特点不断明确，因此，常常需要同时使用两种以上的药物，以增强疗效或针对兼症，或抑制、消除一些药的毒副作用。这就需要有目的地按病情需要和药性特点，有选择地将两味以上药物配伍使用。

在配伍应用的情况下，由于药物与药物之间出现相互作用的关系，所以有些药物因协同作用而增进疗效，但是也有些药物却可能互相对抗而抵消、削弱原有的功效；有些药物因为相互配用而减轻或消除了毒性或副作用，但是也有些药物反而因为相互作用发生不利于人体的作用等等。对于这些情况，前人把单味药的应用同药与药之间的配伍关系总结为七个方面，称为药物的"七情"。它包括单行、相须、相使、相畏、相杀、相恶、相反七个方面。内容如下：

1. 单行　就是单用一味药来治疗某种病情单一的疾病。如古方独参汤，即单用一味人参，治疗大失血所引起元气虚脱的危重病证；清金散，即单用一味黄芩，治疗肺热咳嗽的病证。

2. 相须　就是两种功效类似的药物配合应用，可以增强原有药物的功效。如麻黄与桂枝配伍，能明显增强发汗解表、祛风散寒的作用。

3. 相使　就是以一种药物为主，另一种药物为辅，两药合用，辅药可以提高主药的功效。如黄芪配茯苓治脾虚水肿，黄芪为健脾益气、利尿消肿的主药，茯苓淡渗利湿，可增强黄芪益气利尿的作用。

4. 相畏　就是一种药物的毒性反应或副作用能被另一种药物减轻或消除。如生半夏和生天南星的毒性能被生姜减轻或消除，所以说生半夏和生天南星畏生姜。

5. 相杀　就是一种药物能减轻或消除另一种药物的毒性反应或副作用。如生姜能减轻或消除生半夏和生天南星的毒性，所以说生姜杀生半夏和生天南星的毒。由此可知，相畏与相杀实际上是同一配伍关系从不同角度的两种提法。

6. 相恶　指两药合用后，一药或两药某方面或某几方面治疗效应削弱甚至丧失的配伍关系。如人参恶莱菔子，莱菔子能削弱人参的补气作用。

7. 相反　就是两种药物同用能产生或增强毒性反应或副作用。如甘草反甘遂，贝母反乌头等，详见用药禁忌"十八反"、"十九畏"中若干药物。

上述中药配伍"七情"，其变化关系可以概括为四项。即在配伍应用的情况下，药物配伍因产生协同作用而增进疗效，如"相须"、"相使"，是临床用药时要充分利用的；有些药物可能互相拮抗而抵消、削弱原有功效，如"相恶"，在用药时应加以注意；有些药物由于相互作用，可能减轻或消除原有的毒性或副作用，如"相畏"、"相杀"，在应用烈性药或毒性药时必须考虑选用；一些药物因相互作用而产生或增强副作用，即"相反"，此属配伍禁忌，原则上应避免配用。

第二节　用药禁忌

为了确保疗效、安全用药、避免毒副作用的产生，必须注意用药禁忌。中药的用药禁忌主要包括配伍禁忌、妊娠用药禁忌和服药时的饮食禁忌三个方面。

一、配伍禁忌

在选药组方时，有的药物应当避免合用，称为配伍禁忌。即《神农本草经》所谓："勿用相恶、相反者。"据《蜀本草》统计，《神农本草经》所载365种药中，相反者18种，相恶者60种。历代关于配伍禁忌的认识和发展，在古籍中说法不一，金元时期概括为"十八反"和"十九畏"，并编成歌诀。

"十八反"歌最早见于张子和的《儒门事亲》："本草明言十八反，半蒌贝蔹及攻乌，藻戟遂芫俱战草，诸参辛芍叛藜芦。"共载相反中药十八种，即乌头反半夏、瓜蒌、贝母、白蔹、白及；甘草反海藻、大戟、甘遂、芫花；藜芦反人参、玄参、沙参、丹参、苦参、细辛、芍药。

而"十九畏"歌诀首见于明代刘纯的《医经小学》："硫黄原是火中精，朴硝一见便相争，水银莫与砒霜见，狼毒最怕密陀僧，巴豆性烈最为上，偏与牵牛不顺情，丁香莫与郁金见，牙硝难合京三棱，川乌、草乌不顺犀，人参最怕五灵脂，官桂善能调冷气，若逢石脂便相欺，大凡修合看顺逆，炮爁炙煿莫相依。"指出了共19个相反的药物：硫黄畏朴硝，水银畏砒霜，狼毒畏密陀僧，巴豆畏牵牛子，丁香畏郁金，牙硝畏三棱，川乌、草乌畏犀角，人参畏五灵脂，官桂畏赤石脂。

此后，《本草纲目》、《药鉴》、《炮炙大法》等书所记略有出入，但不如十八反、十九畏歌诀那样广为传诵。

《神农本草经·序例》中指出："勿用相恶、相反者"，"若有毒宜制，可用相畏、相杀者，不尔，勿合用也"。自宋代以后，将"相畏"关系也列为配伍禁忌，与"相恶"混淆不清。因此，"十九畏"的"畏"字概念，与配伍一节所谈的"七情"之一的"相畏"含义并不相同。

对于"十八反"和"十九畏"的认识，历来存在分歧，古今都不乏有意将"十八反"、"十九畏"中的药对配伍使用者，但遵信者居多，故一直被视为绝对的配伍禁忌。现代对"十八反"和"十九畏"做了不少研究，但结论颇不一致，由于"十八反"和"十九畏"本身涉及的问题很多，实验研究至今还不能定论，尚有待进一步研究。目前，对待"十八反"、"十九畏"的正确态度应当是：原则上应遵照执行，若无充分的根据和应用经验，不宜盲目使用"十八反"和"十九畏"所涉及的药对，更不能全盘否定。

二、妊娠用药禁忌

妊娠用药禁忌是指妇女妊娠期治疗用药的禁忌。某些药物具有损害胎元以致堕胎的副作用，所以应作为妊娠禁忌的药物。根据药物对于胎元损害程度的不同，一般可分为慎用与禁用两大类。慎用的药物包括通经祛瘀、行气破滞及辛热滑利之品，如桃仁、红花、牛膝、枳实、附子、肉桂、干姜等；禁用的药物是指毒性较强，或药性猛烈的药物，如巴豆、牵牛、大戟、商陆、麝香、三棱、莪术、水蛭、斑蝥、雄黄、砒霜等。

凡禁用的药物，绝对不能使用；慎用的药物，可以根据病情的需要，斟酌使用，但没有特殊必要时，一般应尽量避免使用，以防发生事故。

三、服药时的饮食禁忌

饮食禁忌是指服药期间对某些食物的禁忌，又简称食忌，也就是通常所说的忌口。

服药期间一般不宜食用生冷、多脂、黏腻及有刺激性的食物，以免妨碍脾胃功能，影响药物的吸收，使药物的疗效降低。其次不宜食用对某种病证不利的食物，如生冷食物对于寒证，特别是脾胃虚寒证不利；辛热食物对于热证不利；食油过多，会加重发热；食盐过多，会加重水肿。另外，不宜食用与所服药物之间存在类似相恶或相反配伍关系的食物。如服皂矾应忌茶，因为皂矾为低价铁盐（硫酸亚铁），遇茶中的鞣质，容易生成不溶于水的鞣酸铁，使药效降低。

此外，古代文献记载有甘草、黄连、桔梗、乌梅忌猪肉，鳖甲忌苋菜，常山忌葱，地黄、何首乌忌葱、蒜、萝卜，丹参、茯苓、茯神忌醋，土茯苓、使君子忌茶，薄荷忌蟹肉以及蜜反生葱、柿反蟹等，也应作为服药禁忌的参考。

第三节　用量与用法

一、中药的用量

中药的用量即剂量，是指临床应用时的分量。首先是指每一味药的成人一日量（按：

本书每味药物标明的用量，除特别注明以外，都是指干燥后生药，在汤剂中成人一日内服量）；其次是指方剂中每味药之间的比较分量，也即相对剂量。

中药的计量单位有：重量，如市制有斤、两、钱、分、厘；公制有千克、克、毫克。数量，如生姜三片、蜈蚣二条、大枣七枚、芦根一支、荷叶一角、葱白两只等。自明清以来，我国普遍采用16进位制的"市制"计量方法，即1市斤＝16两＝160钱。自1979年起我国对中药生产计量统一采用公制，即1公斤＝1000克＝1000000毫克。为了处方和调剂计算方便，按规定以如下的近似值进行换算：1市两（16进位制）＝30克；1钱＝3克；1分＝0.3克；1厘＝0.03克。

尽管中药绝大多数来源于生药，安全剂量幅度较大，用量不像化学药品那样严格，但用量得当与否，也是直接影响药效发挥，临床效果好坏的重要因素之一。一般来讲，确定中药的剂量，应考虑如下几方面的因素：

一是药物方面。对于药物本身，应当结合其毒性有无、作用强弱、气味浓淡、质地轻重及药材质量和干鲜等加以考虑。具体来讲，毒药或作用峻烈的药物，其用量必须严格控制在安全范围内，并采用《神农本草经·序例》中提出的"若用毒药疗病，先起如黍粟，病去即止，不去倍之，不去十之，取去为度"的方法给药。一般药物中，花叶类质地疏松的、药味浓厚的及作用较强的药物用量宜偏小；金石贝壳类质重的、药味淡薄的及作用缓和的药物用量宜稍大。鲜品因药材含有大量水分，其用量也宜增大。

二是应用方面。主要因单方、复方、剂型及使用目的的差异而有所不同。一般药物单味应用时，其用量可比在复方中应用时大。在复方中，同一药物作主药时，其用量往往较之作辅药时大。同一药物在不同剂型中，其用量亦不尽相同。如多数药物作汤剂时，因其有效成分一般不能完全溶出，故用量一般较之作丸、散剂时的用量大。中药一物多用，临床用药目的不同，其用量也可能不同。如槟榔，用于消积、行气、利水，常用量仅为5~15g；而用以驱虫时，则需用到30~60g，甚至更大。即使是利用药物的同一功效，也可能因用药目的不同而使用不同剂量。如柴胡，具有解表、疏肝和升阳的功效，其用以解表时剂量宜稍大，而用以疏肝和升阳，其剂量可偏小。

三是患者方面。主要因患者的年龄、体质、病情不同而用量不同。一般老年人、小儿、妇女产后及体质虚弱的病人，都要减少用量，成人及平素体质壮实的患者用量宜重。一般5岁以下的小儿用成人药量的1/4；5岁以上的儿童按成人用量减半服用。病情轻重、病势缓急、病程长短与药物剂量也有密切关系。一般病情轻、病势缓、病程长者用量宜小；病情重、病势急、病程短者用量宜大。

四是季节方面。夏季发汗解表药及辛温大热药用量宜轻；冬季发汗解表药及辛温大热药用量宜重；夏季苦寒降火药用量宜重；冬季苦寒降火药则用量宜轻。

二、中药的用法

中药的应用方法内容十分广泛，本书主要讨论中药的煎煮方法及服药方法。

（一）中药的煎煮方法

汤剂是中药最为常用的剂型之一，自商代伊尹创制汤液以来沿用至今，经久不衰。汤剂的制作对煎具、用水、火候、煮法都有一定的要求。

汤剂的一般煎煮方法是：煎药器具最好用砂锅、砂罐，忌用铁、铜、铝等器具。煎药水需洁净无污染。煎药水量以饮片适当加压后，液面淹没约 2cm 为宜。煎前宜用冷水浸泡 20～30 分钟为宜，种子药稍长。煎药火候要适度，一般先武火后文火，特殊药要作适当处理。煎煮次数以 2～3 次为宜。煎煮后应榨渣取汁，使药汁充分排出。

汤剂的特殊煎煮法简介如下：

1. 先煎　有效成分难溶于水的一些矿物、贝壳类药物，应打碎先煎，煮沸 30 分钟左右，再入他药同煎。如动物角（水牛角、鹿角等）、甲（龟甲、鳖甲等）、贝壳（石决明、牡蛎等）类药物和矿物类药物（如石膏、磁石、赭石等）应先煎。此外，久煎可降低毒烈性者，亦应先煎，如乌头、附子等。

2. 后下　一些气味芳香或久煎易失效的药物须在其他药物煎煮一定时间后，再纳入此类药物同煎一定时间，如鱼腥草、肉桂，及大黄、钩藤等。

3. 包煎　药材有毛状物对咽喉有刺激性，或药物易漂浮于水面不便于煎煮者，或药材呈粉末状及煎煮后容易使煎液浑浊者，以及煎煮后药液黏稠不便于滤取药汁者，入汤剂时均应用纱布包裹入煎。如辛夷、旋覆花、海金沙、蒲黄、车前子等。

4. 另煎　名贵药材与其他药同用，入汤剂时宜另煎取汁，再与其他药物煎液兑服，以免煎出的有效成分被其他药物的药渣吸附，造成名贵药材的浪费。如人参、西洋参、羚羊角等。

5. 烊化　胶类药材与其他药同煎，容易粘锅、熬焦，或黏附于其他药渣上，既造成胶类药材的浪费，又影响其他药物的有效成分溶出，因此，宜烊化（将胶类药物放入水中或已煎好的药液中加热溶化称烊化）而不宜同煎。如阿胶、鹿角胶等。

6. 冲服　入水即化的及汁液性药物，不需入煎，宜直接用开水或药汁冲服。如芒硝、蜂蜜、竹沥等。

（二）中药的服药方法

口服是临床应用中药的主要途径，尤其是口服汤剂时应当注意以下因素：

1. 服药时间　汤剂一般每日 1 剂，煎 2 次分服，两次间隔时间为 4～6 小时。临床用药时可根据病情增减，如急性病、热性病可一日 2 剂。至于饭前还是饭后服则主要决定于病变部位和性质。一般来讲，病在胸膈以上者如眩晕、头痛、目疾、咽痛等宜饭后服；病在胸腹以下，如胃、肝、肾等脏疾患，则宜饭前服；某些对胃肠有刺激性的药物宜饭后服；补益药多滋腻碍胃，宜空腹服；治疟药宜在疟疾发作前 2 小时服用；安神药宜睡前服；慢性病宜定时服；急性病、呕吐、惊厥及石淋、咽喉病须煎汤代茶饮者，均可不定时服。

2. 服药方法

（1）汤剂　一般宜温服。但解表药要偏热服，服后还须盖好衣被，或进热粥，以助汗出；寒证用热药宜热服，热证用寒药宜冷服，以防格拒于外。如出现真热假寒当寒药温服，真寒假热者则当热药冷服。

（2）丸剂　颗粒较小者，可直接用温开水送服；大蜜丸者，可以分成小粒吞服；若水丸质硬者，可 2 用开水溶化后服。

（3）散剂、粉剂　可用蜂蜜加以调和送服，或装入胶囊中吞服，避免直接吞服，刺激咽喉。

（4）膏剂　宜用开水冲服，避免直接倒入口中吞咽，以免黏喉引起呕吐。

（5）冲剂、糖浆剂　冲剂宜用开水冲服；糖浆剂可以直接吞服。

此外，危重病人宜少量频服；呕吐患者可以浓煎药汁，少量频服；对于神志不清或因其他原因不能口服时，可采用鼻饲给药法。在应用发汗、泻下、清热药时，若药力较强，要注意患者个体差异，一般得汗、泻下、热降即可停药，适可而止，不必尽剂，以免汗、下、清热太过，损伤人体的正气。

第十四章

解表药

凡以发散表邪、解除表证为主要作用，常用以治疗表证的药物，称为解表药，或称发表药。

解表药多具有辛味，主入肺、膀胱经，性善发散，能促进机体发汗，使肌表之邪外散或随汗出而解。主要具有发散解表作用，适用于外感风寒或风热所致表证。根据解表药的药性及功效主治差异，可分为发散风寒药及发散风热药两类，又称辛温解表药与辛凉解表药。

应用解表药时，应针对外感风寒或风热的不同，相应选择长于发散风寒或风热的药物；若虚人外感，正虚邪实，可随证配伍益气、助阳、养阴、补血药等扶正之品，以扶正祛邪；温病初起，邪在卫分，除选用发散风热药物外，应同时配伍清热解毒药。

使用发汗力较强的解表药时，用量不宜过大，以免发汗太过，耗伤阳气，损及津液，造成"亡阳"、"伤阴"的弊端。又汗为津液，血汗同源，故表虚自汗、阴虚盗汗以及疮疡日久、淋证、失血患者，虽有表证，也应慎用解表药。同时，使用解表药还应注意因时因地而异，如春夏腠理疏松，容易出汗，解表药用量宜轻；冬季腠理致密，不易汗出，解表药用量宜重；北方严寒地区用药宜重；南方炎热地区用药宜轻。且解表药多为辛散轻扬之品，入汤剂不宜久煎，以免有效成分挥发而降低药效。

第一节　发散风寒药

发散风寒药性味多属辛温，辛以发散，温可祛寒，故以发散风寒为主要作用。主治风寒表证，症见恶寒发热，无汗或汗出不畅，头身疼痛，鼻塞流涕，口不渴，舌苔薄白，脉浮紧等。部分药物兼有止咳平喘、利水消肿、祛风湿、消疮等功效，又可用治咳喘、水肿、风湿痹证以及疮疡初起等兼有风寒表证者。

麻　黄《神农本草经》

为麻黄科植物草麻黄 *Ephedra sinica* Stapf.、中麻黄 *Ephedra intermedia* Schrenk et C. A. Mey. 或木贼麻黄 *Ephedra equisetina* Bge. 的草质茎。主产于河北、山西、内蒙古等地。生用、蜜炙或捣绒用。

【药性】辛、微苦，温。归肺、膀胱经。

【功效】发汗解表，宣肺平喘，利水消肿。

【应用】

1. 用于外感风寒表实证。本品辛以发散，温以祛寒，体轻升浮，入肺、膀胱，故能开腠理，透毛窍，发汗解表散寒，为辛温解表第一峻品，多用治外感风寒表实无汗证。常与桂枝相须为用，增强发汗解表之力，如麻黄汤。

2. 用于实证咳喘。本品能辛散宣畅肺气，苦泄肃降上逆之气，以复肺之宣发肃降，为治疗肺气壅遏所致喘咳的要药。治疗风寒外束的喘咳，常配伍苦杏仁，如三拗汤；若兼内有寒饮，可配伍细辛、干姜、半夏等，如小青龙汤；若属热邪壅肺而致喘咳者，可与石膏、苦杏仁、甘草等药配伍，如麻杏甘石汤。

3. 用于水肿而兼表证。本品发汗利水，宜用于风邪袭表，肺失宣降的水肿、小便不利兼有表证者，常与生姜、白术等同用，如越婢加术汤。

此外，取麻黄散寒通滞作用，配合其他相应药物也可用治风寒痹证、阴疽、痰核等证。

【用法用量】煎服，2~10g。发汗解表宜生用，止咳平喘多炙用。

【使用注意】本品发散力强，凡表虚自汗、阴虚盗汗及虚喘均应慎用。

桂 枝《神农本草经》

为樟科植物肉桂 *Cinnamomum cassia* Presl 的嫩枝。主产于广西、广东等地。生用。

【药性】辛、甘，温。归心、肺、膀胱经。

【功效】发汗解肌，温通经脉，助阳化气。

【应用】

1. 用于风寒表证。本品辛甘温煦，甘温通阳扶卫，其开腠发汗之力较麻黄温和，而善于宣阳气于卫分，畅营血于肌表，故有助卫实表、发汗解肌、外散风寒之功。对于外感风寒，不论表实无汗、表虚有汗及阳虚受寒者，均宜使用。治风寒表实证，桂枝与麻黄相须为用，如麻黄汤。治风寒表虚证，营卫不和而自汗出、脉浮缓者，常与白芍配伍，如桂枝汤。治阳虚感寒，多与附子同用，共收助阳解表之效。

2. 用于寒凝血瘀证。本品辛散温通，能温通经脉，散寒止痛。若妇女血寒瘀阻，经闭腹痛，月经不调，癥瘕，产后腹痛，多与当归、吴茱萸同用，如温经汤。若中焦虚寒，脘腹冷痛，每与白芍、饴糖同用，如小建中汤。若风寒湿痹，肩臂疼痛，可与附子同用，以祛风散寒、通痹止痛，如桂枝附子汤。

3. 用于阳虚水肿、痰饮证。本品甘温，可助阳化气，以行痰饮水湿之邪。治脾阳不运，水湿内停之痰饮、眩晕，常与白术、茯苓等药同用，如苓桂术甘汤；治肾与膀胱阳虚寒凝，气化不行之小便不利、水肿，常与茯苓、猪苓等药同用，如五苓散。

4. 用于胸痹、心悸证。本品辛甘性温，能助心阳，通血脉，止悸动。如心阳不振，不能宣通血脉，而见心悸动、脉结代者，常与甘草、人参、麦冬等同用，如炙甘草汤。

【用法用量】煎服，5~10g。

【使用注意】本品易助热，伤阴，动血。温热病，阴虚火旺、血热妄行者忌用；孕妇慎用。

紫 苏《名医别录》

为唇形科植物紫苏 *Perilla frutescens* (L.) Britt. 的茎、叶，其叶称紫苏叶，其茎称紫苏梗。我国南北均产。生用。

【药性】辛，温。归肺、脾经。

【功效】解表散寒，行气宽中，解鱼蟹毒。

【应用】

1. 用于风寒感冒。本品辛散性温，发汗解表散寒之力较为缓和，轻证可以单用，重证须与其他发散风寒药合用。因其外能解表散寒，内能行气宽中，且略兼化痰止咳之功，故风寒表证而兼气滞，胸脘满闷、恶心呕逆，或咳喘痰多者，较为适宜。兼气滞者，常配伍香附、陈皮等药，如香苏散；兼咳喘痰多者，每与苦杏仁、桔梗等药同用，如杏苏散。

2. 用于脾胃气滞证。本品能行气宽中，和胃止呕，兼有理气安胎之功，可用治中焦气机郁滞之胸脘胀满、恶心呕吐。偏寒者，常与砂仁、丁香等温中止呕药同用；偏热者，常与黄连、芦根等清胃止呕药同用；若胎气上逆，胸闷呕吐，胎动不安者，常与砂仁、陈皮等理气安胎药配伍。用治七情郁结、痰凝气滞之梅核气证，常与半夏、厚朴、茯苓等同用，如半夏厚朴汤。

此外，用于食鱼蟹中毒引起的腹痛吐泻，单用或与生姜、陈皮等同用。

【用法用量】煎服，5~10g，不宜久煎。

生 姜《名医别录》

为姜科植物姜 *Zingiber officinale* Rosc. 的新鲜根茎。各地均产。生用。

【药性】辛，温。归肺、脾、胃经。

【功效】解表散寒，温中止呕，温肺止咳。

【应用】

1. 用于风寒感冒。本品辛散温通，能发汗解表，祛风散寒，但作用较弱，故适用于风寒感冒轻证，可单煎或配红糖、葱白煎服。或与桂枝、羌活等辛温解表药同用，以增强发汗解表之力。

2. 用于胃寒呕吐。本品辛散温通，能温胃散寒，和中降逆，其止呕功良，素有"呕家圣药"之称，随证配伍可治疗多种呕吐。因其本为温胃之品，故对胃寒呕吐最为适合，可配伍高良姜、豆蔻等温胃止呕药。若痰饮呕吐者，常配伍半夏，如小半夏汤；若胃热呕吐者，可配伍黄连、竹茹、枇杷叶等清胃止呕药。

3. 用于风寒咳嗽。本品辛温发散，能温肺散寒，化痰止咳，可用治风寒客肺，痰多咳嗽，常与苦杏仁、紫苏、陈皮等药同用。

此外，本品能解生半夏、生南星以及鱼蟹之毒。

【用法用量】煎服，5~10g，或捣汁服。

【使用注意】本品助火伤阴，故热盛及阴虚内热者忌服。

荆 芥《神农本草经》

为唇形科植物荆芥 *Schizonepeta tenuifolia* Briq. 的干燥地上部分。主产于江苏、浙江、河南等地。生用或炒炭用。

【药性】辛，微温。归肺、肝经。

【功效】祛风解表，透疹消疮，止血。

【应用】

1. 用于外感表证。本品长于发表散风，且微温不烈，药性和缓，对于外感表证，无论风寒、风热或寒热不明显者，均可广泛使用。用治风寒感冒，恶寒发热、头痛无汗者，常与防风、羌活、独活等药同用，如荆防败毒散；治风热感冒，发热头痛者，每与金银花、连翘、薄荷等配伍，如银翘散。

2. 用于麻疹不透、风疹瘙痒。本品质轻透散，祛风止痒，宣散疹毒。用治表邪外束，麻疹初起、疹出不畅，常与蝉蜕、薄荷、紫草等药同用；若治风疹瘙痒，常配伍苦参、防风、蒺藜等。

3. 用于疮疡初起兼有表证。本品能祛风解表，透散邪气，宣通壅结而达消疮之功，故可用于疮疡初起而有表证者。偏于风寒者，常配伍羌活、川芎、独活等药；偏于风热者，常与金银花、连翘等药同用。

4. 用于吐衄下血。本品炒炭，有止血之功，可用于吐血、衄血、便血、崩漏等多种出血证。治血热妄行之吐血、衄血，常配伍生地黄、白茅根、侧柏叶等药；治血热便血、痔血，多与地榆、槐花、黄芩炭等药同用；治妇女崩漏下血，可配伍棕榈炭、莲房炭等固崩止血药。

【用法用量】煎服，5~10g，不宜久煎。发表透疹消疮宜生用；止血宜炒用。荆芥穗更长于祛风。

防 风 《神农本草经》

为伞形科植物防风 *Saposhnikovia divaricata* (Turcz.) Schischk. 的根。主产于东北及内蒙古东部。生用或炒炭用。

【药性】辛、甘，微温。归膀胱、肝、脾经。

【功效】祛风解表，胜湿止痛，止痉。

【应用】

1. 用于外感表证。本品辛温发散，气味俱升，以辛散祛风解表为主，虽不长于散寒，但能胜湿、止痛，且甘缓微温不峻烈，故外感风寒、风湿、风热表证均可配伍使用。治风寒表证，头痛身痛、恶风寒者，常与荆芥、羌活、独活等药同用，如荆防败毒散；治外感风湿，头痛如裹、身重肢痛者，常与羌活、藁本、川芎等药同用，如羌活胜湿汤；治风热表证，发热恶风、咽痛口渴者，常配伍薄荷、蝉蜕、连翘等辛凉解表药。

2. 用于风疹瘙痒。本品辛温发散，能祛风止痒，尤宜于风邪所致之瘾疹瘙痒，常与薄荷、蝉蜕、白鲜皮等长于祛风止痒药同用。

3. 用于风湿痹痛。本品能祛风湿、止痹痛，亦常用于风湿痹痛，肢节疼痛，筋脉挛急者，常配伍羌活、独活、秦艽、桑枝等药，如蠲痹汤。

4. 用于破伤风证。本品尚有一定的止痉之功，在外可辛散外风，又能息内风以止痉。用治风毒内侵，引动内风而致肌肉痉挛、四肢抽搐、项背强急、角弓反张之破伤风，常与天麻、天南星、白附子等药配伍，如玉真散。

【用法用量】煎服，5～10g。

【使用注意】本品药性偏温，阴血亏虚、热病动风者不宜使用。

羌 活《神农本草经》

为伞形科植物羌活 *Notopterygium incisum* Ting ex H. T. Chang 或宽叶羌活 *Notopterygium forbesii* Boiss. 的干燥根茎及根。羌活主产于四川、云南、青海等地；宽叶羌活主产于四川、青海、陕西等省。生用。

【药性】辛、苦，温。归膀胱、肾经。

【功效】解表散寒，祛风胜湿，止痛。

【应用】

1. 用于风寒表证，风寒头痛。本品气味雄烈，发散之力较强，有较强的解表散寒、祛风胜湿之功，宜用于外感风寒夹湿，恶寒发热、肌表无汗、头痛项强、肢体酸痛较重者，常与防风、细辛、川芎等同用，如九味羌活汤。另外，羌活又入膀胱经，长于上达项背、巅顶，用治风寒湿邪循经上犯的头痛，常与藁本、川芎等药同用。

2. 用于风寒湿痹。本品辛散祛风、味苦燥湿，性温散寒，有较强的祛风胜湿、止痛作用，宜用于风湿寒痹证，尤多用于上半身风寒湿痹、肩背肢节疼痛者，常与防风、姜黄等药同用，如蠲痹汤。

【用法用量】煎服，5～10g。

【使用注意】本品辛香温燥，阴血亏虚及有燥热者慎用。用量过多，易致呕吐，故不宜过用，脾胃虚弱者不宜服。

白 芷《神农本草经》

为伞形科植物白芷 *Angelica dahurica*（Fisch. ex Hoffm.）Benth. et Hook. f. 或杭白芷 *Angelica dahurica*（Fisch. ex Hoffm.）Benth. et Hook. f. var. *formosana*（Boiss.）Shan et Yuan 的根。白芷产于河南长葛、禹县者习称"禹白芷"，产于河北安国者习称"祁白芷"。此外，陕西和东北亦产。杭白芷产于浙江、福建、四川等地，习称"杭白芷"和"川白芷"。生用。

【药性】辛，温。归肺、胃、大肠经。

【功效】解表散寒，祛风止痛，通鼻窍，燥湿止带，消肿排脓。

【应用】

1. 用于风寒表证。本品辛散温通，发散风寒之力较为温和，因其兼有止痛和通鼻窍之功，故宜于外感风寒头痛或伴有鼻塞、流涕之证，常与羌活、细辛、川芎等药配伍，如九味羌活汤。

2. 用于头痛、牙痛、痹痛等。本品辛散温通，长于止痛，且善入足阳明胃经，故阳明经头额痛以及牙龈肿痛尤为多用。属外感风寒者，可单用，即都梁丸；或与防风、细辛、川芎等祛风止痛药同用，如川芎茶调散。属外感风热者，可配伍薄荷、菊花、蔓荆子等药。治疗风冷牙痛，可配伍细辛、全蝎、川芎等；治疗风热牙痛，可配伍石膏、荆芥穗等药。治疗风寒湿痹，关节疼痛，屈伸不利者，可与苍术、草乌、川芎等药同用。

3. 用于鼻渊。本品祛风、散寒、燥湿，可宣利肺气，升阳明清气，通鼻窍而止疼痛，故可用治鼻渊，鼻塞不通，浊涕不止，前额疼痛，常与苍耳子、辛夷等药同用，如苍耳子散。

4. 用于寒湿带下证。本品辛温香燥，善除阳明经湿邪而燥湿止带，可用治妇女带下量多，因其性温，而宜于寒湿白带，常与白术、山药、茯苓等药同用。若治湿热内盛，带下黄赤者，则须与黄柏、车前子等清热燥湿或清热利湿药同用，共收清热除湿止带之功。

5. 用于疮痈肿痛。本品辛散温通，对于疮疡初起，红肿热痛者，可收散结消肿止痛之功，多与金银花、当归、穿山甲等药配伍，如仙方活命饮；若脓成难溃者，常与益气补血之人参、黄芪、当归等药同用，如托里消毒散。

此外，本品还能祛风止痒，可用于皮肤瘙痒。

【用法用量】煎服，5～10g。外用适量。

【使用注意】本品辛香温燥，阴虚血热者忌服。

细　辛《神农本草经》

为马兜铃科植物北细辛 *Asarum heterotropoides* Fr. Schmidt var. *mandshuricum*（Maxim.）Kitag.，汉城细辛 *Asarum sieboldii* Miq. var. *seoulense* Nakai 或华细辛 *Asarum sieboldii* Miq. 的全草。前两种习称"辽细辛"，主产于东北地区；华细辛主产于陕西、河南、山东等地。生用。

【药性】辛，温。有小毒。归肺、肾、心经。

【功效】发散风寒，止痛，通鼻窍，温肺化饮。

【应用】

1. 用于风寒表证。本品辛温发散之力较强，长于解表散寒，祛风止痛，故宜用于外感风寒，头身疼痛较甚者，常与羌活、防风、白芷等药同用，如九味羌活汤。本品既入肺经能散在表风寒，又入肾经而除在里寒邪，故阳虚外感，表里俱寒，症见恶寒无汗、发热脉沉者，亦宜使用，可与附子、麻黄同用，如麻黄附子细辛汤。

2. 用于头痛，牙痛，风湿痹痛。本品辛香走窜，长于祛风散寒，且止痛之力颇强，故尤宜于风寒性头痛、牙痛、痹痛等多种寒痛证。治风寒头痛，常配伍独活、川芎、羌活等长于散寒止痛药；治风冷牙痛，可单用细辛或与散寒止痛的白芷、荜茇煎汤含漱；因其止痛之力较强，胃火牙痛者，亦可使用，但因其药性辛温，则须配伍生石膏、黄连、升麻等清胃泻火药；本品还可用治风寒湿痹，腰膝冷痛，常与独活、桑寄生、防风等药同用，如独活寄生汤。

3. 用于鼻渊。本品辛散温通，芳香透达，既能散风邪，又能通鼻窍及止头痛，故为治鼻渊等鼻科疾病之鼻塞不通及头痛之良药，常与白芷、苍耳子、辛夷等散风寒、通鼻窍药配伍。

4. 用于肺寒咳喘。本品辛散温通，外能发散风寒以利肺气，内能温肺寒、降肺气而止咳平喘，故常用治外感风寒，水饮内停，喘咳，痰多清稀者，常与麻黄、桂枝、干姜等药同用，如小青龙汤；若寒痰停饮犯肺，咳嗽胸满，气逆喘急者，则宜加入温化痰饮之茯苓、干姜等药，如苓甘五味姜辛汤。

【用法用量】煎服，1～3g；散剂，每次服0.5～1g。外用适量。

【使用注意】本品辛香温散，故气虚多汗、阴虚阳亢头痛、阴虚或肺热咳嗽者忌用；反藜芦。

第二节　发散风热药

发散风热药性味多辛苦而偏寒凉，辛以发散，凉可祛热，故以发散风热为主要作用，发汗解表作用较发散风寒药缓和。主要适用于风热感冒以及温病初起邪在卫分，症见发热、微恶风寒、咽干口渴、头痛目赤、舌边尖红、苔薄黄、脉浮数等。部分药物兼有清头目、利咽喉、透疹、止痒、止咳的作用，又可用治风热所致目赤多泪、咽喉肿痛、麻疹不透、风疹瘙痒以及风热咳嗽等症。

薄　荷《新修本草》

为唇形科植物薄荷 *Mentha haplocalyx* Briq. 的地上部分。主产于江苏、浙江、湖南等地。生用。

【药性】辛，凉。归肺、肝经。

【功效】疏散风热，清利头目，利咽透疹，疏肝行气。

【应用】

1. 用于风热表证，温病初起。本品清轻凉散，善解风热之邪，多用于风热表证和温病初起。治风热表证或温病初起，邪在卫分，发热、微恶风寒、头痛等症，常与金银花、连翘、牛蒡子同用，如银翘散。

2. 用于风热头痛，目赤多泪，咽喉肿痛。本品轻扬升浮，芳香通窍，功善疏散上焦风热，且兼能清头目、利咽喉，故常用治风热上攻所致诸证。治风热上攻，头痛眩晕者，常与川芎、石膏、白芷等药配伍。治风热上攻，目赤多泪，多与桑叶、菊花、蔓荆子等药同用；治风热壅盛，咽喉肿痛，常配伍牛蒡子、蝉蜕、桔梗、生甘草等药。

3. 用于麻疹不透，皮肤瘙痒。本品质轻宣散，既能疏散风热，宣毒透疹，又能祛风止痒，可用治麻疹不透或皮肤瘙痒等。治风热束表，麻疹不透，常配伍蝉蜕、牛蒡子、荆芥等药，如竹叶柳蒡汤。治皮肤瘙痒，常与荆芥、防风、僵蚕等药同用。

4. 用于肝郁气滞，胸闷胁痛。本品略能疏解肝经郁滞，治肝郁气滞，胸胁胀痛，月经不调，常配伍柴胡、白芍、当归等药，如逍遥散。

此外，本品芳香辟秽，兼能化湿和中，还可用治夏令感受暑湿秽浊之气，脘腹胀痛，呕吐泄泻，常与香薷、厚朴、金银花等祛湿解暑药同用。

【用法用量】煎服，5～10g；宜后下。薄荷叶长于发汗解表，薄荷梗偏于行气和中。

【使用注意】本品芳香辛散，发汗耗气，故体虚多汗者不宜使用。

牛蒡子《名医别录》

为菊科植物牛蒡 *Arctium lappa* L. 的成熟果实。主产于东北地区。生用或炒用，用时捣碎。

【药性】辛、苦，寒。归肺、胃经。

【功效】疏散风热，宣肺祛痰，利咽透疹，解毒消肿。

【应用】

1. 用于风热表证，温病初起。本品辛散苦泄，寒能清热，升散之中具有清降之性，功能疏散风热，虽发散之力不及薄荷等药，但长于宣肺祛痰，清利咽喉，故多用于风热感冒而见咽喉红肿疼痛，或咳嗽痰多不利者。用治风热感冒，或温病初起，发热、咽喉肿痛等症，常与金银花、连翘、荆芥、桔梗等同用，如银翘散。若风热咳嗽，痰多不畅者，常与桑叶、桔梗、前胡等药配伍。

2. 用于麻疹不透，风疹瘙痒。本品清泄透散，既能外散风热，又能内清热毒，促使疹子透发，尤宜于风热外束、热毒内盛而致麻疹不透或透而复隐者，常与薄荷、蝉蜕等药同用，如竹叶柳蒡汤。若热毒壅盛者，常与大青叶、紫草、升麻同用。

3. 用于疮痈肿毒，咽喉肿痛，痄腮，丹毒。本品疏散表邪而不辛燥，清热解毒而不凝滞，既能外散风热，又能内解热毒，且长于利咽，故常用治风热或热毒之咽喉肿痛；因其性偏滑利，兼滑肠通便，故上述病证兼有大便热结不通者尤为适宜。治风热外袭，火毒内结，痈肿疮毒，兼有便秘者，常与栀子、连翘、薄荷、大黄、芒硝等药同用。瘟毒发颐、痄腮、丹毒，常与玄参、黄芩、黄连、板蓝根等同用，如普济消毒饮。

【用法用量】煎服，5~10g。炒用可使其苦寒及滑肠之性略减。

【使用注意】本品性寒，滑肠通便，气虚便溏者慎用。

蝉　蜕《名医别录》

为蝉科昆虫黑蚱 *Cryptotympana pustulata* Fabricius 羽化时脱落的皮壳。主产于山东、河北、河南等地。生用。

【药性】甘，寒。归肺、肝经。

【功效】疏散风热，利咽开音，透疹，明目退翳，息风止痉。

【应用】

1. 用于风热表证，温病初起，咽痛音哑。本品甘寒清热，质轻上浮，长于疏散肺经风热以宣肺利咽、开音疗哑，故风热感冒，温病初起，症见声音嘶哑或咽喉肿痛者，尤为适宜。用治风热感冒或温病初起，发热恶风，头痛口渴者，常配伍薄荷、牛蒡子、前胡等药。治疗风热火毒上攻之咽喉红肿疼痛、声音嘶哑，常与薄荷、牛蒡子、金银花、连翘等药同用。

2. 用于麻疹不透，皮肤瘙痒。本品宣散透发，疏散风热，透疹止痒，用治风热外束，麻疹不透，可与牛蒡子、升麻等散风透疹药同用；治风热束表之瘙痒，常与荆芥、防风、苦参等药同用，如消风散。

3. 用于目赤翳障。本品善能疏散肝经风热，又兼明目退翳之功，故可用治风热上攻或肝火上炎之目赤肿痛，翳膜遮睛，常与菊花、蒺藜、决明子、车前子等药同用。

4. 用于小儿惊风及破伤风证。本品既能疏散肝经风热，又可凉肝息风止痉，故可用治小儿急慢惊风、破伤风等肝风内动证。治小儿急惊风，可与牛黄、钩藤、僵蚕等药配伍。治小儿慢惊风，又常与全蝎、蜈蚣等息风止痉药及人参、白术等益气健脾药同用。治破伤风，常与天麻、僵蚕、全蝎、天南星等药同用。

【用法用量】煎服，5~10g，或单味研末冲服。一般病证用量宜小；止痉则需大量。

【使用注意】《名医别录》有"主妇人生子不下"的记载，故孕妇当慎用。

桑　叶《神农本草经》

为桑科植物桑 *Morus alba* L. 的叶。我国各地均有野生或栽培。以安徽、浙江、江苏等南方育蚕区产量较大。生用或蜜炙用。

【药性】甘、苦，寒。归肺、肝经。

【功效】疏散风热，清肺润燥，平抑肝阳，清肝明目。

【应用】

1. 用于风热表证，温病初起。本品甘寒质轻，轻清疏散，虽疏散风热作用较为缓和，但又能清肺热、润肺燥，故常用于风热感冒，或温病初起，温热犯肺，发热、咽痒、咳嗽等症，常与菊花、连翘、薄荷、桔梗等药同用，如桑菊饮。

2. 用于肺热咳嗽，燥热咳嗽。本品既能清肺，又能润肺，故尤宜于肺热或燥热伤肺，咳嗽痰少，色黄而黏，或干咳少痰，咽痒等症。轻者可配沙参、贝母、杏仁等药同用，如桑杏汤；重者可与生石膏、麦冬、阿胶等药同用，如清燥救肺汤。

3. 用于肝阳上亢证。本品有平抑肝阳之功，治肝阳上亢，头痛眩晕，烦躁易怒者，常与菊花、石决明、白芍等药同用。

4. 用于目赤昏花。本品既能疏散风热，又能清泄肝热，且能甘润益阴以明目，故目疾之证，无论风热上攻，还是肝火上炎以及肝肾不足所致者，皆可用之。治风热上攻或肝火上炎之目赤、涩痛、多泪，可配伍菊花、蝉蜕、夏枯草、决明子等药；若肝肾精血不足，目失所养，眼目昏花，视物不清，常配伍枸杞子、黑芝麻；若肝热引起的头昏、头痛，亦可与菊花、石决明、夏枯草等药同用。

此外，本品尚能凉血止血，还可用治血热妄行之咳血、吐血、衄血，宜与其他凉血止血药同用。

【用法用量】煎服，5~10g；或入丸散。外用煎水洗眼。桑叶蜜炙能增强润肺止咳的作用，故肺燥咳嗽多用蜜炙桑叶。

菊　花《神农本草经》

为菊科植物菊 *Chrysanthemum morifolium* Ramat. 的头状花序。主产于浙江、安徽、河南等地。药材按产地和加工方法的不同，分为"亳菊"、"滁菊"、"贡菊"、"杭菊"等，以亳菊和滁菊品质最优。由于花的颜色不同，又有黄菊花和白菊花之分。生用。

【药性】辛、甘、苦，微寒。归肺、肝经。

【功效】疏散风热，平抑肝阳，清肝明目，清热解毒。

【应用】

1. 用于风热表证，温病初起。本品体轻达表，气清上浮，微寒清热，功能疏散肺经风热，常用治风热感冒，或温病初起，温邪犯肺，发热、头痛、咳嗽等症，每与桑叶相须为用，并常配伍连翘、薄荷、桔梗等，如桑菊饮。

2. 用于肝阳上亢证。本品既能清肝热，又能平肝阳，治肝阳上亢，头痛眩晕，常与石决明、珍珠母、白芍等药同用。若肝火上攻，症见眩晕、头痛，以及肝经热盛、热极动风者，可与羚羊角、钩藤、桑叶等配伍，如羚角钩藤汤。

3. 用于目赤昏花。本品既能疏散肝经风热，又能清泄肝经实热，且有一定的养肝明目之功，其性能功用与桑叶相似，但强于桑叶，亦常用治目疾诸证。治肝经风热，目赤多泪，羞明畏光，常与蝉蜕、木贼等药配伍，如菊花散。治肝火上攻，目赤肿痛，可与石决明、决明子、夏枯草等药同用。若肝肾精血不足，目失所养，视物昏花，目暗不明，又常配伍枸杞子、熟地黄、山茱萸等药，如杞菊地黄丸。

4. 用于疮痈肿毒。本品能清热解毒，可用治疮痈肿毒，常与金银花、连翘、生甘草等药同用。

【用法用量】煎服，5～10g。疏散风热宜用黄菊花，平肝、清肝明目宜用白菊花。

柴 胡《神农本草经》

为伞形科植物柴胡 *Bupleurum chinensis* DC. 或狭叶柴胡 *Bupleurum scorzonerifolium* Willd. 的根或全草。分别习称"北柴胡"及"南柴胡"。北柴胡主产于河北、河南、辽宁等地；南柴胡主产于湖北、四川、安徽等地。一般认为北柴胡入药为佳。生用或醋炙用。

【药性】苦、辛，微寒。归肝、胆经。

【功效】解表退热，疏肝解郁，升举阳气。

【应用】

1. 用于表证发热，少阳证。本品味辛苦，气微寒，芳香疏泄，善于祛邪解表和疏散少阳半表半里之邪，并长于退热。治外感表证发热，无论风热、风寒，皆可使用。治风寒表证，恶寒发热，头身疼痛，常配伍防风、生姜等药，如正柴胡饮。治风热表证，发热、头痛等症，又可与菊花、薄荷、升麻等药配伍。治伤寒邪在少阳，寒热往来、胸胁苦满、口苦咽干、目眩，本品用之尤宜，历代作为少阳证之要药，可与黄芩等同用，如小柴胡汤。

2. 用于肝郁气滞证。本品善于疏解肝经之气机郁滞，历代亦作为治疗肝气郁滞证之要药。治肝失疏泄，气机郁阻，胸胁或少腹胀痛、情志抑郁、妇女月经失调、痛经等症，常配伍香附、白芍等药，如柴胡疏肝散。若肝郁血虚，脾失健运，妇女月经不调，乳房胀痛，胁肋作痛，神疲食少，脉弦而虚者，常配伍当归、白芍、白术、茯苓等药，如逍遥散。

3. 用于中气下陷证。本品能升举清阳之气，可用治中气不足，气虚下陷，症见脘腹重坠作胀，食少倦怠，久泻脱肛，及胃下垂、子宫下垂、肾下垂等脏器脱垂，常与人参、黄芪、升麻等药同用，如补中益气汤。

此外，本品还可退热截疟，又为治疗疟疾寒热的常用药，常与黄芩、常山、草果等同用。

【用法用量】煎服，5~10g。解表退热宜生用，且用量宜稍重；疏肝解郁宜醋炙，升阳可生用或酒炙，其用量均宜稍轻。

【使用注意】柴胡其性升散，故阴虚阳亢、肝风内动、阴虚火旺者慎用。

升　麻《神农本草经》

为毛茛科植物大三叶升麻 Cimicifuga heracleifolia Kom.、兴安升麻 Cimicifuga dahurica (Turcz.) Maxim. 或升麻 Cimicifuga foetida L. 的根茎。主产于辽宁、吉林、黑龙江等地。生用或蜜炙用。

【药性】辛、甘，微寒。归肺、脾、胃、大肠经。

【功效】解表透疹，清热解毒，升阳举陷。

【应用】

1. 用于外感表证。本品辛甘微寒，性能升散，有发表退热之功。治风热表证，温病初起，发热、头痛等症，常与桑叶、菊花、薄荷、连翘等疏散风热药同用。若外感风热夹湿之阳明经头痛，前额作痛，呕逆，心烦痞满者，可与苍术、葛根、鲜荷叶等配伍。

2. 用于麻疹不透。本品能辛散发表，透发麻疹，并可清热解毒，用治麻疹初起，外有风热，内有热毒，疹点透发不畅，常与葛根等同用，如升麻葛根汤。

3. 用于齿痛口疮，咽喉肿痛，温毒发斑。本品清热解毒，可用治热毒所致的多种病证。因其善解阳明热毒，故尤宜于胃火炽盛成毒，症见牙龈肿痛、口舌生疮、咽肿喉痛以及疮疡肿痛等。治牙龈肿痛、口舌生疮，常与生石膏、黄连等同用，如清胃散；治风热疫毒上攻，大头瘟毒，头面红肿，咽喉肿痛，多与黄芩、黄连、玄参、板蓝根等药配伍，如普济消毒饮；治痄腮肿痛，常与黄连、连翘、牛蒡子等药同用；治温毒发斑，常配生石膏、大青叶、紫草等药。

4. 用于中气下陷证。本品能引脾胃清阳之气上升，用治中气不足，气虚下陷，症见脘腹重坠作胀、久泻脱肛以及胃下垂、子宫下垂、肾下垂等脏器脱垂，常与黄芪、人参、柴胡等药同用，如补中益气汤；治气虚下陷，月经量多或崩漏者，常配人参、黄芪等药，如举元煎。

【用法用量】煎服，5~10g。发表透疹、清热解毒宜生用，升阳举陷宜炙用。

【使用注意】麻疹已透，阴虚火旺，以及阴虚阳亢者，均当忌用。

葛　根《神农本草经》

为豆科植物野葛 Pueraria lobata (Willd.) Ohwi 或甘葛藤 Pueraria thomsonii Benth. 的根。主产于湖南、河南、广东等地。生用，或煨用。

【药性】甘、辛，凉。归肺、脾、胃经。

【功效】发表解肌，透发麻疹，解热生津，升阳止泻。

【应用】

1. 用于表证发热，项背强痛。本品既辛散在表之风，又清泄在内之热，前人称其为太阳阳明"解肌"之药，故外感表证，邪郁化热初犯于里，发热重，恶寒轻，头痛无汗，目疼鼻干，口微渴，苔薄黄等症，尤为多用，常与柴胡、白芷、羌活、黄芩等药同用，如柴葛解肌汤。本品既能辛散表邪以退热，又长于缓解外邪郁阻、经气不利、筋脉失养所致的项背强痛，故外感表证，症见项背强痛者，更为适宜。治风寒表证，恶寒发热，无汗，项背强痛者，常与麻黄、桂枝等药同用，如葛根汤；若风寒表证，恶风汗出，项背强痛者，则常与桂枝、白芍等药合用，如桂枝加葛根汤。

2. 用于麻疹不透。本品辛凉透邪，既能解表退热，又能透发麻疹，故可用治麻疹初起，表邪外束，疹出不畅者，常与升麻同用，如升麻葛根汤。

3. 用于脾虚泄泻。本品能升发清阳，鼓舞脾胃清阳之气上升而收止泻之效，故尤宜用治脾虚泄泻，常与人参、白术、木香等药配伍，如七味白术散。本品透邪解热之功，还可用治痢疾初起而有发热者，但必与黄连、黄芩等清热燥湿解毒药同用，如葛根芩连汤。

4. 用于热病口渴，消渴证。本品甘凉，生用有生津止渴之功；煨用可鼓舞脾胃清阳之气上升而助津液的化生和输布，以达止渴之效。故不论热病口渴，还是阴液不足以及气阴两虚之口渴，均可使用。治热病津伤口渴，常与芦根、天花粉、知母等药同用。治消渴证属阴津不足者，可与生地黄、麦冬等药配伍。

【用法用量】煎服，10～15g。解肌退热、透疹、生津宜生用，升阳止泻宜煨用。

表14-1　　　　　　　　　　　　　　解表药参考药

分类	药名	药性	功效	主治	用法用量	使用注意
发散风寒药	香薷	辛，微温。归肺、脾、胃、膀胱经	发散风寒，化湿和中，利水消肿	外感风寒，内伤暑湿；水肿、脚气	5～15g，煎服	
	藁本	辛，温。归膀胱经	祛风散寒，除湿止痛	风寒感冒，颠顶疼痛；风寒湿痹	5～10g，煎服	辛温香燥，凡阴血亏虚、肝阳上亢、火热内盛之头痛者忌服
	苍耳子	辛、苦，温。有小毒。归肺经	发散风寒，通鼻窍，祛风湿止痛	风寒感冒；鼻渊；风湿痹痛	5～10g，煎服。或入丸、散	血虚头痛不宜服用。过量服用易致中毒

续表

分类	药名	药性	功效	主治	用法用量	使用注意
发散风寒药	辛夷	辛，温。归肺、胃经	发散风寒，通鼻窍	风寒感冒；鼻渊	5~10g，煎服。本品有毛，易刺激咽喉，入汤剂宜用纱布包煎	鼻病因于阴虚火旺者忌服
	葱白	辛，温。归肺、胃经	发散风寒，宣通阳气	风寒感冒；阴盛格阳；寒凝腹痛，小便不利	5~10g，煎服	
	胡荽	辛，温。归肺、胃经	发散风寒，透疹，开胃消食	风寒感冒；麻疹不透；饮食不消，纳食不佳	5~10g，煎服	热毒壅盛而疹出不畅者忌服
	柽柳	辛，平。归肺、胃、心经	发散风寒，透疹，祛风湿	麻疹不透，皮肤瘙痒；风湿痹痛	5~10g，煎服	
发散风热药	蔓荆子	辛、苦，微寒。归膀胱、肝、胃经	疏散风热，清利头目	风热感冒；头昏头痛；目赤肿痛	5~10g，煎服	
	浮萍	辛，寒。归肺、膀胱经	疏散风热，透疹止痒，利尿消肿	风热感冒；麻疹不透，皮肤瘙痒；水肿尿少	5~10g，煎服。外用适量，煎汤浸洗	表虚自汗者不宜使用
	淡豆豉	苦、辛，凉。归肺、胃经	解表，除烦，宣发郁热	外感表证；热病烦闷	10~15g，煎服	

第十五章
清热药

凡能清泄里热，用以治里热证为主要作用的药物，称为清热药。

本类药多以性寒凉、味苦、沉降为其性能特点。主要作用为清泄里热，适用于各种里热证。根据清热药的功效及主治证的不同特点，一般将其分为五类。以清气分热为主，主治气分实热证者为清热泻火药；性偏苦燥，以清热燥湿为主，可用于湿热证者为清热燥湿药；清热更长于泻火解毒者，主治热毒炽盛病证为清热解毒药；主入血分，能清营血分热，主治热在营血的病证为清热凉血药；能清虚热、退骨蒸，常用于阴虚发热或温邪伤阴发热者为清虚热药。

临床中应用本类药物，应根据热证的性质及其兼症，选择适宜的清热药，并进行相应配伍。应辨明热证的虚实，实热证有气分热、营血分热及气血两燔之别，应分别予以清热泻火、清营凉血、气血两清；虚热证又有邪热伤阴及阴虚内热之异，则须清热养阴透热或滋阴凉血除蒸。若里热兼有表证，治宜先解表后清里，或配解表药同用，以表里双解，防止外邪内犯；若里热兼积滞，宜配用通里泻下药。

本类药物性多寒凉而主沉降，寒凉伤阳，苦寒败胃，故阳气不足、脾胃虚弱者应慎用；苦寒药物易化燥伤阴，故热证伤阴或阴虚患者宜慎用。此外，清热药禁用于寒证、阴盛格阳及真寒假热证。

第一节　清热泻火药

清热泻火药多甘、苦，寒，主归肺、胃经及心、肝经，清热力较强，以清泄气分实热为主，具有清热泻火的作用。主要用于热病邪入气分而见高热、口渴、汗出、烦躁，甚或神昏谵语、舌红苔黄、脉洪数实之证。此外，根据各药归经不同，分别适用于肺热、胃热、心火、肝火等引起的脏腑实热证。

应用本类药物时，应注意病人体质和胃气强弱，若正气已虚，宜适当配伍扶正药物。其次，应针对不同的脏腑热证及各药作用部位的不同，辅以相应的药物。

石　膏《神农本草经》

为硫酸盐类矿物石膏的矿石，主含结晶水硫酸钙（$CaSO_4 \cdot 2H_2O$）。主产于湖北、甘肃及四川等地。研细生用或煅用。

【药性】辛、甘，大寒。归肺、胃经。

【功效】清热泻火，除烦止渴，敛疮生肌，收湿。

【应用】

1. 用于温热病气分实热证。本品辛以解肌透热，寒能清热泻火，甘寒除烦止渴，清热泻火力强，善清气分实热，为清泄肺胃气分实热之要药。用治壮热不退、烦渴、脉洪大之温热病气分实热证，常与知母配用，如白虎汤。温病气血两燔者，宜与清热凉血药如水牛角、玄参等同用。

2. 用于肺热喘咳。本品辛寒入肺经，善清泄肺热而止咳平喘，常与麻黄、苦杏仁等止咳平喘药配用，用治邪热郁肺，气急喘促，咳嗽痰稠，发热口渴，如麻杏甘石汤。

3. 用于胃火上炎证。本品性寒入胃经，善清泻胃火，常与黄连、升麻等清胃热药配用，用治胃火上攻之牙痛、头痛等，如清胃散。

4. 用于溃疡不敛，湿疹瘙痒，水火烫伤。本品煅后外用，有敛疮生肌、收湿之功，常用于疮疡溃后不敛，湿疹浸淫及水火烫伤等，常与黄连、青黛、滑石等配伍。

【用法用量】煎服，15～60g，宜打碎先煎。内服宜生用；外用宜火煅研末，外用适量。

【使用注意】脾胃虚寒及阴虚内热者忌用。

知 母 《神农本草经》

为百合科植物知母 *Anemarrhena asphodeloides* Bge. 的根茎。主产于河北、山西、陕西等地。生用或盐水炙用。

【药性】苦、甘，寒。归肺、胃、肾经。

【功效】清热泻火，滋阴润燥。

【应用】

1. 用于热病烦渴。本品苦寒，善入肺胃二经以清气分实热，甘寒质润而生津止渴。用治温热病气分热邪亢盛，壮热、汗出、烦渴、脉洪大，常与石膏相须为用，如白虎汤。

2. 用于肺热咳嗽，阴虚燥咳。本品功能清泻肺火，又滋阴润肺。不论是肺热，或阴虚肺燥所致咳嗽者，均可使用。用治肺热咳嗽，痰黄黏稠，常与瓜蒌、贝母、胆南星等清化热痰药同用。用治肺阴不足，燥热内生，干咳少痰者，常与贝母同用，如二母散。

3. 用于骨蒸潮热。本品入肾经，既滋肾阴，又善降肾经之虚火而退骨蒸，常与滋阴、退虚热药同用，治阴虚火旺之骨蒸潮热、盗汗、心烦者，常配黄柏、熟地黄等同用，如知柏地黄丸。

4. 用于津伤口渴、消渴证。本品甘寒质润，既可清肺胃之热，又能滋养肺胃之阴，功能滋阴润燥，生津止渴。用治内热津伤口渴之消渴证，常配天花粉、葛根等同用，如玉液汤。

5. 用于肠燥便秘。本品味甘质润，与润肠通便药同用，可奏滋阴润肠通便之功，用治阴虚肠燥便秘证。

【用法用量】煎服，5～15g。

【使用注意】本品性质寒润而滑肠，故脾虚便溏者不宜用。

芦 根 《名医别录》

为禾本科植物芦苇 *Phragmites communis* (L.) Trin. 的新鲜或干燥根茎。我国各地均有分布。鲜用或晒干用。

【药性】甘，寒。归肺、胃经。

【功效】清热泻火，生津止渴，除烦止呕，利尿。

【应用】

1. 用于热病烦渴。本品甘寒质轻，既能清透肺胃气分之热，又能养阴生津，止渴除烦，用治热病伤津，烦热口渴者，常配麦冬、天花粉等清热生津之品同用。

2. 用于胃热呕哕。本品能清胃热而止呕逆，用治胃热呕吐、哕逆，可单用，或与竹茹、生姜汁等同用。

3. 用于肺热咳嗽，肺痈吐脓。本品清透肺热，祛痰排脓。用治肺热咳嗽，常配黄芩、贝母、瓜蒌等同用；若治风热咳嗽，可配桑叶、菊花、桔梗等同用，如桑菊饮；若治肺痈吐脓，则多配薏苡仁、冬瓜仁等同用，如苇茎汤。

4. 用于热淋涩痛。本品清热利尿，用治热淋涩痛，小便短赤，常与白茅根、车前子等利尿通淋或利水消肿药同用。

【用法用量】煎服，干品 15～30g；鲜品加倍，或捣汁用。

【使用注意】脾胃虚寒者忌服。

天花粉《神农本草经》

为葫芦科植物栝楼 *Trichosanthes Kirilowii* Maxim. 或日本栝楼 *Trichosanthes japonica* Regel 的干燥块根。主产于山东、河南、安徽等地。鲜用或晒干用。

【药性】甘、微苦，微寒。归肺、胃经。

【功效】清热泻火，生津止渴，消肿排脓。

【应用】

1. 用于热病烦渴，内热消渴。本品甘寒，既能清肺胃二经实热，又能生津止渴。用治热病津伤，口燥烦渴，可配芦根、麦冬等同用；用治燥伤肺胃，咽干口渴，配沙参、麦冬、玉竹等同用，如沙参麦冬汤。

2. 用于肺热燥咳。本品苦寒清肺热，甘以润肺燥，用治燥热伤肺，干咳或痰少而黏、痰中带血等肺热燥咳之证，常与天冬、麦冬、生地黄等同用。

3. 用于疮疡肿毒。本品既能清热泻火而解毒，又能消肿排脓以疗疮。用治疮疡初起，热毒炽盛，未成脓者可使消散，脓已成者可溃疮排脓，常与金银花、白芷、穿山甲等同用，如仙方活命饮。

【用法用量】煎服，10～15g。

【使用注意】孕妇忌用；反乌头。

栀 子《神农本草经》

为茜草科植物栀子 *Gardenia jasminoides* Ellis 的干燥成熟果实。产于我国长江以南，以湖南、江西产者为佳。生用，炒焦或炒炭用。

【药性】苦，寒。归心、肝、肺、胃、三焦经。

【功效】泻火除烦，清热利湿，凉血解毒，消肿止痛。

【应用】

1. 用于热病烦闷。本品苦寒清降，清泻三焦火邪，清心火而除烦，为治热病烦闷之要药。用治温热病邪热扰心，心烦郁闷，躁扰不宁者，常与淡豆豉同用，如栀子豉汤；用治热病火毒炽盛，三焦俱热而见高热烦躁、神昏谵语者，可配黄芩、黄连、黄柏等同用，如黄连解毒汤。

2. 用于湿热黄疸。本品苦寒，有清利下焦肝胆湿热之功，又能利胆退黄。用治肝胆湿热郁蒸之黄疸、小便短赤者，常配茵陈、大黄等同用，如茵陈蒿汤。

3. 用于血淋涩痛。本品善清利下焦湿热而通淋，清热凉血以止血。用治血淋涩痛或热淋，常配木通、车前子、滑石等利尿通淋药同用，如八正散。

4. 用于血热吐衄。本品清热凉血而止血，炒焦者疗效尤佳，用治血热妄行之吐血、衄血等证，常配白茅根、大黄、侧柏叶等同用，如十灰散。

5. 用于疮疡肿毒。本品清热凉血解毒，消肿止痛，用治热毒疮疡、红肿热痛，常配金银花、连翘、蒲公英等同用。

【用法用量】煎服，5~10g。外用适量。焦栀子多用于止血。

【使用注意】虚寒证不宜用；苦寒伤胃，脾虚便溏者忌用。

夏枯草《神农本草经》

为唇形科植物夏枯草 *Prunella vulgaris* L. 的干燥果穗。我国各地均产，主产于江苏、浙江、安徽等地。生用。

【药性】苦、辛，寒。归肝、胆经。

【功效】清肝火，散郁结。

【应用】

1. 用于目赤肿痛、头痛眩晕。本品苦寒入肝经，功能清泻肝火，消肿止痛，用治肝火上炎之目赤肿痛、头痛眩晕，常与菊花、决明子等清肝之品同用。又清肝之中略兼养肝明目之效，亦可用治肝阴不足，目珠疼痛，至夜尤甚者，常与当归、枸杞子等滋养肝阴之品同用。

2. 用于瘰疬、瘿瘤。本品味辛能散结，苦寒能泄热，有清肝火、散郁结之功。用治肝郁化火，灼津为痰，痰火凝聚之瘰疬、瘿瘤，常与贝母、海藻等消痰散结药同用。

【用法用量】煎服，10~15g；或熬膏服。

【使用注意】脾胃虚弱者慎用。

决明子《神农本草经》

为豆科植物决明 *Cassia obtusifolia* L. 或小决明 *Cassia tora* L. 的成熟种子。主产于安徽、广西、四川等地。生用或炒用。

【药性】甘、苦、咸，微寒。归肝、大肠经。

【功效】清肝明目，润肠通便。

【应用】

1. 用于目赤目暗。本品苦寒泄热，甘咸益阴，既能清肝泻火明目，又兼益肾阴，为明目佳品。不论是肝火目疾，还是风热目疾以及肝虚目疾，均可使用。用治肝经实火，目赤肿痛，羞明多泪者，常与夏枯草、栀子等同用；若治风热上攻，头痛目赤者，常与菊花、桑叶等同用；若治肝肾阴亏，目暗不明者，常与沙苑子、枸杞子等同用。

2. 用于头痛，眩晕。本品苦寒入肝，既可清泻肝火，又能平抑肝阳，用治肝阳上亢之头痛、眩晕，常与菊花、钩藤等同用。

3. 用于肠燥便秘。本品甘咸凉润，有清热润肠通便之效。用治内热肠燥，大便秘结，常与火麻仁、瓜蒌仁等润下药同用。

【用法用量】煎服，10～15g。用于润肠通便不宜久煎。

【使用注意】气虚便溏者不宜用。

第二节　清热燥湿药

清热燥湿药味苦性寒而燥，具有清热燥湿的作用，主要用于各种湿热证，如湿温或暑温夹湿、肠胃湿热、肝胆湿热、下焦湿热等。湿热证临床表现较为复杂，除热象外还具有头身困重、肢体困倦、口渴不欲饮、舌红、苔黄腻等湿邪致病的重着、黏滞特点。此外，本类药物多兼清热泻火和清热解毒之功，可治火热证及疮痈肿痛等热毒证，可配伍其他清热泻火药、清热解毒药同用。本类药物苦寒伐胃，性燥伤阴，故一般用量不宜过大。凡脾胃虚寒及津伤阴亏者当慎用，必须用时当与健脾益气或养阴生津药同用。

黄　芩《神农本草经》

为唇形科植物黄芩 *Scutellaria baicalensis* Georgi 的干燥根。主产于山西、河北、内蒙古等地。生用、酒炙或炒用。

【药性】苦，寒。归肺、胃、胆、大肠经。

【功效】清热燥湿，泻火解毒，凉血止血，除热安胎。

【应用】

1. 用于湿温暑湿，湿热痞闷，黄疸泻痢。本品苦寒，清热燥湿，善清肺、胃、胆及大肠之湿热，尤长于清中上焦湿热。用治湿温、暑湿证，湿热阻遏气机而致胸闷恶心呕吐、身热不扬、舌苔黄腻者，常配滑石、豆蔻、通草等同用，如黄芩滑石汤；若治湿热中阻，痞满呕吐，可配黄连、干姜、半夏等同用，如半夏泻心汤；若治大肠湿热之泄泻、痢疾，可配黄连、葛根等同用，如葛根黄芩黄连汤；若治湿热黄疸，可配茵陈、栀子等同用。

2. 用于肺热咳嗽，热病烦渴。本品善清泻肺火及上焦实热，用治肺热壅遏，清肃失司，咳嗽痰稠者，可单用，如清金丸；亦可配伍桑白皮、知母、麦冬等同用。用治中上焦郁热之壮热烦渴、面赤唇燥、溲赤便秘者，常与栀子、大黄等同用，如凉膈散。

3. 用于少阳证。本品入少阳胆经，长于清泄半表半里之邪热，用治邪入少阳，寒热往来，常与柴胡配伍以疏透少阳之邪，共达和解少阳之效，如小柴胡汤。

4. 用于血热吐衄。本品清热泻火以凉血止血，可用治火毒炽盛，迫血妄行所致的吐血、衄血、便血、尿血及崩漏等，常配生地黄、白茅根、三七等同用。

5. 用于痈肿疮毒。本品有清热泻火、清解热毒之功，可用治火毒炽盛之痈肿疮毒、咽喉肿痛，常与黄连、黄柏、栀子等同用，如黄连解毒汤。

6. 用于胎动不安。本品有除热安胎之效，用治怀胎蕴热，胎动不安，常配白术同用，如芩术汤；若治肾虚有热胎动不安，配熟地黄、续断、人参等，如泰山磐石散。

【用法用量】煎服，5~10g，或入丸散剂。清热多生用，安胎多炒用，止血多炒炭用。

【使用注意】本品苦寒伤胃，脾胃虚寒者不宜使用。

黄 连《神农本草经》

为毛茛科植物黄连 *Coptis chinensis* Franch.、三角叶黄连 *Coptis deltoidea* C. Y. Cheng et Hsiao，或云连 *Coptis teeta* Wall. 的干燥根茎。主产于四川、云南、湖北等地，以四川所产者为佳。生用或清炒、酒炙、姜汁炙、吴茱萸水炙用。

【药性】苦，寒。归心、肝、胃、大肠经。

【功效】清热燥湿，泻火解毒。

【应用】

1. 用于胃肠湿热，泻痢呕吐。本品大苦大寒，寒降苦燥之性尤强，清热燥湿之力胜于黄芩，长于清中焦、大肠湿热。用治湿热痢疾，症轻者单用即可；若泻痢腹痛，里急后重，常与木香配伍使用，如香连丸。若治湿热泻痢兼表证发热，可配葛根、黄芩等同用，如葛根黄芩黄连汤。用治湿热蕴结脾胃，气机升降失常，脘腹痞闷，恶心呕吐，常配伍黄芩、半夏等同用，如半夏泻心汤。

2. 用于高热神昏，心烦不寐，血热吐衄。本品苦寒泻火解毒，尤善清心经实火，用治心火亢盛所致神昏、烦躁等证。用治三焦热盛，高热烦躁者，常配黄芩、黄柏、栀子等，如黄连解毒汤。若治热邪炽盛，阴液已伤，水亏火炎，心烦不眠，常配黄芩、白芍、阿胶等同用，如黄连阿胶汤。用治心火亢盛，迫血妄行之吐衄，可与黄芩、大黄同用，如泻心汤。

3. 用于胃火炽盛、消渴证。本品善清胃火，用治胃火炽盛所致的呕吐、消谷善饥之消渴证，配伍升麻、生地黄，如清胃散。本品兼能清肝火，与吴茱萸等配伍，可治肝火犯胃之呕吐吞酸及肝热目赤，如左金丸。

4. 用于痈肿疔毒、湿疮、耳目肿痛。本品清热燥湿、泻火解毒之力较强，为治疗皮肤疮痈等外科热毒证的常用之品，尤善疗疔毒，亦可用于烧伤、烫伤。用治痈肿疔毒，多与黄芩、黄柏、栀子同用，如黄连解毒汤；用治皮肤湿疮，可用黄连制成软膏外敷；用治耳道疖肿、耳道流脓，可用黄连浸汁涂患处，或配枯矾、冰片，研粉外用；治眼目红肿，用黄连煎汁，或用人乳浸汁点眼。

【用法用量】煎服，2~10g。外用适量。

【使用注意】大苦大寒，过服久服易伤脾胃，脾胃虚寒者忌用；苦燥易伤阴津，阴虚津伤者慎用。

黄　柏《神农本草经》

为芸香科植物黄檗 *Phellodendron amurense* Rupr. 和黄皮树 *Phellodendron chinense* Schneid. 除去栓皮的树皮。前者称关黄柏，主产于辽宁、吉林、河北等地；后者称川黄柏，主产于四川、贵州、湖北等地。生用或盐水炙、酒炙、炒炭用。

【药性】苦，寒。归肾、膀胱、大肠经。

【功效】清热燥湿，泻火解毒，退热除蒸。

【应用】

1. 用于湿热带下，热淋脚气，泻痢黄疸。本品苦寒沉降，清热燥湿，长于清泻下焦湿热，故常用治带下、淋证、脚气、痿证、泻痢及黄疸等下焦湿热证。用治湿热下注之带下黄浊臭秽，常配山药、芡实、车前子等同用，如易黄汤。用治湿热下注所致脚气肿痛、痿证，常配苍术、牛膝同用，如三妙丸；若治湿热郁蒸之黄疸，可配栀子同用，如栀子柏皮汤；用治湿热泻痢，常配白头翁、黄连、秦皮等同用，如白头翁汤。

2. 用于疮疡肿痛，湿疹湿疮。本品苦寒，既能清热燥湿，又能泻火解毒，内服外用均可。用治疮疡肿毒，内服可与黄连、栀子同用，如黄连解毒汤；用治湿疹湿疮，阴痒阴肿，可配荆芥、苦参、白鲜皮等同用。

3. 用于骨蒸劳热，盗汗遗精。本品苦坚清降，善泻相火、退骨蒸，常与知母相须为用，用治阴虚火旺之骨蒸劳热、盗汗遗精，如知柏地黄丸。

【用法用量】煎服，5~10g。外用适量。

【使用注意】本品苦寒伤胃，脾胃虚寒者忌用。

龙　胆《神农本草经》

为龙胆科植物龙胆 *Gentiana scabra* Bge. 、三花龙胆 *Gentiana triflora* Pall. 、条叶龙胆 *Gentiana manshurica* Kitag. ，或坚龙胆 *Gentiana rigescens* Franch. 的干燥根及根茎。各地均有分布，以东北和内蒙古产量大，品质优，故习称"关龙胆"。生用。

【药性】苦，寒。归肝、胆经。

【功效】清热燥湿，泻肝胆火。

【应用】

1. 用于阴肿阴痒，带下湿疹，湿热黄疸。本品大苦大寒，清热燥湿，善清下焦肝胆、膀胱湿热，主要用治下焦湿热所致黄疸、带下、阴痒阴肿、淋证等，常配泽泻、木通、车前子等同用，如龙胆泻肝汤。

2. 用于肝火头痛，目赤耳聋，胁痛口苦。本品苦寒入肝胆经，既清肝胆湿热，又善泻肝胆实火，用治肝火上炎所致头痛头晕、目赤耳肿，或肝火内盛之胁痛、口苦等，可与柴胡、黄芩等配用，如龙胆泻肝汤。

3. 用于惊风抽搐。本品清泻肝胆实火，用治肝经热盛，热极生风，高热惊厥，手足抽搐，常与牛黄、钩藤等清泻肝火、息风止痉药同用，共收清肝息风之效，如凉惊丸。

【用法用量】煎服，5~10g。

【使用注意】脾胃虚寒者禁用；阴虚津伤者慎用。

苦　参《神农本草经》

为豆科植物苦参 *Sophora flavescens* Ait. 的干燥根。全国大部分地区均产，主产于山西、河南、河北等地。生用。

【药性】苦，寒。归心、肝、胃、大肠、膀胱经。

【功效】清热燥湿，杀虫利尿。

【应用】

1. 用于湿热泻痢，黄疸尿赤。本品苦寒清热燥湿。用治湿热蕴结肠胃，腹痛泄泻，以及下利脓血，可单用，或配伍木香等同用；若治湿热便血、肠风下血、痔疮出血，可配生地黄等同用；若治湿热蕴蒸，黄疸尿赤，常与栀子、龙胆等同用。

2. 用于带下阴痒，湿疹疥癣。本品既能杀虫，又能清热燥湿利尿，以收止痒止带之效。用治湿热下注，带下色黄以及湿疹，皮肤瘙痒，常与黄柏、蛇床子等同用，内服或煎汤外洗；若治疥癣，可配枯矾、硫黄，制成软膏，涂敷患处。

3. 用于湿热小便不利。本品苦寒之性较强，既能清热燥湿，又能利尿，使湿热之邪从水道而出，用治湿热蕴结膀胱之小便不利、灼热涩痛，常与石韦、车前子、栀子等配伍同用。

【用法用量】煎服，5～10g。外用适量。

【使用注意】脾胃虚寒者忌用；反藜芦。

第三节　清热解毒药

清热解毒药性质寒凉，清热泻火之中更长于解毒，具有清解火热毒邪的作用，并可收到退热、消痈、利咽、止痢等多种效果。主要适用于痈肿疮毒、丹毒、瘟毒发斑、痄腮、咽喉肿痛、热毒下利、蛇虫咬伤、癌肿、水火烫伤以及其他急性热病等。临床用药时，应根据各种证候的不同表现、部位、阶段及兼症，结合具体药物的特点，有针对性选择应用，并应根据病情的需要给以相应的配伍。如热毒在血分者，配伍清热凉血药；火热炽盛者，配伍清热泻火药；夹有湿邪者，配伍利湿、燥湿、化湿药；疮痈肿毒、咽喉肿痛者，配伍活血消肿药或软坚散结；热毒血痢、里急后重者，配伍活血行气药等。

本类药物易伤脾胃，中病即止，不可过服。

金银花《新修本草》

为忍冬科植物忍冬 *Lonicera japonica* Thunb.、红腺忍冬 *Lonicera hypoglauca* Miq.、山银花 *Lonicera confusa* DC. 或毛花柱忍冬 *Lonicera dasystyla* Rehd. 的干燥花蕾或带初开的花。全国大部分地区均生产，主产于山东、河南等地。生用、炒炭或制成露剂使用。

【药性】甘，寒。归肺、心、胃经。

【功效】清热解毒，疏散风热。

【应用】

1. 用于痈肿疔疮。本品甘寒，清热解毒，散痈消肿，为治一切内痈外痈阳证之要药，可用治热毒痈疮、咽喉肿痛及内痈证。治疗痈疮初起，红肿热痛者，可单用本品煎服，亦可与皂角刺、穿山甲、白芷等配伍，如仙方活命饮；用治疔疮肿毒，坚硬根深者，常与紫花地丁、蒲公英、野菊花等同用，如五味消毒饮。

2. 用于外感风热，温病初起。本品甘寒，芳香疏散，善散肺经热邪，外透肺卫之邪，又清心胃热毒。用治温病初起，邪在卫分，宜与连翘、薄荷、牛蒡子等发散风热药同用，如银翘散；若治热入营血，高热神昏，心烦少寐，斑疹吐衄，可配伍生地黄、黄连等同用，有透营转气之功，如清营汤。

3. 用于热毒血痢。本品清热解毒凉血而止痢。常用于热毒血痢便脓血者，单用浓煎即效，亦可与白头翁、黄芩、黄连等清热凉血止痢药同用。

【用法用量】煎服，5～15g。疏散风热、清泄里热以生品为佳；炒炭宜用于热毒血痢；露剂多用于暑热烦渴。

【使用注意】脾胃虚寒者忌用；气虚疮疡脓清者忌用。

连　翘《神农本草经》

为木犀科植物连翘 *Forsythia suspensa* (Thunb.) Vahl. 的干燥果实。主产于山西、陕西、河南等地。生用。

【药性】苦，微寒。归肺、心、小肠经。

【功效】清热解毒，消痈散结，疏散风热。

【应用】

1. 用于痈肿疮毒，瘰疬痰核。本品苦寒，主入心经，既能清心火，解疮毒，又能散气血凝聚，消痈散结，故有"疮家圣药"之称。用治痈肿疮毒，常配伍金银花、蒲公英、野菊花等同用；用治痰火郁结，瘰疬痰核，常配伍夏枯草、浙贝母、玄参、牡蛎等同用。

2. 用于外感风热，温病初起。本品苦能泻火，寒能清热，入心、肺二经，长于清心火，散上焦风热。用治风热外感或温病初起，常配金银花、薄荷、牛蒡子等同用，如银翘散；用治温热病热入心包者，常配连翘心、麦冬、莲子心等同用，如清宫汤；若治疗热入营血证，常配水牛角、生地黄、金银花等同用，如清营汤。

此外，本品兼有清心利尿之功，用治热淋涩痛。

【用法用量】煎服，5～15g。

【使用注意】脾胃虚寒者忌用；气虚疮疡脓清者忌用。

蒲公英《新修本草》

为菊科植物蒲公英 *Taraxacum mongolicum* Hand. – Mazz.、碱地蒲公英 *Taraxacum sinicum* Kitag. 及同属多种植物的带根全草。全国大部分地区均产。鲜用或生用。

【药性】苦、甘，寒。归肝、胃经。

【功效】清热解毒，消痈散结，利湿通淋。

【应用】

1. 用于痈肿疔毒，乳痈内痈。本品苦寒，既能清解火热毒邪，又能降泄滞气，故为清热解毒、消痈散结之佳品，且兼能通经下乳，为治乳痈之要药。用治乳痈肿痛，可单用本品浓煎内服，或以鲜品捣汁内服，渣敷患处，也可配瓜蒌、金银花、牛蒡子等同用；用治疔毒肿痛，常与野菊花、紫花地丁、金银花等同用，如五味消毒饮；用治肠痈腹痛，常与大黄、牡丹皮、桃仁等同用；用治肺痈吐脓，常与鱼腥草、冬瓜仁、芦根等同用。与利咽消肿药同用，可用治咽喉肿痛；鲜品捣敷可治疗毒蛇咬伤。

2. 用于热淋涩痛，湿热黄疸。本品苦甘性寒，清热利湿，利尿通淋，用治湿热所致之淋证涩痛、黄疸诸证。用治热淋涩痛，常与白茅根、金钱草、车前子等同用；治疗湿热黄疸，常与茵陈、栀子、大黄等同用。

此外，本品尚有清肝明目之功，用治肝火上炎之目赤肿痛。

【用法用量】煎服，10～15g。外用鲜品适量，捣敷或煎汤熏洗患处。

【使用注意】用量过大可致缓泻。

紫花地丁《本草纲目》

为堇菜科植物紫花地丁 *Viola yedonensis* Makino 的全草。产于我国长江下游至南部各省。鲜用或干燥生用。

【药性】苦、辛，寒。归心、肝经。

【功效】清热解毒，凉血消肿。

【应用】

1. 用于痈肿疔疮，乳痈肠痈。本品苦泄辛散，寒能清热，入心肝血分，故能清热解毒，凉血消肿，为治热毒内盛而兼血热壅滞所致之疔疖疮痈、红肿热痛的常用药物，尤以治疗毒为其特长。用治疔毒肿痛，可单用鲜品捣汁内服，以渣外敷；也可与金银花、蒲公英、野菊花等清热解毒之品配伍，如五味消毒饮；用治乳痈，常与蒲公英同用，煎汤内服，并以渣外敷，或熬膏摊贴患处，均有良效；用治肠痈，常与大黄、大血藤等同用。

2. 用于毒蛇咬伤。本品兼可解蛇毒，治疗毒蛇咬伤，可用鲜品捣汁内服，亦可配雄黄少许，捣烂外敷。

此外，其清热解毒之功，还可用于咽喉肿痛、痢疾、肝热目赤肿痛以及外感热病等。

【用量用法】煎服，15～30g。外用鲜品适量，捣烂敷患处。

野菊花《本草正》

为菊科植物 *Chrysanthemum indicum* L. 的干燥头状花序。全国各地均有分布。生用。

【药性】苦、辛，微寒。归肝、心经。

【功效】清热解毒。

【应用】

1. 用于痈疽疔疖、丹毒。本品辛散苦降，功能清热泻火，解毒利咽，消肿止痛，为治外科热毒疮痈之良药，尤善治疗毒，可与其他清热解毒药配伍，常与蒲公英、紫花地丁、金银花等配伍同用，如五味消毒饮；亦可以鲜品捣敷患处。

2. 用于目赤，咽喉肿痛，头痛眩晕。本品苦寒清降，解毒泻火，利咽止痛，用治咽喉肿痛，常与板蓝根、牛蒡子、山豆根等解毒利咽药同用。又辛寒凉散，可散风热，可用治风热上攻之目赤肿痛，常与密蒙花、金银花等同用。与夏枯草、决明子、钩藤等同用，亦可用治肝火上炎之头痛、眩晕。

【用法用量】煎服，10～15g。外用适量。

大青叶《名医别录》

为十字花科植物菘蓝 *Isatis indigotica* Fort. 的叶。主产于江苏、安徽、河北等地。鲜用或晒干生用。

【药性】苦，大寒。归心、胃经。

【功效】清热解毒，凉血消斑。

【应用】

1. 用于热入营血，温毒发斑。本品苦寒，善解心胃二经实火热毒，又咸寒入血分而能凉血消斑，达气血两清之效。用治温热病热入营血，高热神昏，气血两燔，温毒发斑，常与生地黄、玄参、栀子等同用。亦可治风热表证，或温病初起，邪在卫分，发热头痛，口渴咽痛，常与金银花、连翘、牛蒡子等疏散风热药同用。

2. 用于喉痹口疮，痄腮丹毒。本品苦寒，既能清心胃实火，又善解瘟疫时毒，有解毒利咽、凉血消肿之效。用治心胃火盛，瘟毒上攻，发热头痛，痄腮喉痹，咽喉肿痛，口舌生疮诸症，常以鲜品捣汁内服，或配玄参、山豆根、黄连等同用；用治丹毒痈肿，可用鲜品捣烂外敷，或与蒲公英、紫花地丁、蚤休等同煎内服。

【用法用量】煎服，10～15g，鲜品30～60g。外用适量。

【使用注意】脾胃虚寒证忌用。

板蓝根《新修本草》

为十字花科植物菘蓝 *Isatis indigotica* Fort. 的干燥根。主产于河北、江苏、安徽等地。生用。

【药性】苦，寒。归心、胃经。

【功效】清热解毒，凉血利咽。

【应用】

1. 用于咽喉肿痛。本品苦寒，有类似大青叶的清热解毒凉血之功，更以清泄肺胃、解毒利咽散结见长，故热毒内盛、疫毒或风热上攻而致咽喉红肿疼痛者尤为常用。可单味药使用，也可与牛蒡子、玄参、马勃等同用。

2. 用于温毒发斑，痄腮，痈肿疮毒，丹毒。本品苦寒，功能清热解毒，凉血消肿，用治多种瘟疫热毒之证。用治时行温病，发斑发疹，舌绛紫暗者，有清热解毒、凉血消斑之功，常与生地黄、紫草等配伍同用，如神犀丹。用治痄腮、大头瘟、丹毒，常与牛蒡子、玄参、桔梗等配伍同用，如普济消毒饮。

【用法用量】煎服，10～15g。

【使用注意】体虚而无实火热毒者忌服；脾胃虚寒者慎用。

穿心莲《岭南采药录》

为爵床科植物穿心莲 *Andrographis Paniculata*（Burm. f.）Nees. 的全草。主产于广东、广西、福建等地。生用。

【药性】苦，寒。归心、肺、大肠、膀胱经。

【功效】清热解毒，燥湿消肿。

【应用】

1. 用于外感风热，温病初起。本品苦寒降泄，清热解毒，凡温热之邪所引起的病证均可用。用治温热病邪入气分，发热不退，可与石膏、知母等清热泻火药同用。外感风热或温病初起，发热头痛者，常与金银花、连翘、薄荷等同用。

2. 用于肺热咳喘，肺痈吐脓，咽喉肿痛。本品善清泄肺热，凉血消肿，故凡肺热肺火引起的咳喘、肺痈吐脓、咽喉肿痛等证皆可应用。用治肺热咳嗽，或肺痈咳吐脓痰，可与黄芩、桑白皮、冬瓜仁、鱼腥草等同用。用治咽喉肿痛，常与玄参、牛蒡子、板蓝根等同用。

3. 用于湿热证。本品苦燥性寒，功能清热解毒燥湿，用治湿热所致的泻痢、热淋涩痛、湿疹瘙痒等多种湿热证。

4. 用于痈肿疮毒。本品清热解毒，燥湿消肿，用治湿热火热毒邪诸证。

【用法用量】煎服，5～10g。煎剂易致呕吐，故多作丸、散、片剂。外用适量。

【使用注意】不宜多服久服；脾胃虚寒者不宜用。

鱼腥草《名医别录》

为三白草科植物蕺菜 *Houttuynia cordata* Thunb. 的全草。分布于长江流域以南各地。生用。

【药性】辛，微寒。归肺经。

【功效】清热解毒，消痈排脓，利尿通淋。

【应用】

1. 用于肺痈吐脓，肺热咳嗽。本品辛以散结，寒能泄降，主入肺经，以清解肺热见长，用治肺热咳嗽，又具消痈排脓之效，故为治肺痈之要药。用治痰热壅肺，胸痛，咳吐脓血，常与桔梗、芦根、瓜蒌等同用；用治肺热咳嗽，痰黄气急，常与黄芩、贝母、知母等同用。

2. 用于热毒疮痈。本品辛寒，既能清热解毒，又能消痈排脓，亦为外痈疮毒常用之品，常与野菊花、蒲公英、金银花等同用；亦可单用鲜品捣烂外敷。

3. 用于湿热淋证。本品有清热除湿、利水通淋之效，善清膀胱湿热，常与车前草、白茅根、海金沙等同用。此外，本品又能清热止痢，还可用治湿热泻痢。

【用法用量】煎服，15～25g。鲜品加倍，水煎或捣汁服。外用适量，捣敷或煎汤熏洗患处。

【使用注意】本品含挥发油，不宜久煎；虚寒证及阴证疮疡者忌服。

射　干《神农本草经》

为鸢尾科植物射干 *Belamcanda chinensis*（L.）DC. 的干燥根茎。主产于河南、湖北、浙江等地。生用。

【药性】苦，寒。归肺经。

【功效】清热解毒，祛痰利咽。

【应用】

1. 用于咽喉肿痛。本品苦寒泄降，清热解毒，主入肺经，功能清肺泻火，降气消痰，利咽消肿，为治咽喉肿痛常用之品，故尤宜于痰火郁结者。用治热毒痰火郁结，咽喉肿痛者，可单用或与黄芩、桔梗、甘草等同用；若治外感风热，咽痛音哑，常与荆芥、连翘、牛蒡子等同用。

2. 用于痰盛咳喘。本品善清肺火，降气消痰，止咳平喘，因其性寒清泄肺热，尤宜于肺热咳喘，痰多而黄者，常与桑白皮、马兜铃、桔梗等同用；若治寒痰咳喘，痰多清稀者，常配麻黄、细辛、生姜、半夏等同用，如射干麻黄汤。

【用法用量】煎服，5～10g。

【使用注意】本品苦寒，脾虚便溏者不宜使用；孕妇忌用或慎用。

败酱草《神农本草经》

为败酱科植物黄花败酱 *Patrinia scabiosaefolia* Fisch ex Link. 或白花败酱 *Patrinia villosa* Juss. 的带根全草。主产于四川、江西、福建等地。生用。

【药性】辛、苦，微寒。归肝、大肠、胃经。

【功效】清热解毒，消痈排脓，祛瘀止痛。

【应用】

1. 用于肠痈肺痈，痈肿疮毒。本品辛散苦泄，清热解毒，可用治热毒炽盛之痈肿疮毒。主入大肠经，又善消痈排脓，活血止痛，为治肠痈要药，尤宜于肠痈脓已成者。本品辛散苦泄寒凉，功能清热解毒，可用治热毒炽盛之痈肿疮毒；又功善消痈排脓，活血祛瘀止痛，为治肠痈要药，尤宜于肠痈脓已成者，多配伍薏苡仁、冬瓜仁等消痈排脓之品，如薏苡附子败酱散。若治肠痈初起，腹痛便秘，未化脓者，常配伍金银花、蒲公英、牡丹皮等同用。亦可治肺痈咳吐脓痰，可与鱼腥草、芦根、桔梗等清肺祛痰药同用。若治皮肤疮痈，则常与金银花、连翘等同用，亦可捣烂外敷。

2. 用于瘀滞腹痛。本品辛散行滞，有破血行瘀、通经止痛之功。用治瘀血阻滞之产后腹痛、痛经等证，常与当归、香附、五灵脂等活血止痛、养血调经药同用。

【用法用量】煎服，5～15g，鲜品酌加。

【使用注意】脾胃虚弱、食少泄泻者忌服。

白头翁《神农本草经》

为毛茛科植物白头翁 *Pulsatilla chinensis*（Bge.）Regel 的干燥根。主产于东北、华北、华东等地。生用。

【药性】苦，寒。归胃、大肠经。

【功效】清热解毒，凉血止痢。

【应用】

1. 用于热毒血痢。本品苦寒降泄，清热解毒，凉血止痢，尤善清胃肠湿热及血分热毒，为治热毒血痢之良药。用治热痢腹痛，里急后重，下利脓血者，常与黄连、黄柏、秦皮等同用，如白头翁汤。若治血痢，日久不愈者，可与阿胶、赤石脂等药配伍同用。

2. 用于疮痈肿痛。本品苦寒，有解毒凉血消肿之功，用治热毒壅盛之疮痈肿毒等证，常配伍蒲公英、连翘等同用。

此外，用治阴痒带下，可与秦皮等配伍，煎汤外洗；用治疟疾，可配伍柴胡、黄芩、槟榔等同用。

【用法用量】煎服，5~15g。外用适量。

【使用注意】虚寒泻痢忌服。

第四节　清热凉血药

清热凉血药多为甘苦咸寒之品，归心、肝经，具有清解营分、血分热邪的作用。主要用于营分、血分等实热证，如温热病热入营血、热陷心包、热盛迫血妄行等，亦可用于其他疾病引起的血热出血证。部分药物尚具有甘、辛之味，兼能养阴生津、活血化瘀，还可用治阴虚发热、瘀血证。若气血两燔，可配清热泻火药同用，使气血两清。

生地黄《神农本草经》

为玄参科植物地黄 Rehmannia glutinosa Libosch. 的新鲜或干燥块根。主产于河南、河北、内蒙古等地。鲜用或干燥切片生用。

【药性】甘、苦，寒。归心、肝、肾经。

【功效】清热凉血，养阴生津。

【应用】

1. 用于热入营血，口干舌绛。本品甘寒质润，苦寒清热，入营血分，为清热凉血养阴生津之要药，故常用治温热病热入营血，壮热烦渴、神昏舌绛者，多配玄参、连翘、丹参等同用，如清营汤。用治热病后期，余热未尽，夜热早凉，舌红脉数者，常与知母、青蒿等配伍同用，如青蒿鳖甲汤。

2. 用于血热妄行，斑疹吐衄。本品清热泻火，凉血止血。用治血热吐衄，常与鲜荷叶、生艾叶、生侧柏叶同用，如四生丸；若治温热病热入营血，血热吐衄，斑疹紫黑，常与赤芍、牡丹皮同用。

3. 用于阴虚内热，骨蒸劳热。本品甘寒养阴，苦寒泄热，入肾经而滋阴降火。治阴虚内热，潮热骨蒸，可配知母、地骨皮等同用，如地黄膏；若治温病后期，余热未尽，阴津已伤，邪伏阴分，证见夜热早凉、舌红脉数者，可配青蒿、鳖甲、知母等同用，如青蒿鳖甲汤。

4. 津伤口渴，内热消渴，肠燥便秘。本品甘寒质润，既能清热养阴，又能生津止渴。用治热病伤阴，烦渴多饮，常配麦冬、沙参、玉竹等同用，如益胃汤；治阴虚内热之消渴证，可配山药、黄芪等同用，如滋膵饮；若治温病津伤，肠燥便秘，可配玄参、麦冬用，如增液汤。

【用法用量】煎服，10~30g。鲜品用量加倍，或以鲜品捣汁入药。

【使用注意】脾虚湿滞不宜使用；腹满便溏者不宜使用。

玄　参 《神农本草经》

为玄参科植物玄参 *Scrophularia ningpoensis* Hemsl. 的干燥根。主产于浙江，湖北、江苏等地亦产。生用。

【药性】甘、苦、咸，微寒。归肺、胃、肾经。

【功效】清热凉血，滋阴解毒。

【应用】

1. 用于热入营血，内陷心包，温毒发斑。本品苦甘咸寒而质润，能入血分而清热凉血，养阴润燥，泻火解毒。用治温病热入营分，身热夜甚、心烦口渴、舌绛脉数者，常配生地黄、丹参、连翘等同用，如清营汤；用治温病邪陷心包，神昏谵语，可配麦冬、竹叶卷心、连翘心等同用，如清宫汤；用治温热病，气血两燔，发斑发疹，可配石膏、知母等同用，如化斑汤。

2. 用于咽喉肿痛，瘰疬痰核，痈肿疮毒。本品苦咸性寒，有清热凉血、解毒散结、利咽消肿之功。用治瘟毒热盛，咽喉肿痛、大头瘟，可与黄芩、连翘、板蓝根等同用，如普济消毒饮；用治痰火郁结之瘰疬，常配浙贝母、牡蛎等同用，如消瘰丸；用治痈肿疮毒，可以本品配金银花、连翘、蒲公英等同用；若治脱疽，可配金银花、当归、甘草同用，如四妙勇安汤。本品甘咸入肾经，善清无根之火，滋阴降火，亦可用治阴虚火旺之咽喉肿痛。

3. 热病伤阴，津伤便秘，骨蒸劳嗽。本品甘寒质润，清热生津、滋阴润燥。用治热病伤阴，津伤便秘，常配生地黄、麦冬，如增液汤；治肺肾阴虚，骨蒸劳嗽，可配百合、生地黄、贝母等同用，如百合固金汤。

【用法用量】煎服，10~15g。

【使用注意】脾胃虚寒，食少便溏者不宜服用；反藜芦。

牡丹皮 《神农本草经》

为毛茛科植物牡丹 *Paeonia suffruticosa* Andr. 的干燥根皮。主产于安徽、四川、湖南等地。生用或炒用。

【药性】辛、苦，微寒。归心、肝、肾经。

【功效】清热凉血，活血散瘀。

【应用】

1. 用于温毒发斑，血热吐衄。本品苦寒，能清解营分、血分实热，功能清热凉血止血；

又辛散血中瘀滞，有凉血而不留瘀、活血而不妄行之特点。用治温病热入营血，迫血妄行所致发斑、吐血衄血，常配生地黄、赤芍等同用。

2. 用于温病伤阴，阴虚发热。本品辛寒，入血分善于清透阴分伏热，为治无汗骨蒸之要药。用治温热病后期，余邪未尽，阴液已伤，骨蒸无汗、夜热早凉或低热不退等，如青蒿鳖甲汤。

3. 用于血滞经闭，痛经癥瘕，跌打损伤。本品辛行苦泄，活血祛瘀，用治血滞经闭、癥瘕等多种瘀血证，因其性偏寒，故对血瘀有热者尤为适宜。用治血滞经闭、痛经，可配桃仁、川芎、桂枝等同用，如桂枝茯苓丸；治跌打伤痛，可配伍红花、乳香、没药等同用。

4. 用于痈肿疮毒。本品苦寒，清热凉血，散瘀消痈，常用治血热瘀滞之痈肿疮毒证。用治火毒炽盛，痈肿疮毒，可配大黄、白芷、甘草等同用；若治瘀热互结之肠痈初起，可配大黄、桃仁、芒硝等同用，如大黄牡丹汤。

【用法用量】煎服，10～15g。清热凉血宜生用，活血祛瘀宜酒炙用。

【使用注意】血虚有寒者不宜用；月经过多及孕妇不宜用。

赤　芍《开宝本草》

为毛茛科植物芍药 *Paeonia lactiflora* Pall. 或川赤芍 *Paeonia veitchii* Lynch 的干燥根。主产于内蒙古、河北、东北等地。生用。

【药性】苦，微寒。归肝经。

【功效】清热凉血，散瘀止痛。

【应用】

1. 用于温毒发斑，血热吐衄。本品苦寒入肝经，善走血分，可清肝火，泄血分郁热，具有凉血止血、散瘀消斑之功，用治温毒发斑或血热吐衄，常与水牛角、生地黄、牡丹皮等同用。用治血热吐衄，配生地黄、大黄、白茅根等同用。

2. 用于瘀血证，痈肿疮疡。本品辛行苦泄，有较强的活血散瘀、行滞止痛的作用。用治血滞经闭、痛经、癥瘕腹痛，配当归、川芎、延胡索等同用，如少腹逐瘀汤；用治跌打损伤，瘀肿疼痛，常配血竭、乳香等同用。又具清热凉血、散瘀消肿之功，用治热毒壅盛，痈肿疮疡，可配金银花、天花粉、乳香等同用，如仙方活命饮。

3. 用于目赤肿痛。本品苦寒入肝经，清泻肝火，用治肝热目赤肿痛、羞明多眵，多与薄荷、菊花、木贼等同用。

【用法用量】煎服，5～15g。

【使用注意】虚寒性经闭等忌用；反藜芦。

第五节　清虚热药

清虚热药药性寒凉，主入阴分，具有清虚热、退骨蒸的作用。主要适用于肝肾阴虚，虚火内扰所致的骨蒸潮热、虚烦不寐、盗汗遗精、舌红少苔、脉细数，以及温热病后期，邪热未尽，伤阴劫液之夜热早凉、热退无汗、舌质红绛、脉细数等。

使用本类药物常配伍养阴及凉血之品，以标本兼治。

青　蒿《神农本草经》

为菊科植物黄花蒿 *Artemisia annua* L. 的干燥地上部分。全国各地均产。生用。

【药性】苦、辛，寒。归肝、胆经。

【功效】清虚热，除骨蒸，解暑，截疟。

【应用】

1. 用于温邪伤阴，夜热早凉。本品苦寒清热，辛香透散，长于清透阴分伏热，用治温病后期，余热未清，邪伏阴分，夜热早凉，热退无汗或热病后低热不退者，常配用鳖甲、生地黄等，如青蒿鳖甲汤。

2. 用于阴虚发热，劳热骨蒸。本品苦寒，入肝走血，有清退虚热、凉血除蒸之功。用治阴虚发热，骨蒸劳热，潮热盗汗，五心烦热，舌红少苔者，常与银柴胡、胡黄连、知母、鳖甲等同用，如清骨散。

3. 用于暑热外感，发热口渴。本品苦寒清热，芳香而散，善解暑热，用治外感暑热，发热口渴，常与连翘、滑石、西瓜翠衣等同用。

4. 用于疟疾寒热。本品辛寒芳香，主入肝胆，尤善截疟，为治疟疾之良药。单用本品较大剂量鲜品捣汁服，或随证配伍黄芩、滑石、青黛、通草等同用。又善清解肝胆之热，可治湿热郁遏少阳三焦，寒热如疟。

【用法用量】煎服，5～15g，不宜久煎；或鲜用绞汁服。

【使用注意】脾胃虚弱，肠滑泄泻者忌服。

地骨皮《神农本草经》

为茄科植物枸杞 *Lycium chinensis* Mill. 或宁夏枸杞 *Lycium barbarum* L. 的干燥根皮。全国大部分地区均产。生用。

【药性】甘，寒。归肺、肝、肾经。

【功效】凉血退蒸，清肺降火。

【应用】

1. 用于阴虚发热，盗汗骨蒸。本品甘寒清润，能清肝肾之虚热，除有汗之骨蒸，为退虚热、疗骨蒸之佳品。用治阴虚发热，常与知母、鳖甲、银柴胡等配伍，如地骨皮汤；若用治盗汗骨蒸、肌瘦潮热，常与秦艽、鳖甲配伍，如秦艽鳖甲散。

2. 用于肺热咳嗽。本品甘寒，善清泄肺热，除肺中伏火，多用治肺火郁结，咳嗽气喘，皮肤蒸热，常与桑白皮、甘草等同用，如泻白散。

3. 用于血热出血证。本品甘寒入血分，清热凉血止血。用治血热妄行的吐血、衄血、尿血等，单用本品加酒煎服，亦可配白茅根、侧柏叶等同用。

此外，本品于清热除蒸泻火之中，又能生津止渴，用治内热消渴。

【用法用量】煎服，10～15g。

【使用注意】外感风寒发热不宜用；脾虚便溏者不宜用。

表 15 –1 清热药参考药

分类	药名	药性	功效	主治	用法用量	使用注意
清热泻火药	淡竹叶	甘、淡，寒。归心、小肠、胃经	清热泻火，除烦利尿	热病烦渴，口疮尿赤，热淋涩痛	10～15g，煎服	虚寒证忌用
	谷精草	甘，平。归肝、胃经	疏散风热，明目退翳	目赤翳障，头痛齿痛	10～15g，煎服	阴虚血亏目疾者不宜用
	青葙子	苦，微寒。归肝经	清泻肝火，明目退翳	目赤翳障	5～15g，煎服	有扩散瞳孔的作用，故青光眼患者忌用
清热燥湿药	秦皮	苦、涩，寒。归肝、胆、大肠经	清热燥湿，收涩止痢，止带，明目	湿热泻痢，带下，目赤翳膜	10～15g，煎服	脾胃虚寒者忌用
	白鲜皮	苦，寒。归脾、胃、膀胱经	清热燥湿，祛风解毒	湿疮湿疹，黄疸，风湿热痹	5～10g，煎服	脾胃虚寒者慎用
清热解毒药	青黛	咸，寒。归肝、肺经	清热解毒，凉血消斑，清肝泻火，定惊	温毒发斑，血热吐衄，咽痛疮肿，咳嗽咯血	1.5～3g，入丸散	胃寒者慎用
	大血藤	苦、辛，微寒。归大肠、肝经	清热解毒，活血，祛风止痛	肠痈腹痛，热毒疮疡，跌打损伤，经闭痛经，风湿痹痛	10～15g，煎服。外用适量	孕妇慎服
	马齿苋	酸，寒。归肝、大肠经	清热解毒，凉血止血，止痢	热毒血痢，热毒疮疡，崩漏便血	10～15g，煎服，鲜品30～60g。外用适量，捣敷患处	脾胃虚寒，肠滑作泄者忌服

续表

分类	药名	药性	功效	主治	用法用量	使用注意
清热解毒药	鸦胆子	苦，寒。有小毒。归大肠、肝经	清热解毒，止痢，截疟，腐蚀赘疣	热毒血痢；疟疾	0.5～2g，包裹吞服或压去油服，不宜入煎剂	孕妇、小儿慎用；胃肠道出血及肝肾病患者忌用；外用注意保护皮肤
	贯众	苦，微寒。有小毒。归肝、脾经	清热解毒，凉血止血，杀虫	风热感冒，温毒发斑；血热出血；虫疾	10～15g，煎服。杀虫及清热解毒宜生用；止血宜炒炭用	有小毒，用量不宜过大；服时忌油腻；脾胃虚寒者及孕妇慎用
	蚤休	苦，微寒。有毒。归肝经	清热解毒，消肿止痛，凉肝定惊	痈肿疔疮，毒蛇咬伤；小儿惊风抽搐；外伤出血，跌打损伤	5～10g，煎服。外用适量，捣敷或研末调涂患处	体虚、无实火热毒者忌服；孕妇忌服；患阴证疮疡者忌服
	半边莲	辛，平。归心、小肠、肺经	清热解毒，利水消肿	疮痈肿毒，水肿，小便不利	10～15g，煎服	虚证水肿忌用
	白花蛇舌草	微苦、甘，寒。归胃、大肠、小肠经	清热解毒，利湿通淋	痈疮咽痛，毒蛇咬伤，热淋	15～60g，煎服	
	熊胆	苦，寒。归肝、胆、心经	清热解毒，息风止痉，清肝明目	热极生风，热毒疮痈，目赤障翳	0.25～0.5g，入丸、散	虚寒证当禁用
	土茯苓	甘、淡，平。归肝、胃经	解毒除湿，通利关节	杨梅毒疮，肢体拘挛，淋浊带下，湿疹湿疮	15～60g，煎服	肝肾阴虚者慎服。服药时忌饮茶
	山豆根	苦，寒。有毒。归肺、胃经。	清热解毒，利咽消肿	咽喉肿痛，牙龈肿痛	5～10g，煎服。外用适量	有毒，过量服用易引起呕吐、腹泻、胸闷、心悸等，故用量不宜过大；脾胃虚寒者慎用
	白蔹	苦、辛，微寒。归心、胃经	清热解毒，消痈散结，生肌止痛	疮痈肿毒，水火烫伤	5～10g，煎服。外用适量	反乌头

续表

分类	药名	药性	功效	主治	用法用量	使用注意
清热凉血药	水牛角	苦、咸，寒。归心、肝经	清热凉血，解毒，定惊	温病高热，惊风癫狂；血热斑疹、吐衄；痈肿疮疡，咽喉肿痛	镑片或粗粉15～30g，煎服。宜先煎3小时以上。浓缩粉冲服，每次1.5～3g，每日2次	脾胃虚寒者忌用
	紫草	甘、咸，寒。归心、肝经	清热凉血，活血，解毒透疹	热毒发斑；麻疹不透；痈疽，湿疹，水火烫伤	5～10g，煎服。外用适量，熬膏或用植物油浸泡涂搽	本品性寒而滑利，脾虚便溏者忌服
清虚热药	银柴胡	甘，微寒。归肝、胃经	清虚热，除疳热	阴虚骨蒸劳热；疳积发热	5～15g，煎服	外感风寒、血虚无热者忌用
	胡黄连	苦，寒。归肝、胃、大肠经	退虚热，清疳热，燥湿热	阴虚骨蒸劳热；疳积发热；湿热泻痢	5～10g，煎服	脾胃虚寒者慎用
	白薇	苦、咸，寒。归胃、肝、肾经	清热凉血，利尿通淋，解毒疗疮	阴虚发热；产后虚热；热淋血淋，痈肿疮毒；阴虚外感	5～10g，煎服	脾胃虚寒者慎用

第十六章
泻下药

凡以引起腹泻，或滑利大肠，促进排便为主要作用的药物，称为泻下药。

本类药物多为沉降之品，主归大肠经。主要作用为泻下通便，以清除肠内的宿食、燥屎及其他有害物质，使其从大便排出；或清热泻火，使实热壅滞通过泻下而解；或逐水退肿，使水湿停饮从二便排出，水肿得以消除。因此，泻下药适用于大便秘结，胃肠积滞，实热内结及水肿停饮等里实证。根据其作用和适应证的不同，可分为攻下药、润下药和峻下逐水药三类。其中攻下药和峻下逐水药泻下作用峻猛，尤以后者为甚。润下药能润滑肠道，作用缓和。

临床中应用本类药物应根据其兼症及病人体质的不同，选择适宜的泻下药，并进行相应配伍。里实兼有表邪者，当先解表而后攻里，必要时可与解表药同用，表里双解，以免表邪内陷；里实而正虚者，应与补益药同用，攻补兼施，使攻下而不伤正。

泻下药作用峻猛，易伤正气，故久病体弱、妇女胎前产后及月经期应慎用或禁用。泻下药易伤胃气，奏效即止，不可过服，注意"保胃气"。应用作用峻猛而有毒性的泻下药时，一定要严格炮制法度，控制用量，避免中毒现象发生，确保用药安全。

第一节 攻下药

攻下药性多属苦寒，主入胃、大肠经，具有较强的泻下作用，既能通便又能泻火，故用于大便秘结、燥屎坚结及实热积滞者为宜。常配行气、清热药以加强泻下清热作用。部分药通过配伍温里药，也可用于寒积便秘。

具有较强清热泻火作用的攻下药，可用治热病高热神昏、谵语发狂，火热上炎所致的头痛、目赤、咽痛以及火热炽盛所致出血等证。湿热下利，里急后重，或饮食积滞，泻而不畅之证，可适当配用本类药物，以攻逐积滞，消除病因。

大　黄《神农本草经》

为蓼科多年生草本植物掌叶大黄 *Rheum palmatum* L.、唐古特大黄 *R. tanguticum* Maxim. ex Balf. 或药用大黄 *R. officinale* Baill. 的根及根茎。掌叶大黄和唐古特大黄药材称北大黄，主产于青海、甘肃等地。药用大黄药材称南大黄，主产于四川。生用，或酒炒、酒蒸、炒炭用。

【药性】苦，寒。归脾、胃、大肠、肝、心包经。

【功效】泻下攻积，清热泻火，止血，解毒，活血化瘀。

【应用】

1. 用于肠道积滞，大便秘结。本品苦寒沉降，善荡涤肠胃积滞，泻下通便，为治疗积滞便秘的要药。因其苦寒泄热，故热结便秘尤为适宜。温热病热结便秘、高热不退、神昏谵语及杂病热结便秘者，可用本品通腑泄热，常与芒硝、厚朴、枳实等配伍，以加强攻下作用，如大承气汤。若里实热结而气血不足者，可与党参、当归等益气养血药配伍，如黄龙汤。热结阴伤者，可与生地黄、玄参、麦冬等养阴生津药同用，如增液承气汤。脾阳不足，冷积便秘者，须配附子、干姜等温里药，如温脾汤。热痢初起，肠道湿热积滞不化，亦可用大黄通便，去湿热积滞。

2. 用于血热妄行的吐血、衄血及火热上炎的头痛目赤、咽喉肿痛、齿龈肿痛等症。本品苦降，能使上炎之火下泻，具清热泻火、凉血止血之功，常与黄连、黄芩同用，如泻心汤。

3. 用于热毒疮疡及烧伤。本品清热解毒，并借其通便作用，使热毒下泄。治热毒痈肿疔疮，常与金银花、蒲公英、连翘等同用。治肠痈腹痛，常与牡丹皮、桃仁等同用，如大黄牡丹汤。本品亦可外用，如外敷痈肿的如意金黄散中即有大黄。治疗烧伤，可单用大黄粉，或配地榆粉，用麻油调敷。

4. 用于瘀血证。本品有较好的活血祛瘀作用，为治疗瘀血证的常用药物。治妇女产后瘀阻腹痛、恶露不尽者，常与桃仁、土鳖虫等同用，如下瘀血汤。治妇女瘀血经闭，常与红花、当归等同用。治跌打损伤，瘀血肿痛，可与当归、桃仁、红花、穿山甲等同用，如复元活血汤。

此外，本品亦适用于黄疸、淋证等湿热证。因大黄苦寒降泄，能清泄湿热。治黄疸，常配茵陈、栀子，如茵陈蒿汤。治疗淋证，常配木通、车前子、栀子等，如八正散。

【用法用量】煎服，5～15g。外用适量。生大黄泻下力较强，欲攻下者宜生用；入汤剂应后下，或用开水泡服，久煎则泻下力减弱。酒制大黄泻下力较弱，活血作用较好，宜用于瘀血证。大黄炭则多用于出血证。

【使用注意】脾胃虚弱及孕妇慎用，哺乳期禁用。

芒　硝《名医别录》

为硫酸盐类矿物芒硝族芒硝，经加工精制而成的结晶体，主含含水硫酸钠（$Na_2SO_4 \cdot 10H_2O$）。将天然产品用热水溶解，过滤，放冷析出结晶，通称"皮硝"。再取萝卜洗净切片，置锅内加水与皮硝共煮，取上层液，放冷析出结晶，即芒硝。芒硝经风化失去结晶水而成的白色粉末称玄明粉（元明粉）。主产于河北、河南、山东等省的碱土地区。

【药性】咸、苦，寒。归胃、大肠经。

【功效】泻下，软坚，清热。

【应用】

1. 用于实热积滞，大便燥结。本品苦寒，其性降泄，有较强的泄热通便作用，又味咸软坚，常与大黄相须为用，以增强泻下热结的作用，如大承气汤、调胃承气汤。

2. 用于痈肿疮疡、目赤、咽肿、口疮等证。本品外用清热消肿止痛。治咽喉肿痛、口舌生疮，可与硼砂、冰片、朱砂同用，制成散剂外用，如冰硼散，或以芒硝置西瓜中制成西瓜霜外用；治目赤肿痛，以玄明粉配制眼药水，外用滴眼；治乳痈可用芒硝外敷，以消肿块，亦可作回乳之用。

【用法用量】10~15g。一般不入煎剂，待汤剂煎得后，溶入汤剂中服用。外用适量。

【使用注意】孕妇慎用；哺乳期妇女慎用。不宜与硫黄、三棱同用。

第二节　润下药

润下药多为植物种子或种仁，富含油脂，味甘质润，多入脾、大肠经，可润滑大肠，使大便软化易于排出，泻下力缓，故适用于年老、体虚、久病、产后所致津枯、阴虚、血亏便秘者。应用时，根据病情不同，适当配伍其他药物同用，如热盛津伤便秘者，可与清热养阴药同用；兼血虚者，宜与补血药同用；兼气滞者，须与理气药同用。

火麻仁《神农本草经》

为桑科植物大麻 Cannabis sativa L. 的干燥成熟果实。全国各地均有栽培。秋季果实成熟时采收，晒干。生用打碎。

【药性】甘，平。归脾、胃、大肠经。

【功效】润肠通便。

【应用】用于血虚津亏，肠燥便秘。本品甘平，质润多脂，能润肠通便，且又兼有滋养补虚作用。适用于老人、产妇及体弱津血不足的肠燥便秘证。通常多与其他润肠通便药同用，或与大黄、厚朴等配伍，以加强通便作用，如麻子仁丸。

【用法用量】煎服，10~15g。打碎入煎剂。

第三节　峻下逐水药

峻下逐水药大多苦寒有毒，泻下作用峻猛，能引起剧烈腹泻，使体内潴留的水液通过大便排出，部分药物还兼有利尿作用。适用于水肿、胸腹积水，及痰饮喘满等邪实而正气未衰之证。由于本类药物有毒而力峻，易于损伤正气，临床应用当中病即止，不宜久服。对水肿、臌胀属邪实正虚者，在使用本类药物时，可采用先补后攻或攻补兼施的方法，并注意炮制、剂量、用法及禁忌的掌握，以确保用药安全。

甘　遂《神农本草经》

为大戟科多年生草本植物甘遂 Euphorbia kansui T. N. Liou ex T. P. Wang 的块根。主产于陕西、山西、河南等地。秋末或春季采挖。晒干。醋制过用。

【药性】苦，寒。有毒。归肺、肾、大肠经。

【功效】泻水逐饮，消肿散结。

【应用】

1. 用于水肿、臌胀、胸胁停饮等证。本品苦寒性降，善行经隧之水湿，泻水逐饮力峻，用药后可连续泻下，使潴留水饮排泄体外。凡水肿、大腹臌胀、胸胁停饮、正气未衰者，均可用之。可单用研末服；或与牵牛子同用；或与大戟、芫花为末，枣汤送服，如十枣汤。

2. 用于风痰癫痫之证。本品尚有逐痰饮作用，可配朱砂为末服。

3. 用于痈肿疮疡。本品外用能消肿散结。治疗疮痈肿毒，可研末水调外敷。

【用法用量】0.5~1.5g。炮制后入丸散用。外用适量，生用。

【使用注意】孕妇禁用。不宜与甘草同用。

巴 豆《神农本草经》

为大戟科乔木植物巴豆 *Croton tiglium* L. 的干燥成熟果实。主产于四川、广西、云南等地。秋季果实成熟尚未开裂时采收。晒干。去皮用仁或制霜。

【药性】辛，热。有大毒。归胃、大肠经。

【功效】峻下冷积，逐水退肿，祛痰利咽，蚀疮。

【应用】

1. 用于寒积便秘急症。本品辛热，能峻下寒积，开通闭塞，前人喻其有"斩关夺门之功"。寒邪食积，病情急剧，气血未衰者，每用为主药，配干姜、大黄为丸服，如三物备急丸。

2. 用于腹水臌胀。本品具有很强的峻下逐水退肿作用。用治腹水臌胀，可用巴豆配苦杏仁为丸服。近代有用本品配绛矾、神曲，名含巴绛矾丸，治疗晚期血吸虫病及肝硬化腹水。

3. 用于寒实结胸及喉痹痰阻。本品能祛除痰涎以利呼吸。治痰涎壅塞、寒实结胸者，常与贝母、桔梗同用，如三物白散；治喉痹痰阻者，可用巴豆霜吹入喉部，引起呕吐，排出痰涎，使梗阻症状得以解除。

4. 用于痈肿成脓未溃及疥癣恶疮。本品外用有蚀腐肉、疗疮毒作用。治痈肿成脓未溃者，常与乳香、没药、木鳖子同用，外敷患处，以腐蚀皮肤，促进破溃排脓。治恶疮，单用本品炸油，以油调雄黄、轻粉末，外涂疮面即可。

【用法用量】入丸散服，每次0.1~0.3g。大多制成巴豆霜用，以降低毒性。外用适量。

【使用注意】孕妇及体弱者禁用。不宜与牵牛子同用。

表 16 - 1　　　　　　　　　　　　　泻下药参考药

分类	药名	药性	功效	主治	用法用量	使用注意
攻下药	番泻叶	甘、苦，寒。归大肠经	泻下导滞	热结便秘，水肿胀满	5~10g，入煎剂宜后下，或开水泡服	孕妇慎用
	芦荟	苦，寒。归肝、胃、大肠经	泻下通便，清肝，杀虫	便秘，小儿疳积，惊风；外治湿癣	2~5g，入丸散服	孕妇禁用
润下药	郁李仁	辛、苦、甘、平。归脾、大肠、小肠经	润肠通便，利水消肿	肠燥便秘，水肿胀满，脚气浮肿	5~10g，煎服	孕妇慎用
峻下逐水药	京大戟	苦，寒。有毒。归肺、脾、肾经	泻水逐饮，消肿散结	水肿臌胀，胸胁停饮，疮痈肿毒，瘰疬痰核	1.5~3g，煎服	孕妇禁用。反甘草
	红大戟	苦，寒。有小毒。归肺、脾、肾经	泻水逐饮，攻毒消肿散结	胸腹积水，二便不利，痈肿疮毒，瘰疬痰核	1.5~3g，煎服	孕妇禁用。反甘草
	芫花	苦、辛，温。有毒。归肺、脾、肾经	泻水逐饮，祛痰止咳，杀虫疗疮	胸胁停饮，水肿、膨胀；咳嗽痰喘；头疮、白秃、顽癣及痈肿	1.5~3g，煎服；0.6~0.9g，研末吞服，日1次	孕妇禁用。反甘草
	商陆	苦，寒。有毒。归肺、脾、肾、大肠经	泻下利水，消肿散结	水肿胀满，二便不利；外治痈肿疮毒	5~10g，煎服；外用，鲜品捣烂或干品研末涂敷	孕妇禁用
	牵牛子	苦，寒。有毒。归肺、肾、大肠经	泻下，逐水，去积，杀虫	水肿胀满，二便不通；痰饮积聚，气逆喘咳；虫积腹痛，蛔虫、绦虫病	5~10g，煎服	孕妇禁用。畏巴豆

第十七章

祛风湿药

凡以祛除风寒湿邪、解除痹痛为主要作用的药物，称祛风湿药。

祛风湿药主要具有祛风散寒除湿的作用，适用于风寒湿邪所致的肌肉、经络、筋骨、关节等处疼痛、重着、麻木和关节肿大、筋脉拘挛、屈身不利等症。此外，部分药物还分别具有止痛、舒筋、通络或补肝肾、强筋骨等作用。

根据祛风湿药的药性、功效特点分为祛风湿散寒药、祛风湿清热药、祛风湿强筋骨药三类。

使用祛风湿药，可根据痹证的性质、邪犯部位、病程新久等具体情况，选用相应的药物及配伍。如风邪偏盛的行痹，应选择善能祛风的祛风湿药，配以活血通经之品；湿邪偏盛的着痹，应选用温燥的祛风湿药，配以健脾渗湿之品；寒邪偏胜之痛痹，当选用温性较强的祛风湿药，配以助阳温经止痛之品；外邪入里而从热化或郁久化热的热痹，当选用偏寒凉的祛风湿药，酌情配伍凉血清热解毒药。如感邪初期，病邪在表，当配伍散风胜湿的解表药；病邪入里，血凝气滞者，配以活血通络药；若夹有痰浊、瘀血者，须与祛痰、散瘀药同用；久病体虚，气血不足者配以补气养血药；肝肾亏损，腰痛筋软者配以补益肝肾药。

痹证多属慢性疾患，为服用方便，可作酒剂或丸散常服；酒剂还能疏通经络，加强祛风湿药的功效。

本类药物辛温香燥，易耗伤阴血，故阴亏血虚者应慎用。

第一节 祛风湿散寒药

祛风湿散寒药多辛苦温，入肝脾肾经。辛以祛风，苦能燥湿，温以散寒，因此，具有祛风胜湿、散寒止痛、舒筋通络等作用，适用于风湿痹痛寒邪较盛者。亦可配伍清热药同用，用于治疗湿热痹证。

独 活《神农本草经》

为伞形科多年生草本植物重齿毛当归 *Angelica pubescens* Maxim. f. *biserrata* Shan et Yuan 的根。主产于四川、湖北、安徽等地。切片生用。

【药性】辛、苦，微温。归肾、膀胱经。

【功效】祛风湿，止痹痛，解表。

【应用】

1. 用于风湿痹痛。本品辛散、苦燥，善祛风湿，止痛，凡风寒湿邪痹着于肌肉关节者，无问新久，皆可应用。因其主入肾经，性善下行，尤以腰膝、腿足关节疼痛属下部之痹证为宜。治感受风寒湿邪的风寒湿痹，肌肉、腰背、手足疼痛，常与当归、白术、牛膝等同用；若肾气虚弱，当风受冷所致的腰膝酸软、关节屈伸不利者，多与桑寄生、杜仲、防风、人参等同用，如独活寄生汤。

2. 用于风寒表证，兼有湿邪者。本品能发散风寒湿邪而解表，治外感风寒夹湿所致的头痛头重，一身皆痛，多配伍羌活、藁本、防风等同用，如羌活胜湿汤。

本品善入肾经而搜伏风，可治少阴头痛。其祛风湿之功，亦治皮肤瘙痒。

【用法用量】煎服，5～15g。

【使用注意】本品有化燥伤阴之弊，素体阴虚及血燥者慎用。内风证忌用。

威灵仙 《神农本草经》

为毛茛科攀援性灌木植物威灵仙 *Clematis chinensis* Osbeck、棉团铁线莲 *C. hexapetala* Pall. 或东北铁线莲 *C. manshurica* Rupr. 的根及根茎。生用。

【药性】辛、咸，温。归膀胱经。

【功效】祛风湿，通经络，消骨鲠。

【应用】

1. 用于风湿痹痛。本品辛散温通，性猛善走，通行十二经脉，既能祛风湿，又能通经止痹痛。凡风湿痹痛，麻木不仁，无论上下皆可用，为治风湿痹痛要药。可单用为末，温酒调服。也可配当归、桂心为丸服，如神应丸。

2. 用于诸骨鲠咽。本品味咸，有软坚消骨鲠之效，可用本品煎汤，缓缓咽下，一般可使骨鲠消失。亦可和入米醋、砂糖调服。

【用法用量】煎服，5～15g。治骨鲠可用30～50g。

川 乌 《神农本草经》

为毛茛科多年生草本植物乌头 *Aconitum carmichaeli* Debx. 的块根。主产于四川、云南、陕西等地。生用或制后用。

【药性】辛、苦，温。有大毒。归心、脾、肝、肾经。

【功效】祛风除湿，散寒止痛。

【应用】

1. 用于风寒湿痹。本品能祛风除湿，散寒止痛。治寒湿头痛、身痛、历节疼痛，不可屈伸者，常与麻黄、白芍、黄芪等同用，如乌头汤。若治中风手足不仁、筋脉挛痛，常与乳香、没药、地龙等同用，如小活络丹。

2. 用于诸寒疼痛、跌打损伤、麻醉止痛等。本品具有较强的散寒止痛作用，若用治寒疝腹痛、手足逆冷，单用本品浓煎加蜜服，如大乌头煎；治外伤瘀痛，常与乳香、三七等同用；取其麻醉止痛作用，可做手术麻醉用药，多与蟾酥、生天南星、生半夏等同用，如外敷麻药方。

【用法用量】煎服，1.5～3g。若做散剂或酒剂，应减为1～2g，入汤剂应先煎0.5～1

小时。外用适量。一般制后用，生品内服宜慎。

【使用注意】孕妇禁用。反半夏、瓜蒌、贝母、白及、白蔹。不宜久服，生品只供外用。

蕲 蛇 《雷公炮炙论》

为蝮蛇科动物尖吻蝮蛇（五步蛇）*Agkistrodon acutus*（Guenther）除去内脏的干燥全体。主产于湖北、江西、浙江等地。夏、秋二季捕捉，剖开腹部，除去内脏，干燥，以黄酒润透去皮骨，切段用。

【药性】甘、咸，温。有毒。归肝经。

【功效】祛风通络，定惊止痉。

【应用】

1. 用于风湿顽痹，肢体麻木，筋脉拘挛及中风口眼㖞斜、半身不遂等。本品祛风力猛，善通经活络，常与防风、独活、天麻等配伍同用，如白花蛇酒。

2. 用于麻风疠毒、手足麻木、皮肤瘙痒等。本品祛风止痒，兼以毒攻毒，多与乌梢蛇、雄黄、生大黄等同用。

3. 用于小儿急慢惊风、破伤风。本品能定惊止痉，常与乌梢蛇、蜈蚣同研末，煎酒调服，如定命散。

【用法用量】煎服，5~15g；研末服，每次1~1.5g。

木 瓜 《神农本草经》

为蔷薇科植物贴梗海棠 *Chaenomeles speciosa*（Sweet）Nakai 和木瓜（榠楂）*C. sinensis*（Thouin）Koehne 的成熟果实。主产于安徽、四川、湖北等地。切片生用。

【药性】酸，温。归肝、脾经。

【功效】舒筋活络，除湿和胃。

【应用】

1. 用于风湿痹痛，筋脉拘挛，脚气肿痛。本品有较好的舒筋活络作用，且能除湿蠲痹，为久风顽痹、筋脉拘急的要药。治筋急项强，不可转侧，以木瓜配乳香、没药、生地黄，如木瓜煎。治脚气肿痛，冲心烦闷，常与吴茱萸、槟榔等配伍，如鸡鸣散。

2. 用于吐泻转筋。本品能除湿和胃，舒筋活络，以缓和拘挛，止吐止泻。常与薏苡仁、蚕沙、黄连、吴茱萸等同用，如蚕矢汤。

此外，本品尚有消食作用，可用于消化不良证。

【用法用量】煎服，10~15g。

【使用注意】胃酸过多者不宜用。

第二节 祛风湿清热药

祛风湿清热药多辛苦寒，入肝、脾、肾经。辛能散风，苦以燥湿，寒能清热，故多具有祛风胜湿、通络止痛、清热消肿等作用，宜用于风湿热痹、关节红肿热痛等症。亦可配伍温经散寒药，用于风寒湿痹证。

秦 艽 《神农本草经》

为龙胆科多年生草本植物秦艽 *Gentiana macrophylla* Pall.、麻花秦艽 *G. straminea* Maxim.、粗茎秦艽 *G. crassicaulis* Duthie ex Burk. 或小秦艽 *G. dahurica* Fisch. 的根。前三种按性状不同分别习称"秦艽"和"麻花艽"，后一种习称"小秦艽"。主产于陕西、甘肃、内蒙古、四川等地。生用。

【药性】辛、苦，微寒。归胃、肝、胆经。

【功效】祛风湿，止痹痛，退虚热，清湿热。

【应用】

1. 用于风湿痹痛、肌肉或关节拘挛及手足不遂等。本品能祛风湿，舒筋络。风湿痹证无问新久、偏寒偏热，均可配伍应用。本品性偏微寒，兼能清热，痹证见发热、关节红肿等热象者尤为适宜。一般偏热者，可配防己、知母、忍冬藤等；属寒者，配羌活、独活、桂枝、附子等。中风手足不遂者，亦适用本品。

2. 用于骨蒸潮热。本品能退虚热，除骨蒸，为治疗阴虚骨蒸潮热的常用药。可与青蒿、鳖甲、知母、地骨皮等配伍，如秦艽鳖甲散。

3. 用于湿热黄疸。本品能清利湿热退黄疸，常与茵陈、栀子等配伍。

【用法用量】煎服，5～15g。

防 己 《神农本草经》

为防己科多年生木质藤本植物粉防己（汉防己）*Stephania tetrandra* S. Moore 或马兜铃科多年生草本植物广防己（木防己）*Aristolochia fangchi* Y. C. Wu ex L. D. Chou et S. M. Hwang 的根。汉防己主产于浙江、安徽、江西等地。木防己主产于广东、广西等地。生用。

【药性】苦、辛，寒。归膀胱、肾、脾经。

【功效】祛风湿，止痛，利水消肿。

【应用】

1. 用于痹证，尤宜于湿热偏胜者，症见骨节烦痛，屈伸不利。本品善祛风湿，清热通络止痛，常与薏苡仁、滑石、蚕沙同用，如宣痹汤。若风寒湿痹，关节疼痛，常与附子、桂心、白术等同用，如防己汤。

2. 用于水肿、腹水、脚气浮肿。本品能利水，清下焦湿热。常与葶苈子、椒目等利水消肿药配伍，如己椒苈黄丸。若属虚证，可配伍黄芪、白术、甘草等益气健脾之品，如防己黄芪汤。

【用法用量】煎服，5～10g。一般认为汉防己利水消肿作用较强，木防己祛风止痛作用较好。

【使用注意】本品大苦大寒，易伤胃气，体弱阴虚、胃纳不佳者慎用。

第三节 祛风湿强筋骨药

祛风湿强筋骨药多苦甘温，入肝、肾经。苦能燥湿，甘温补益，故具有祛风湿、补肝肾、强筋骨等作用，主要用于风湿日久累及肝肾所致的腰膝酸软无力、疼痛等风湿痹证。亦可用于肝肾虚损、腰痛、骨痿筋软、半身不遂等证。

五加皮 《神农本草经》

为五加科落叶小灌木细柱五加 *Acanthopanax gracilistylus* W. W. Smith 的根皮。主产于湖北、河南、安徽等地。切厚片生用。

【药性】辛、苦，温。归肝、肾经。

【功效】祛风湿，强筋骨，利尿。

【应用】

1. 用于风湿痹痛、四肢拘挛证。本品辛散、苦泄，善祛风湿，通经络。治风湿痹痛、筋脉拘挛、屈伸不利者，可单用浸酒服，如五加皮酒。亦可与木瓜、松节配伍，如五加皮散。

2. 用于肝肾不足、腰膝软弱及小儿行迟等证。本品可补肝肾，强筋骨。治腰膝软弱，常与怀牛膝、杜仲、淫羊藿等药同用。若治小儿行迟，可配龟甲、牛膝、木瓜等药同用，如五加皮散。

3. 用于水肿、小便不利。本品有利尿作用，用治水肿，常与茯苓皮、陈皮、大腹皮等同用，如五皮饮。

【用法用量】煎服，5~15g。

桑寄生 《神农本草经》

为桑寄生科常绿小灌木植物桑寄生 *Taxillus chinensis*（DC.）Danser 和槲寄生 *Viscum coloratum*（Komar.）Nakai 的带叶茎枝。前者主产于广东、广西等地；后者主产于河北、辽宁、内蒙古等地。生用。

【药性】苦、甘，平。归肝、肾经。

【功效】祛风湿，益肝肾，强筋骨，安胎。

【应用】

1. 用于风湿痹痛、腰膝酸痛等证。本品能祛风湿，舒筋络，尤长于补肝肾，强筋骨。故肝肾不足、腰膝酸痛、筋骨无力者更为适宜。常与独活、牛膝、杜仲、当归等药同用，如独活寄生汤。

2. 用于胎漏下血、胎动不安等证。本品补肝肾而安胎，可治肝肾虚损，冲任不固之胎漏、胎动不安，常与艾叶、阿胶、杜仲、川续断等配伍。

【用法用量】煎服，10~15g。

表 17 -1　　　　　　　　　　祛风湿药参考药

分类	药名	药性	功效	主治	用法用量	使用注意
祛风湿散寒药	乌梢蛇	甘，平。归肝经	祛风通络，定惊止痉	风湿痹痛；一切干湿癣证；破伤风，小儿急、慢惊风，痉挛抽搐等证	10～15g，煎服。散剂，每次2～3g	
	雷公藤	苦，寒。有大毒。归心、肝经	祛风除湿，活血通络，消肿止痛，杀虫解毒	风湿痹痛；疔疮肿毒，腰带疮，皮肤瘙痒	本品大毒，内服宜慎。外用适量。外敷不可超过半小时	孕妇、体虚弱者忌用
	蚕沙	甘、辛，温。归肝、脾、胃经	祛风湿，和中化浊	风湿痹痛，湿浊内阻吐泻转筋	5～15g，煎服。宜布包入煎。外用适量	
	伸筋草	苦、辛，温。归肝经	祛风除湿，舒筋活络	风湿痹痛，关节酸痛，屈伸不利	10～25g，煎服	
	海风藤	辛、苦，微温。归肝经	祛风湿，通经络，活血	风寒痹痛，筋脉拘挛；跌打损伤疼痛	5～15g，煎服	
	青风藤	苦、辛，平。归肝、脾经	祛风湿，通经络，利小便	风湿痹证；水肿脚气	5～15g，煎服	
祛风湿清热药	桑枝	苦，平。归肝经	祛风通络，利关节	风湿痹痛，四肢拘挛	15～30g，煎服	
	豨莶草	辛、苦，寒。归肝、肾经	祛风湿，通经络，清热解毒	风湿痹证；疮疡肿毒，湿疹瘙痒	15～20g，煎服	
	臭梧桐	辛、苦、甘，凉。归肝经	祛风湿，活络	风湿痹痛，肢体麻木，半身不遂，高血压病	5～15g，煎服。用于降压不宜高温久煎	
	徐长卿	辛，温。归肝、胃经	祛风止痛，止痒	风湿痹痛等各种痛证；湿疹、风疹	5～15g，煎服	
	络石藤	苦，微寒。归心、肝经	祛风通络，凉血消肿	风湿热痹，筋脉拘挛；喉痹，痈疡	5～15g，煎服	

续表

分类	药名	药性	功效	主治	用法用量	使用注意
祛风湿清热药	丝瓜络	甘，平。归肺、胃、肝经	祛风通络，解毒化痰	风湿痹痛；胸痹，乳汁不通	5~15g，煎服	
祛风湿强筋骨药	香加皮	辛、苦，温。有毒。归肝、肾经	祛风湿，强筋骨，利水消肿	水肿，小便不利；风湿痹痛	5~10g，煎服	有毒，不宜过量
	千年健	苦、辛，温。归肝、肾经	祛风湿，强筋骨，止痹痛	风湿痹痛，腰膝冷痛，下肢拘挛麻木	5~10g，煎服	
	狗脊	苦、甘，温。归肝、肾经	祛风湿，补肝肾，强腰膝	风湿痹痛，腰痛脊强；肾气不固	10~15g，煎服	
	鹿衔草	甘、苦，温。归肝、肾经	祛风湿，强筋骨，止血，止咳	风湿痹证；月经过多，崩漏，咯血，外伤出血；久咳劳嗽	10~15g，煎服	

第十八章

化湿药

凡气味芳香，性偏温燥，以化湿运脾为主要作用的药物，称为化湿药，亦称芳香化湿药。

化湿药味多辛、苦，气味芳香，性偏温燥，主归脾、胃二经。芳香之品能醒脾化湿，温燥之药可燥湿健脾。主要适用于湿浊内阻，脾为湿困，运化失常所致的脘腹痞满，恶心呕吐，食欲不振，口甘多涎，肢体困重，大便溏薄，舌苔厚腻等证。此外，芳香之品有解暑之功，对暑邪夹湿或湿温初起者，亦可适用。又化湿药大多能行气，故脾胃气滞者亦可选用。

湿有寒湿、湿热之分，使用化湿药时，应根据湿的不同性质进行配伍。寒湿者，配温里药；湿热者，配清热燥湿药。行气有助于化湿，故应用化湿药时，常配伍行气药。脾弱则生湿，脾虚者应配补脾药以培其本。又湿性趋下，配伍利湿药，可使湿邪下泄，提高祛湿效果。

本类药物偏于辛香温燥，易耗气伤阴，阴虚血燥者应慎用。又因其芳香，多含挥发油，故入汤剂不宜久煎，以免降低疗效。

藿　香　《名医别录》

为唇形科多年生草本植物广藿香 *Pogostemon cablin* (Blanco) Benth. 的地上部分。主产于广东。生用或鲜用。

【药性】辛，微温。归脾、胃、肺经。

【功效】化湿，解暑，止呕。

【应用】

1. 用于湿阻中焦证。本品为芳化湿浊的要药。若湿浊内阻，中气不运，见脘腹胀满、食欲不振、恶心呕吐者，常与苍术、厚朴、半夏等配伍，如不换金正气散。

2. 用于暑湿证及湿温初起。本品性温而不燥，化湿又能发表。对暑月外感风寒，内伤生冷而致恶寒发热、头痛脘痞、呕恶泄泻者，可与紫苏、半夏、厚朴等同用，如藿香正气散。湿温初起，湿热并重者，每与清热祛湿的滑石、黄芩、茵陈等同用，如甘露消毒丹。

3. 用于呕吐。本品既能化湿，又能和中止呕，治湿浊中阻所致的呕吐最为适宜。常与半夏配伍；偏于寒湿者，可配丁香、豆蔻等；偏于湿热者，配黄连、竹茹等。妊娠呕吐，配砂仁、苏梗等。脾胃虚弱者，配党参、白术等。

【用法用量】煎服，5～10g。鲜品加倍。

苍　术　《神农本草经》

为菊科多年生草本植物茅苍术（茅术、南苍术）*Atractylodes lancea* (Thunb.) DC. 或北

苍术 *A. chinensis* （DC.）Koidz 的根茎。前者主产于江苏、湖北、河南等地；后者主产于内蒙古、山西、辽宁等地。水或米泔水润透切片，炒微黄用。

【药性】辛、苦，温。归脾、胃经。

【功效】燥湿健脾，祛风湿。

【应用】

1. 用于湿阻中焦证。本品善燥脾湿，对湿阻中焦，脾失健运而致的脘腹胀满、食欲不振、吐泻乏力、舌苔白腻等证最为适宜。常与厚朴、陈皮等配伍，如平胃散。若湿热、湿温证，则配清热药同用，以化湿清热。若痰饮或湿溢水肿等证，亦可用之。

2. 用于风寒湿痹，足膝肿痛、痿软无力等证。本品辛散温燥，能祛风湿，治痹证以寒湿偏盛者为宜。因其兼能发汗，故亦适用于外感表证，风寒湿邪偏盛，肢体酸痛较甚者，均可与羌活、防风、细辛等配伍。若湿热下注，足膝肿痛、痿软无力者，应与黄柏配伍，寒温同用，如二妙散。

本品尚能明目，用于夜盲症及眼目昏涩。可单用，或与猪肝、羊肝蒸煮同食。

【用法用量】煎服，5~10g。

厚 朴 《神农本草经》

为木兰科落叶乔木植物厚朴 *Magnolia officinalis* Rehd. et Wils. 或凹叶厚朴 *M. officinalis* Rehd. et Wils. var. *biloba* Rehd. et Wils. 的干皮、根皮及枝皮。主产于四川、湖北、安徽等地。姜汁制用。

【药性】苦、辛，温。归脾、胃、肺、大肠经。

【功效】行气，燥湿，消积，平喘。

【应用】

1. 用于湿阻、食积、气滞所致的脾胃不和，脘腹胀满等证。本品苦燥辛散温通，长于行气、燥湿、消积，为消胀除满之要药，凡湿阻、食积、气滞所致的脘腹胀满均可适用，以治实胀为主。若湿阻中焦，可配苍术、陈皮，如平胃散。若热结便秘者，配大黄、芒硝、枳实，如大承气汤，以达峻下热结、消积导滞之效。

2. 用于痰饮喘咳。本品能燥湿化痰，降逆平喘。对于宿有喘病，因外感风寒而发者，可与桂枝、杏仁等配伍，如桂枝加厚朴杏子汤。痰湿内阻，胸闷喘咳者，常与紫苏子、陈皮等同用，如苏子降气汤。

【用法用量】煎服，5~10g。

砂 仁 《药性论》

为姜科多年生草本植物阳春砂 *Amomum villosum* Lour.、绿壳砂 *A. villosum* Lour. var. *xanthioides* T. L. Wu et Senjen 或海南砂 *A. longiligulare* T. L. Wu 的干燥成熟果实。阳春砂主产于我国广东、云南、广西等地。绿壳砂多来自东南亚，如越南、泰国、缅甸等地。海南砂主产于海南、广东等地。以阳春砂质量为优。打碎生用。

【药性】辛，温。归脾、胃、肾经。

【功效】化湿行气，温中止泻，止呕安胎。

【应用】

1. 用于湿阻中焦及脾胃气滞证。本品辛散温通，善于化湿行气，为醒脾和胃的良药。若湿浊内阻，中气不运，见脘腹胀满、食欲不振、恶心呕吐者，常与苍术、厚朴、豆蔻等配伍。脾虚气滞者，配党参、白术等，如香砂六君子汤。

2. 用于脾胃虚寒吐泻。本品能化湿行气而调中止呕，温脾止泻，可单用研末吞服，或与干姜、附子等药同用。

3. 用于气滞妊娠恶阻，胎动不安等证。本品能行气和中而安胎。妊娠中虚气滞而致呕吐、胎动不安者，可与白术、苏梗等配伍。

【用法用量】煎服，5～10g。入煎剂宜后下。

豆 蔻《开宝本草》

为姜科多年生草本植物白豆蔻 *Amomum kravanh* Pirre ex Gagnep. 或爪哇白豆蔻 *A. compactum* Soland ex Maton 的干燥成熟果实。主产于东泰国、柬埔寨、越南等地。我国云南、广东、广西等地亦有栽培。晒干生用，用时捣碎。

【药性】辛，温。归肺、脾、胃经。

【功效】化湿行气，温中止呕。

【应用】

1. 用于湿滞中焦及脾胃气滞的脘腹胀满，不思饮食等证。本品有化湿行气之功，常与厚朴、陈皮等同用；湿温初起，胸闷不饥，舌苔浊腻，湿邪偏重者，配滑石、薏苡仁、杏仁等，如三仁汤；若热邪偏重者，可与黄芩、滑石等同用，如黄芩滑石汤。

2. 用于呕吐。本品有行气、温中、止呕作用，尤以胃寒湿阻气滞呕吐最为适宜。可单用为末服，或配藿香、半夏等药同用。小儿胃寒吐乳，可与砂仁、甘草同研细末，常掺口中。

【用法用量】煎服，5～10g。入散剂为好。入汤剂宜后下。

表 18－1　　　　　　　　　　　化湿药参考药

药名	药性	功效	主治	用法用量	使用注意
佩兰	辛，平。归脾、胃、肺经	化湿，解暑	湿滞中焦证；外感暑湿或湿温初起	5～15g，煎服。鲜品加倍	·
草豆蔻	辛，温。归脾、胃经	燥湿行气，温中止呕	寒湿中阻，脾胃气滞证；寒凝湿郁，脾虚久泻	5～10g，煎服	阴虚血燥者慎用
草果	辛，温。归脾、胃经	燥湿散寒，除痰截疟	寒湿中阻证；疟疾寒热	5～10g，煎服。去壳取仁捣碎用	阴虚血燥者慎用

第十九章

利水渗湿药

凡能通利水道、渗泄水湿，以治疗水湿内停病证为主要作用的药物，称利水渗湿药。

本类药物味多甘淡，淡味能渗能利，具有利水消肿、利尿通淋、利湿退黄等功效。适用于小便不利、水肿、淋证、黄疸、湿疮、泄泻、带下、湿温、湿痹等水湿所致的各种病证。根据药物药性及功效特点的差异，将本章药物分为利水消肿、利尿通淋、利湿退黄三类。

临床应用利水渗湿药时，须视病程、病因的不同，选用有关药物，作适当配伍。如水肿骤起有表证者，配伍宣肺发汗药；水肿日久，脾肾阳虚者，应配温补脾肾药以治其本。湿热合邪者，配清热药；寒湿相并者，配祛寒药；热伤血络而尿血者，配凉血止血药等；至于泄泻、痰饮、湿温、黄疸等，则应分别与健脾、芳香化湿或清热燥湿药配伍。

此外，气行则水行，气滞则水停，故利水渗湿药还常与行气药配伍，以提高疗效。

利水渗湿药易耗伤津液，对阴亏津少、肾虚遗精遗尿者宜慎用或忌用。

第一节　利水消肿药

利水消肿药性味甘淡平或微寒，淡能渗泄水湿，多具有利水渗湿的作用。服药后能使小便通畅，尿量增多，起到利尿消肿的作用。可用于水湿内停之水肿、小便不利，以及泄泻、痰饮等证。临证时宜根据不同病证之病因病机，选择适当配伍。

茯　苓 《神农本草经》

为多孔菌科真菌茯苓 *Poria cocos*（Schw.）Wolf 的干燥菌核。多于 7~9 月采挖，挖出后除去泥沙，堆置"发汗"后，摊开晾至表面干燥，再发汗，反复数次至现皱纹、内部水分大部散失后，阴干，称为"茯苓个"；或将鲜茯苓按不同部位切制，阴干，分别称为"茯苓皮"及"茯苓块"。生用。

【药性】甘、淡，平。归心、肺、脾、肾经。

【功效】利水渗湿，健脾，宁心安神。

【应用】

1. 用于小便不利，水肿。本品味淡利水渗湿，又味甘健脾运湿，药性平和，为利水退肿之要药。用治表邪不解，随经入腑之蓄水证，或水肿，小便不利，常与猪苓、白术等同用，如五苓散。用治脾肾阳虚水肿，可与附子、生姜等同用，如真武汤。

2. 用于脾虚诸证。本品能健脾补中，用治脾胃虚弱，纳呆食少，常与人参、白术、甘草同用，如四君子汤。用治脾虚湿泻，常与山药、白术、薏苡仁等同用，如参苓白术散。用治脾虚痰饮内停，常与桂枝、白术等同用，如苓桂术甘汤。

3. 用于心悸、失眠等证。本品益心脾而宁心安神。用治心脾两虚、气血不足的心神不宁，多与黄芪、当归、远志等同用，如归脾汤。若水气凌心之心悸，多与桂枝、白术、生姜等同用，如茯苓甘草汤。

【用法用量】煎服，10～15g。

薏苡仁 《神农本草经》

为禾本科多年生草本植物薏苡 *Coix lacryma – jobi* L. var. *mayuen*（Roman.）Stapf 的干燥成熟种仁。我国大部分地区均产，主产于福建、河北、辽宁等地。生用或炒用。

【药性】甘、淡，凉。归脾、胃、肺经。

【功效】利水渗湿，健脾，除痹，清热排脓。

【应用】

1. 用于小便不利，水肿，脚气及脾虚泄泻等。本品甘补淡渗，功似茯苓。对于脾虚湿滞者尤为适用。若脾虚湿盛之水肿腹胀，食少泄泻，脚气浮肿等，多与茯苓、白术、黄芪等药配伍。又因其性偏凉，能清利湿热，亦可用于湿热淋证，如单用薏苡仁煎服，治疗砂石热淋。

2. 用于风湿痹痛，筋脉挛急。本品既能渗湿，又能舒筋脉，缓和挛急。用治风湿病人一身尽疼，发热日晡所剧者，可配伍麻黄、杏仁、甘草，如麻黄杏仁薏苡甘草汤。用治湿热下注所致的痿弱无力，常与苍术、黄柏、牛膝配伍，如四妙丸。

3. 用于肺痈、肠痈。本品能清热排脓，治疗内痈。治肺痈咳吐脓痰，可与苇茎、冬瓜仁、桃仁等配伍，即苇茎汤。治肠痈，可与败酱草、牡丹皮、桃仁等配伍。

【用法用量】煎服，10～30g。清热利湿宜生用，健脾止泻宜炒用。本品力缓，用量宜大，除入汤剂、丸散外，亦可煮粥食用，为食疗佳品。

猪　苓 《神农本草经》

为多孔菌科真菌猪苓 *Polyporus umbellatus*（Pers.）Fries 的干燥菌核。主产于陕西、河北、云南等地。生用。

【药性】甘、淡，平。归肾、膀胱经。

【功效】利水渗湿。

【应用】

用于小便不利，水肿，淋浊，带下等证。本品甘淡渗泄，利水作用较茯苓为强，凡水湿潴留者均可选用。若脾虚水肿，小便不利，常与茯苓、泽泻、白术同用，如四苓散。若水湿泄泻，配苍术、厚朴、茯苓等，如胃苓汤。阴虚有热小便不利，淋浊等证，又可与泽泻、滑石、阿胶等配伍，如猪苓汤。

【用法用量】煎服，5～10g。

【使用注意】无水湿者忌用。

泽　泻 《神农本草经》

为泽泻科多年生植物泽泻 *Alisma orientalis*（Sam.）Juzep. 的干燥块茎。主产于福建、四川、江西等地。产于福建者名建泽泻，质量较好。麸炒或盐水炒用。

【药性】甘，寒。归肾、膀胱经。

【功效】利水渗湿，泄热。

【应用】

1. 用于小便不利，水肿，泄泻，淋浊、带下及痰饮等证。本品甘淡渗湿，利水作用与茯苓相似，为水湿证所适用。常与茯苓、猪苓、薏苡仁等同用，以加强利水渗湿作用。若水湿痰饮所致的眩晕，可与白术配伍，如泽泻汤。

2. 用于下焦湿热证。本品性寒能清热泄肾，若用于湿热泄泻、带下、小便淋涩，配木通、车前子。若肾阴不足，虚火亢盛，遗精，配熟地黄、牡丹皮。

【用法用量】煎服，5～10g。

第二节　利水通淋药

利水通淋药性味多苦寒，或甘淡而寒性较强。主归膀胱、肾经。苦能降泄，寒能清热，走下焦，能清利下焦湿热，长于利尿通淋，多用治小便短赤，热淋、血淋、石淋及膏淋等证。

车前子 《神农本草经》

为车前科多年生草本植物车前 *Plantago asiatica* L. 或平车前 *Plantago depressa* Willd. 的干燥成熟种子。前者分布全国各地，后者分布北方各省。主产于黑龙江、辽宁、河北等地。生用或盐水炙用。

【药性】甘，微寒。归肝、肾、肺、小肠经。

【功效】利水通淋，渗湿止泻，清肝明目，清肺化痰。

【应用】

1. 用于小便不利，水肿，淋证。本品甘而滑利，寒凉清热，有利尿通淋之功。为治疗湿热淋证的常用药。常与木通、滑石、萹蓄等清热利湿药同用，如八正散。

2. 用于暑湿泄泻。本品能利水湿，分清浊而止泻，亦即利小便以实大便，以治湿盛引起的水泻为宜。可单用本品研末，米饮送服。或与白术、茯苓、泽泻等同用。

3. 用于目赤，内障，视物昏暗等证。本品能清肝明目。若肝热目赤肿痛，可与菊花、龙胆、黄芩等清肝药配伍。若久患内障，肝肾阴虚，可与生地黄、麦冬、枸杞子等养阴药同用。

4. 用于痰热咳嗽证。本品入肺经，能清肺化痰止咳。用治肺热咳嗽痰多，多与瓜蒌、贝母、枇杷叶等清肺化痰药同用。

此外，治疗高血压病，用本品煎汤代茶饮。

【用法用量】煎服，10~15g。入煎剂宜包煎。

滑　石 《神农本草经》

为硅酸盐类矿物滑石族滑石，主含含水硅酸镁 $[Mg_3(Si_4O_{10})(OH)_2]$。主产于山东、江西、山西等地。研末或水飞用。

【药性】甘、淡，寒。归膀胱、肺、胃经。

【功效】利尿通淋，清解暑热，收湿敛疮。

【应用】

1. 用于小便不利，淋沥涩痛。本品性寒滑利，寒凉清热，滑能利窍，能清膀胱热结，通利水道，为治疗湿热淋证的常用药。用治热淋，常与木通同用，如滑石散。若用于石淋，可与海金沙、金钱草、木通等配用，如二金排石汤。

2. 用于暑湿，湿温。本品甘寒，既能利水，又解暑热，是治暑湿之常用药。若暑热烦渴，小便短赤，可与甘草同用，如六一散；若湿温，胸闷，气机不畅，可与薏苡仁、豆蔻、杏仁等配用，如三仁汤。

3. 用于湿疮，湿疹，痱子等。本品外用有收湿敛疮作用。可单用，或与石膏、炉甘石、枯矾等配伍。

【用法用量】煎服，10~20g。外用适量。

木　通 《神农本草经》

为木通科植物木通 *Akebia quinata* (Thunb.) Decne.、三叶木通 *A. trifoliate* (Thunb.) Koidz. 或白木通 *A. trifoliate* (Thunb.) Koidz. var. *australis* (Diels) Rehd. 的干燥藤茎。木通主产于陕西、山东、江苏等地；三叶木通主产于河北、山西、山东等地；白木通主产于西南地区。生用。

【药性】苦，微寒。归心、小肠、膀胱经。

【功效】利尿通淋，清心火，通经下乳。

【应用】

1. 用于热淋涩痛，水肿。本品能利水消肿，下利湿热，使湿热之邪下行从小便排出。治疗膀胱湿热，小便短赤，淋沥涩痛，常与车前子、滑石等配用；用于水肿，则配以猪苓、桑白皮等同用。

2. 用于口舌生疮，心烦尿赤。本品上清心火，下利湿热，使湿热之邪下行从小便排出。用治心火上炎，口舌生疮，或心火下移小肠而致的心烦尿赤等症，多与生地黄、甘草、竹叶等配用，如导赤散。

3. 用于经闭乳少，湿热痹痛。本品通经下乳，并能利血脉通关节。用治乳汁短少或不通，可与王不留行、穿山甲等同用，或与猪蹄炖汤服。用治血瘀经闭，配红花、桃仁、丹参等同用，尤以血热经闭为宜。若治湿热痹痛，多配秦艽、防己、薏苡仁等同用。

【用法用量】煎服，5~10g。

第三节 利湿退黄药

利湿退黄药多苦寒，入脾、胃、肝、胆经。苦泄寒清而利湿、利胆退黄，主要用于湿热黄疸证。若热盛火旺者，可配清热泻火、清热解毒药；湿重者，可与燥湿或化湿药同用。若阴黄寒湿偏重者，则须与温里药配伍应用。

茵 陈 《神农本草经》

为菊科多年生草本植物滨蒿 *Artemisia scoparia* Waldst. et Kit. 或茵陈蒿 *A. capillaris* Thunb. 的干燥地上部分。我国大部分地区有分布，主产于陕西、山西、安徽等地。生用。

【药性】苦、辛，微寒。归脾、胃、肝、胆经。

【功效】清利湿热，利胆退黄。

【应用】

1. 用于黄疸。本品苦泄下降，寒能清热，善清利脾胃肝胆的湿热，使之从小便排出，故为治黄疸要药。若湿热阳黄，可配伍大黄、栀子，如茵陈蒿汤。若寒湿阴黄，多与附子、干姜等配用，如茵陈四逆汤。

2. 用于湿温，湿疹，湿疮。本品亦可用于湿疮瘙痒、流黄水，乃取其清湿热之功。常与黄柏、苦参、蛇床子、地肤子等同用。可煎汤内服或外洗。

【用法用量】煎服，10~15g。外用适量，煎汤外洗。

【使用注意】蓄血发黄及血虚萎黄者慎用。

金钱草 《本草纲目拾遗》

为报春花科多年生草本植物过路黄 *Lysimachia christinae* Hance 的干燥全草。江南各省均有分布。生用。

【药性】甘、咸，微寒。归肝、胆、肾、膀胱经。

【功效】除湿退黄，利尿通淋，解毒消肿。

【应用】

1. 用于湿热黄疸。本品清肝胆之火，又能除下焦湿热，有清热利湿退黄之效。常与茵陈、栀子、虎杖等同用。

2. 用于热淋，石淋。本品能利尿通淋，排除结石，故治石淋尤为多用。可单用大剂量煎汤代茶饮，或与海金沙、鸡内金、滑石等同用。

3. 用于恶疮肿毒，毒蛇咬伤。本品有解毒消肿作用，可用鲜品捣烂取汁饮，并以渣外敷。

【用法用量】煎服，15~60g。鲜品加倍。外用适量。

虎 杖 《名医别录》

为蓼科多年生草本植物虎杖 *Polygonum cuspidatum* Sieb. et. Zucc. 的干燥根茎和根。我国大部分地区均产。主产于江苏、江西、山东等地。生用或鲜用。

【药性】微苦，微寒。归肝、胆、肺经。

【功效】利胆退黄，清热解毒，活血祛瘀，祛痰止咳。

【应用】

1. 用于湿热黄疸，淋浊带下。本品苦寒，善泄中焦瘀滞，降泻肝胆湿热，利胆退黄，是清热利湿之良药。若湿热黄疸，可单用本品煎服即效；亦可与茵陈、黄柏、栀子配伍，效力更佳。若湿热蕴结膀胱之小便涩痛、淋浊带下等，单用即效，亦可配利尿通淋药同用。

2. 用于烧烫伤，痈肿疮毒，毒蛇咬伤等。本品有清热解毒作用。若水烫火伤而致肌肤灼痛或溃后流黄水者，单用研末，香油调敷，亦可与地榆、冰片共末，油调敷患处。若湿毒蕴结肌肤所致痈肿疮毒，以虎杖根烧灰贴，或煎汤洗患处。若治毒蛇咬伤，可取鲜品捣烂敷患处，亦可煎浓汤内服。

3. 用于血瘀经闭，跌打损伤。本品有活血祛瘀止痛之功。治经闭、痛经，常与桃仁、延胡索、红花等配用。治跌打损伤疼痛，可与当归、乳香、没药、三七等配用。

4. 用于肺热咳嗽。本品既能苦降泄热，又能化痰止咳。可单味煎服。也可与贝母、枇杷叶、杏仁等配伍。

此外，还有泻下通便作用，用于热结便秘。

【用法用量】煎服，10～15g。外用适量。

【使用注意】孕妇慎用。

表 19-1　　　　　　　　　　　　利水渗湿药参考药

分类	药名	药性	功效	主治	用法用量	使用注意
利尿通淋药	通草	甘、淡，微寒。归肺、胃经	清热利尿，通气下乳	湿热小便不利，淋沥涩痛；产后乳汁不下	5～15g，煎服	
	灯心草	甘、淡，微寒。归心、肺、小肠经	利尿通淋，清心除烦	小便不利，淋沥涩痛；心烦不眠	1～3g，煎服。或入丸散	
	石韦	甘、苦，微寒。归肺、膀胱经	利尿通淋，清热止血	湿热淋证；肺热咳喘证；血热出血证	5～15g，煎服。大剂30～60g	
	冬葵子	甘，寒。归大肠、小肠、膀胱经	利尿通淋，下乳润肠	水肿，淋证；乳汁不行，乳房胀痛；肠燥便秘	10～15g，煎服	孕妇慎用

续表

分类	药名	药性	功效	主治	用法用量	使用注意
利尿通淋药	地肤子	辛、苦，寒。归肾、膀胱经	清热利湿，止痒	淋证；皮肤风疹，湿疹，周身瘙痒等证	10~15g，煎服。外用适量	
	萹蓄	苦，微寒。归膀胱经	利尿通淋，杀虫止痒	湿热淋证；虫积腹痛，湿疹阴痒	10~30g，煎服。外用适量	多服泻精气
	瞿麦	苦，寒。归心、小肠、膀胱经	利尿通淋，活血通经	湿热淋证；血热瘀阻之经闭，月经不调	10~15g，煎服	孕妇慎用
	海金沙	甘、咸，寒。归膀胱、小肠经	利尿通淋	淋证；小便不利，水肿	5~15g，煎服。宜包煎	
	萆薢	苦，平。归肾、胃经	利湿去浊，祛风除湿	膏淋，白浊；风湿痹证	10~15g，煎服	肾阴亏虚遗精滑泄者慎用

第二十章
温里药

凡能温里祛寒，以治疗里寒证为主要作用的药物，称为温里药，又叫祛寒药。

本类药物以味辛，性温热，偏入脏腑经络而走里，主归脾胃经为其性能特点。主要作用是温里散寒，温经止痛。主要适用于里寒证，包括虚、实两类病证。实寒证多由寒邪内侵所致。如脾胃受寒，升降失常，症见脘腹冷痛、喜温拒按、呕吐泄泻；寒邪袭肺，宣降失调，症见咳喘胸闷、痰白清稀；寒滞肝脉、气机不畅，可致少腹冷痛、寒疝腹痛或厥阴头痛。虚寒证多由于阳气不足、阴寒内盛所致。如脾阳不足，症见脘腹冷痛、喜温喜按、呕吐久泻；肾阳不足，症见畏寒肢冷、面色苍白、腰膝冷痛、阳痿宫冷、小便清长、尿频遗尿、舌淡苔白、脉沉细；心阳不振，可见胸痹胸痛、心悸怔忡。若大出血、大汗、大吐、大泻及急重症所致心肾阳衰、元阳暴脱者，则为亡阳证，症见四肢厥冷、冷汗淋漓、脉微欲绝。

临床中应根据不同证候，寒邪所在部位、兼症及病情轻重的不同，选择适宜的温里药，并进行相应配伍。若寒邪内侵，表证未解者，当配发散风寒药，以表里双解；寒凝气滞血瘀者，需配行气活血药，以温通气血；寒湿内阻者，宜配芳香化湿药或利湿、燥湿之品，以温散寒湿；脾肾阳虚者，宜配温补脾肾药，温阳散寒；亡阳气脱者，应配大补元气药，以补气回阳固脱。

本类药物多辛温燥烈，易耗血伤阴，凡实热证、阴虚火旺、津血亏虚者忌用；孕妇宜慎用。暑热、秋燥之季，用量宜少。部分药物有毒，尤应注意炮制、配伍及用法用量。

附　子《神农本草经》

为毛茛科植物乌头 *Aconitum carmichaeli* Debx. 的子根的加工品。主产于四川、湖北、湖南等地。

【药性】辛、甘，大热。有毒。归心、肾、脾经。

【功效】回阳救逆，补火助阳，散寒止痛。

【应用】

1. 用于亡阳证。本品大辛大热，为纯阳燥烈之品，其性善走。能补命门之火，挽救散失之元阳，并散寒却阴，以利阳气恢复，为"回阳救逆第一品药"。用治阳气衰微，阴寒内盛，大汗、大吐、大泻所致之畏寒蜷卧，四肢厥逆，汗出神疲，脉微欲绝之亡阳证，常配伍干姜、甘草同用以回阳救逆，如四逆汤。用治亡阳气脱，或出血过多而气随血脱，可配伍大补元气之人参，以回阳固脱，如参附汤。

2. 用于阳虚证。本品辛甘温煦，具有峻补元阳、益火消阴的作用。能上助心阳以通脉，中温脾阳以助运，下补肾阳以益火，而温一身之阳气。凡肾、脾、心诸脏阳气衰弱者，均可选用。用治肾阳不足，命门火衰所致阳痿宫冷、腰膝冷痛，常配伍肉桂、山茱萸、熟地黄、杜仲等同用，如右归丸。用治脾肾阳虚，寒湿内盛，脘腹冷痛、大便溏泄，常配伍党参、白术、干姜同用，如附子理中汤。用治脾肾阳虚水肿，可伍以白术、茯苓同用，如真武汤。用治阳虚外感风寒，可配麻黄、细辛同用以助阳解表，如麻黄附子细辛汤。此外，心阳衰弱、心悸气短等证，辨证属阳虚者，均可选用本品。

3. 用于寒痹证。本品辛热行散，走而不守，可温通十二经脉，有较强的散寒止痛作用，尤善治寒湿偏盛，周身骨节痛剧者，常配伍桂枝、白术、甘草同用，如甘草附子汤。

【用法用量】煎服，5~15g，宜先煎0.5~1小时，至口尝无麻辣感为度。

【使用注意】本品辛热燥烈，易伤阴动火，故热证、阴虚阳亢及孕妇忌用。反半夏、瓜蒌、贝母、白蔹、白及。生品外用，内服须炮制。若内服过量，或炮制、煎煮方法不当，可引起中毒。

干 姜《神农本草经》

为姜科植物姜 *Zingiber officinale* Rosc. 的干燥根茎。主产于四川、广东、广西等地。生用。

【药性】辛，热。归脾、胃、心、肺经。

【功效】温中散寒，回阳通脉，温肺化饮。

【应用】

1. 用于脘腹冷痛，寒呕，冷泻。本品辛热燥烈，主入脾胃而长于温中散寒，健运脾阳，为温暖中焦之主药。凡脾胃寒证之腹痛、呕吐、泄泻，无论外寒内侵之实寒证或阳虚生寒之虚寒证，均可用之。用治胃寒呕吐，脘腹冷痛，常配高良姜同用，如二姜丸。用治脾胃虚寒，脘腹冷痛，呕吐泄泻，食少，常配人参、白术等同用，如理中丸。

2. 用于亡阳证。本品辛热，具有驱散里寒、回阳通脉之功。用治心肾阳虚，阴寒内盛所致之亡阳厥逆，脉微欲绝，常配伍附子相须为用，以助附子回阳救逆之力，如四逆汤。

3. 用于寒饮喘咳。本品辛热，入肺经，可温肺散寒化饮。用治寒饮喘咳，形寒背冷，痰多清稀之证，常与细辛、麻黄等同用，如小青龙汤。

【用法用量】煎服，5~10g。

【使用注意】本品辛热燥烈，阴虚有热、血热妄行者及孕妇慎用。

肉 桂《神农本草经》

为樟科植物肉桂 *Cinnamomum cassia* Presl 的干燥树皮。主产于广东、广西、海南、云南等地。多于秋季剥取，刮去栓皮、阴干。因剥取部位及品质的不同而加工成多种规格，常见的有企边桂、板桂、油板桂等。生用。

【药性】辛、甘，热。归脾、肾、心、肝经。

【功效】补火助阳，散寒止痛，温经通脉。

【应用】

1. 用于肾阳虚衰证。本品辛甘而热，为纯阳之品，能温补命门之火，益阳消阴，并引火归原，为治下元虚冷的要药。用治肾阳不足，命门火衰之阳痿宫冷，畏寒肢冷，腰膝冷痛，夜尿频多，常配伍附子、熟地黄、鹿角胶等同用，如肾气丸、右归丸。用治下元虚衰，虚阳上浮所致上热下寒，面赤咽痛、虚喘汗出、心悸失眠，可配伍山茱萸、五味子、人参等同用，使因下元虚衰所致上浮的虚阳回归故里以引火归原。

2. 用于寒痛证。本品辛热散寒止痛，甘热助阳补虚，可用治寒邪为患之诸寒痛证。用治寒邪内侵或脾胃虚寒所致之脘腹冷痛，可单用，或配伍干姜、高良姜、荜茇等同用。用治胸阳不振，寒邪内侵之胸痹心痛，常配伍附子、干姜、川椒等同用。用治寒疝腹痛，多配伍小茴香、沉香、乌药等同用，如暖肝煎。

3. 用于寒凝经脉证。本品辛散温通，行气血，散瘀滞，具有温通经脉、散寒止痛之功。用治风寒湿痹，或以寒邪为甚的痛痹，常配伍独活、桑寄生、杜仲等同用，如独活寄生汤。用治寒凝血滞经脉之闭经、痛经，常伍以当归、川芎、小茴香等同用，如少腹逐瘀汤。

4. 用于阴疽。本品可温阳散寒，通畅气血。用治阴疽属气血虚寒、血运不畅者。

此外，对于久病气衰血少之证，在补养气血方剂中，加入少量肉桂，可鼓舞气血生长。

【用法用量】煎服，2~5g，宜后下或焗服。研末冲服，每次1~2g。

【使用注意】阴虚火旺，内有实热，血热妄行及孕妇慎用。不宜与赤石脂同用。

吴茱萸《神农本草经》

为芸香科植物吴茱萸 Evodia rutaecarpa（Juss.）Benth.、石虎 E. rutaecarpa（Juss.）Benth. var. officinalis（Dode）Huang 或疏毛吴茱萸 E. rutaecarpa（Juss.）Benth. var. bodinieri（Dode）Huang 的干燥近成熟果实。主产于贵州、广西、湖南等地。生用或制用。

【药性】辛、苦，热。有小毒。归肝、脾、胃、肾经。

【功效】散寒止痛，降逆止呕，助阳止泻。

【应用】

1. 用于寒滞肝脉诸痛证。本品辛散苦泄，性热燥烈，主入肝经，既温散肝经之寒邪，又疏肝气之郁滞，有良好的止痛作用，为治肝寒气滞诸痛之要药。用治肝胃虚寒，浊阴上逆所致之厥阴头痛证，症见颠顶头痛，呕吐涎沫，常伍以生姜、人参等同用，如吴茱萸汤。用治寒疝腹痛，常配伍小茴香、木香、川楝子等同用，如导气汤。用治冲任虚寒，瘀血阻滞之痛经，常配伍桂枝、当归、川芎等同用，如温经汤。

2. 用于胃寒呕吐。本品入脾胃经，可散寒止痛，降逆止呕，兼能制酸。用治中焦虚寒之脘腹冷痛，呕吐泛酸，常配伍人参、生姜等同用，如吴茱萸汤。用治寒邪犯胃，胃失和降之呕吐，可伍以半夏、生姜等同用。用治肝郁化火，横逆犯胃之胁痛口苦，呕吐泛酸，可重用苦寒清热燥湿的黄连与之配伍，如左金丸。

3. 用于虚寒泄泻。本品入脾肾经，可温脾益肾，助阳止泻，为治脾肾阳虚，五更泄泻之常用药。常配伍补骨脂、肉豆蔻、五味子同用，如四神丸。

此外，本品研末醋调外敷足心，能引火下行，可治口疮。现代并用以治疗高血压病。

【用法用量】煎服，2~5g。外用适量。

【使用注意】本品辛热燥烈，易耗气动火，故不宜多服、久服。阴虚有热者忌用。

表 20 - 1　　　　　　　　　　　　温里药参考药

药名	药性	功效	主治	用法用量	使用注意
丁香	辛，温。归脾、胃、肾经	温中降逆，散寒止痛，温肾助阳	胃寒呕吐，呃逆；脘腹冷痛；肾虚阳痿宫冷	5～10g，煎服	阴虚内热者忌用；畏郁金
小茴香	辛、温。归肝、肾、脾、胃经	散寒止痛，理气和胃	寒疝腹痛，睾丸偏坠胀痛，少腹冷痛，痛经；胃寒气滞，脘腹胀痛	5～10g，煎服。外用适量	
高良姜	辛，热。归脾、胃经	散寒止痛，温胃止呕	胃寒脘腹冷痛；胃寒呕吐	5～10g，煎服。研末服，每次3g	
花椒	辛，热。归脾、胃、肾经	温中止痛，杀虫止痒	中寒腹痛，寒湿吐泻，虫积腹痛；湿疹瘙痒，妇人阴痒	5～10g，煎服。外用适量，煎汤熏洗	
胡椒	辛，热。归胃、大肠经	温中散寒，下气消痰	胃寒腹痛，呕吐泄泻；癫痫证	5～10g，煎服；研末服，每次0.6～1.5g。外用适量	

第二十一章

理气药

凡能疏理气机，以治气滞或气逆证为主要作用的药物，称为理气药，又称行气药。

本类药物以气香性温，味辛而苦，行泄壅滞，走窜温通，主入脾、胃、肝、肺经为其性能特点，主要作用包括理气健脾、疏肝解郁、理气宽胸、行气止痛、破气散结等。具有理气健脾作用的药物，主要用治脾胃气滞所致脘腹胀痛、嗳气吞酸、恶心呕吐、腹泻或便秘等；具有疏肝解郁作用的药物，主要用治肝气郁滞所致胁肋胀痛、疝气疼痛、乳房胀痛、月经不调等；具有理气宽胸作用的药物，主要用治肺气壅滞所致胸闷胸痛、咳嗽气喘等。部分药物尚兼有降逆止呕、降气平喘、下气导滞等作用。

临证中应根据气机阻滞的病因、病位、兼症及病情轻重的不同，选择适宜的理气药，并进行相应配伍。若脾胃气滞因于饮食积滞者，宜配消导药同用；因于脾胃气虚者，应配益气健脾药同用；因于湿热阻滞者，当配清热除湿药同用；因于寒湿困脾者，可配苦温燥湿药同用。若肝气郁滞因于肝血不足者，可配养血柔肝药同用；因于肝经受寒者，配温肝散寒药同用；因于瘀血阻滞者，配活血祛瘀药同用；肝郁化火者，配清肝泻火药同用。若肺气壅滞因于外邪客肺者，配宣肺解表药同用；因于痰饮阻肺者，配祛痰化饮药同用。因脏腑之间有着密切的联系，肝失疏泄每易导致脾胃气滞，而脾失健运、聚湿生痰也会影响肺气的宣降，故临床应用时既要选择适当的药物，更需注意药物间的相互配合，针对病证处方用药，以提高疗效。

本类药物多辛温香燥，易耗气伤阴，故热证及气阴不足者慎用。

陈　皮《神农本草经》

为芸香科植物橘 *Citrus reticulata* Blanco 及其栽培变种的成熟干燥果皮。主产于广东、福建、四川等地。以陈久者为佳，故称陈皮。产广东新会者称新会皮、广陈皮。生用。

【药性】辛、苦，温。归脾、肺经。

【功效】理气健脾，燥湿化痰。

【应用】

1. 用于脾胃气滞证。本品味辛行气，苦能燥湿，温能散寒，入脾胃经，长于行脾胃之气，能健脾和中，行气止痛。用治寒湿中阻之脾胃气滞，脘腹胀痛、嗳气、恶心呕吐、泄泻者尤为适宜，常配伍苍术、厚朴等同用，如平胃散。用治脾虚气滞，腹痛喜按、不思饮食、便溏舌淡者，可配伍党参、白术、茯苓等同用，如异功散。

2. 用于呕吐、呃逆证。本品既能行气，又具和胃止呕之功，善于疏理气机，调畅中焦，用治呕吐、呃逆诸证。用治外感风寒，内伤湿滞之呕吐，可配伍藿香、紫苏等同用，如藿香正气散。用治胃寒呕吐，常配伍生姜等同用。用治胃热呕吐，可配伍竹茹等同用，如橘皮竹茹汤。

3. 用于湿痰、寒痰咳嗽。本品辛散温通，.既能燥化湿痰，又能温化寒痰，且辛行苦泄而宣降肺气止咳，故为治痰之要药。用治湿痰咳嗽，常配伍半夏、茯苓等同用，如二陈汤。用治寒痰咳嗽，常配伍干姜、细辛等同用。

【用法用量】煎服，5～10g。

附：橘红、橘核、橘络和橘叶

1. 橘红　为橘的外层果皮。味辛、苦，性温。归肺、脾经。功效理气宽中，燥湿化痰。适用于湿痰或寒痰咳嗽，食积呕恶，胸闷等。阴虚燥咳及久嗽气虚者禁服。煎服，5～10g。

2. 橘核　为橘的种子。味苦，性平。归肝经。功效理气散结，止痛。适用于疝气疼痛、睾丸肿痛及乳房结块等。煎服，5～10g。

3. 橘络　为橘的中果皮及内果皮之间的纤维束群。味甘、苦，性平。归肝、肺经。功效行气通络，化痰止咳。适用于痰滞经络之胸痛、咳嗽、痰多。煎服，5～10g。

4. 橘叶　为橘树的叶。味辛、苦，性平。归肝经。功效疏肝行气，散结消肿。适用于胁肋作痛、乳痈、乳房结块等。煎服，5～10g。

青　皮《本草图经》

为芸香科植物橘 *Citrus reticulata* Blanco 及其栽培变种的幼果或未成熟果实的干燥果皮。产地同陈皮。生用或醋炙用。

【药性】苦、辛，温。归肝、胆、胃经。

【功效】疏肝破气，消积化滞。

【应用】

1. 用于肝气郁滞证。本品辛散温通，苦泄下行，药性较峻，性锐沉降，入肝、胆经，长于疏肝破气。用治肝郁气滞之胸胁胀痛，可配柴胡、郁金、香附等同用。用治乳房胀痛或结块，可配伍柴胡、浙贝母、橘叶、瓜蒌等同用。用治乳痈肿痛，常配伍蒲公英、金银花等同用。用治寒疝疼痛，可配伍乌药、小茴香等同用，如天台乌药散。

2. 用于食积气滞腹痛。本品兼入胃经，辛行苦降温通，具有消积化滞，和降胃气，行气止痛作用。用治食积气滞，脘腹胀痛，常配伍山楂、神曲、麦芽等同用，如青皮丸。气滞较甚，腹痛、大便不通者，可配伍大黄、槟榔、木香等同用，如木香槟榔丸。

此外，本品长于破气散结，可用治气滞血瘀之癥瘕积聚、久疟痞块等，常配伍丹参、三棱、莪术等同用。

【用法用量】煎服，3～10g。醋炙疏肝止痛力强。

枳　实《神农本草经》

为芸香科植物酸橙 *Citrus aurantium* L. 及其栽培变种或甜橙 *C. sinensis* Osbeck 的干燥幼果。主产于四川、江西、福建等地。生用或麸炒用。

【药性】苦、辛，微寒。归脾、胃、大肠经。

【功效】破气除痞，化痰消积。

【应用】

1. 用于胃肠气滞证。本品辛行苦降，行气力强，善破气除痞，消积导滞。用治饮食积滞，脘腹痞满胀痛，嗳腐气臭，常配伍山楂、神曲、莱菔子、麦芽等同用。用治脾虚食积，应配伍白术等补气健脾药同用，如枳术丸。用治热结便秘，腹痛胀痛，常配伍大黄、芒硝等同用，如大承气汤。用治湿热积滞，大便不通或泻痢，常配伍黄连、黄芩、大黄等同用，如枳实导滞丸。

2. 用于痰滞胸脘痞满，胸痹结胸。本品辛散苦泄，能行气化痰以消痞，破气散结而止痛。用治胸阳不振、痰阻胸痹，常配伍薤白、桂枝等同用，如枳实薤白桂枝汤。用治痰热结胸，可配瓜蒌、半夏、黄连等同用，如小陷胸汤。用治心下痞满，食欲不振，可配半夏曲、厚朴等同用，如枳实消痞丸。

此外，本品尚可用治胃扩张、胃下垂、脱肛等脏器下垂病证，常配补气、升阳药同用，以增强疗效。

【用法用量】煎服，5～10g，大量可用至30g。炒后性较平和。

【使用注意】脾胃虚弱者及孕妇慎用。

附：枳壳

为芸香科植物酸橙及其栽培变种的接近成熟的果实（去瓤），生用或麸炒用。性味、归经、功用与枳实同，但作用较缓和，长于行气开胸，宽中除胀。用法用量同枳实，孕妇慎用。

木　香 《神农本草经》

为菊科植物木香 *Aucklandia lappa* Decne.、川木香 *Vladimiria souliei* (Franch.) Ling 的根。木香产于印度、巴基斯坦、缅甸者，称为广木香，现我国已栽培成功。主产于云南、广西者，称为云木香；主产于四川、西藏等地者称川木香。生用或煨用。

【药性】辛、苦，温。归脾、胃、大肠、胆经。

【功效】行气止痛，健脾消食。

【应用】

1. 用于脾胃气滞证。本品辛行苦泄温通，善开壅导滞，升降诸气，能通行脾胃之滞气，为行气止痛之要药。用治脾胃气滞，脘腹胀痛，常配伍陈皮、厚朴等行气调中之品同用，如木香顺气散。用治脾虚气滞，脘腹胀满、食少便溏，可配党参、白术、陈皮等补气健脾药同用，如香砂六君子汤。

2. 用于泻痢里急后重。本品辛行苦降，归大肠经，善行大肠之滞气，为治湿热泻痢里急后重之要药，常配伍黄柏等清热燥湿药同用，如香连丸。用治食积气滞，湿热蕴结，大便秘结，或泻而不爽，常配伍槟榔、陈皮、大黄等同用，如木香槟榔丸。

3. 用于腹痛、胁痛、黄疸。本品能行气调中，入肝、胆经而疏利肝胆，开郁止痛，故可用治湿热郁蒸，脾失运化，肝失疏泄，气机阻滞之脘腹胀痛、胁痛、黄疸，常配伍柴胡、郁金、大黄、茵陈等同用。

此外，本品具有强烈芳香之气，可醒脾开胃，在补益药中用之，可减轻补益药的腻胃和滞气之弊。

【用法用量】煎服，5～10g。生用行气力强，煨用行气力缓而多用于止泻。

香 附《名医别录》

为莎草科植物莎草 *Cyperus rotundus* L. 的干燥根茎。全国大部分地区均产，主产于广东、河南、四川等地。生用，或醋炙用。

【药性】辛、微苦、微甘，平。归肝、脾、三焦经。

【功效】疏肝理气，调经止痛。

【应用】

1. 用于肝气郁滞证。本品辛散通行，入肝经，为疏肝解郁、行气止痛之要药。用治肝气郁结，抑郁不舒，胁肋胀痛，常配伍柴胡、枳壳同用，如柴胡疏肝散。用治寒凝气滞、肝气犯胃之胃脘疼痛，常配伍高良姜同用，如良附丸。用治寒疝腹痛，常配伍小茴香、乌药、吴茱萸等同用。

2. 用于月经不调，痛经，乳房胀痛。本品辛散，能行气和血，具有疏肝解郁、行气散结、调经止痛之功。用治月经不调，痛经，常配伍柴胡、川芎、当归等同用。用治乳房胀痛，可配伍柴胡、青皮、瓜蒌皮等同用。

【用法用量】煎服，5～15g。醋炙止痛力增强。

乌 药《本草拾遗》

为樟科植物乌药 *Lindera aggregata*（Sims）Kosterm. 的块根。主产于浙江、安徽、江苏等地。生用或麸炒用。

【药性】辛，温。归肺、脾、肾、膀胱经。

【功效】行气止痛，温肾散寒。

【应用】

1. 用于寒凝气滞所致胸腹诸痛证。本品辛散温通，入上、中、下三焦，具有散寒行气止痛作用。用治胸胁闷痛，常配伍薤白、瓜蒌皮、延胡索等同用。用治脘腹胀痛，常配伍陈皮、木香等同用。用治寒疝腹痛，常配伍小茴香、青皮、高良姜等同用。用治痛经，常配伍当归、香附、木香等同用，如乌药汤。

2. 用于尿频，遗尿。本品入肾、膀胱经，具有温肾散寒、缩尿止遗之功。用治肾阳不足，膀胱虚冷之小便频数、小儿遗尿，常配伍山药、益智等同用，如缩泉丸。

【用法用量】煎服，5～10g。

川楝子《神农本草经》

为楝科植物川楝树 *Melia toosendan* Sieb. et Zucc. 的干燥成熟果实。我国南方各地均产，以四川产者为佳。生用或炒用。

【药性】苦，寒。有小毒。归肝、胃、小肠、膀胱经。

【功效】行气止痛，杀虫疗癣。

【应用】

1. 用于肝郁气滞疼痛证。本品疏肝行气止痛，又苦寒降泄，具有清肝泻火之功，故用治肝郁化火所致疼痛证尤为适宜，常配伍延胡索同用，如金铃子散。用治肝胃不和之胁肋作痛，脘腹疼痛，常配伍柴胡、白芍、青皮等同用。用治肝经寒凝气滞之疝气疼痛，常配伍乌药、小茴香、木香、高良姜等同用，如天台乌药散。

2. 用于虫积腹痛。本品既能驱虫，又能止痛，常配伍使君子、槟榔等同用。

此外，本品外用尚具有杀虫止痒之功，用治头癣。可焙黄研末，制为软膏涂敷患处。

【用法用量】煎服，5～10g。外用适量。炒用寒性减弱。

【使用注意】本品有毒，不宜过量或持续服用。脾胃虚寒者慎用。

薤　白 《神农本草经》

为百合科植物小根蒜 *Allium macrostemon* Bge. 或薤 *A. chinensis* G. Don 的地下干燥鳞茎。全国各地均有分布，主产于江苏、浙江等地。生用。

【药性】辛、苦，温。归肺、胃、大肠经。

【功效】通阳散结，行气导滞。

【应用】

1. 用于胸痹证。本品辛散苦降，温通滑利，善散阴寒之凝滞，行胸阳之壅结，为治胸痹之要药。用治寒痰阻滞，胸阳不振之胸痹证，常配伍瓜蒌、半夏、枳实、桂枝等同用，如瓜蒌薤白白酒汤、瓜蒌薤白半夏汤、枳实薤白桂枝汤。用治痰瘀胸痹，可配伍丹参、红花、瓜蒌皮等同用。

2. 用于脘腹痞满胀痛，泻痢里急后重。本品入胃、大肠经，有行气导滞、消胀止痛之功。用治胃肠气滞，泻痢里急后重，常配伍木香、枳实等同用。用治胃寒气滞之脘腹痞满胀痛，可伍以高良姜、砂仁、木香等同用。

【用法用量】煎服，5～10g。

表 21－1　　　　　　　　　　　　　　　理气药参考药

药名	药性	功效	主治	用法用量	使用注意
化橘红	辛、苦，温。归肺、脾经	理气宽中，燥湿化痰	湿痰或寒痰咳嗽，食积呕恶，胸闷等	5～10g，煎服	
荔枝核	辛、微苦，温。归肝、胃经	行气散结，散寒止痛	疝气痛，睾丸肿痛；胃脘久痛，痛经，产后腹痛	5～15g，煎服。或入丸、散剂	
佛手	辛、苦，温。归肝、脾、胃、肺经	疏肝解郁，理气和中，燥湿化痰	肝郁气滞，胸胁胀痛；脾胃气滞证；咳嗽痰多，胸闷胁痛	5～10g，煎服	

续表

药名	药性	功效	主治	用法用量	使用注意
香橼	辛、微苦、酸，温。归肝、脾、胃、肺经	疏肝解郁，理气和中，燥湿化痰	肝郁胸胁胀痛；气滞脘腹胀痛；痰饮咳嗽，胸膈不利	5～15g，煎服	
沉香	辛、苦，温。归脾、胃、肾经	行气止痛，温中止呕，纳气平喘	寒凝气滞证；胃寒呕吐；虚喘证	2～5g，煎服，宜后下。或磨汁冲服。或入丸散剂，每次0.5～1g	
大腹皮	辛，微温。归脾、胃、大肠、小肠经	行气宽中，利水消肿	胃肠气滞，脘腹胀闷，大便不爽；水肿胀满，脚气浮肿，小便不利	5～10g，煎服	
柿蒂	苦、涩，平。归胃经	降气止呃	呃逆证	5～15g，煎服	
青木香	辛、苦，寒。归肝、胃经	行气止痛，解毒消肿	胸胁、脘腹疼痛；泻痢腹痛；疔疮肿毒，皮肤湿疮，毒蛇咬伤	5～10g，煎服。散剂每次1.5～2g。外用适量	过量可引起恶心、呕吐等胃肠道反应
甘松	辛、甘，温。归脾、胃经	行气止痛，开郁醒脾	脘腹闷胀、疼痛；思虑伤脾，不思饮食；湿脚气	5～15g，煎服。外用适量	
九香虫	咸，温。归肝、脾、肾经	理气止痛，温肾助阳	胸胁、脘腹胀痛；阳痿、腰膝冷痛、尿频	5～15g，煎服。1.5～3g，入丸、散剂服	

第二十二章
消食药

凡以消导积滞、促进消化、增进食欲为主要作用的药物，称为消食药，又叫消导药。

本类药多以味甘性平、主入脾胃二经为其性能特点。主要作用是消食化积、运脾和中、开胃进食。主要适用于饮食积滞，脘腹胀满、嗳腐吞酸、恶心呕吐、不思饮食、大便失常及脾胃虚弱的消化不良证。

使用本类药物，应根据食积的性质及其兼症，选择相应的消食药并进行适当配伍。若宿食停积、脾胃气滞者，当配理气药以行气导滞。若脾胃气虚、运化无力者，须配健脾益胃药以标本兼顾、消补并用。若素体脾胃虚寒者，宜配温里药以温运脾阳、散寒消食。若兼湿浊中阻者，宜配芳香化湿药以化湿醒脾、消食开胃。若食积化热，可配伍清热药，或配苦寒攻下之品以泄热化积。

山　楂《本草经集注》

为蔷薇科植物山里红 *Crataegus pinnatifida* Bge. var. *major* N. E. Br. 或山楂 *C. pinnatifida* Bge. 的成熟果实。主产于河南、山东、河北等地，以山东产量大、质佳。生用或炒用。

【药性】酸、甘，微温。归脾、胃、肝经。

【功效】消食化积，行气散瘀。

【应用】

1. 用于肉食积滞证。本品酸甘，微温不热，功善健脾和中，消积化滞，能治各种饮食积滞，尤为消化油腻肉食积滞之要药。凡肉食积滞之脘腹胀满、嗳气吞酸、腹痛便溏者，单味煎服即有效。

2. 用于泻痢腹痛、疝气痛。本品炒用能止泻止痢，用治脾虚、湿热等所致的泻痢腹痛，常配伍黄连、木香同用。用治疝气痛，常配伍橘核、荔枝核等同用。

3. 用于产后瘀阻腹痛、痛经。本品性温兼入肝经血分，能通行气血，有活血祛瘀止痛之功。用治产后瘀阻腹痛、恶露不尽或痛经、经闭，常配川芎、桃仁、红花等同用。

现代单用本品制剂治疗冠心病、高血压病、高脂血症、细菌性痢疾等，均有较好疗效。

【用法用量】煎服，10~15g，大剂量30g。生、炒山楂多用于消食散瘀，焦山楂、山楂炭多用于止泻止痢。

【使用注意】脾胃虚弱而无积滞者或胃酸分泌过多者均慎用。

神　曲《药性论》

为面粉和其他药物混合后经发酵而成的加工品。全国各地均有生产。其制法是：取较大量面粉或麸皮，与杏仁泥、赤小豆粉，以及鲜青蒿、鲜苍耳、鲜辣蓼自然汁混合拌匀，使干湿适宜，放入筐内，覆以麻叶或楮叶，保温发酵 1 周，长出黄菌丝时取出，切成小块，晒干即成。生用或炒用。

【药性】甘、辛，温。归脾、胃经。

【功效】消食和胃。

【应用】

用于饮食积滞证。本品甘温健脾开胃，辛以行散消食，尚能"行脾胃滞气"，故对饮食积滞证颇为常用。用治饮食积滞，脘腹胀痛，食少纳呆，肠鸣腹泻，常与山楂、麦芽、木香等同用。本品炒焦后又具止泻之功，对食积腹泻可发挥消食和止泻双重作用，并常与焦山楂、焦麦芽同用，习称"焦三仙"。又因本品味辛能散，并含有解表退热之品，尤宜外感兼食积者。

此外，丸剂中含有金石、贝壳类药物，难以消化吸收者，古代常用本品糊丸以助消化。

【用法用量】煎服，5～15g。止泻宜炒焦用。

麦　芽《药性论》

为禾本科植物大麦 *Hordeum vulgare* L. 的成熟果实经发芽干燥而成。全国各地均可生产。将大麦洗净、浸泡 4～6 小时后，捞出，保持适宜温、湿度，待幼芽长至约 0.5cm 时，晒干或低温干燥。生用、炒黄或炒焦用。

【药性】甘，平。归脾、胃、肝经。

【功效】消食健胃，回乳消胀，疏肝解郁。

【应用】

1. 用于米面薯芋食滞证。本品甘平，消食化积作用较好，尤长于"消化一切米、面、诸果食积"，故主要用以促进淀粉性食物的消化，常与山楂、神曲、鸡内金等同用。用治小儿乳食停滞，亦可选用。治脾虚食少、食后饱胀，可与神曲、白术等同用。

2. 用于断乳，乳房胀痛。本品有回乳之功，可减少乳汁分泌。用治妇女断乳或乳汁郁积之乳房胀痛等。

此外，本品既消食化积又兼疏肝解郁之功，可用治肝气郁滞或肝胃不和之胁痛、脘腹痛等，常配伍川楝子、柴胡等同用。

【用法用量】煎服，10～15g，大剂量 30～120g。生麦芽功偏消食健胃；炒麦芽多用于回乳消胀。

【使用注意】哺乳期妇女不宜使用。

莱菔子《日华子本草》

为十字花科植物萝卜 *Raphanus sativus* L. 的成熟种子。全国各地均有栽培。生用或炒用，用时捣碎。

【药性】辛、甘，平。归肺、脾、胃经。

【功效】消食除胀，降气化痰。

【应用】

1. 用于食积气滞证。本品味辛行散，消食化积之中，尤善行气消胀。用治食积气滞所致的脘腹胀满或疼痛，嗳气吞酸，常与山楂、神曲、陈皮等同用，如保和丸。若用治食积气滞兼脾虚者，配伍白术，可攻补兼施，如大安丸。

2. 用于咳喘痰多，胸闷食少。本品降气消痰，常与芥子、紫苏子同用，如三子养亲汤。此外，古方中生用研服以涌吐风痰。

【用法用量】煎服，5~15g；炒后性缓，有香气，可避免生品服后恶心的副作用，长于消食。

【使用注意】本品辛散耗气，故气虚及无食积、痰滞者慎用。不宜与人参同用。

鸡内金《神农本草经》

为雉科动物家鸡 *Gallus gallus domesticus* Brisson 的砂囊内壁。全国各地均产。杀鸡后，取出鸡肫，趁热剥取内壁，洗净，干燥。生用、炒用或醋炙入药。

【药性】甘，平。归脾、胃、小肠、膀胱经。

【功效】消食健胃，涩精止遗。

【应用】

1. 用于饮食积滞，小儿疳积。本品有较强的消食化积作用，并能健运脾胃，故广泛用于各种食积证。单用研末服，或配山楂、麦芽等同用。

2. 用于肾虚遗精、遗尿。本品固精缩尿止遗。治遗精，可配伍芡实、菟丝子、莲肉等同用。治遗尿，多与桑螵蛸、覆盆子、益智等同用。

此外，本品尚能通淋，化坚消石，可用治砂石淋证及胆结石等，常配伍金钱草同用。

【用法用量】煎服，5~10g；研末服，每次1.5~3g。研末用效果比煎剂为优。

表 22-1　　　　　　　　　　　　消食药参考药

药名	药性	功效	主治	用法用量	使用注意
谷芽	甘、平。归脾、胃经	消食健胃	米面薯芋食滞证及脾虚食少	10~15g，煎服	生用长于消食；炒用偏于和中
稻芽	甘、温。归脾、胃经	消食和中，健脾开胃	米面薯芋食滞证及脾虚食少，消化不良	10~15g，煎服	生用长于和中；炒用偏于消食

第二十三章

驱虫药

凡以驱除或杀灭人体寄生虫为主要作用，治疗虫证的药物，称为驱虫药。

本类药物主入脾、胃、大肠经，有些具有一定毒性，对人体寄生虫，特别是肠道寄生虫有毒杀或麻痹作用，能促使其排出体外。临床主要用治肠道寄生虫病，其次用于血吸虫病、阴道滴虫病等。部分具甘温之性的驱虫药兼能健脾和胃、消积化滞，亦可用治小儿疳积证。

临床中应用本类药物应根据寄生虫的种类以及兼症的不同，选择适宜的驱虫药，并进行相应配伍。若大便秘结者，宜配伍泻下药；兼有积滞者，宜配伍消积导滞药；脾胃虚弱者，宜配伍健脾和胃药；体质虚弱者，宜配伍补虚药同用，以攻补兼施，或先补虚后驱虫。

驱虫药一般应在空腹时服用，以使药物充分作用于虫体而保证疗效。无泻下作用的驱虫药，应加服泻下药，以促进虫体排出。有毒者，当注意用量、用法，对孕妇、年老体弱者尤当慎用。若兼有发热或腹痛剧烈者，暂时不宜驱虫，待症状缓解后，再应用驱虫药物。

使君子《开宝本草》

为使君子科植物使君子 *Quisqualis indica* L. 的成熟果实。主产于四川、广东、广西等地。生用或炒香用。

【药性】甘，温。归脾、胃经。

【功效】驱虫消积。

【应用】

1. 用于蛔虫证、蛲虫证。本品有驱虫作用，善驱蛔虫与蛲虫。且味甘气香而不苦，故尤宜于小儿。轻证单用本品炒香嚼服；重证可配伍苦楝皮、槟榔等同用。

2. 用于小儿疳积。本品甘温，入脾、胃经，既可驱虫，又可消积滞、扶脾胃。用治小儿疳积，腹痛有虫，面色萎黄，形瘦腹大等证，常配伍槟榔、神曲、麦芽等同用，如肥儿丸。

【用法用量】煎服，10～15g；炒香嚼服 5～10g。小儿每岁每日 1～1.5 粒，总量不超过 20 粒。空腹服用，每日 1 次，连用 3 天。

【使用注意】大量服用可致呃逆、眩晕、呕吐、腹泻等副反应。若与热茶同服，亦能引起呃逆、腹泻，故服用时当忌饮茶。

苦楝皮《名医别录》

为楝科植物楝 *Melia azedarach* L. 或川楝 *Melia toosendan* Sieb. et Zucc. 的树皮及根皮。前者全国大部分地区均产，后者主产于四川、湖北、贵州等地。鲜用或切片生用。

【药性】苦，寒。有毒。归肝、脾、胃经。

【功效】杀虫，疗癣。

【应用】

1. 用于蛔虫、蛲虫及钩虫等证。本品苦寒有毒，有较强的杀虫作用，善驱杀蛔虫、蛲虫、钩虫。用治蛔虫病，可单用水煎、煎膏或制成片剂、糖浆服用；亦可配伍使君子、槟榔、大黄等同用，如化虫丸。用治蛲虫病，与百部、乌梅同煎，取浓液于晚间作保留灌肠，连用2~4天。与石榴皮同煎服之，可治钩虫病。

2. 用于疥癣湿疮。本品具有清热燥湿、杀虫止痒之功。用治疥疮、头癣、湿疮、湿疹瘙痒等证，可单用本品研末，用醋或猪脂调涂患处。

【用法用量】煎服，3~6g；鲜品15~30g。外用适量。

【使用注意】本品有毒，不宜过量或持续久服。有效成分难溶于水，需文火久煎。

槟　榔《名医别录》

为棕榈科植物槟榔 *Areca catechu* L. 的成熟种子。主产于海南、福建、云南等地。切片或捣碎用。

【药性】苦、辛，温。归胃、大肠经。

【功效】杀虫消积，行气利水。

【应用】

1. 用于多种肠道寄生虫病。本品对绦虫、蛔虫、蛲虫、钩虫、姜片虫等多种肠道寄生虫有驱杀作用，并有缓泻作用。用治绦虫证疗效最佳，可单用，现代多与南瓜子同用，其杀绦虫效果更佳。

2. 用于食积气滞、泻痢后重。本品辛散苦泄，入胃、大肠经，善行肠胃气滞，消积导滞，兼能缓泻通便。用治食积气滞、腹胀便秘等证，常与木香、青皮等同用，如木香槟榔丸；用治湿热泻痢，常与黄连、白芍等同用，如芍药汤。

3. 用于水肿、脚气肿痛。本品既能利水，又能行气。用治水肿实证，二便不利，常配伍商陆、泽泻等同用；用治寒湿脚气肿痛，常配伍木瓜、陈皮等同用。

此外，本品尚有截疟作用，可用于疟疾寒热久发不止，常配常山、草果等同用，如截疟七宝饮。

【用法用量】煎服，5~15g。单用驱杀绦虫、姜片虫时，可用60~120g。

【使用注意】脾虚便溏或气虚下陷者忌用。孕妇慎用。

表 23-1　　　　　　　　　　　　　　　　驱虫药参考药

药名	药性	功效	主治	用法用量	使用注意
南瓜子	甘，平。归胃、大肠经	杀虫	绦虫证	60~120g，研粉，冷开水调服	
鹤草芽	苦、涩，凉。归肝、小肠、大肠经	杀虫	绦虫证	30~45g，研粉吞服，不入煎剂	

药名	药性	功效	主治	用法用量	使用注意
雷丸	微苦，寒。归胃、大肠经	杀虫消积	绦虫证，钩虫证，蛔虫证	15～20g，入丸散，冷开水调服，不入煎剂	
鹤虱	苦、辛，平。有小毒。归脾、胃经	杀虫消积	虫积腹痛；小儿疳疾	5～10g，煎服；或入丸、散。外用适量	孕妇、腹泻者忌用

第二十四章

止血药

凡以制止体内外出血，治疗各种出血病证为主要作用的药物，称为止血药。

因本类药物的药性有寒、温、散、敛之异，故其作用有凉血止血、化瘀止血、收敛止血、温经止血之别，主要适用于内外各种出血证，如咯血、咳血、吐血、衄血、便血、尿血、崩漏、紫癜及外伤出血等。

本类药物根据性能作用特点不同，分为凉血止血药、化瘀止血药、收敛止血药及温经止血药四类。临床中应用止血药时，必须根据出血原因和病情的不同，选择相应的止血药，并根据病情进行相应的配伍。若血热妄行者，宜选凉血止血药，并配伍清热泻火、清热凉血药、滋阴降火药；若瘀血内阻者，宜选化瘀止血药，并配伍行气活血药；若虚寒性出血者，宜选温经止血药，并配伍温经散寒药；若气虚出血者，宜选收敛止血药，并配伍补气药。

应用凉血止血药、收敛止血药时，因凉血止血易凉遏而留瘀，收敛止血药易收涩恋邪而留瘀，所以凡出血兼有瘀血者不宜单独使用，应酌加活血化瘀药，以免恋邪留瘀；如出血过多、气随血脱者，须急投大补元气药，以益气固脱。止血药多炒炭用，以加强止血之功。

第一节　凉血止血药

凉血止血药药性甘寒或苦寒，入血分，具有凉血止血作用，能清血分之热而止血，主要适用于血热出血证。血热夹瘀者，配化瘀止血、化瘀行气之品；急性出血较甚者，配收敛止血药以加强止血之效。因其性寒凉，原则上不宜用于虚寒性出血。又因其寒凉易于凉遏留瘀，故不宜过量久服。

大　蓟 《名医别录》

为菊科植物蓟 *Cirsium japonicum* DC. 的地上部分或根。全国大部分地区均产。华北地区多用地上部分，华东地区多用地上部分及根，中南及西南地区多用根。生用或炒炭用。

【药性】苦、甘，凉。归心、肝经。

【功效】凉血止血，散瘀解毒消痈。

【应用】

1. 用于血热出血证。本品性寒凉入血分，能凉血止血，凡血热妄行所致的吐血、咯血、衄血、崩漏、尿血等均可用之，尤多用于吐血、咯血及崩漏。

2. 用于热毒痈肿。本品味苦性寒，能清热解毒、散瘀消痈，内外痈疽皆可用。尤以鲜品为佳。

【用法用量】煎服，10～15g；鲜品可用30～60g。外用适量，捣敷患处。

小 蓟《名医别录》

为菊科植物刺儿菜 *Cirsium setosum*（Willd.）MB. 或刻叶刺儿菜 *Cephanoplos setosum*（Willd.）Kitarn. 的地上部分或根。全国大部分地区均产。生用或炒炭用。

【药性】苦、甘，凉。归心、肝经。

【功效】凉血止血，散瘀解毒消痈。

【应用】

1. 用于血热出血证。本品性凉，入心、肝二经，功能凉血止血，主治血热所致的各种出血病证。可单用本品捣汁服，或配伍大蓟、侧柏叶等同用，如十灰散。又兼能利尿通淋，尤善治尿血、血淋，常配伍生地黄、滑石、淡竹叶等同用，如小蓟饮子。

2. 用于热毒痈肿。本品清热解毒，散瘀消痈，用治热毒疮疡初起肿痛之证。其散瘀消痈之功略逊于大蓟。

【用法用量】煎服，10～15g；鲜品可用30～60g。外用适量，捣敷患处。

地 榆《神农本草经》

为蔷薇科植物地榆 *Sanguisorba officinalis* L. 或长叶地榆 *S. officinalis* L. var. *longifolia*（Bert.）Yü et Li 的根。前者产于我国南北各地，后者习称"绵地榆"，主要产于安徽、浙江、江苏等地。生用，或炒炭用。

【药性】苦、酸，微寒。归肝、胃、大肠经。

【功效】凉血止血，解毒敛疮。

【应用】

1. 用于血热出血证。本品性寒味苦而酸涩，有凉血止血、收敛止血之功，可用治多种血热出血之证。又因其性下降，尤善治下焦血热之便血、痔血、血痢、崩漏等，常与槐角、防风等同用，如槐角丸。

2. 用于烫伤、湿疹、疮疡痈肿等。本品苦寒能泻火解毒，味涩能敛疮，为治烫伤之要药，可单味研末，麻油调敷，或配黄连、冰片同用，可减少渗出液，减轻疼痛，促进愈合。

【用法用量】煎服，10～15g。外用适量。止血多炒炭用，解毒敛疮多生用。

【使用注意】本品性寒酸涩，凡虚寒性便血、下利、崩漏及出血有瘀者慎用。对于大面积烧伤病人，不宜使用地榆制剂外涂，以防其所含鞣质被大量吸收而引起中毒性肝炎。

侧柏叶《名医别录》

为柏科植物侧柏 *Platycladus orientalis*（L.）Franco 的嫩枝叶。全国各地均有产。生用或炒炭用。

【药性】苦、涩，微寒。归肺、肝、大肠经。

【功效】凉血止血，化痰止咳，生发乌发。

【应用】

1. 用于血热出血证。本品性微寒而味苦涩，既能凉血止血，又能收敛止血。用治因血热导致吐血、咯血、衄血、便血、崩漏尤为适宜。单用有效，或配荷叶、生地黄等同用，如四生丸。

2. 用于肺热咳嗽。本品性微寒，入肺经，能清肺热，化痰止咳。用治肺热咳嗽痰多者，可单味使用，或配贝母等清热化痰药同用。

3. 用于脱发，须发早白。本品生发乌发。

【用法用量】煎服，10～15g。止血炒炭用；化痰止咳生用。外用适量。

白茅根《神农本草经》

为禾本科植物白茅 *Imperata cylindrica* Beauv. var. *major*（Nees）C. E. Hubb. 的根茎。全国各地均有产，但以华北地区较多。春、秋二季采挖，除去须根及膜质叶鞘，洗净，晒干，切段生用。

【药性】甘，微寒。归肺、胃、膀胱经。

【功效】凉血止血，清热利尿，清肺胃热。

【应用】

1. 用于血热出血证。本品味甘性寒能凉血止血，兼能利尿，尤善治尿血、血淋。可单用茅根煎汁或鲜品捣汁服用有效，或配伍其他止血药同用，以增强疗效。

2. 用于热淋、水肿等。本品清热利尿，有利水不伤阴的特点，为治湿热淋证、水肿之良品。

3. 用于胃热呕吐，肺热咳嗽。本品性寒，清肺胃热而止呕、止咳。用治胃热呕吐，常配芦根、竹茹等同用；用治肺热咳喘，常配桑白皮同用。

【用法用量】煎服，15～30g。鲜品加倍，以鲜品为佳，可捣汁服。多生用，止血亦可炒炭用。

第二节 化瘀止血药

化瘀止血药善入肝经，既能止血，又能化瘀，主要适用于瘀血内阻所致各种出血证及其他各种内外出血证。有止血不留瘀之优点。还可用治跌打损伤、经闭及瘀滞心腹疼痛等。

本类药物具行散之性，对于出血而无瘀者及孕妇宜慎用。

三七《本草纲目》

为五加科植物三七 *Panax notoginseng*（Burk.）F. H. Chen 的干燥根。主产于云南、广西等地。生用或研细粉用。

【药性】甘、微苦，温。归肝、胃经。

【功效】化瘀止血，活血定痛。

【应用】

1. 用于各种出血证。本品味甘微苦，走血分，止血作用甚佳，且具有止血不留瘀，活血不伤正的特点，对出血兼有瘀滞者尤为适宜，为血证之良药。可单味应用，研末吞服，或配入复方应用。对创伤出血，可研末外敷。

2. 用于跌打损伤，瘀滞疼痛。本品活血化瘀，消肿定痛，为伤科要药。凡跌打损伤，瘀血肿痛，或筋骨折伤等，本品皆为首选药物。可单味内服或外敷，或配其他活血止痛药同用。

此外，本品有补虚强壮作用，民间用治虚损劳伤。又因其有化瘀之功，近年来常用于治疗冠心病、心绞痛、缺血性脑血管病、脑出血后遗症等。

【用法用量】煎服，5～10g；多研末服，每次1～3g。外用适量，研末外掺或调敷。

【使用注意】孕妇慎用。

茜　草 《神农本草经》

为茜草科植物茜草 *Rubia cordifolia* L. 的干燥根及根茎。主产于安徽、江苏、山东等地。生用或炒用。

【药性】苦，寒。归肝经。

【功效】化瘀凉血止血，通经。

【应用】

1. 用于血热夹瘀出血证。本品苦寒降泄，专入肝经血分，既能化瘀止血，又能凉血止血。凡血热夹瘀的出血证，如吐血、衄血、咯血、崩漏、尿血、便血等均可应用。轻者可单用煎服，重者常配伍小蓟、白茅根等同用，如十灰散。

2. 用于血瘀经闭，跌打损伤，风湿痹痛。本品能消散瘀滞，活血通经，利关节，故可用于上述诸证，尤多用于妇科。用治血瘀经闭，单用本品酒煎服，或配桃仁、红花、当归等同用；若治跌打损伤，可单味泡酒服，或配三七、乳香、没药等同用；用治痹证，也可单用浸酒服，或配伍独活、海风藤等同用。

【用法用量】煎服，10～15g。止血炒炭用；活血通经生用或酒炒用。

蒲　黄 《神农本草经》

为香蒲科植物水烛香蒲 *Typha angustifolia* L.、东方香蒲 *T. orientalis* Presl 或同属植物的干燥花粉。主产于浙江、江苏、安徽等地。生用或炒用。

【药性】甘，平。归肝、心经。

【功效】化瘀，止血，利尿。

【应用】

1. 用于出血证。本品性平，生用气香辛散；炒炭性涩，既能化瘀，又能止血，有止血不留瘀之特点。凡出血无论寒热虚实均可用之，以属实夹瘀者最宜。

2. 用于瘀滞痛证。本品能行血通经，消瘀止痛，凡跌打损伤、痛经、产后瘀痛、心腹疼痛等瘀血作痛者均可运用，尤为妇科所常用。常配五灵脂同用，如失笑散。

3. 用于血淋、尿血。本品化瘀止血，又利尿通淋，用治血淋涩痛，可配冬葵子、生地黄同用。

此外，现代临床以本品治高脂血症，有降低血清胆固醇和甘油三酯的作用。

【用法用量】煎服，5～10g。布包。外用适量。止血多炒用；化瘀利尿多生用。

【使用注意】孕妇慎用。

第三节　收敛止血药

收敛止血药多味涩，或为炭类，或质黏，具有收敛止血作用。药性多平，或凉而不寒，故适用于寒性或热性出血。性收敛，有留瘀敛邪之弊，故以出血而无瘀者最宜，若有瘀血及实邪者，慎用。

白　及《神农本草经》

为兰科植物白及 *Bletilla striata* (Thunb.) Reichb. f. 的块茎。主产于贵州、四川、湖南等地。生用。

【药性】苦、甘、涩，寒。归肺、胃、肝经。

【功效】收敛止血，消肿生肌。

【应用】

1. 用于出血证。本品质黏而涩，为收敛止血要药。止血作用佳，可用治体内外诸出血证，尤善治肺胃出血。用治吐血、便血，常配海螵蛸同用；若治肺痨咳血，常配三七同用。

2. 用于痈肿疮疡、水火烫伤、手足皲裂等。本品寒凉苦泄，能消散痈肿；味涩质黏，能敛疮生肌，为外疡消肿生肌的常用药，内服与外用皆宜。

【用法用量】煎服，5～15g；散剂，每次2～5g。外用适量。

【使用注意】不宜与乌头类药材同用。

仙鹤草《本草图经》

为蔷薇科植物龙牙草 *Agrimonia pilosa* Ledeb. 的全草。主产于浙江、江苏、湖南等地。生用或炒炭用。

【药性】苦、涩，平。归肺、肝、脾经。

【功效】收敛止血，止痢，截疟，补虚。

【应用】

1. 用于多种出血证。本品味涩收敛而性平，具有收敛止血之功，无论属寒属热均可用之。用治血热妄行之出血证，可配生地黄、侧柏叶、牡丹皮等同用；若治虚寒性出血证，可与党参、熟地黄、炮姜、艾叶等同用。

2. 用于泻痢（血痢、久泻久痢）、小儿疳积等。本品收敛止血，止痢止泻，且能消积止痢。对血痢、慢性泻痢、小儿疳积尤宜。

3. 用于脱力劳伤、神倦乏力、面色萎黄之证。本品能补虚强壮，缓解疲劳，恢复体力，可配大枣同用。

此外，用于痈肿疮疖、阴痒等证，本品具有解毒消肿、杀虫止痒之功。

【用法用量】煎服，10～15g，大剂量可用30～60g。外用适量。

第四节 温经止血药

温经止血药性温热，能温内脏，益脾阳，固冲任而统摄血液。适用于脾不统血，冲任不固之虚寒性出血证。脾不统血者，配益气健脾药；肾虚冲脉失固者，配益肾暖宫补摄之品。热盛火旺之证慎用。

艾 叶《名医别录》

为菊科植物艾 *Artemisia argyi* Levl. et Vent. 的叶。全国大部分地区均产。以湖北蕲州产者为佳，称"蕲艾"。生用、捣绒或制炭用。

【药性】苦、辛，温。有小毒。归肝、脾、肾经。

【功效】温经止血，散寒调经，安胎。

【应用】

1. 用于虚寒性出血证。本品温经止血暖宫，尤善治崩漏。用治下元虚冷，冲任不固所致的崩漏下血，常配阿胶、白芍、生地黄等同用，如胶艾汤。适当配伍凉血止血药同用，亦可用治血热出血。

2. 用于月经不调，痛经等。本品温经散寒，调经止痛。用治下焦虚寒或寒客胞宫所致的月经不调、痛经、宫冷不孕等证，常配香附、吴茱萸、当归等同用，如艾附暖宫丸。

3. 用于胎动不安。本品温经散寒，止血安胎。

此外，近年以本品治寒性咳喘，有止咳、祛痰、平喘之功。本品煎剂外洗又可治湿疹瘙痒。

【用法用量】煎服，5～10g。外用适量。温经止血宜炒炭用；余则生用。治咳喘入煎宜后下。

炮 姜《珍珠囊》

为姜科植物姜 *Zingiber officinale* Rosc. 的干燥根茎的炮制品，又名黑姜。主产于四川、贵州等地。以干姜砂烫至鼓起，表面呈棕褐色，或炒炭至外表色黑，内至棕褐色入药。

【药性】苦、涩，温。归脾、肝经。

【功效】温经止血，温中止痛。

【应用】

1. 用于出血证。本品性温，主入脾经，能温经止血，主治脾胃虚寒，脾不统血之出血病证。用治虚寒性吐血、便血，常配人参、黄芪、附子等同用。若治冲任虚寒，崩漏下血，可与乌梅、棕榈炭等同用。

2. 用于虚寒腹痛、腹泻等。本品性温，善暖脾胃，能温中止痛止泻，适用于虚寒性腹痛、腹泻。用治寒凝脘腹痛，常配高良姜同用，如二姜丸；治产后血虚寒凝，小腹疼痛者，可与当归、川芎、桃仁等同用，如生化汤。若治脾虚冷泻不止，可以本品研末饮服，或配厚朴、附子等同用。

【用法用量】煎服，5～10g。

表 24－1　　　　　　　　　　　　　　止血药参考药

分类	药名	药性	功效	主治	用法用量	使用注意
凉血止血药	槐花	苦，微寒。归肝、大肠经	凉血止血，清泻肝火	血热出血，便血、痔血；肝火上炎之头痛目赤等	10～15g，煎服。止血炒炭用；清热泻火生用	
	苎麻根	甘，寒。归心、肝经	凉血止血，安胎，清热解毒	血热出血证；胎动不安、胎漏下血；热毒痈肿	10～30g，煎服；鲜品 30～60g，捣汁服。外用适量	
化瘀止血药	花蕊石	酸、涩，平。归肝经	化瘀止血	吐血、咯血、外伤出血等兼有瘀滞的各种出血证	10～15g，煎服，包煎；每次 1～1.5g，研末吞服。外用适量	
收敛止血药	血余炭	苦、涩，平。归肝、胃、膀胱经	收敛止血，化瘀利尿	衄血、咯血、吐血、崩漏、便血、尿血、血淋	10～15g，煎服；1.5～3g，研末服	
	紫珠	苦、涩，凉。归肝、肺、胃经	凉血收敛止血，清热解毒	各种内外伤出血，尤多用于肺胃出血之证；烧烫伤、热毒疮疡	10～15g，煎服；1.5～3g，研末服。外用适量	
	棕榈炭	苦、涩，平。归肝、肺、大肠经	收敛止血	各种出血之证，尤多用于崩漏；久泻久痢，妇人带下	5～10g，煎服；1～1.5g，研末服	出血兼有瘀滞，湿热下利初起者慎用
	藕节	甘、涩，平。归肝、肺、胃经	收敛止血	各种出血证，上部出血证尤为多用	10～15g，煎服；鲜品 30～60g，捣汁服。亦可入丸、散	

第二十五章

活血化瘀药

凡以通畅血行、消散瘀血为主要作用的药物，称活血化瘀药，或活血祛瘀药，简称活血药，或化瘀药。其中活血祛瘀之力峻猛者，又称破血逐瘀药。

活血化瘀药味多辛、苦而性温，辛能散瘀行滞，苦能泄利通降，温可通行血脉，促进血行。本类药物善于走散通行，能促进血行，消散瘀血，而产生调经、止痛、消癥、消肿、消痈、通痹等作用，适用于血行失畅、瘀血阻滞之证。瘀血既是病理产物，又是多种疾病的致病因素。所以本章药物主治范围广泛，遍及内、妇、儿、外、伤各科。如内科之头、胸、腹、四肢诸痛，而痛如针刺，痛处固定者，体内癥瘕积聚，中风半身不遂，肢体麻木，关节痹痛日久，血证之出血色紫夹有血块，妇产科痛经、闭经、产后恶露不尽、腹痛，外伤科之跌仆损伤肿痛，痈肿疮疡等，均可应用活血化瘀药。活血祛瘀作用按其强度的不同，有和血行血、活血散瘀及破血逐瘀之分。故本章药物按其作用特点和主治之不同，分为活血止痛、活血调经、活血疗伤、破血消癥四类。

活血祛瘀药的使用，应针对病情，根据药物寒温、猛缓之性和功效特点，加以选择，并作适当的配伍。由于人体气血之间的密切关系，气滞可导致血瘀，血瘀也常兼气滞，故本类药物常需与行气药同用，以增强活血化瘀的功效。寒凝血瘀者，当配伍温里药以温通血脉，助活血化瘀药消散瘀滞。若热灼营血而致血瘀者，当配伍清热凉血药。痹证、疮痈，则应与祛风湿药或清热解毒药同用。癥瘕痞块，应同软坚散结之品配伍。瘀血而兼正虚，又当配伍相应的补虚药，以消补兼施。

本类药物易耗血动血，不宜用于月经过多、血虚经闭者。有催产下胎作用和活血作用强烈的药物，孕妇禁用。

第一节　活血止痛药

活血止痛药大多具有辛行、辛散之性，活血每兼行气，有良好的止痛作用，主治气血瘀滞所致的痛证，如头痛、胸胁痛、心腹痛、痛经、产后腹痛、痹痛及跌打损伤瘀痛等。也可用于其他瘀血证。

活血止痛药各有其特点，在应用时应根据疼痛的不同部位和病情，选择相应的药物，并作适当的配伍。如肝郁血瘀者，选兼理气舒肝之品，并配其他疏肝理气药；外伤科痈肿伤痛，选兼消肿者，并配活血疗伤、活血消痈之品；妇女经产诸痛，配养血活血调经之品。

川　芎 《神农本草经》

为伞形科多年生草本植物川芎 *Ligusticum chuanxiong* Hort. 的干燥根茎。主产于四川。切片或酒炒用。

【药性】辛，温。归肝、胆、心包经。

【功效】活血行气，祛风止痛。

【应用】

1. 用于血瘀气滞诸痛证。本品辛散温通，既能活血，又能行气，为"血中气药"，是妇科活血调经之要药，治妇女月经不调、经闭、痛经、产后瘀滞腹痛等。用治月经不调，常配当归、桃仁、香附等同用。若血瘀经闭、痛经，配赤芍、桃仁等，如血府逐瘀汤。若产后恶露不行，瘀滞腹痛，配当归、桃仁等，如生化汤。本品又能"中开郁结"，用于内科疾病。治肝郁气滞，胁肋疼痛者，常配柴胡、白芍、香附等，如柴胡疏肝饮。治瘀血停滞，胸胁刺痛，可与桃仁、红花、当归、柴胡等同用，如血府逐瘀汤。若心脉瘀阻，胸痹心痛者，常配丹参、桂枝、檀香等。近代以川芎及川芎为主的复方治冠心病、心绞痛，有较好疗效。此外，本品为外伤科常用之品。外科之疮疡痈肿，脓已成而正虚难溃者，配黄芪、当归、皂角刺以托毒排脓，如透脓散。治跌仆损伤，瘀血肿痛，常配三七、乳香、没药等同用，以活血消肿止痛。

2. 用于头痛、风湿痹痛等证。本品辛温升散，能"上行头目"，祛风止痛，为治头痛之要药，无论风寒、风热、风湿，以及血虚、血瘀头痛，均可随证配伍用之。用治外感风寒头痛，常配白芷、细辛等同用，如川芎茶调散；用治风热头痛，配菊花、石膏、僵蚕等同用；风湿头痛，可配羌活、防风、藁本等同用，如羌活胜湿汤；用治血瘀头痛，可配当归、桃仁、红花等同用，如血府逐瘀汤；用治血虚头痛，可配当归、地黄、白芍等同用。故前人有"头痛不离川芎"之说。用治肢体疼痛麻木，风湿痹证，常配独活、桂枝、防风等祛风湿通络药同用，以祛风活血止痛。

【用法用量】煎服，5~10g。

【使用注意】本品味辛，性偏温燥，且有升散作用，故阴虚火旺、多汗者不宜使用。又本品性善走窜，活血行气之力较强，故月经过多者亦不宜应用。

延胡索《雷公炮炙论》

为罂粟科多年生草本植物延胡索 *Corydalis yanhusuo* W. T. Wang 的干燥块茎。主产于浙江、江苏、湖北等地。生用，或醋炙用。

【药性】辛、苦，温。归肝、脾、心经。

【功效】活血，行气，止痛。

【应用】

用于气血瘀滞诸痛证。本品辛散温通，为活血行气止痛之要药。既能入血分以活血祛瘀，又能入气分以行气散滞，尤以止痛效用卓著，《本草纲目》称其"能行血中气滞，气中血滞，故专治一身上下诸痛"。无论何种痛证，均可配伍应用。治胸痹心痛，配瓜蒌、薤白或丹参、川芎等同用。治胃痛，配白术、枳实、白芍等同用；治肝郁气滞胁肋胀痛，配柴胡、郁金等同用。治妇女痛经、产后瘀滞腹痛，配当归、红花、香附等同用。治寒疝腹痛，配小茴香、吴茱萸等同用。治跌打损伤，配乳香、没药同用。治风湿痹痛，配秦艽、桂枝等同用。

【用法用量】煎服，5～10g；研末服，1.5～3g。多醋炙后用。

郁　金《药性论》

为姜科多年生草本植物温郁金 *Curcuma wenyujin* Y. H. Chen et C. Ling、姜黄 *C. longa* L.、广西莪术 *C. kwangsiensis* S. G. Lee et C. F. Liang 或蓬莪术 *C. phaeocaulis* Val. 的干燥块根。前两者分别习称"温郁金"和"黄丝郁金"，其余按性状不同习称"桂郁金"或"绿丝郁金"。温郁金主产于浙江，以温州地区出产的为道地药材；黄丝郁金及绿丝郁金主产于四川；桂郁金主产于广西。冬季茎叶枯萎后采挖，煮或蒸至透心，晒干。生用，或矾水炒用。

【药性】辛、苦，寒。归肝、胆、心经。

【功效】活血行气止痛，解郁清心，利胆退黄，凉血。

【应用】

1. 用于气滞血瘀的胸、胁、腹痛等证。本品味辛能散能行，既能活血祛瘀而止痛，又能行气解郁而达疏泄肝郁之效。善治肝病，临床常与丹参、柴胡、香附、木香等配伍同用。用于妇科，治妇女经行腹痛、乳胀，常配柴胡、栀子等同用。用于内科，治胸胁疼痛，常配丹参、延胡索、苦杏仁等以疏肝宣肺，活血止痛；治胁下癥积，配鳖甲、莪术等以化瘀消癥。

2. 用于热病神昏，癫痫痰闭之证。本品辛散苦泄，入心经，能解郁开窍，且其性寒，兼有清心之功。治湿温病湿浊蒙闭心窍者，配石菖蒲、栀子等。治癫狂、癫痫痰火蒙心者，配白矾，如白金丸。

3. 用于肝胆湿热证。本品性寒入肝胆经，能清热利胆退黄。治肝胆湿热黄疸，配茵陈、栀子等；若湿热煎熬成石之胆石症，常配金钱草等以利胆排石。

4. 用于血热妄行的吐血、衄血、尿血及妇女倒经等出血证。本品味苦性寒而入血分，有凉血止血之功，常配生地黄、牡丹皮、栀子、牛膝等同用。

【用法用量】煎服，5～10g；研末服，2～5g。

【使用注意】畏丁香。

姜　黄《新修本草》

为姜科多年生草本植物姜黄 *Curcuma longa* L. 的干燥根茎。主产于四川、福建。生用。

【药性】辛、苦，温。归肝、脾经。

【功效】活血行气，通经止痛。

【应用】

1. 用于血瘀气滞的心腹胸胁痛，经闭，产后腹痛，跌打损伤等证。本品辛散温通，能活血行气，使瘀散滞通而痛解。用治心腹痛，常配延胡索、乌药、桂心等同用；治经闭或产后腹痛，配当归、川芎、红花等；用治跌打损伤，常配苏木、乳香等同用。

2. 用于风湿臂痛证。本品辛散苦燥温通，外散风寒湿邪，内行气血，通经止痛，尤长于行肢臂而除痹痛，常配羌活、防风、当归等同用。

此外，以本品配白芷、细辛为末外用可治齿痛及牙龈肿胀疼痛；配大黄、白芷、天花粉等外敷，可用于疮疡痈肿，如如意金黄散；另用本品外敷可用于皮癣痛痒。

【用法用量】煎服，5～10g。外用适量。

【使用注意】血虚无气滞血瘀者慎用；孕妇忌用。

乳 香 《名医别录》

为橄榄科植物乳香树 *Boswellia carterii* Birdw. 及其同属植物皮部渗出的树脂。主产于非洲索马里、埃塞俄比亚等地。野生或栽培。入药多炒用。

【药性】辛、苦，温。归肝、心、脾经。

【功效】活血行气止痛，消肿生肌。

【应用】

1. 用于外伤科跌打损伤，疮疡痈肿。本品既能活血化瘀止痛，又能活血消痈，去腐生肌，为外伤科要药。治跌打损伤，瘀滞肿痛，常与没药、血竭等配伍，如七厘散；治疮疡肿毒初起，红肿热痛，常与金银花、白芷、没药等配伍，以清热解毒，活血消肿，如仙方活命饮；若痈疽、瘰疬、痰核，肿块坚硬不消，配伍没药、麝香、雄黄以解毒消痈散结，如醒消丸；治疮疡破溃，久不收口，常配伍没药研末外服，如海浮散；亦可加儿茶、血竭等同用。

2. 用于瘀血阻滞诸证。本品辛散温通，能活血行气止痛，又能化瘀伸筋蠲痹，故用治心腹瘀痛、癥瘕积聚及风湿痹痛诸证。治心腹瘀痛，癥瘕积聚，常配当归、丹参、没药等同用，如活络效灵丹。治风寒湿痹，肢体疼痛麻木，常配羌活、独活、秦艽等同用，如蠲痹汤。

【用法用量】煎服，5～10g，宜炒去油用。外用适量，生用或炒用，研末外敷。

【使用注意】孕妇及无瘀滞者忌用；本品气浊味苦，易致恶心呕吐，故内服不宜多用；胃弱者慎用。

没 药 《开宝本草》

为橄榄科灌木或乔木没药树 *Commiphora myrrha* Engl. 或其他同属植物皮部渗出的油胶树脂。主产于非洲索马里、埃塞俄比亚以及印度等地。炒用。

【药性】苦、辛，平。归心、肝、脾经。

【功效】活血止痛，消肿生肌。

【应用】

本品功效主治与乳香相似。治跌打损伤，瘀滞肿痛，外科痈疽肿痛，疮疡溃后久不收口以及一切瘀滞心腹诸痛，常与乳香相须为用。二者之区别在于乳香偏于行气，伸筋；没药偏于散血化瘀。

【用法用量】煎服，5～10g，宜炒去油用。外用适量，生用或炒用，研末外敷。

【使用注意】孕妇及无瘀滞者忌用；本品气浊味苦，易致恶心呕吐，故内服不宜多用；胃弱者慎用。如当乳香同用，两药用量皆须相应减少。

第二节 活血调经药

活血调经药具有活血祛瘀之功，又善调畅血脉而调经。主治妇女月经不调、痛经、经闭及产后瘀滞腹痛之证，亦可用于瘀血诸痛证、癥瘕以及跌打损伤、疮疡肿毒等。

女子以肝为先天，肝之疏泄功能正常则气血调畅，经有定时，经行调畅。故在使用活血调经药时，常配伍疏肝理气之品。

丹 参 《神农本草经》

为唇形科多年生草本植物丹参 *Salvia miltiorrhiza* Bge. 的根及根茎。全国大部分地区均有，主产于江苏、安徽、河北等地。生用或酒炙用。

【药性】苦，微寒。归心、肝经。

【功效】活血调经，凉血消痈，安神。

【应用】

1. 用于各种瘀血阻滞证。本品功能活血祛瘀，能内达脏腑而化瘀滞，外利关节而通脉络，并善调妇女经水，为妇科要药，常用治妇女月经不调，痛经，经闭，产后腹痛属瘀血阻滞者。可单味为末，酒调服，亦常配当归、川芎、益母草等同用。亦可用于瘀血阻滞所致心胸、脘腹疼痛及癥瘕积聚、风湿痹痛等证，若治瘀血阻滞之胸痹心痛，脘腹疼痛，常配檀香、砂仁等同用，如丹参饮；若治癥瘕积聚，常配三棱、莪术以祛瘀消癥；若治风湿痹痛，肢体关节疼痛，常配防风、秦艽等祛风湿药同用；若治跌打损伤，瘀滞作痛，常配当归、红花、川芎等活血祛瘀之品同用。

2. 用于疮疡痈肿。本品性寒凉血，又能活血，有清瘀热以消痈肿之功。常配金银花、连翘等清热解毒药同用。

3. 用于热扰心神或血不养心之烦躁失眠证。本品入心经，性寒凉，能清心凉血，除烦安神，且有养血作用。治热病邪入心营之心烦不寐，配生地黄、黄连、竹叶心，如清营汤。治杂病心血不足，血不养心，心火偏旺之心悸失眠，则配生地黄、酸枣仁、柏子仁等，如天王补心丹。

【用法用量】煎服，10~15g。活血化瘀宜酒炙用。

【使用注意】反藜芦。

红 花 《新修本草》

为菊科一年生草本植物红花 *Carthamus tinctorius* L. 的花。全国各地多有栽培，主产于河南、浙江、四川等地。生用。

【药性】辛，温。归心、肝经。

【功效】活血通经，祛瘀止痛。

【应用】

1. 用于血滞经闭，痛经，产后瘀滞腹痛等证。本品辛散温通，专入血分，活血通经止痛作用较强，为治血瘀证的常用之品。故常用于因血瘀所致的经闭、痛经等证，单用即可奏效，更常配桃仁、当归、川芎等同用，如桃红四物汤。

2. 用于癥瘕积聚，心腹瘀痛及跌打损伤，血脉闭塞紫肿疼痛等证。本品能活血祛瘀消癥，通畅血脉，消肿止痛。治癥积，配三棱、莪术等同用；治跌打损伤，瘀滞肿痛，配苏木、乳香、没药等同用，或用红花酊、红花油涂擦；治心脉瘀阻、胸痹心痛，配桂枝、瓜蒌、丹参等同用。

3. 用于斑疹色暗，热郁血瘀证。本品功能活血祛瘀化滞，常配当归、紫草、大青叶等以活血凉血，泄热解毒。

【用法用量】煎服，5~10g；外用适量。

【使用注意】本品祛瘀力强，故孕妇忌服，有出血倾向者不宜多用。

桃　仁《神农本草经》

为蔷薇科落叶小乔木桃 *Prunus persica*（L.）Batsch 或山桃 *P. davidiana*（Carr.）Franth. 的成熟种子。全国大部分地区均产，主产于中南部地区。生用或炒用。

【药性】苦、甘，平。有小毒。归心、肝、大肠经。

【功效】活血祛瘀，润肠通便。

【应用】

1. 用于瘀血所致的经闭、痛经、产后瘀滞腹痛、癥积、跌打损伤及肺痈、肠痈等证。本品味苦而入心肝血分，善泄血分之壅滞，祛瘀力较强，应用范围较广。临床治血瘀经闭、痛经，常配红花、当归、川芎等同用，如桃红四物汤。治产后瘀滞腹痛，常配炮姜、川芎等，如生化汤。治癥积痞块，配三棱、莪术等。治跌打损伤，瘀肿疼痛，常配当归、红花、大黄等，如复元活血汤。用治热壅血滞之肺痈、肠痈，常配清热药同用，以清热解毒活血消痈，如苇茎汤、大黄牡丹汤。

2. 用于肠燥便秘。本品为种仁，含油脂，能润燥滑肠，常配杏仁、柏子仁等同用，如五仁丸。

此外，本品有止咳平喘作用，还可用治咳嗽气喘，常配杏仁等同用。

【用法用量】煎服，5~10g，宜捣碎入煎。

【使用注意】孕妇忌服，便溏者慎用。本品有小毒，不可过量，过量可出现头痛、目眩、心悸，甚至呼吸衰竭而死亡。

益母草《神农本草经》

为唇形科一年生或二年生草本植物益母草 *Leonurus japonicus* Houtt 的地上部分。全国各地均产。生用或熬膏用。

【药性】苦、辛，微寒。归肝、心、膀胱经。

【功效】活血调经，利水消肿。

【应用】

1. 用于血滞经闭、痛经、经行不畅、产后瘀滞腹痛、恶露不尽等证。本品苦泄辛散，主入血分，善于活血祛瘀调经，为妇科经产要药，故有益母之名。可单用熬膏服，如益母草流浸膏、益母草膏。亦常配当归、川芎、赤芍等，以加强活血调经之功。

2. 用于水肿，小便不利。本品有利尿消肿之功，又因其具有活血化瘀作用，对水瘀互阻的水肿尤为适宜。可单用，亦可与白茅根、泽兰等同用。

此外，本品又有清热解毒消肿之功，可用于跌打损伤，疮痈肿毒，皮肤痒疹等。

【用法用量】煎服，10～30g；或熬膏、入丸剂。外用适量，捣敷或煎水外洗。

【使用注意】孕妇忌服，血虚无瘀者慎用。

牛　膝《神农本草经》

为苋科多年生草本植物牛膝（怀牛膝）*Achyranthes bidentata* Bl. 和川牛膝 *Cyathula officinalis* Kuan 的根。前者主产于河南，后者主产于四川、贵州、云南等地。生用或酒炙用。

【药性】苦、甘、酸，平。归肝、肾经。

【功效】活血通经，补肝肾，强筋骨，利水通淋，引火（血）下行。

【应用】

1. 用于瘀血阻滞的经闭、痛经、月经不调、产后腹痛等及跌打伤痛等证。本品功善活血通经，祛瘀止痛。多用治妇科经产诸疾，常配桃仁、红花、当归等同用。亦能祛瘀疗伤，治跌打损伤，腰膝瘀痛者，配续断、当归、乳香、没药等同用。

2. 用于肾虚腰痛及久痹腰膝酸痛乏力等证。本品归肝、肾二经，制用能补肝肾，强筋骨，尤以怀牛膝为佳。且性善下行，长于治疗下半身腰膝筋骨酸痛。治肝肾亏虚，腰痛膝软者，常配杜仲、续断、熟地黄等补肝肾药同用；若痹痛日久，腰膝酸痛者，常配独活、桑寄生等祛风湿强筋骨药同用。若湿热下注，足膝痿软，则配苍术、黄柏同用，如三妙丸。

3. 用于淋证，水肿，小便不利等。本品性善下行，能利水通淋。治热淋、血淋、砂淋等配冬葵子、瞿麦、滑石等。治水肿小便不利，配茯苓、泽泻等同用。

4. 用于头痛、眩晕、吐血、衄血等火热上炎、阴虚火旺之证。本品味苦泄降，能导热下泄，引血下行，以降上炎之火。如肝阳上亢之头痛眩晕目赤，则配赭石、牡蛎等平肝潜阳，如镇肝息风汤；若阴虚火旺，虚火上炎所致之齿龈肿痛，口舌生疮，可配熟地黄、石膏、知母同用以清胃滋阴降火，如玉女煎；若气火上逆，迫血妄行之吐血、衄血，则配白茅根、栀子、赭石等泻火凉血药同用，以引血下行，降火止血。

【用法用量】煎服，10～15g。活血通经、利水通淋、引火下行宜生用，多用川牛膝；补肝肾强筋骨宜酒炙用，多用怀牛膝。

【使用注意】孕妇及月经过多者忌用。

鸡血藤《本草纲目拾遗》

为豆科攀援灌木密花豆 *Spatholobus suberectus* Dunn 的藤茎。主产于广西。生用或熬制鸡血藤膏用。

【药性】苦、甘，温。归肝经。

【功效】行血补血，调经，舒筋活络。

【应用】

1. 用于月经不调、经行不畅、痛经、血虚经闭等证。本品既能活血，又能补血，对血瘀、血虚之证均适用。若因瘀滞者，则配伍川芎、红花、香附等以活血化瘀调经；若因血虚者，则配伍当归、熟地黄等以养血调经。

2. 用于风湿痹痛及手足麻木、肢体瘫痪、血虚萎黄等证。本品能养血活血而舒筋活络，治风湿痹痛、关节痛、肢体麻木，配祛风湿药同用；治中风肢体瘫痪，配伍益气养血、活血通络药同用。用于血虚萎黄，则配补益气血药同用。

【用法用量】煎服，10～15g，大剂量可用30g；或浸酒服，或熬成膏服。

王不留行 《神农本草经》

为石竹科一年生或越年生草本植物麦蓝菜 *Vaccaria segetalis*（Neck.）Garcke 的成熟种子。全国各地均产，主产于江苏、河北、山东等地。生用或炒用。

【药性】苦，平。归肝、胃经。

【功效】活血通经，下乳，消痈，利尿通淋。

【应用】

1. 用于血瘀经闭、痛经等证。本品善于通利血脉，行而不滞，有活血通络之功，常配当归、川芎、红花等同用。

2. 用于产后乳汁不下及乳痈等证。本品走血分，归肝、胃经，能行血脉，通乳汁，治产后乳汁不通，配穿山甲等可增强通乳之力；若产后气血亏虚，乳汁稀少者，则配黄芪、当归或配当归、猪蹄。治乳痈，本品苦泄宣通，能活血消痈，常配瓜蒌、蒲公英等同用。

3. 用于热淋、血淋、石淋等证。本品有利尿通淋作用。常配石韦、瞿麦等相须为用。

【用法用量】煎服，5～10g。

【使用注意】孕妇慎用。

第三节　活血疗伤药

活血疗伤药善于活血化瘀，消肿止痛，续筋接骨，止血生肌敛疮，故主要适用于跌打损伤瘀肿疼痛、骨折筋损、金创出血等伤科疾患。也可用于其他一般血瘀病证。

因肝主筋、肾主骨，使用本类药物治疗骨折筋损之证时，还须配伍补肝肾强筋骨之品，以促进骨折筋损的愈合复原。

土鳖虫 《神农本草经》

为鳖蠊科昆虫地鳖 *Eupolyphaga sinensis* Walker 或 *Steleophaga plancyi*（Boleny）雌虫的全体。全国均产，主产于湖南、湖北、江苏等地。用沸水烫死，晒干或烘干。

【药性】咸，寒。有小毒。归肝经。

【功效】破血逐瘀，续筋接骨。

【应用】

1. 用于跌打损伤、筋断骨折、瘀肿疼痛等证。本品活血疗伤，续筋接骨，为伤科所常用，治骨折伤痛，配自然铜、骨碎补、乳香等以祛瘀接骨止痛；亦可单味研末调服，或研末黄酒冲服。骨折伤筋后筋骨软弱，常配伍续断、杜仲等壮筋续骨，达到促进骨折愈合和强筋骨的目的。

2. 用于血瘀经闭、产后瘀滞腹痛、癥积等证。本品入肝经血分，能逐瘀通经，消癥。治妇女瘀血经闭及产后瘀滞腹痛，常配伍大黄、桃仁等，如下瘀血汤；若干血成痨、经闭腹满，则加水蛭、虻虫、地黄等同用，如大黄䗪虫丸。治癥积痞块，则配伍柴胡、桃仁、鳖甲等以化瘀消癥，如鳖甲煎丸。

【用法用量】煎服，5~10g；研末服，1~1.5g，以黄酒送服为佳。外用适量。

【使用注意】孕妇忌服。

骨碎补 《药性论》

为水龙骨科多年生附生蕨类植物槲蕨 *Drynaria fortunei*（Kunze）J. Sm. 或中华槲蕨 *D. baronii*（Christ）Diels 的根茎。前者主产于浙江、湖北、广东等地；后者主产于陕西、甘肃、青海等地。生用或砂烫用。

【药性】苦，温。归肝、肾经。

【功效】活血续伤，补肾强骨。

【应用】

1. 用于跌仆闪挫或金创、筋骨损伤、瘀肿疼痛等证。本品能行血脉、续筋骨、疗伤止痛。治跌仆损伤，可单用本品浸酒服，并外敷；治金创伤筋断骨，配自然铜、没药等同用。

2. 用于肾虚腰痛脚弱、耳鸣耳聋、牙痛、久泻等证。本品甘温入肝肾经，有温补肾阳、强筋骨、益虚损之功，治肾虚腰痛脚弱，配补骨脂、牛膝等；治肾虚耳鸣、耳聋、牙痛，配熟地黄、山茱萸等；治肾虚久泻，《本草纲目》单以本品研末，入猪肾中煨熟食之。

此外，本品还可治斑秃、白癜风等。

【用法用量】煎服，10~15g。外用适量。

第四节　破血消癥药

破血消癥药药性强烈，能破血逐瘀而消癥积。尤以虫类药占多，以主治瘀血程度较重的癥瘕积聚为其特点，亦可用于血瘀经闭、瘀肿疼痛、偏瘫等。

应用时常配伍行气破气药以加强祛瘀消癥之效，或配伍攻下药以攻逐瘀血。又因本类药物药性峻猛，且大多有毒，易耗血、动血，耗气、伤阴，所以凡出血证，阴血亏虚、气虚体弱者及孕妇，当忌用或慎用。

莪 术 《药性论》

为姜科多年生宿根草本植物蓬莪术 *Curcuma phaeocaulis* Val. 、广西莪术 *C. kwangsiensis* S. G. Lee et C. F. Ling 或温郁金 *C. wenyujin* Y. H. Chen et C. Ling 的根茎。主产于广西、四川、浙江等地。生用或醋炙用。

【药性】辛、苦，温。归肝、脾经。

【功效】破血行气，消积止痛。

【应用】

1. 用于气滞血瘀所致的癥瘕积聚、经闭以及心腹瘀痛等证。本品辛散苦泄温通，既能破血逐瘀，又能行气止痛，用于气滞血瘀日久之重证。常与三棱相须为用。临床治妇科经闭、痛经，常配当归、红花等同用；胁下痞块疟母，配柴胡、鳖甲等同用；治胸痹心痛，配川芎、丹参等同用。若体虚而瘀血久留不去者，配黄芪、党参等同用以消补兼施。

2. 用于食积脘腹胀痛。本品不仅消血瘀癥积，还能破气消食积。治食积腹痛常配青皮、槟榔等同用。

此外，本品还可用于跌打损伤、瘀肿疼痛，亦取其化瘀消肿止痛之功。

【用法用量】煎服，5~15g。醋炙后可加强祛瘀止痛作用。

【使用注意】本品破血力强，孕妇及月经过多者忌用。

水 蛭 《神农本草经》

为环节动物水蛭科蚂蟥 *Whitmania pigra* Whitman、水蛭 *Hirude nipponica* Whitman 或柳叶蚂蟥 *W. acranulata* Whitman 的全体。我国大部分地区均产。生用，或用滑石粉烫后用。

【药性】咸、苦，平。有小毒。归肝经。

【功效】破血消癥，逐瘀通经。

【应用】

用于癥瘕积聚、血瘀经闭及跌打损伤等证。本品咸苦入血分，功擅破血逐瘀，作用较为峻猛。治癥瘕、经闭，常配三棱、桃仁、红花等同用；若体虚者，配人参、当归等补益气血药同用，以防伤正。治跌打损伤，配苏木、自然铜等同用。

【用法用量】入煎剂，1.5~3g；研末服，0.3~0.5g，以入丸散或研末服为宜。或以鲜活者放置瘀肿局部吸血消瘀。

【使用注意】本品为破血逐瘀之品，孕妇忌服。

穿山甲 《名医别录》

为脊椎动物鲮鲤科穿山甲 *Manis pentadactyla* Linnaeus 的鳞片。主产于广西、广东、贵州等地。晒干生用，或砂烫干燥，或炮后再以醋淬后用。

【药性】咸，微寒。归肝、胃经。

【功效】活血消癥，通经下乳，消肿排脓。

【应用】

1. 用于癥瘕、经闭，以及风湿痹痛等证。本品性善走窜，内达脏腑经络，能活血化瘀，消癥积，通经脉。治癥瘕积聚，配伍三棱、莪术等；治血瘀经闭，配伍当归、红花等；治风湿痹痛、关节不利、麻木拘挛，配伍蕲蛇、蜈蚣、羌活、独活等。

2. 用于产后乳汁不下。本品能疏通气血而下乳。因气血壅滞而乳汁不下者，可单用，或配王不留行；若气血虚而乳汁稀少者，则配伍黄芪、当归等益气血药同用。

3. 用于痈肿疮毒、瘰疬等证。本品能活血消痈，消肿排脓，可使未成脓者消散，已成脓者速溃。治痈肿初起，配金银花、天花粉、皂角刺等，以解毒活血消痈，如仙方活命饮；治脓成未溃者则配黄芪、当归、皂角刺以托毒排脓，如透脓散；治瘰疬，则配伍夏枯草、贝母、玄参，以消瘰散结。

【用法用量】煎服，5~10g；研末服，1~1.5g。

【使用注意】孕妇及痈肿已溃者忌用。

表 25 – 1　　　　　　　　　　　活血化瘀药参考药

分类	药名	药性	功效	主治	用法用量	使用注意
活血止痛药	五灵脂	苦、咸、甘，温。归肝经	活血止痛，化瘀止血	瘀血阻滞诸痛证；出血证属瘀血所致者	5~10g，煎服。包煎，或入丸散用。外用适量	血虚无瘀及孕妇慎用。人参畏五灵脂
活血调经药	番红花	甘，微寒。归心、肝经	活血通经，祛瘀止痛，凉血解毒	温热病热入血分发斑，热郁血瘀，斑色不红活者	1~3g，煎服	孕妇忌用
	泽兰	苦、辛，微温。归肝、脾经	活血祛瘀调经，利水消肿	妇科血瘀经闭、痛经、产后瘀滞腹痛；跌打损伤及痈肿	10~15g，煎服。外用适量	无瘀滞者慎服
活血疗伤药	自然铜	辛，平。归肝经	散瘀止痛，接骨疗伤	跌打损伤，骨折筋断，瘀肿疼痛	10~15g，煎服；多入丸散，醋淬研末服，每次0.3g	
	血竭	甘、咸，平。归心、肝经	活血疗伤，止血生肌	跌打损伤及其他瘀滞心腹疼痛，外伤出血及疮疡不敛等	内服，多入丸散，研末服，每次1~1.5g。外用适量，研末撒敷	
	苏木	甘、咸、辛，平。归心、肝经	活血疗伤，祛瘀通经	跌打损伤，骨折伤筋，瘀滞肿痛；妇科经产瘀证；痈肿疮毒	5~10g，煎服。外用适量，研末撒	

续表

分类	药名	药性	功效	主治	用法用量	使用注意
破血消癥药	三棱	苦、辛，平。归肝、脾经	破血行气，消积止痛	与莪术基本相同，常相须为用	煎服，5～10g。醋炙可加强止痛	孕妇及月经过多者忌用
	虻虫	苦，微寒。有小毒。归肝经	破血消癥，逐瘀通经	癥瘕积聚，血瘀经闭及跌打损伤	1～1.5g，煎服；研末服，0.3g	孕妇及体虚无瘀、腹泻者忌用
	干漆	辛、苦、咸，温。有小毒。归肝、胃、大肠、小肠经	破血通络，杀虫消积	瘀血经闭，癥瘕积聚，虫积腹痛，风寒湿痹	2～5g，内服。入丸散，不入煎剂；外用烧烟熏	

第二十六章
化痰止咳平喘药

凡能祛痰或消痰，以治疗"痰证"为主要作用的药物，称为化痰药；以制止或减轻咳嗽气喘为主要作用的药物，称为止咳平喘药。

化痰药具有祛痰、消痰之功，主治各种痰证；止咳平喘药具有止咳、平喘之功，主要适用于外感、内伤所致的各种咳喘证。

本类药物根据作用及适应证的不同，可分为化痰药和止咳平喘药两类。临证中应根据病证的不同，有针对性地选择不同的化痰药及止咳平喘药，并应根据痰、咳、喘的不同病因病机进行相应的配伍。如外感而致者，当配解表散邪药；火热而致者，应配清热泻火药；里寒者，配温里散寒药；虚劳者，配补虚药。此外，如癫痫、惊厥、眩晕、昏迷者，则当配平肝息风、开窍、安神药；痰核、瘰疬、瘿瘤者，配软坚散结之品；阴疽流注者，配温阳通滞散结之品。治痰证，除分清不同痰证而选用不同的化痰药外，因"脾为生痰之源"，故常配健脾燥湿药同用，以标本兼顾。又因痰易阻滞气机，"气滞则痰凝，气行则痰消"，故常配理气药同用，以加强化痰之功。

某些温燥之性强烈的刺激性化痰药，凡痰中带血等有出血倾向者，宜慎用；麻疹初起有表邪之咳嗽，不宜单投止咳药，当以疏解清宣为主，以免恋邪而致久喘不已及影响麻疹之透发，对收敛性及温燥之药尤为所忌。

第一节　化痰药

本类药物根据性能特点、作用及适应证的不同，可分为温化寒痰药、清化热痰药两类。

温化寒痰药多辛苦温燥，主归肺、脾、肝经，具有温化寒痰、燥湿化痰之功，主要适用于寒痰、湿痰所致的咳嗽气喘、痰多色白、苔腻；以及由寒痰、湿痰所致的眩晕、肢体麻木、阴疽流注，常与温散寒邪、燥湿健脾药物配伍，以增强温化寒痰、燥湿化痰之效。

清化热痰药药性多寒凉，主归肺经，具有清化热痰之功，主要适于热痰证，症见痰黄质稠，咳嗽气喘者；部分药物性润，兼能润化燥痰，可用治燥痰证，症见痰少胶黏难咯，咳嗽气促，口鼻干燥，咽喉干痒者。清热化痰药亦适用于痰热癫痫、中风惊厥、瘿瘤、痰核瘰疬等证。

半　夏《神农本草经》

为天南星科植物半夏 *Pinellia ternata*（Thunb.）Breit. 的块茎。全国大部分地区均有。主产于四川、湖北、江苏等地。一般内服，用姜汁、明矾制过入药。

【药性】辛,温。有毒。归肺、脾、胃经。

【功效】燥湿化痰,降逆止呕,消痞散结;外用消肿止痛。

【应用】

1. 用于湿痰、寒痰证。本品辛温而燥,为燥湿化痰、温化寒痰之要药,尤善治脏腑之湿痰。治湿痰阻肺,肺气壅滞,咳嗽气逆,痰多色白者,常配陈皮,如二陈汤;治湿痰眩晕,配天麻、白术等,如半夏白术天麻汤。

2. 用于胃气上逆、恶心呕吐、呃逆嗳气等。本品长于降逆和胃,为止呕要药,各种原因所致的呕吐,皆可随证配伍用之。因其性温燥,长于化痰,故尤宜于痰饮或胃寒所致的呕吐,常与生姜配伍,如小半夏汤。

3. 用于心下痞、结胸、梅核气等。本品辛开散结,化痰消痞。用治寒热互结、心下痞满者,配干姜、黄连、黄芩等同用,如半夏泻心汤;若治痰热结胸,常配瓜蒌、黄连,如小陷胸汤;治气郁痰凝的梅核气,当配紫苏、厚朴、茯苓等同用,如半夏厚朴汤。

4. 用于瘿瘤痰核、痈疽及毒蛇咬伤等。本品内服消痰散结,外用又能消肿止痛。治瘿瘤痰核,常配海藻、昆布、贝母等内服,如海藻玉壶汤。

【用法用量】煎服,5～10g。一般宜制过用。制半夏有姜半夏、法半夏等。姜半夏长于降逆止呕;法半夏长于燥湿。生品多外用,适量涂敷。

【使用注意】反乌头。性温燥,阴虚燥咳、血证、热痰、燥痰应慎用。

天南星《神农本草经》

为天南星科植物天南星 *Arisaema erubcscens*（Wall.）Schott、异叶天南星 *A. heterophyllum* Bl. 或东北天南星 *A. amurense* Maxim. 的块茎。天南星主产于河南、河北、四川等地;异叶天南星主产于江苏、浙江等地;东北天南星主产于辽宁、吉林等地。生用或姜汁、明矾制过用。

【药性】苦,辛,温。有毒。归肺、肝、脾经。

【功效】燥湿化痰,祛风止痉;外用消肿止痛。

【应用】

1. 用于湿痰、寒痰证。本品燥湿化痰之功似半夏而温燥之性更甚,祛痰力较强。治顽痰阻肺,咳喘痰多,胸膈胀闷,常配半夏、枳实等,如导痰汤;若治热痰咳嗽者,常配黄芩、瓜蒌等同用。

2. 用于风痰诸证。本品辛烈善行,专走经络,善祛风痰而止痉。用治风痰眩晕,配半夏、天麻等同用;治风痰留滞经络、半身不遂、手足顽麻、口眼㖞斜等,常配半夏、川乌、白附子等同用,如青州白丸子;若治破伤风角弓反张、痰涎壅盛者,则配白附子、天麻、防风等同用,如玉真散。

3. 用于痈疽肿痛、蛇虫咬伤等。本品外用散结消肿止痛。用治痈疽肿痛、痰核,单用研末醋调敷;若治毒蛇咬伤,可配雄黄外敷。

【用法用量】煎服,5～10g,多制用。外用适量。

【使用注意】阴虚燥痰及孕妇慎用。

白附子《中药志》

为天南星科植物独角莲 *Typhonium giganteum* Engl. 的块茎。主产于河南、甘肃、湖北等地。用硫黄熏 1~2 次，晒干。或用白矾、生姜制后切片。

【药性】辛、甘，温。有毒。归胃、肝经。

【功效】祛风痰，燥湿痰，止痉，止痛，解毒散结。

【应用】

1. 用于中风痰壅、口眼㖞斜、惊风癫痫、破伤风等证。本品辛温，善祛风痰而解痉止痛，故适用于上述诸证。治中风口眼㖞斜，常配全蝎、僵蚕等同用；治风痰壅盛之惊风、癫痫，常配半夏、天南星等同用；治破伤风，配防风、天麻、天南星等同用。

2. 用于痰厥头痛、眩晕。本品既祛风痰，又能止痛，其性上行，尤擅治头面部诸疾，治痰厥头痛、眩晕，常配半夏、天南星；治偏头风痛，可与白芷配伍。

3. 用于瘰疬痰核、毒蛇咬伤。本品功可解毒散结，治瘰疬痰核，可鲜品捣烂外敷；治毒蛇咬伤可磨汁内服并外敷，亦可配其他解毒药同用。

【用法用量】煎服，5~10g；研末服 0.5~1g，宜炮制后用。外用适量。

【使用注意】本品辛温燥烈，阴虚血虚动风或热盛动风者、孕妇均不宜用。生品一般不内服。

旋覆花《神农本草经》

为菊科植物旋覆花 *Inula japonica* Thunb. 或欧亚旋覆花 *I. britannica* L. 的头状花序。主产于河南、河北、江苏等地。生用或蜜炙用。

【药性】苦、辛、咸，微温。归肺、胃经。

【功效】降气化痰，降逆止呕。

【应用】

1. 用于咳喘痰多，及痰饮蓄结，胸膈痞满等。本品化痰降气而平喘咳，除痞满。治寒痰咳喘，常配紫苏子、半夏等同用；若属痰热者，则配桑白皮、瓜蒌等同用；若治顽痰胶结，胸中满闷者，则配海浮石、海蛤壳等同用。

2. 用于噫气，呕吐。本品善降胃气而止呕逆。治痰浊中阻，胃气上逆，噫气呕吐，胃脘痞硬者，宜配半夏、赭石、生姜等同用，如旋覆代赭汤。

此外，本品有活血通络之效，用治胸胁痛，常配香附等同用，如香附旋覆花汤。

【用法用量】煎服，5~10g；布包入煎。

【使用注意】阴虚劳嗽、津伤燥咳者忌用。本品有绒毛，易刺激咽喉作痒而致呛咳呕吐，故须布包入煎。

桔　梗《神农本草经》

为桔梗科植物桔梗 *Platycodon grandiflorum*（Jacq.）A. DC. 的根。全国大部分地区均有。以东北、华北地区产量较大，华东地区质量较优。生用或炒用。

【药性】苦、辛，平。归肺经。

【功效】宣肺，祛痰，利咽，排脓。

【应用】

1. 用于肺气不宣的咳嗽痰多，胸闷不畅。本品辛散苦泄，开宣肺气而利胸膈，长于祛痰，并可止咳，为治咳嗽痰多之要药，无论寒热皆可应用。用治风寒者，常配紫苏、杏仁等同用，如杏苏散；若治风热者，配桑叶、菊花、杏仁等同用，如桑菊饮；若治胸膈痞闷，痰阻气滞，升降失司者，配枳壳等同用。

2. 用于咽喉肿痛，失音。本品能宣肺利咽开音。用治外邪犯肺，咽痛失音者，配甘草、牛蒡子等同用；若治热毒壅盛之咽喉肿痛者，则配射干、马勃、板蓝根等同用。

3. 用于肺痈吐脓。本品能利肺排脓。用治肺痈吐脓、咳嗽胸痛，时出浊唾腥臭，久久吐脓者，常配甘草，如《金匮》桔梗汤，或配鱼腥草、冬瓜仁等同用。

此外，本品开宣肺气而通二便，用治癃闭、便秘。

【用法用量】煎服，5～10g；或入丸、散。

【使用注意】本品性升散，凡气机上逆，呕吐、呛咳、眩晕、阴虚火旺咳血等不宜用；胃、十二指肠溃疡者慎服。用量过大易致恶心呕吐。

川贝母《神农本草经》

为百合科植物川贝母 *Fritillaria cirrhosa* D. Don、暗紫贝母 *F. unibracteata* Hsiao et K. C. Hsia、甘肃贝母 *F. przewalskii* Maxim. 或棱砂贝母 *F. delavayi* Franch. 的鳞茎。前三者按不同性状习称"松贝"和"青贝"；后者称"炉贝"。主产于四川、云南、甘肃等地。生用。

【药性】苦、甘，微寒。归肺、心经。

【功效】清化热痰，润肺止咳，散结消肿。

【应用】

1. 用于虚劳咳嗽，肺热燥咳。本品性寒清化热痰，味甘质润能润肺止咳，故尤宜于内伤久咳，燥痰、热痰之证。用治肺阴虚劳嗽，久咳有痰者，宜与沙参、麦冬等同用；治肺热、肺燥咳嗽，常配知母，如二母散；若治痰热较甚者，可与蛇胆汁配伍，如成药蛇胆川贝末（液）。

2. 用于瘰疬，乳痈，肺痈。本品清热化痰散结。用治痰火郁结之瘰疬，常配玄参、牡蛎等同用，如消瘰丸；若治热毒壅结之乳痈、肺痈者，常配蒲公英、鱼腥草等同用。

【用法用量】煎服，5～10g；研末服，1～2g。

【使用注意】不宜与乌头类药材同用。脾胃虚寒及有湿痰者不宜用。

浙贝母《轩岐救正论》

为百合科植物浙贝母 *Fritillaria thunbergii* Miq. 的鳞茎。原产于浙江象山，现主产于浙江鄞县。此外，江苏、安徽、湖南等地亦产。生用。

【药性】苦，寒。归肺、心经。

【功效】清化热痰，开郁散结。

【应用】

1. 用于风热、燥热、痰热咳嗽。本品功似川贝母，而性偏苦泄，对于风热咳嗽及痰热郁肺之咳嗽更宜。用治风热咳嗽，常配桑叶、前胡等同用；若治痰热郁肺之咳嗽，常配瓜蒌、川贝母等同用。

2. 用于瘰疬、瘿瘤、乳痈、肺痈等。本品清热散结之功强于川贝母。若治痰火瘰疬结核，可配玄参、牡蛎等同用，如消瘰丸；用治瘿瘤，配海藻、昆布等同用；治疮毒乳痈，多配连翘、蒲公英等，内服外用均可；治肺痈咳吐脓血，常配鱼腥草、芦根、桃仁等同用。

【用法用量】煎服，5～10g。

【使用注意】同川贝母。

瓜　蒌《神农本草经》

为葫芦科植物栝楼 *Trichosanthes kirilowii* Maxim. 和双边栝楼 *T. rosthornii* Harms 的成熟果实。全国大部分地区均产，主产于河北、河南、安徽等地。生用，或以仁制霜用。

【药性】甘、微苦，寒。归肺、胃、大肠经。

【功效】清热化痰，宽胸散结，润肠通便。

【应用】

1. 用于痰热咳嗽。本品甘寒而润，善清化热痰、润燥化痰。用治肺热咳嗽痰喘，可单用本品；若痰热较甚，咳嗽痰黄，质稠难咯，胸膈痞满者，可配黄芩、胆南星、枳实等同用，如清气化痰丸；用治燥热伤肺，干咳无痰或痰少质黏，咯吐不利者，常配天花粉、川贝母等同用。

2. 用于胸痹、结胸等。本品利气化痰，宽胸散结。用治痰气互阻，胸阳不振之胸痹，配薤白同用，如瓜蒌薤白半夏汤；若治痰热结胸，胸膈痞满，按之则痛者，配黄连、半夏，如小陷胸汤。

3. 用于肺痈、肠痈、乳痈等。本品消肿散结。用治肺痈咳吐脓血，常配鱼腥草、芦根等同用；若治肠痈，则配大血藤、败酱草等同用；治乳痈初起，红肿热痛，配当归、乳香、没药等同用，如神效瓜蒌散。

4. 用于肠燥便秘。本品润肠通便。常配火麻仁、郁李仁等同用。

【用法用量】煎服，全瓜蒌10～20g，瓜蒌皮5～15g，瓜蒌仁10～15g，打碎入煎。

【使用注意】本品甘寒而滑，脾虚便溏及湿痰、寒痰者忌用。不宜与乌头类药材同用。

第二节　止咳平喘药

止咳平喘药味多辛、苦，性温或偏寒，主归肺经，具有止咳平喘之功，主要适于咳嗽气喘证。其止咳平喘之理有宣肺、清肺、润肺、降肺、敛肺及化痰之别，故临证中当审证求因，随证选用不同的止咳平喘药，并进行相应配伍。

苦杏仁《神农本草经》

为蔷薇科植物山杏 *Prunues armeniaca* L. var. *ansu* Maxim.、西伯利亚杏 *P. sibirica* L.、东北杏 *P. mandshurica*（Maxim.）Koehne 或杏 *P. armeniaca* L. 的成熟种子。主产于我国东北、内蒙古、华北等地。生用或炒用。

【药性】苦，微温。有小毒。归肺、大肠经。

【功效】止咳平喘，润肠通便。

【应用】

1. 用于咳嗽气喘。本品主入肺经，苦降肺气，有良好的止咳定喘之功，凡咳嗽喘满，无论新久、寒热、虚实，有无外感，均可用之，故为治咳喘之要药。用治属风寒者，配麻黄、甘草同用，如三拗汤；用治属风热者，配桑叶、菊花等同用，如桑菊饮；若治燥热咳嗽，配桑叶、贝母、沙参等同用，如桑杏汤；若治肺热咳喘，配石膏等同用，如麻杏石甘汤。

2. 用于肠燥便秘。本品质润多脂，味苦降气，润肠通便。常配柏子仁、郁李仁等同用，如五仁丸。

【用法用量】煎服，5~10g，宜打碎入煎。

【使用注意】阴虚咳喘及大便溏泄者忌用。本品有小毒，用量不宜过大。婴儿慎用。

紫苏子《名医别录》

为唇形科植物紫苏 *Perilla frutescens*（L.）Britt 的干燥成熟果实。主产于江苏、安徽、河南等地。生用或微炒用。

【药性】辛，温。归肺、大肠经。

【功效】降气化痰，止咳平喘，润肠通便。

【应用】

1. 用于痰壅气逆，咳嗽气喘。本品长于降肺气以止咳平喘，并可化痰。用治痰壅气逆之喘咳，常配芥子、莱菔子同用，如三子养亲汤；若治上盛下虚之久咳痰喘，则配肉桂、当归、厚朴等同用，如苏子降气汤。

2. 用于肠燥便秘。本品富含油脂，能润燥滑肠，又能降泄肺气以助大肠传导之功。常配杏仁、火麻仁、瓜蒌仁等同用，如紫苏麻仁粥。

【用法用量】煎服，5~10g；煮粥食或入丸、散。

【使用注意】阴虚咳喘及脾虚便溏者慎用。

百 部《名医别录》

为百部科植物直立百部 *Stemona sessilifolia*（Miq.）Miq.、蔓生百部 *S. japonica*（Bl.）Miq. 或对叶百部 *S. tuberosa* Lour. 的块根。主产于安徽、江苏、湖北等地。生用，或蜜炙用。

【药性】甘、苦，微温。归肺经。

【功效】润肺止咳，杀虫灭虱。

【应用】

1. 用于新久咳嗽、百日咳、肺痨咳嗽。本品甘润苦降，微温不燥，功专润肺止咳，凡治咳嗽，无论外感、内伤、暴咳、久嗽，皆可用之。治风寒咳嗽，配荆芥、桔梗、紫菀等，如止嗽散；若治久咳不已、气阴两虚者，配黄芪、沙参、麦冬等，如百部汤；若治肺痨咳嗽，配沙参、麦冬、川贝母等；治百日咳，可单用，或配贝母、紫菀、白前等。

2. 用于头虱、蛲虫、阴道滴虫、疥癣等。本品外用能杀虫灭虱。治头虱、体虱，可单用本品酒浸涂擦患处，如百部酊；治蛲虫病，可单用本品浓煎，睡前保留灌肠；治阴道滴虫、阴部瘙痒，可单用，或配蛇床子、苦参等煎汤坐浴外洗；若治疥癣，常制成20%乙醇液，或50%水煎剂外搽。

【用法用量】煎服，5~15g；外用适量。久咳虚喘宜蜜炙用。

枇杷叶《名医别录》

为蔷薇科植物枇杷 *Eriobotrya japonica* (Thunb.) Lindl. 的叶。全国大部分地区均有栽培。主产于广东、江苏、浙江等地。生用或蜜炙用。

【药性】苦，微寒。归肺、胃经。

【功效】清肺化痰止咳，降逆止呕。

【应用】

1. 用于肺热咳嗽、气逆喘急。本品味苦能降，性寒能清，长于降肺气而止咳平喘，兼能清肺化痰。可单用制膏服用，或与黄芩、桑白皮、栀子等同用；治燥热咳喘、咯痰不爽、口干舌红者，宜配伍桑叶、麦冬、阿胶等，如清燥救肺汤。

2. 胃热呕吐、哕逆。本品又能清胃热、降胃气而止呕逆，常配陈皮、竹茹等同用。

【用法用量】煎服，5~10g，止咳宜炙用，止呕宜生用。

桑白皮《神农本草经》

为桑科植物桑 *Morus alba* L. 的根皮。全国大部分地区均产，主产于安徽、河南、浙江等地。生用，或蜜炙用。

【药性】甘，寒。归肺经。

【功效】泻肺平喘，利水消肿。

【应用】

1. 用于肺热咳喘等。本品性寒，能清泻肺火兼泻肺中水气而定嗽平喘，凡肺中火热或水气为患，均可用之。治肺热咳喘，常配地骨皮等，如泻白散；若治水饮停肺，胀满喘急，可配麻黄、杏仁、葶苈子等；若治肺虚有热而咳喘气短、潮热、盗汗者，则配人参、五味子、熟地黄等同用，如补肺汤。

2. 用于风水、皮水水肿。本品泻降肺气，通调水道，利水消肿，尤宜用于水肿实证。常配茯苓皮、大腹皮等，如五皮饮。

【用法用量】煎服，5~15g。泻肺、利水宜生用；肺虚咳嗽宜蜜炙用。

葶苈子《神农本草经》

为十字花科植物独行菜 *Lepidium apetalum* Willd. 或播娘蒿 *Descurainia sophia*（L.）Webb ex Prantl 的成熟种子。前者称"北葶苈"，主产于河北、辽宁、内蒙古等地；后者称"南葶苈"，主产于江苏、山东、安徽等地。生用或炒用。

【药性】苦、辛，大寒。归肺、膀胱经。

【功效】泻肺平喘，利水消肿。

【应用】

1. 用于痰涎壅盛、喘息不得平卧之证。本品苦降辛散，其性寒凉，功专泻肺中水饮及痰火而平喘咳，常佐大枣以缓其性，如葶苈大枣泻肺汤。

2. 用于水肿、悬饮、胸腹积水、小便不利等。本品泻肺气之壅闭而通调水道，利水消肿。用治腹水肿满属湿热蕴阻者，配防己、椒目、大黄等，如己椒苈黄丸；若治结胸之胸胁积水，配杏仁、大黄、芒硝同用，如大陷胸汤。

【用法用量】煎服，5～10g；研末服，3～6g。炒葶苈子，可减缓其寒性，不易伤脾胃，临证较常使用。

款冬花《神农本草经》

为菊科植物款冬 *Tussilago farlara* L. 的花蕾。主产于河南、甘肃、山西等地。生用，或蜜炙用。

【药性】辛、微苦，温。归肺经。

【功效】润肺止咳化痰。

【应用】

用于多种咳嗽。本品为治咳常用药，药性功效与紫菀相似，前者长于止咳，后者长于化痰，二者常相须为用。然本品辛温而润，寒嗽尤宜。

【用法用量】煎服，5～10g。外感暴咳宜生用，内伤久咳宜炙用。

白　果《日用本草》

为银杏科植物银杏 *Ginkgo biloba* L. 的成熟种子。全国各地均有栽培。主产于广西、四川、河南等地。生用或炒用。

【药性】甘、苦、涩，平。有毒。归肺经。

【功效】敛肺定喘，止带，缩尿。

【应用】

1. 用于哮喘痰嗽。本品性涩而收，味苦而泄，敛肺气，定喘咳，兼化痰，为治喘咳所常用。

2. 用于带下、淋浊、小便频数、遗尿等。本品收涩而固下焦。

【用法用量】煎服，5～10g，捣碎。

【使用注意】本品有毒，不可多用，小儿尤当注意。过食白果可致中毒，出现腹痛、吐泻、发热、紫绀以及昏迷、抽搐，严重者可呼吸麻痹而死亡。

表 26-1　　　　　　　　　　　　化痰止咳平喘药参考药

分类	药名	药性	功效	主治	用法用量	使用注意
化痰药	白芥子	辛，温。归肺、胃经	温肺化痰，利气散结	寒痰喘咳，悬饮；阴疽流注，肢体麻木，关节肿痛	5~10g，煎服。外用适量，研末调敷，或作发泡用	消化道溃疡、出血者及皮肤过敏者忌用；用量不宜过大
	白前	辛、苦，微温。归肺经	降气化痰	咳嗽痰多，气喘	5~10g，煎服	
	竹茹	甘，微寒。归肺、胃经	清热化痰，除烦止呕	肺热咳嗽，痰热心烦不寐；胃热呕吐	5~15g，煎服。生用清化热痰，姜汁炙用止呕	
	竹沥	甘，寒。归心、肺、肝经	清热豁痰，定惊利窍	痰热咳喘；中风痰迷，惊痫癫狂	30~50g，冲服	寒痰及便溏者忌用
	天竺黄	甘，寒。归心、肝经	清化热痰清心定惊	小儿惊风，中风癫痫，热病神昏；痰热咳喘	5~10g，煎服；每次0.6~1g，研粉冲服	
	前胡	苦、辛，微寒。归肺经	祛痰降气，宣散风热	痰热咳喘；风热咳嗽	5~10g，煎服	
	海藻	咸，寒。归肝、肾经	消痰软坚，利水消肿	瘿瘤，瘰疬，睾丸肿痛；脚气浮肿及水肿	10~15g，煎服	反甘草
	昆布	咸，寒。归肝、肾经	消痰软坚，利水消肿	瘿瘤，瘰疬，睾丸肿痛；脚气浮肿及水肿	5~15g，煎服	
	海蛤壳	咸，寒。归肺、胃经	清肺化痰，软坚散结	肺热，痰热咳喘；瘿瘤痰核；水气浮肿，小便不利；胃痛泛酸；湿疮、烫伤	10~15g，煎服；蛤粉包煎	

续表

分类	药名	药性	功效	主治	用法用量	使用注意
化痰药	海浮石	咸，寒。归肺、肾经	清肺化痰，软坚散结，利尿通淋	痰热咳喘；瘰疬，瘿瘤；血淋、石淋	10~15g，煎服。打碎先煎	
	瓦楞子	咸，平。归肺、胃、肝经	消痰软坚，化瘀散结，制酸止痛	瘰疬，瘿瘤；癥瘕痞块；肝胃不和，胃痛吐酸	10~15g，煎服，打碎先煎。每次1~3g，研末服。生用消痰散结；煅用制酸止痛	
	礞石	咸，平。归肺、肝经	坠痰下气，平肝镇惊	顽痰、老痰胶固之证，症见咳喘痰壅难咯，气逆喘咳；癫狂，惊痫	5~10g，煎服，宜打碎布包先煎。1.5~3g，入丸、散	非实证不宜使用。脾虚胃弱、小儿慢惊风及孕妇忌用
	胖大海	甘，寒。归肺、大肠经	清肺化痰，利咽开音，润肠通便	肺热声哑，咽喉疼痛，咳嗽；燥热便秘，头痛目赤	2~4枚，沸水泡服或煎服	
止咳平喘药	紫菀	苦、辛、甘、微温。归肺经	润肺化痰止咳	咳嗽有痰	5~10g，煎服	
	马兜铃	苦、微辛，寒。归肺、大肠经	清肺化痰，止咳平喘	肺热咳喘；痔疮肿痛或出血	3~10g，煎服。外用适量。一般生用，肺虚久咳炙用	用量过大，可引起呕吐。虚寒喘咳及脾虚便溏禁服，胃弱者慎服
	洋金花	辛，温。有毒。归肺、肝经	平喘止咳，麻醉镇痛，止痉	哮喘咳嗽，心腹疼痛，风湿痹痛，跌打损伤；麻醉；癫痫，慢惊风	0.2~0.6g，入丸、散剂；外用适量，煎汤洗或研末敷	有毒，应控制剂量。外感及痰热咳喘、青光眼、高血压、心动过速者禁用；孕妇、体弱者慎用

第二十七章

安神药

凡以安定神志为主要作用，用治心神不安病证的药物，称为安神药。

安神药多入心、肝二经。多以矿石、化石或植物的种子入药，矿石、化石类药物，质重沉降，故多有重镇安神作用。主要用于心火亢盛、痰热扰心等引起的烦躁不安、心悸、失眠及惊痫、癫狂等证，及阴血不足、心脾两虚及心肾不交等所致的虚烦不安、心悸、怔忡、失眠、健忘等证。根据药性和应用特点的不同，安神药可分为重镇安神药和养心安神药两类。

心神不宁等证可由多种原因引起，临床亦有多种证型，故在运用安神药时须根据不同的病因病机和证候选取适宜的药物，并作相应的配伍。如心火亢盛者，当配伍清心降火药；因于痰热扰心者，当配伍化痰、清热药；肝阳上亢者，当配伍平肝潜阳药；因于气滞血瘀者，当配伍活血化瘀药；血虚阴亏者，当配伍补血、养阴药物及养心安神药；心脾两虚者，当配伍补气、养血药物。至于惊风及癫狂痫等证，多以化痰开窍或平肝息风药为主，本类药多作辅助之品。

矿石类安神药，如做丸、散服，易伤脾胃，故不宜长期服用，并须酌情配伍养胃健脾之品；入煎剂服，应打碎煎、久煎；部分药物具有毒性，更须慎用，以防中毒。

第一节　重镇安神药

重镇安神药多为矿石、化石类药物，具有质重沉降之性，重则能镇，重可去怯，故有重镇安神、平惊定志、平肝潜阳等作用。主要用于心火炽盛、痰火扰心、惊吓等引起的心神不宁、心悸失眠及惊痫、癫狂、肝阳上亢等证。

朱　砂 《神农本草经》

为硫化物类矿物辰砂族辰砂，主含硫化汞（HgS）。主产于贵州、湖南、四川等地。采挖后除去杂质，研细水飞，生用。

【药性】甘，寒。有毒。归心经。

【功效】镇心安神，清热解毒。

【应用】

1. 用于烦躁不安、惊悸不眠及惊风、癫痫等证。本品秉寒降之性，既可重镇安神，又能清心火，故最宜心火亢旺、心神不宁之证，每与黄连、莲子心等清心除烦之品同用。兼心血虚者，可配伍当归、生地黄等补血之品，共奏清心养血安神之功，如朱砂安神丸。将本品纳入猪心中炖服，可用治心虚惊悸、遗精等证。取本品重镇安神之功，也可用治惊风及癫狂痫证。治高热神昏、惊厥，常与麝香、牛黄、冰片等配伍，如安宫牛黄丸。治小儿急惊风，常与牛黄、全蝎等同用。用治癫痫，常配伍磁石、神曲，如磁朱丸。

2. 用于疮痈肿毒、咽喉肿痛、口舌生疮及毒蛇咬伤等证。本品性寒，内服、外用均有较强的清热解毒作用。治疗疮疡肿毒，常与雄黄等配伍，如紫金锭。合冰片、硼砂等，可用治咽喉肿痛、口舌生疮，如冰硼散。单用朱砂末水调敷患处，可治蜂蝎叮螫、毒蛇咬伤。

此外，本品可作丸剂的外衣，能加强安神作用，并有防腐之功。

【用法用量】入丸散或研末冲服，每次 0.1~0.5g。一般不入煎剂。若用于煎剂，多拌染其他药物，如拌茯苓、灯芯同煎。外用适量。

【使用注意】内服不可过量或长期持续服用，以防汞中毒。忌火煅，火煅则析出水银，有剧毒。孕妇及肝肾功能不良者慎用。

磁　石 《神农本草经》

为等轴晶系氧化物类矿物尖晶石族磁铁矿的矿石，主含四氧化三铁（Fe_3O_4）。主产于江苏、山东、辽宁等地。一般选择吸铁能力强者入药，习称"活磁石"或"灵磁石"。击碎生用或醋淬研细用。

【药性】咸，寒。归心、肝、肾经。

【功效】镇惊安神，平肝潜阳，聪耳明目，纳气平喘。

【应用】

1. 用于心神不宁、烦躁失眠、惊悸癫痫。本品质重性降，入心经，有镇惊安神之功。其味咸入肾，又有益肾之效。常用于肾虚肝旺、肝火上扰心神所致之心神不宁、失眠、惊悸及癫痫等证。常与朱砂、神曲配伍，如磁朱丸。

2. 用于肝阳上亢、头痛眩晕。本品入肝肾二经，既能平肝潜阳，又能益肾阴而敛浮阳，常与石决明、白芍、生地黄等同用治疗阳亢眩晕之证。

3. 用于肝肾亏虚，耳鸣、耳聋、目暗等。本品能养肾益精、聪耳明目，治肝肾不足，视物昏花，可以磁朱丸配合养肝补肾明目之品如女贞子、枸杞子等同用。肾虚耳鸣、耳聋等，多配伍熟地黄、山茱萸等补肾之品，如耳聋左慈丸。

4. 用于肾虚作喘。本品既能养肾，又可纳气，常与五味子、核桃仁、赭石等同用，治肾不纳气之虚喘。

【用法用量】煎服，15~30g，打碎先煎。入丸散，每次 1~3g。本品很少生用，多煅后用。

【使用注意】因碍消化，如入丸散，不可多服。脾胃虚弱者慎用。

龙　骨 《神农本草经》

为古代多种大型哺乳动物，如三趾马、犀类、鹿类、牛类、象类等的骨骼化石或象类门齿的化石。主产于山西、内蒙古、河南等地。生用或煅用。

【药性】甘、涩，平。归心、肝、肾经。

【功效】镇惊安神，平肝潜阳，收敛固涩。

【应用】

1. 用于神志不安、心悸失眠、惊痫癫狂。本品有良好的镇惊安神作用，可用治各种神志不安病证，常与朱砂、远志、酸枣仁等同用。若治惊痫抽搐、癫狂发作者，常配牛黄、胆南星、礞石等化痰、止痉之品。

2. 用于肝阳眩晕。本品能平肝而潜敛浮阳，常与牡蛎、赭石、白芍等同用治疗阴虚阳亢之头晕目眩、烦躁易怒等证，如镇肝息风汤。

3. 用于滑脱诸证。本品收敛固涩之功颇佳，尤善涩精。常用于遗精、带下、虚汗、崩漏等正虚滑脱之证。治肾虚遗精、滑精，常与牡蛎、沙苑子、芡实等配伍，如金锁固精丸。治带下赤白及月经过多，可与牡蛎、海螵蛸、山药等同用。治虚汗，每与五味子、牡蛎等配伍。

此外，煅龙骨外用，有吸湿敛疮之功，可用于湿疹痒疮及疮疡溃后经久不愈，常与枯矾同用。

【用法用量】煎服，15～30g，先煎。外用适量。收敛固涩煅用，其他生用。

第二节　养心安神药

养心安神药多为植物种子、种仁类药物，具有甘润滋养之性，故有滋养心肝、养阴补血、交通心肾等作用。主要用于阴血不足、心脾两虚、心肾不交等导致的心悸怔忡、虚烦不寐、健忘多梦等证。

酸枣仁《神农本草经》

为鼠李科植物酸枣 *Ziziphus jujuba* Mill. var. *spinosa*（Bunge）Hu ex H. F. Chou. 的干燥成熟种子。主产于河北、陕西、山西等地。生用或炒用，用时打碎。

【药性】苦、酸，平。归心、肝经。

【功效】养心益肝，安神，敛汗。

【应用】

1. 用于失眠、心悸等证。本品补养心肝阴血，宁心安神作用较强，是养心安神要药。主要用于心肝血虚引起的心烦、不眠，对兼有心悸不安、虚汗的患者尤宜。常与当归、白芍、何首乌、龙眼肉等同用。若肝虚有热之虚烦不眠，常与知母、茯苓等同用，如酸枣仁汤；若心肾不足、阴虚阳亢所致虚烦不眠、心悸、健忘，可与玄参、生地黄、柏子仁等同用，如天王补心丹。

2. 用于体虚多汗、津伤口渴等证。本品味酸，有收敛止汗、生津之功，常用于体虚自汗、盗汗，兼心神不宁者尤宜。每与五味子、山茱萸、黄芪等同用。

【用法用量】煎服，10～20g。研末吞服，每次1.5～3g。

远　志《神农本草经》

为远志科植物远志 *Polygala tenuifolia* Willd. 或卵叶远志 *P. sibirica* L. 的干燥根。主产于

河北、山西、陕西等地。生用或炙用。

【药性】苦、辛，微温。归心、肾、肺经。

【功效】宁心安神，祛痰开窍，消散痈肿。

【应用】

1. 用于心神不安、失眠、健忘、惊悸等证。本品主入心、肾，为交通心肾、安定神志之佳品。治失眠健忘，常与人参、石菖蒲配伍。治惊悸，常与朱砂、龙齿等同用，如远志丸。

2. 用于咳嗽痰多及痰阻心窍之神志恍惚、惊痫发狂等证。本品有较强的祛痰作用，治咳嗽痰多、难咯出者，每与杏仁、桔梗、甘草等同用。治痰阻心窍之精神错乱、惊痫等证，常与石菖蒲、郁金、白矾等同用。

3. 用于痈疽肿毒。本品苦泄温通，能疏通气血之壅滞而消散痈肿。可治一切痈疽，不问寒热虚实，单用为末黄酒送服或外用调敷即效。

【用法用量】煎服，3～9g。外用适量。一般生用。以甘草水制后，能减去燥性、缓和药性。蜜炙后，能增强其化痰止咳作用并可缓和药性，减少对胃的刺激。

【使用注意】剂量过大易致呕吐。胃炎及溃疡者慎用。

表27-1　　　　　　　　　　安神药参考药

分类	药名	药性	功效	主治	用法用量	使用注意
重镇安神药	琥珀	甘，平。归心、肝、膀胱经	镇惊安神，活血散瘀，利尿通淋	心神不宁，惊悸失眠，惊风癫痫；血滞经闭，癥瘕；淋证、癃闭	研末冲服，每次1.5～3g	
养心安神药	柏子仁	甘，平。归心、肾、大肠经	养心安神，润肠通便	心悸失眠；肠燥便秘	10～20g,煎服	便溏及多痰者慎用
	合欢皮	甘，平。归心、肝经	安神解郁，活血消肿	忿怒忧郁，烦躁不眠；血瘀肿痛，痈肿疮毒	10～30g,煎服	
	首乌藤	甘，平。归心、肝经	养心安神，祛风通络	虚烦不眠、多梦；血虚身痛，风湿痹痛	15～30g,煎服	

第二十八章

平肝息风药

凡以平肝潜阳、息风止痉为主要作用，常用以治疗肝阳上亢或肝风内动病证的药物，称为平肝息风药。

本类药物皆入肝经，多为介类、昆虫等动物药物及矿石类药物，具有平肝潜阳、息风止痉的作用，主要用治肝阳上亢、肝风内动等病证。本类药物根据作用及适应证的不同，可分为平肝潜阳药和息风止痉药两类。

临证中应根据引起肝阳上亢、肝风内动的病因、病机及兼症的不同，进行相应的配伍。属阴虚阳亢者，多配伍滋养肾阴药物，益阴以制阳；肝火上炎者，多配伍清泻肝火药物；兼心神不安、失眠多梦者，当配伍安神药物；肝阳化风之肝风内动，应将息风止痉药与平肝潜阳药物并用；热极生风之肝风内动，当配伍清热泻火解毒之品；阴血亏虚之肝风内动，当配伍补养阴血药物；脾虚慢惊风，当配伍补气健脾药物；兼窍闭神昏者，当与开窍药配伍；兼痰邪者，应与祛痰药配伍。

本类药物有性偏寒凉或性偏温燥之不同，故当注意使用。若脾虚慢惊者，不宜用寒凉之品；阴虚血亏者，当忌温燥之品。

第一节　平肝潜阳药

平肝潜阳药多为质重之介类或矿石类药物，以平抑肝阳或平肝潜阳为主要作用，主要用治肝阳上亢之头晕目眩、头痛、耳鸣和肝火上攻之面红、口苦、目赤肿痛、烦躁易怒、头痛头昏等症。亦用治肝阳化风痉挛抽搐及肝阳上扰烦躁不眠者，当分别配伍息风止痉药与安神药。

石决明《名医别录》

为鲍科动物杂色鲍（光底）石决明 *Haliotis diversicolor* Reeve、皱纹盘鲍（毛底石决明）*H. discus* hannai Ino、羊鲍 *H. ovina* Gmelin、澳洲鲍 *H. ruber*（Leach）、耳鲍 *H. asinina* Linnaeus 或白鲍 *H. laevigata*（Donovan）的贝壳。主产于广东、福建、山东等地。打碎，生用或煅用。

【药性】咸，寒。归肝经。

【功效】平肝潜阳，清肝明目。

【应用】

1. 用于肝阳上亢证。本品质重潜阳，咸寒清热，专入肝经，而有清肝热、潜肝阳之功，为凉肝、镇肝之要药，又兼能滋养肝阴，故适用于肝阳上亢、头痛、烦躁易怒等证。尤善治肝肾阴虚、阴不制阳而肝阳上亢之头痛眩晕，常与白芍、牡蛎、生地黄等药同用；若治肝阳上亢而热象显著，症见头痛头晕、烦躁易怒者，则与羚羊角、钩藤、菊花等药同用。

2. 用于目赤翳障、视物昏花。本品清肝火而明目退翳，多用于肝火上炎，目赤肿痛，常与夏枯草、龙胆、决明子等药同用。若治风热上攻，目赤肿痛，目生翳障，常与薄荷、蒺藜等同用；若治肝肾阴虚，视物不清，则与熟地黄、山茱萸、枸杞子等药同用。

此外，煅石决明尚有收敛、制酸、止痛、止血之效，可用治胃痛泛酸、疮疡不敛及外伤出血。

【用法用量】煎服，15～30g。打碎先煎。平肝、清肝宜生用，外用点眼宜煅用，水飞。

珍珠母《海药本草》

为蚌科动物三角帆蚌 *Hyriopsis cumingii*（Lea）和褶纹冠蚌 *Cristaria plicata*（Leach）的蚌壳或珍珠贝科动物珍珠贝 *Pteria margaritifera*（L.）、马氏珍珠贝 *Pteria martensii*（Dunker）等贝类动物贝壳的珍珠层。三角帆蚌和褶纹冠蚌在全国各地的江河湖沼中均产，珍珠贝和马氏珍珠贝主产于海南、广东、广西等地沿海。打碎，生用或煅用。

【药性】咸，寒。归肝、心经。

【功效】平肝潜阳，清肝明目，镇心安神。

【应用】

1. 用于肝阳上亢证。本品咸寒入肝，与石决明相似，有平肝潜阳、清泻肝火作用，适用于肝阴不足、肝阳上亢所致的头痛眩晕、耳鸣、心悸失眠等症，常与白芍、生地黄、龙齿等同用；若治肝阳上亢兼有肝热烦躁易怒者，可与夏枯草、菊花、钩藤等药配伍。

2. 用于目赤翳障、视物昏花。本品性寒清热，有清肝明目之效，治肝热目赤、羞明怕光、翳障，常与石决明、菊花、车前子配伍；治肝虚目暗、视物昏花，多与枸杞子、女贞子、黑芝麻等配伍；若属肝虚目昏或夜盲者，可与苍术、猪肝或鸡肝同煮服用。

3. 用于心神不宁证。本品质重入心经，有镇惊安神之功。治心悸失眠等，可与朱砂、龙骨、琥珀等药配伍；若治惊风抽搐、癫痫等，常与天麻、全蝎、天南星等药同用。

此外，本品研细末外用，有燥湿收敛之功，可用于湿疮湿疹、疮疡不敛、口舌生疮及水火烫伤等证。

【用法用量】煎服，15～30g。打碎先煎。

牡　蛎《神农本草经》

为牡蛎科动物长牡蛎 *Ostrea gigas* Thunb.、大连湾牡蛎 *Ostrea talienwhanensis* Crosse 或近江牡蛎 *Ostrea rivularis* Gould 等的贝壳。我国沿海一带均有分布。打碎，生用或煅用。

【药性】咸，微寒。归肝、肾经。

【功效】平肝潜阳，镇心安神，软坚散结，收敛固涩。

【应用】

1. 用于肝阳上亢证。本品咸寒质重，入肝经，有平肝潜阳、益阴之功。用于水不涵木、阴虚阳亢、眩晕耳鸣之证，常与龙骨、龟甲、白芍等配伍，如镇肝息风汤。若治热病日久、灼烁真阴、虚风内动、四肢抽搐之证，常配生地黄、龟甲、鳖甲等药物同用，如大定风珠。

2. 用于心神不宁证。本品有镇心安神之效，用于心神不宁、惊悸怔忡、失眠多梦等证，常与龙骨相须为用，如桂枝甘草龙骨牡蛎汤。

3. 用于痰核、瘰疬、瘿瘤、癥瘕积聚。本品味咸，能软坚散结。适用于痰火郁结之痰核、瘰疬及痰气互结之瘿瘤等证，常与浙贝母、玄参、夏枯草等药物同用；若治气滞血瘀之癥瘕积聚，则常与鳖甲、丹参、川芎、莪术等药配伍。

4. 用于滑脱诸证。本品煅用有与龙骨相似的收敛固涩之功。用于虚汗不止、肾气不固等多种滑脱不禁之证。若治自汗、盗汗，可单用煅牡蛎粉扑撒汗处以止汗，亦常与黄芪、浮小麦等固表止汗药同用，如牡蛎散；若治肾虚滑精、遗精，常与沙苑子、龙骨、芡实等药配伍，如金锁固精丸；若治尿频、遗尿，常与桑螵蛸、金樱子、鸡内金等药同用；若治崩漏、带下等证，则多与海螵蛸、山茱萸、山药、乌梅等药同用。

此外，煅牡蛎尚有制酸止痛之效，可用治胃痛泛酸等证。

【用法用量】煎服，15～30g。打碎先煎。收敛固涩宜煅用，其他多生用。

赭 石《神农本草经》

为三方晶系氧化物类矿物赤铁矿的矿石。主产于山西、河北、河南等地。打碎生用或醋淬研粉用。

【药性】苦，寒。归肝、心经。

【功效】平肝潜阳，重镇降逆，凉血止血。

【应用】

1. 用于肝阳上亢证。本品为矿石类药物，质重沉降，长于镇潜肝阳；又性味苦寒，善清肝火。用于肝阳上亢之头晕目眩、烦躁易怒等证，常与生地黄、生龙骨、生牡蛎等药同用，如镇肝息风汤；若治肝阳上亢、肝火上炎之头晕头痛、心烦难寐，则多与珍珠母、石决明、磁石等药配伍。

2. 用于呕吐、呃逆、嗳气。本品善降胃气以治胃气上逆之呕吐、呃逆及嗳气不止等证，常与旋覆花、半夏、生姜等药同用，如旋覆代赭汤。若治胆火犯胃、胃气不降之呕吐，则与龙胆、青黛等药配伍；若治宿食结于肠间、胃气不降之呕呃、嗳气、大便秘结者，常与甘遂、芒硝等同用。

3. 用于气逆喘息。本品又可降上逆之肺气而平喘，用于喘哮有声、卧睡不得者，可单用本品研末，米醋调服取效。若治肺肾不足、阴阳两虚之虚喘，常与人参、山茱萸、山药、核桃等药配伍。

4. 用于血热出血证。本品有凉血止血之效，又兼能降气、降火，用于气火上逆、迫血妄行之出血证。可单用本品煅烧醋淬，研细粉调服，治吐血、衄血。若治因热而胃气上逆，症见吐血、衄血、胸中烦热者，可与竹茹、半夏、白芍等药配伍；若治血热崩中漏下，可与其他凉血止血药同用。

【用法用量】煎服，10～30g，打碎先煎。入丸散，每次1～3g。降逆、平肝宜生用，止血宜煅用。

【使用注意】孕妇慎用。因含微量砷，故不宜长期服用。

第二节　息风止痉药

息风止痉药主入肝经，以息肝风、止痉抽为主要功效，适用于温热病热极动风、肝阳化风、血虚生风等所致之眩晕欲仆、项强肢颤、痉挛抽搐；以及风阳夹痰、痰热上扰之癫痫、惊风抽搐，或风毒侵袭引动内风之破伤风痉挛抽搐、角弓反张等症。部分兼有平肝潜阳、清泻肝火作用的息风止痉药，亦可用治肝阳眩晕和肝火上攻之目赤、头痛等。

此外，某些息风止痉药尚兼祛外风之功，还可用治风邪中经络之口眼㖞斜、肢麻痉挛、头痛、痹证等。

羚羊角《神农本草经》

为牛科动物赛加羚羊 *Saiga tatarica* Linnaeus 的角。主产于新疆、青海、甘肃等地。用时镑片、锉末或磨汁。

【药性】咸，寒。归肝、心经。

【功效】平肝息风，清肝明目，清热解毒。

【应用】

1. 用于肝风内动证。本品咸寒质重，主入肝经，善能清泄肝热、平肝息风，为治惊痫抽搐之要药，尤宜于热极生风所致者。用治温热病热邪炽盛之高热、神昏、惊厥抽搐者，常与钩藤、白芍、菊花、桑叶、生地黄同用，如羚角钩藤汤。若治痰热癫痫、惊风、中风等，可与钩藤、天竺黄、牛黄等药配伍。

2. 用于肝阳上亢证。本品有平肝潜阳之功，适用于肝阳上亢之头目眩晕、烦躁失眠、头痛等症，常与生地黄、龟甲、石决明、菊花等药配伍，如羚羊角汤。

3. 用于肝火上炎，目赤肿痛。本品善清泻肝火而明目，用于肝火上炎之目赤肿痛、羞明流泪、头痛等症，常与龙胆、石决明、车前子等清肝泻火明目之品配伍。

4. 用于温热病壮热神昏、热毒发斑。本品有清心凉肝、泻火解毒之良效，适用于温热病壮热神昏、谵语躁狂，甚或惊厥抽搐、热毒斑疹等症，常与石膏、玄参、麝香等同用，如紫雪。若治温病热毒斑疹、红紫成片，则每与玄参、生地黄、牡丹皮等药同用。

此外，本品尚有解毒消疮及清泻肺火之功，又可用治热毒疮痈及肺热喘咳等。

【用法用量】煎服，1~3g。宜单煎2小时以上。磨汁或研粉服，每次0.3~0.6g。

牛　黄《神农本草经》

为牛科动物 *Bos Taurus domesticus* Gmelin 的胆结石。主产于我国西北和东北地区。牛黄来源于胆囊结石者，习称"胆黄"。来源于胆管、肝管结石者，习称"管黄"。以胆黄质优。研极细末用。

【药性】苦，凉。归肝、心经。

【功效】息风止痉，化痰开窍，清热解毒。

【应用】

1. 用于肝风内动证。本品有息风止痉、清心凉肝之效，用于温热病邪热炽盛及痰热动风之癫痫、中风、惊风，症见壮热神昏、惊厥抽搐等最为适宜，常与黄连、栀子、郁金、朱砂等药同用，如万氏牛黄清心丸；若治小儿急惊风者，每与钩藤、麝香、胆南星、天竺黄等药同用。

2. 用于热闭神昏证。本品既能清心解毒，又能化痰开窍，用于温热病热陷心包及中风、惊风、癫痫等痰热蒙蔽心窍所致的神昏谵语、高热烦躁、口噤舌蹇、痰涎壅塞等症，常与麝香、冰片、朱砂，或黄连、栀子等同用，如安宫牛黄丸、至宝丹。

3. 用于热毒疮痈，咽喉肿痛。本品清热解毒力强，善治口舌生疮、咽喉肿痛，常与黄芩、大黄等同用，如牛黄解毒丸。若咽喉肿痛、溃烂，可与珍珠为末吹喉；若治痈疽、乳岩、疔毒、瘰疬等，又与麝香、乳香、没药等合用，如犀黄丸。

【用法用量】入丸散剂，每次 0.15~0.35g。外用适量，研细末敷患处。

【使用注意】孕妇慎用，非实热证忌用。

钩　藤《名医别录》

为茜草科植物钩藤 *Uncaria rhynchophylla*（Miq.）Jacks.、大叶钩藤 *Uncaria macrophylla* Wall.、毛钩藤 *Uncaria hirsuta* Havil.、华钩藤 *Uncaria sinensis*（Oliv.）Havil. 或无柄果钩藤 *Uncaria sessilifructus* Roxb. 的带钩茎枝。主产于长江以南地区。生用。

【药性】甘，微寒。归肝、心包经。

【功效】息风止痉，清热平肝。

【应用】

1. 用于肝风内动证。本品既能息风止痉，又能清肝热，为治肝风内动、惊痫抽搐之常用药，尤宜于热极生风、四肢抽搐及小儿高热惊风证，常与羚羊角、白芍、菊花、生地黄等药配伍以增效，如羚角钩藤汤。

2. 用于肝阳上亢及肝火上炎证。本品有清肝热、平肝阳之效，适用于肝火上炎或肝阳上亢之头胀头痛、眩晕等症。若治肝火上炎者，常与夏枯草、龙胆、栀子等药配伍；若治肝阳上亢者，则每与天麻、石决明等药同用，如天麻钩藤饮。

此外，本品尚有清热透邪之功，又可用治外感风热、头痛目赤及斑疹透发不畅等症。

【用法用量】煎服，10~15g，宜后下。其有效成分钩藤碱加热易被破坏，故不宜久煎，一般不超过 20 分钟。

天　麻《神农本草经》

为兰科植物天麻 *Gastrodia elata* Bl. 的块茎。主产于四川、云南、贵州等地。用时润透或蒸软，切片。

【药性】甘、平。归肝经。

【功效】息风止痉，平抑肝阳，祛风通络。

【应用】

1. 用于肝风内动证。本品功善息风止痉，药性平和，适用于各种病因之肝风内动、惊痫抽搐，不论寒热虚实，皆可配合应用。若治小儿急惊风，常与羚羊角、钩藤、全蝎等药配伍，如钩藤饮；若治小儿脾虚慢惊风，则多与人参、白术、全蝎等药配伍；若治风痰闭阻之癫痫发作者，又常与胆南星、全蝎、僵蚕等配伍，如定痫丸；若用于破伤风痉挛抽搐、角弓反张，又与天南星、白附子、防风等药配伍，如玉真散。

2. 用于肝阳上亢证，头风痛。本品既平肝阳，又止头痛，为治眩晕、头痛之要药，无论属虚属实，随配伍不同均可应用。若治肝阳上亢之眩晕、头痛，常与钩藤、石决明等药配伍，如天麻钩藤饮；若治风痰上扰之眩晕、头痛，则常与白术、茯苓、半夏等药配伍，如半夏白术天麻汤；若治风邪上扰，偏正头痛，则常与川芎同用。

3. 用于中风不遂，风湿痹痛。本品又能祛外风、通经络、止痛，用于中风偏瘫、手足不遂、肢体麻木等症，常与当归、牛膝、杜仲等药配伍；若治风湿痹痛、关节屈伸不利者，则常与秦艽、羌活、桑枝等药配伍。

【用量用法】煎服，5～10g。研末冲服，每次1～1.5g。

地　龙《神农本草经》

为钜蚓科动物参环毛蚓 *Pheretima aspergillum*（E. Perrier）、通俗环毛蚓 *Pheretima vulgaris* Chen、威廉环毛蚓 *Pheretima guillelmi*（Michaelsen）或栉盲环毛蚓 *Pheretima pectinifera* Michaelsen 的干燥体。前一种习称"广地龙"，主产于广东、广西、福建等地；后三种习称"沪地龙"，主产于上海一带。生用或鲜用。

【药性】咸，寒。归肝、脾、膀胱经。

【功效】清热息风，通络，平喘，利尿。

【应用】

1. 用于肝风内动证及高热癫狂。本品既能息风止痉，又清热定惊宁神，多用于热极生风所致的惊痫抽搐、高热躁狂、癫痫及小儿急惊风。若治高热抽搐惊痫，常与钩藤、僵蚕、牛黄、全蝎等药同用；若治癫狂，可单用本品同盐化水，饮服以取效。

2. 用于气虚血滞，半身不遂。本品性走窜，善于通行经络，治疗中风后气虚血滞、经络不利、半身不遂、口眼㖞斜等症，常与黄芪、当归、川芎等药配伍，如补阳还五汤。

3. 用于痹证。本品性寒清热，又善通行经络，尤适用于关节红肿疼痛、屈伸不利之热痹，常与防己、秦艽、忍冬藤、桑枝等药物配伍。如用治风寒湿痹，肢体关节麻木、疼痛尤甚、屈伸不利等症，则应与川乌、草乌、天南星、乳香等药配伍，如小活络丹。

4. 用于肺热哮喘。本品能清肺热而平喘，用于邪热壅肺，肺失肃降之喘息不止，喉中哮鸣有声，常与石膏、黄芩、麻黄、杏仁等药同用。

5. 用于水肿、小便不利。本品能清泄热结而利水道，用于热结膀胱，小便不利或不通，可单用，如以本品捣烂，浸水，滤取浓汁饮服以取效；或与车前子、木通等药同用。

【用量用法】煎服，5～10g；鲜品10～20g。研末吞服，每次1～2g。外用适量，捣烂、浸液或研末调敷。

【使用注意】脾胃虚弱或无实热者忌用。

全 蝎《蜀本草》

为钳蝎科动物东亚钳蝎 *Buhus martensii* Karsch 的干燥体。主产于河南、山东、河北等地。清明至谷雨前后捕捉者，称为"春蝎"，品质较佳；夏季产量较大，称为"伏蝎"。捕得后，先浸入清水中，待其吐出泥土，置沸水或盐水中，煮至全身僵硬捞出，阴干。

【药性】辛，平。有毒。归肝经。

【功效】息风止痉，攻毒散结，通络止痛。

【应用】

1. 用于肝风内动证。本品性善走窜，有良好的息风止痉之效，为治痉挛抽搐的要药。可用治各种原因之惊风抽搐，常与蜈蚣相须为用，以增强息肝风、止痉挛之力，如止痉散。若用治小儿急惊风高热、神昏、抽搐，常与羚羊角、钩藤等药配伍；若用治小儿慢惊风抽搐，又与党参、白术、天麻等药同用；若治痰迷癫痫抽搐，则多配伍牛黄、胆南星、蜈蚣等药；若用治破伤风痉挛抽搐、角弓反张，每与天南星、天麻、僵蚕、蝉蜕等药同用。

2. 用于风中经络、口眼㖞斜。本品既祛外风，又善通络，故适用于风中经络、口眼㖞斜、麻木偏瘫等症。可与僵蚕、白附子等药合用，如牵正散。

3. 用于疮疡肿毒、瘰疬结核。本品味辛，有毒，故有散结、攻毒之功，多作外敷用。凡风热毒邪内侵，或风痰湿邪流注经络，或瘀滞痹阻脉络所致疮疡肿毒、瘰疬痰核等证，均可应用。治诸疮肿毒，常以本品与栀子，用麻油煎黑去渣，入黄蜡为膏外敷；若治瘰疬、瘿瘤、流注，则常与半夏、马钱子、五灵脂等药配伍，如小金丹。

4. 用于风湿顽痹。本品善于通络止痛，尤宜于风寒湿痹久治不愈、筋脉拘挛，甚则关节变形之顽痹。可用全蝎配麝香少许，共为细末，温酒送服，对减轻疼痛有效；临床亦常与川乌、蕲蛇、没药等药同用。

5. 用于顽固性偏正头痛。本品搜风通络止痛之效较强，用治偏正头痛，单味研末吞服即有效；配合天麻、蜈蚣、川芎、僵蚕等同用，则其效更佳。

【用法用量】煎服，3~6g。研末吞服，每次0.6~1g。外用适量。

【使用注意】血虚生风者慎用。本品有毒，用量不宜过大。孕妇禁用。

蜈 蚣《神农本草经》

为蜈蚣科动物少棘巨蜈蚣 *Scolopendra subspinipes mutilans* L. Koch 的干燥体。主产于江苏、浙江、河北等地。生用或烘炙研末用。

【药性】辛，温。有毒。归肝经。

【功效】息风止痉，攻毒散结，通络止痛。

【应用】

1. 用于肝风内动证。本品性善走窜，通达内外，止痉定搐力强，与全蝎相似，均为息风止痉之要药；但蜈蚣息风止痉及温燥毒烈之性较全蝎强，更善走窜通达，适用于多种原因引起的痉挛抽搐，每与全蝎相须为用，如止痉散。若治小儿急惊风，常与胆南星、天竺黄、全蝎等药同用；若治破伤风、角弓反张，则须与天南星、防风等药配伍；若治风中经络、口眼㖞斜，其功用亦与全蝎相似，可以祛风、通络，每与全蝎、白附子等药同用。

2. 用于疮疡肿毒、瘰疬结核。本品以毒攻毒，味辛散结，同雄黄、猪胆汁配伍制膏，外敷恶疮肿毒，效果颇佳。与茶叶共为细末，敷治瘰疬溃烂；若以本品焙黄，研细末，开水送服，或与黄连、大黄、生甘草等同用，又可治毒蛇咬伤。

3. 用于风湿顽痹、头痛。本品有与全蝎相似的搜风通络止痛之效，但本品力猛性燥效，更佳，二药配伍用治风湿痹痛、游走不定、痛势剧烈者，亦可与防风、独活、威灵仙等祛风湿、通络之品同用。若治久治不愈之顽固性头痛或偏正头痛，则常与天麻、川芎、白芷等药配伍。

【用法用量】煎服，3~5g。研末吞服，每次0.6~1g。外用适量。

【使用注意】血虚发痉者忌用。本品有毒，用量不宜过大。孕妇禁用。

表28-1　　　　　平肝息风药参考药

分类	药名	药性	功效	主治	用法用量	使用注意
平肝潜阳药	刺蒺藜	辛、苦，微温。有小毒。归肝经	平肝疏肝，祛风明目	肝阳上亢，头晕目眩；胸胁胀痛，乳闭胀痛；风热上攻，目赤翳障；风疹瘙痒	10~15g，煎服。或入丸、散剂。外用适量	孕妇慎用
	罗布麻	甘、苦，凉。有小毒。归肝经	平肝潜阳，清热利尿	眩晕头痛，失眠；水肿，小便不利	5~15g，煎服或开水泡服	不宜过量或长期服用，以免中毒
息风止痉药	珍珠	甘、咸，寒。归心、肝经	安神定惊，明目消翳，解毒生肌	心神不宁，心悸失眠；惊风，癫痫；目赤翳障，视物不清；口内诸疮，疮疡肿毒，溃久不敛	0.1~0.3g，内服入丸、散用。外用适量	
	僵蚕	咸、辛，平。归肝、肺、胃经	祛风定惊，化痰散结	惊痫抽搐；风中经络，口眼㖞斜；风热头痛，目赤咽痛，风疹瘙痒；痰核，瘰疬	5~10g，煎服。研末吞服，每次1~1.5g。散风热宜生用，其他多制用	

第二十九章

开窍药

凡具辛香走窜之性，以开窍醒神为主要作用，用于治疗窍闭神昏病证的药物，称开窍药。

开窍药味辛、芳香，善于走窜，多归心经，有通关开窍、启闭醒神的作用。主要用于温病热陷心包、痰浊蒙蔽清窍之神昏谵语，以及惊风、癫痫、中风等卒然昏厥、痉挛抽搐等证。

神志昏迷有虚实之分。虚证即脱证，实证即闭证。脱证多见冷汗、肢凉、脉微欲绝。闭证多见口噤、握固、脉来有力。以性质而言，闭证又有寒闭和热闭之分。寒闭多见面青、身凉、苔白、脉迟；热闭多见面赤、身热、苔黄、脉数。开窍药宜于闭证，不宜于脱证。寒闭当温开，热闭当凉开。临床须视证候性质选取适宜的开窍药并予以必要的配伍。如温开者，当选用药性温热之开窍药，并配伍祛寒行气药；凉开者，当选用药性寒凉之开窍药，并配伍清热解毒药。如闭证神昏兼惊厥抽搐者，还须配伍息风止痉药物。

开窍药为救急、治标之品，只可暂用，不宜久服，以免耗伤元气。其气味多辛香，有效成分易于挥发，故内服多入丸、散，仅个别药可入煎剂。

麝 香 《神农本草经》

为鹿科动物林麝 *Moschus berezovskii* Flerov、马麝 *M. sifanicus* Przewalski 或原麝 *M. moschiferus* Linnaeus 成熟雄体香囊中的干燥分泌物。主产于四川、西藏、陕西等地。野生麝多在冬季至次春猎取，猎获后，割取香囊，阴干，习称"毛壳麝香"；剖开香囊，除去囊壳，习称"麝香仁"。家麝直接从其香囊中取出麝香仁，阴干或用干燥器密闭干燥。

【药性】辛，温。归心、脾经。

【功效】开窍醒神，活血通经，止痛，催产。

【应用】

1. 用于窍闭神昏证。本品辛香走窜之性甚烈，为醒神回苏要药，无论寒热，均可使用。配合清热药，即属凉开之剂，如安宫牛黄丸以之配伍牛黄、水牛角等同用，治疗邪热内陷心包、中风昏迷及小儿惊厥等热闭神昏；配伍祛寒药，即成温开之剂，如苏合香丸以之配伍苏合香、丁香等同用，治疗寒闭证。

2. 用于血瘀经闭、心腹暴痛、跌打损伤、痹证疼痛及疮疡肿毒、咽喉肿痛等证。本品辛香行散，活血散结、消肿止痛作用颇佳，内服外用，均有良效。用治血瘀经闭，常与红花、桃仁等活血祛瘀之品同用，如通窍活血汤。用治心腹暴痛，常与木香、桃仁等行气活血之品同用。用治跌打损伤，常与乳香、没药、红花等活血祛瘀、消肿止痛之品同用，如伤科常用之七厘散。用治疮疡肿毒，常与雄黄、乳香、没药同用，如醒消丸。用治咽喉肿痛，常与牛黄、蟾酥等同用，如六神丸。

3. 用于胎死腹中或胞衣不下。本品有催生下胎作用，可与肉桂同用。亦有配天花粉、猪牙皂、葱汁为丸，外用取效者。

【用法用量】入丸、散，每次 0.03～0.1g。不入煎剂。外用适量。

【使用注意】孕妇禁用。

冰　片《新修本草》

为龙脑香科植物龙脑香 *Dryobalanops aromatica* Gaertn. f. 树脂的加工品，或龙脑香的树干经蒸馏冷却而得的结晶，称"龙脑冰片"，亦称"梅片"。由菊科多年生草本植物艾纳香（大艾）*Blumea balsamifera* DC. 叶的升华物加工劈削而成者，称"艾片"。用松节油、樟脑等，经化学方法合成者，称"机制冰片"，为国产冰片的主流品种。龙脑香主产于东南亚地区，我国台湾有引种；艾纳香主产于广东、广西、云南等地。冰片成品须贮于阴凉处，密闭。研粉用。

【药性】辛、苦，微寒。归心、脾、肺经。

【功效】开窍醒神，清热止痛。

【应用】

1. 用于窍闭神昏证。本品苏醒神志力缓，一般不单独使用，常与麝香同用。因其性寒凉，故宜于热闭，如安宫牛黄丸。但若与祛寒药及性偏温热的开窍药同用，亦可用治寒闭。

2. 用于疮疡肿痛、目赤肿痛、咽痛口疮等证。本品苦寒，能清热解毒、消肿止痛、防腐生肌。治疮痈肿毒，单用即效。如调入核桃油中外滴耳道，治化脓性中耳炎。以本品与银朱、香油制成药膏外用，可治水火烫伤。治目赤肿痛，可单用点眼，亦可与熊胆、硼砂等制成点眼药水。治咽喉肿痛、口舌生疮，常与硼砂、玄明粉等共研细末吹患处，如冰硼散。

【用法用量】入丸、散，每次 0.15～0.3g。不宜入煎剂。外用适量。

【使用注意】孕妇慎用。

石菖蒲《神农本草经》

为天南星科植物石菖蒲 *Acorus tatarinowii* Schott. 的根茎。我国长江流域以南各省均有分布，主产于四川、浙江、江苏等地。生用或鲜用。

【药性】辛，温。归心、胃经。

【功效】开窍宁神，化湿和胃。

【应用】

1. 用于湿浊蒙蔽清窍之神志昏乱及健忘、耳鸣、耳聋等证。本品芳香开窍、宁心安神，兼有化湿、豁痰、辟秽之功。治湿浊蒙蔽清窍之神志昏乱，常与半夏、郁金同用。治健忘、耳鸣、耳聋，常与远志、茯苓等配伍，如安神定志丸。本品单用或配伍平肝、安神药同用，又可治癫狂、痴呆等证。

2. 用于湿阻中焦证。本品芳香化湿、醒脾和胃，是治疗湿阻中焦、脘闷腹胀之良药，常与砂仁、厚朴、苍术等化湿、行气之品同用。

此外，本品可用治痈疽疥癣、风湿痹痛、跌打损伤，内服外用均效。

【用法用量】煎服，5～10g。鲜品加倍。外用适量。

表 29 - 1　　　　　　　　　　　　　开窍药参考药

药名	药性	功效	主治	用法用量	使用注意
苏合香	辛，温。归心、脾经	开窍醒神，辟秽止痛	寒闭神昏；胸腹冷痛满闷	入丸、散，每次0.3～1g	不入煎剂
樟脑	辛，热。有毒。归心、脾经	开窍辟秽，除湿杀虫，止痛	痧胀腹痛，吐泻，神昏；疥癣湿疮；牙痛及跌打损伤疼痛	入散剂或酒化服，每次0.1～0.2g。外用适量	本品有毒，内服宜慎，并控制剂量。孕妇忌用

第三十章
补虚药

凡能补益正气，增强体质，以提高抗病能力，用治虚证为主要作用的药物，称为补虚药，亦称补养药或补益药。

补虚药多以味甘为其性能特点。主要作用为补虚扶弱，能够补益人体的气、血、阴、阳，主要适用于各种虚证，包括气虚证、血虚证、阴虚证、阳虚证、气血两虚证及阴阳俱虚证等。部分药尚兼有清热、祛寒、生津、润燥、收敛等作用，故又有相应的主治病证。虚证的临床表现比较复杂，但就其证型不外气虚、阳虚、血虚、阴虚四类，故根据补虚药的功效及主要适应证的不同而分为补气药、补阳药、补血药和补阴药四类。

人体气血阴阳在生理上相互依存，病理上相互影响，故临床上往往是两种或两种以上的虚证并见。因此，临床中应用补虚药时，除应根据虚证不同类型选择相应的补虚药外，还常辅以其他类补虚药。如阳虚者多伴有气虚，而气虚易致阳虚，因此对于阳气衰弱的病证，补气药和补阳药常常配伍使用；又如阴虚者多伴有血虚，而血虚又可导致阴虚，阴亏血虚亦常常并见，因此补血药常与补阴药同用；又因气血同源，阴阳互根，常见有气血两虚、阴阳两虚的病证，因此在治疗时应气血兼顾，阴阳并补。故补气药、补阳药、补血药及补阴药往往相辅而用。此外，补虚药除可补虚扶弱外，还可配伍祛邪药以扶正祛邪，用于邪盛正衰或正气虚弱而病邪未尽者，从而达到邪去正复的目的。

使用补虚药忌不当补而误补。补虚药的作用主要在于以其偏性纠正人体气血阴阳虚衰的病理偏向，若邪实而正不虚者，误用补虚药有"误补益疾"之弊，可能破坏机体阴阳之间的相对平衡，导致新的病理偏向。要忌当补而补之不当。如不分气血，不别阴阳，不辨脏腑，不明寒热，盲目使用补虚药，不仅不能收到预期的疗效，而且还可能导致不良后果。应用补虚药扶正祛邪时，要分清扶正和祛邪的主次关系，使祛邪不伤正，补虚不留邪。补虚药大多药性滋腻，不易消化，过用或用于脾运不健者可妨碍脾胃运化，应掌握好用药分寸，或适当配伍健脾消食之品，以促进运化，防止滋腻碍胃，又可充分发挥补虚药的作用。虚证用药一般疗程较长，补虚药一般宜制成蜜丸、煎膏、口服液等剂型，便于贮存和服用。用于挽救虚脱的药，还可制成注射剂以备急需。

第一节　补气药

补气药性味大多为甘温或甘平，具有补益脏气、纠正脏气虚衰病理偏向的作用。主要用于气虚证，症见少气懒言，神疲乏力，头晕目眩，自汗，舌淡苔白，脉虚无力等。其中尤以对脾、肺气虚证疗效最为显著，如脾气虚之神疲乏力、食少便溏；肺气虚之少气懒言、喘促汗出等证；亦用于心气虚之脉结代、心动悸者。

本类药物中，部分味甘壅中、碍气助湿之品，对湿盛中满者应慎用，必要时应辅以理气除湿之药。

人 参《神农本草经》

为五加科植物人参 *Panax ginseng* C. A. Mey. 的根。主产于吉林、辽宁、黑龙江等地。野生者名"山参"；栽培者称"园参"。园参一般应栽培 6～7 年后收获。鲜参洗净后干燥者称"生晒参"；蒸制后干燥者称"红参"；加工断下的细根称"参须"。山参经晒干称"生晒山参"。切片或研粉用。

【药性】甘、微苦，微温。归心、肺、脾经。

【功效】大补元气，补脾益肺，生津，安神。

【应用】

1. 用于元气虚脱证。本品能大补元气，复脉固脱，为拯危救脱之要药。适用于因大汗、大泻、大失血或大病、久病所致元气虚极欲脱、气短神疲、脉微欲绝的重危证候。单用有效，如独参汤；若气虚欲脱兼见汗出、四肢逆冷等亡阳征象者，应与回阳救逆之品附子同用，以补气固脱，回阳救逆，如参附汤；若气虚欲脱兼见汗出身暖、渴喜冷饮、舌红干燥等亡阴者，本品兼能生津，且常与麦冬、五味子同用，以补气养阴，敛汗固脱，如生脉散。

2. 用于脾气不足证。本品善补脾气，为补脾气之要药，可用治脾气虚弱之倦怠乏力、食少便溏等证。因脾虚不运常兼湿滞，故常与白术、茯苓等健脾燥湿、利湿之品配伍同用，如四君子汤。若脾气虚弱，不能统血，导致长期失血者，本品能补气以摄血，常配伍黄芪、白术等同用，如归脾汤。若脾气亏虚，中气下陷者，常配伍黄芪、升麻等同用，以补中益气，升阳举陷，如补中益气汤。

3. 用于肺气亏虚证。本品长于补肺气，为补肺气之要药，可用治肺气亏虚之短气喘促、懒言声微等证。常配五味子、紫苏子、杏仁等同用，如补肺汤。又兼能补肾气，故可用治肺肾两虚、肾不纳气之虚喘，常与蛤蚧、核桃仁等配伍同用，以补益肺肾，纳气定喘，如人参蛤蚧散。

4. 用于热病气虚津伤或气阴两虚之口渴、消渴病。本品能益气生津止渴，故尤宜用于热病气津两伤或气阴两虚之口渴。用治热伤气津者，常与知母、石膏同用，如白虎加人参汤。治气阴两虚之口渴咽干、体倦气短，可配伍麦冬、五味子同用，如生脉散。用治消渴，常配麦冬、五味子、乌梅、葛根等同用。

5. 用于心气虚证。本品有补益心气、安神益智之效，用治心气不足、心失所养所致之心悸怔忡、失眠健忘、脉虚结代等证。可单用，亦可配伍酸枣仁、柏子仁等养心安神药同用，如天王补心丹。

此外，对于血虚证、气不摄血之出血证及肾阳虚之阳痿证，均能起到益气生血、益气摄血、益气壮阳之效。本品还常与解表药、攻下药等祛邪药配伍，用于气虚外感或里实热结而邪实正虚之证，有扶正祛邪之效。

【用法用量】煎服，5～10g；挽救虚脱可用 15～30g。宜文火另煎兑服。野山参研末吞服，每次 2g，日服 2 次。

【使用注意】实证、热证而正气不虚者忌服；不宜与藜芦同用；畏五灵脂。

西洋参《增订本草备要》

为五加科植物西洋参 *Panax quinquefolium* L. 的根。主产于美国、加拿大。我国北京、吉林、辽宁等地亦有栽培。生用。

【药性】甘、微苦，凉。归肺、心、肾、脾经。

【功效】补气养阴，清火生津。

【应用】

1. 用于气阴两伤证。本品有类似人参而弱于人参的补益元气之功，因其性味苦寒，兼能清火养阴生津，宜于热病耗伤气阴所致神疲乏力、气短息促、烦倦口渴之气阴两脱证，常与西瓜翠衣、竹叶、麦冬等同用，如清暑益气汤。临床亦用于消渴病气阴两伤之证，常与黄芪、山药、天花粉等同用。

2. 用于肺气阴两虚证。本品能补肺气，兼能养肺阴、清肺火，适用于火热耗伤肺之气阴所致短气喘促，咳嗽痰少，或痰中带血等证，常与玉竹、麦冬、川贝母等同用。

【用法用量】另煎兑服，3～6g。

【使用注意】据《药典》记载，本品不宜与藜芦同用。

党　参《增订本草备要》

为桔梗科植物党参 *Codonopsis pilosula* (Franch.) Nannf.、素花党参 *C. Pilosula* Nannf. var. *modesta* (Nannf.) L. T. Shen 或川党参 *C. tangshen* Oliv. 的根。主产于山西、陕西、甘肃等地。生用。

【药性】甘，平。归脾、肺经。

【功效】益气，生津，养血。

【应用】

1. 用于脾肺气虚证。本品性味甘平，主归脾、肺二经，以补脾肺之气为主要作用。其补益脾肺之功与人参相似而力较弱，临床常用以代替古方中的人参，治疗脾肺气虚的轻证。用治脾气虚弱、体虚倦怠、食少便溏等症，常与白术、茯苓等同用。用治脾气虚弱、中气下陷，常与黄芪、白术、升麻等补中益气、升阳举陷之品配伍。用治肺气亏虚、咳嗽气促、语声低弱等症，常与黄芪、五味子、蛤蚧等同用。

2. 用于气血两虚证。本品既能补气，又能补血，其作用亦类似人参，治面色苍白或萎黄、乏力、头晕、心悸之气血两虚证。常与黄芪、当归、熟地黄、酸枣仁等配伍同用。

3. 用于气津两伤证。本品亦能补气生津，其作用类似人参而弱于人参，适用于热伤气津、气短口渴之轻证，常与麦冬、五味子等同用。

此外，用于气虚外感或正虚邪实者，常与解表药、攻下药等祛邪药配伍，以扶正祛邪。

【用法用量】煎服，10～30g。

【使用注意】据《药典》记载，本品不宜与藜芦同用。

黄 芪 《神农本草经》

为豆科植物蒙古黄芪 *Astragalus membranaceus*（Fisch.）Bge. var. *mongholicus*（Bge.）Hsiao 或膜荚黄芪 *A. membranaceus*（Fisch.）Bge. 的根。主产于内蒙古、山西、黑龙江等地。生用或蜜炙用。

【药性】甘，微温。归脾、肺经。

【功效】补气升阳，益卫固表，利水消肿，托疮生肌。

【应用】

1. 用于脾气虚证。本品甘温，有良好的补脾益气之功，又善升阳举陷，为补气升阳之要药。用治脾气虚弱、倦怠乏力、食少便溏者，宜配伍党参、白术等同用；用治中气下陷之久泻脱肛、内脏下垂等证，宜配伍人参、升麻、柴胡等同用，如补中益气汤。

2. 用于肺气虚及表虚自汗证。本品能补益肺气，用治肺气虚弱、咳喘日久、气短神疲者，常配伍紫菀、款冬花、杏仁等祛痰止咳平喘之品同用，以标本兼顾。本品既能补脾肺之气，又能益卫固表以止汗，治脾肺气虚所致卫气不固、表虚自汗者，常配牡蛎、麻黄根等同用，如牡蛎散。若因卫气不固、表虚自汗而易感风邪者，宜配白术、防风等同用，如玉屏风散。

3. 用于气虚水肿、小便不利。本品既能补脾益气，又兼能利尿消肿，为治气虚水肿之要药。用治脾虚水湿失运之浮肿、小便不利者，常与白术、茯苓、防己等健脾利湿之品配伍同用，如防己黄芪汤。

4. 用于气血不足、疮疡难溃或溃久难敛。本品能补益气血，托毒排脓，敛疮生肌。用治疮疡中期，正虚毒盛不能托毒外达，疮形平塌，根盘散漫，难溃难腐者，常配当归、穿山甲、皂角刺等同用，如托里透脓散；用治溃疡后期，气血虚弱，疮口难敛者，常配人参、当归、肉桂等同用，如十全大补汤。

此外，本品能补气以生血，常配伍当归同用，治疗气虚血亏之面色萎黄、神倦脉虚等证，如当归补血汤；本品能补气以摄血，治脾气虚不能统血所致的崩漏、下血等失血证，常配伍人参、白术等，如归脾汤；本品能补气行血以通痹滞，常配祛风湿、活血、通络药治疗气虚血滞、肢体麻木、关节痹痛、半身不遂等证，如补阳还五汤；本品能补气生津，促进津液的生成与输布而有止渴之效。用治气虚津亏的消渴证常配山药、天花粉、葛根等同用，如玉液汤。

【用法用量】煎服，10～15g，大剂量30～60g。益气补中宜蜜炙用，余多生用。

白 术 《神农本草经》

为菊科植物白术 *Atractylodes macrocephala* Koidz. 的根茎。主产于浙江、湖北、湖南等地。以浙江于潜产者最佳，称为"于术"。生用或土炒、麸炒用。

【药性】甘、苦，温。归脾、胃经。

【功效】补气健脾，燥湿利水，止汗，安胎。

【应用】

1. 用于脾气虚弱证。本品甘苦性温，主归脾、胃经，为补气健脾的要药，又能燥湿、利水以除湿邪，故宜用于脾虚湿滞、食少便溏或泄泻。本品有标本兼顾之效，常配人参、茯苓等同用，如四君子汤。

2. 用于脾虚痰饮、水肿证。本品既补气健脾，又燥湿利水，为治痰饮、水肿的要药。用治脾虚中阳不振、痰饮内停者，常配茯苓、桂枝等同用，如苓桂术甘汤。用治脾虚水肿，宜与健脾利水之品配伍，常与人参、茯苓、薏苡仁等药同用，如参苓白术散。

3. 用于气虚自汗证。本品可补脾益气，又能固表止汗，尤宜用于气虚自汗者，作用与黄芪相似而力稍逊。用治脾肺气虚，卫气不固，表虚自汗，易感风邪者，宜配伍黄芪、防风同用以固表御邪，如玉屏风散。

4. 脾虚胎动不安证。本品能补气健脾，促进水谷运化以养胎，故能安定胎元，宜用治脾虚胎动不安者，常与人参、阿胶等补益气血之品配伍同用。亦可用治脾虚失运，湿浊中阻，妊娠恶阻及脾虚妊娠水肿等证。

【用法用量】煎服，10～15g。炒用可增强补气健脾止泻作用。

【使用注意】本品性偏温燥，热病伤津及阴虚燥渴者不宜使用。

山　药《神农本草经》

为薯蓣科植物薯蓣 *Dioscorea opposita* Thunb. 的根茎。主产于河南、湖南、江苏等地。习惯认为河南（怀庆府）所产者品质最佳，故有"怀山药"之称。生用或麸炒用。

【药性】甘，平。归脾、肺、肾经。

【功效】益气养阴，补脾肺肾，固精止带。

【应用】

1. 用于脾虚证。本品性味甘平，能平补气阴，既能补脾气，又能养脾阴，用治脾气虚证及脾之气阴两虚证。然对气虚重证，其力弱不济，故多入复方使用。用治脾气虚弱、食少、便溏、消瘦乏力，常配人参、茯苓等同用，如参苓白术散。用治脾虚不运、湿浊下注之妇女带下证，常配党参、白术、车前子等同用，如完带汤。

2. 用于肺肾虚证。本品能补肺肾之气阴，还能补土以生金，故治咳喘，不论肺虚所致，还是肺脾两虚、肺肾两虚所伤均可使用。用治肺虚咳喘，宜配伍太子参、南沙参等同用。用治肺肾气阴两虚之喘咳，常与山茱萸、五味子等同用，如七味都气丸。本品既能补肾，又可固涩肾精，用治肾气虚之腰膝酸软、尿频遗尿、滑精早泄及肾虚带下等证，如肾气丸。

3. 消渴气阴两虚证。本品既补脾、肺、肾三脏之气，又补脾、肺、肾三脏之阴，常配伍黄芪、天花粉、知母等补气养阴、清热生津之品同用，如玉液汤。

【用法用量】煎服，15～30g。麸炒可增强补脾止泻作用。

甘　草《神农本草经》

为豆科植物甘草 *Glycyrrhiza uralensis* Fisch.、胀果甘草 *G. inflata* Bat.，或光果甘草 *G. glabra* L. 的根及根茎。主产于内蒙古、新疆、甘肃等地。生用或蜜炙用。

【药性】甘，平。归心、肺、脾、胃经。

【功效】补脾益气，祛痰止咳，缓急止痛，清热解毒，调和诸药。

【应用】

1. 用于心气不足之心动悸、脉结代。本品能补益心气，益气复脉，尤适于心气不足所致脉结代、心动悸，若属气血两虚所致者，常配人参、阿胶、生地黄等同用，如炙甘草汤。

2. 用于脾气虚证。本品味甘，入中焦，补益脾气之力缓和，用治脾气虚证，多入复方使用，常作为人参、白术、黄芪等品的辅助药，如四君子汤。

3. 用于咳嗽气喘。本品既能止咳，又兼能祛痰，还略具平喘之功。随证配伍可用治寒热虚实多种咳喘，有痰无痰均宜。用治风寒咳喘，常与麻黄、杏仁同用，如三拗汤。用治风热咳喘，常与桑叶、菊花、杏仁等同用，如桑菊饮。用治肺热咳喘，常与石膏、麻黄、杏仁同用，如麻杏甘石汤。

4. 用于脘腹、四肢挛急作痛。本品味甘，善于缓急止痛，宜用于脾虚肝旺的脘腹挛急作痛或阴血不足之四肢挛急作痛，常与白芍同用，如芍药甘草汤。随证配伍可用治血虚、血瘀、寒凝等多种原因所致的脘腹、四肢挛急作痛。如用治中焦脾胃虚、失于温养之脘腹挛急作痛者，常与桂枝、饴糖等同用，如小建中汤。

5. 用于热毒疮疡、咽喉肿痛及药物、食物中毒。本品生用药性微寒，可清解热毒，用于热毒疮疡、咽喉肿痛等多种热毒证。兼能解药毒、食毒，对附子等多种药物所致中毒或河豚等多种食物中毒，有一定解毒作用。

6. 用于药性峻烈或药性不和。本品可缓和、调和药性，降低方中某些药（如附子、大黄）的毒烈之性。通过缓急止痛，可缓解方中某些药（如大黄）刺激胃肠引起的腹痛；其甜味浓郁，可矫正方中药物的滋味。

【用法用量】煎服，2~10g。生用性微寒，可清热解毒；蜜炙药性微温，并可增强补益心脾之气和润肺止咳作用。

【使用注意】不宜与京大戟、芫花、甘遂同用；本品有助湿壅气之弊，湿盛胀满、水肿者不宜用；大剂量久服可导致水钠潴留，引起浮肿。

第二节　补阳药

补阳药大多甘温或甘热，能补人体之阳气。肾阳为一身之元阳，乃诸阳之本。肾阳之虚得补，则能温煦其他脏腑，从而消除或改善全身的阳虚诸证。本节药物主归肾经，具有温肾助阳的作用，主要用于肾阳虚衰之畏寒肢冷、腰膝酸软、阳痿早泄、宫冷不孕、崩漏不止、带下清稀、尿频遗尿等证。某些药物又具有温肾纳气、温补脾阳等作用，用治肺肾两虚、肾不纳气之虚喘及脾肾阳虚之脘腹冷痛、泄泻等证。

本类药药性大多偏温燥，易助火伤阴，故阴虚火旺者不宜使用。

鹿　茸《神农本草经》

为脊椎动物鹿科梅花鹿 *Cervus nippon* Temminck 或马鹿 *Crvus elaphus* Linnaeus 等雄鹿头上

尚未骨化而带茸毛的幼角。前者主产于吉林、辽宁、河北等地，后者主产于吉林、黑龙江、新疆等地。夏秋两季雄鹿长出的新角尚未骨化时，将角锯下或用刀砍下，用时燎去毛，切片后阴干或烘干入药。

【药性】甘、咸，温。归肾、肝经。

【功效】补肾阳，益精血，强筋骨，调冲任，托疮毒。

【应用】

1. 用于肾阳不足、精血虚衰证。本品甘温补阳，甘咸滋肾，禀纯阳之性，具生发之气，能温肾壮阳，补督脉，为益精养血之要药。用治肾阳虚、精血不足之畏寒肢冷、阳痿早泄、宫冷不孕、小便频数、腰膝酸痛、头晕耳鸣、精神疲乏等证，可以单用或配伍人参、黄芪、当归等同用，如参茸固本丸。

2. 用于肝肾精血不足，筋骨痿软，小儿五迟。本品入肝、肾经，能补肝肾，益精血，强筋骨，可用治肝肾亏虚，精血不足，筋骨痿软，或小儿发育不良，囟门过期不合，齿迟，行迟等，常配伍五加皮、熟地黄、山茱萸等同用，如加味地黄丸。

3. 用于妇女冲任虚寒，带脉不固，崩漏带下。本品甘温，既能补肝肾，益精血，又兼能调冲任，固崩止带，故可用治肝肾亏虚，冲任不固，带脉失约，崩漏不止，白带过多。用治崩漏不止，常配海螵蛸、当归、蒲黄等同用，如鹿茸散；用治带下清稀量多，常与海螵蛸、覆盆子、莲子等同用。

4. 用于疮疡塌陷，久溃不敛，阴疽内陷。本品补肾阳，益精血，托毒外出，生肌，用治疮疡已成，正虚毒盛，疮顶塌陷，难溃难腐，常配伍黄芪、当归、肉桂等同用。

【用法用量】研末吞服，1～2g，或入丸、散。

【使用注意】服用本品宜从小量开始，缓缓增加，不可骤用大量，以免阳升风动，头晕目赤，或伤阴动血；凡发热者均当忌服。

淫羊藿《神农本草经》

为小檗科植物淫羊藿 *Epimedium brevicornum* Maxim. 和箭叶淫羊藿 *E. sagittatum*（Sieb. et Zucc.）Maxim. 或柔毛淫羊藿 *E. Pubescens* Maxim. 等的全草。主产于陕西、辽宁、山西等地。生用或以羊脂油炙用。

【药性】辛、甘，温。归肾、肝经。

【功效】补肾壮阳，强筋骨，祛风湿。

【应用】

1. 用于肾阳虚衰，阳痿不孕，遗尿尿频。本品味辛甘、性温燥烈，有温肾壮阳、益精起痿之效。用治肾阳虚衰之男子阳痿不育、尿频遗尿，以及女子宫寒不孕等证，可单用本品浸酒服，亦常配鹿茸、肉苁蓉、巴戟天、杜仲等同用。

2. 用于肝肾不足之筋骨痹痛，风寒湿痹之肢麻挛痛。本品味辛能散，性温散寒，可祛风湿，又入肝肾而强筋骨。用治风湿痹痛、屈伸不利、肢体麻木等证，常配羌活、威灵仙、川芎等同用。用治风湿痹证日久，累及肝肾，筋骨不健者，常与杜仲、桑寄生、牛膝等补肝肾、强筋骨、祛风湿药同用。

此外，现代用于肾阳虚之喘咳及妇女更年期高血压，有较好疗效。

【用法用量】煎服，5～15g。

【使用注意】阴虚火旺者不宜服。

肉苁蓉《神农本草经》

为列当科植物肉苁蓉 *Cistanche deserticola* Y. C. Ma 带鳞叶的肉质茎。主产于内蒙古、甘肃、新疆等地。生用或酒炙用。

【药性】甘、咸，温。归肾、大肠经。

【功效】补肾阳，益精血，润肠通便。

【应用】

1. 用于肾阳亏虚、精血不足证。本品甘温助阳，质润滋养，能补肾阳，益肾精，暖腰膝，作用从容平和。用治肾阳亏虚、精血不足之阳痿早泄、宫冷不孕、腰膝酸痛、筋骨无力，常配伍菟丝子、续断、杜仲等同用。

2. 用于肠燥津枯便秘。本品甘咸质润，入大肠经，能补肾阳，益精血，润燥滑肠，具有平和的润肠通便作用，尤其适宜于老人或病后肠燥便秘而肾阳不足、精亏血虚者，常配当归、牛膝、枳壳等同用，如济川煎。

【用法用量】煎服，10～15g。

【使用注意】本品能助阳、滑肠，故阴虚火旺及大便泄泻者不宜服，肠胃实热、大便秘结者亦不宜服。

杜 仲《神农本草经》

为杜仲科植物杜仲 *Eucommia ulmoides* Oliv. 的树皮。主产于四川、云南、贵州等地。生用或盐水炒用。

【药性】甘，温。归肝、肾经。

【功效】补肝肾，强筋骨，安胎。

【应用】

1. 用于肝肾不足，筋骨痿软。本品既能补肝肾，又长于强筋骨，暖下元，善治肝肾亏虚之腰膝酸痛，下肢痿软等证，有扶正固本之效。用治肾虚腰痛脚软，常与核桃仁、补骨脂等同用，如青娥丸。

2. 用于肝肾亏虚，胎动不安，胎漏下血，或滑胎。本品补肝肾，调冲任，固经安胎。用治肝肾亏虚，冲任不固，胎动不安，胎漏下血，或滑胎，单用有效，亦可配伍桑寄生、续断、菟丝子等同用。

此外，本品现代临床用于高血压病，有较好的降血压作用。因其长于补肝肾，故尤宜于高血压病有肝肾不足表现者。

【用法用量】煎服，10～15g。

【使用注意】炒用破坏其胶质有利于有效成分煎出，故比生用效果好；本品为温补之品，阴虚火旺者慎用。

续　断《神农本草经》

为川续断科植物川续断 *Dipsacus asperoides* C. Y. Cheng et T. M. Ai 的干燥根。主产于四川、湖北、湖南等地。生用、酒炙或盐炙用。

【药性】苦、辛，微温。归肝、肾经。

【功效】补益肝肾，强筋健骨，止血安胎，疗伤续折。

【应用】

1. 肝肾不足，腰膝酸痛，下肢痿软。本品既能补肝肾，又长于强筋骨，用治肝肾亏虚、腰膝酸痛、下肢痿软诸证，常与杜仲、牛膝等同用，如续断丸。因其甘温助阳，补而能行，辛以散瘀，可散寒活血通痹，亦可用治寒湿痹痛、寒凝血滞而兼肝肾亏虚之腰痛脚弱或挛急疼痛者，常配伍杜仲、牛膝、川乌等同用。

2. 用于肝肾不足，崩漏下血，胎动不安。本品可补益肝肾，调理冲任，止血安胎。用治肝肾不足，崩漏下血、胎动不安等证，常配伍杜仲、桑寄生、阿胶等同用，如寿胎丸。用治崩漏经多，可与地榆、艾叶、侧柏炭等同用。

3. 用于跌打损伤，筋伤骨折。本品辛行苦泄温通，能活血通络，消肿止痛，续筋疗伤，又甘温补益，壮骨强筋，为伤科常用药。用治跌打损伤，瘀血肿痛，筋伤骨折，常配乳香、没药、骨碎补等同用。

【用法用量】煎服，10～15g。外用适量研末敷。崩漏下血宜炒用。

【使用注意】风湿热痹者忌服。

菟丝子《神农本草经》

为旋花科植物菟丝子 *Cuscuta chinensis* Lam. 的成熟种子。我国大部分地区均有分布。生用，或盐水炙用。

【药性】辛、甘，平。归肾、肝、脾经。

【功效】补肾益精，养肝明目，止泻，安胎。

【应用】

1. 用于肾虚腰痛、阳痿遗精、尿频及宫冷不孕。本品既能补肾阳，又能益肾精，并能固精、缩尿、止带，为平补阴阳之品，对肾虚不固之证有标本兼顾之效，用治肾阳不足、肾精亏虚之腰膝酸软诸证，常配杜仲、牛膝、补骨脂等同用。

2. 用于肝肾不足，目暗不明。本品能补肝肾，益肾精，使精血上注而明目，可用治肝肾不足，目失所养，目暗不明，视力减退，常与熟地黄、枸杞子等同用，如驻景丸。

3. 用于脾肾阳虚，便溏泄泻。本品能温肾补脾而止虚泻，用治脾肾两虚之便溏泄泻，常配人参、砂仁、肉豆蔻等温肾暖脾止泻之品同用。

4. 用于肝肾不足，胎动不安。本品能补肝肾，固胎元而安胎，用治肝肾亏虚、冲任不固、胎失所养引起的胎动不安，常配续断、桑寄生、阿胶等同用，如寿胎丸。

此外，本品亦可治肾虚消渴。

【用法用量】煎服，10～20g。

【使用注意】阴虚火旺，大便燥结、小便短赤者不宜服。

补骨脂《药性论》

为豆科植物补骨脂 *Psoralea corylifolia* L. 的成熟果实。主产于陕西、河南、山西等地。生用，炒或盐水炙用。

【药性】苦、辛，温。归肾、脾经。

【功效】补肾助阳，固精缩尿，温脾止泻，纳气平喘。

【应用】

1. 用于肾虚阳痿、腰膝冷痛。本品苦辛温燥，入肾经，善温补命门，补肾强腰，壮阳起痿，用治肾阳不足、命门火衰之腰膝冷痛、痿软无力，常配菟丝子、杜仲等同用。

2. 用于肾虚不固之遗精滑精、尿频遗尿。本品兼有涩性，长于温补固涩，善补肾助阳，固精缩尿，有标本兼顾之效，单用有效，亦可与菟丝子、益智、鹿角胶、鹿角霜等配伍同用。

3. 用于脾肾阳虚泄泻。本品能补肾阳以暖脾止泻，用治脾肾虚寒之五更泄泻，常与肉豆蔻、五味子、吴茱萸配伍同用，如四神丸。

4. 用于肾不纳气之虚喘。本品补肾阳而纳气平喘，用治肾阳虚衰，肾不纳气，上气喘促之虚喘，常配伍人参、肉桂、沉香等同用。

【用法用量】煎服，5～15g。

【使用注意】本品性质温燥，能伤阴助火，故阴虚火旺及大便秘结者忌服。

益智仁《本草拾遗》

为姜科植物益智 *Alpinia oxyphylla* Miq. 的成熟果实。主产于广东、广西、云南等地。生用或盐水微炒用。用时捣碎。

【药性能】辛，温。归肾、脾经。

【功效】暖肾固精缩尿，温脾止泻摄唾。

【应用】

1. 用于肾气虚寒之遗精滑精、遗尿尿频。本品补益之中兼有收涩之性，能补能涩，可补肾助阳，善固精缩尿。用治下元虚冷，肾虚遗尿尿频，可配乌药等分为末，山药糊丸，如缩泉丸。用治肾虚不固之遗精滑精，可与肉苁蓉、龙骨、补骨脂等同用。

2. 用于脾寒泄泻，腹中冷痛，口多涎唾。本品有温脾止泻摄唾之效。用治脾胃虚寒泄泻，常配补骨脂、肉豆蔻等同用；用治口多涎唾或小儿流涎不禁，可与党参、陈皮、白术等健脾燥湿药同用。

【用法用量】煎服，5～10g。

蛤 蚧《雷公炮炙论》

为脊椎动物壁虎科动物蛤蚧 *Gekko gecko* Linnaeus 除去内脏的干燥体。主产于广西、广东、云南等地。全年均可捕捉。剖开除去内脏，或去血液（不可用水洗），以竹片先从横面撑开，再用长竹一条撑着下腭延至尾末端，用微火焙干，两支合成一对。用时去头（有小毒）、足和鳞片，也有单取其尾，或炒酥研末。

【药性】咸，平。归肺、肾经。

【功效】助肾阳，益精血，补肺气，定喘嗽。

【应用】

1. 用于肺虚咳嗽、肾虚作喘、虚劳喘咳。本品入肺肾二经，既能补肺肾以纳气，又能定喘嗽，为治劳嗽虚喘之要药。用治喘咳日久，肺肾两虚，常与人参、贝母、杏仁等同用，如人参蛤蚧散。

2. 用于肾虚阳痿。本品质润不燥，补肾助阳兼能益精养血，对肾阳不足、肾精亏虚所致阳痿、早泄精薄，有固本培元之功。单用浸酒服即效，或配伍鹿茸、淫羊藿、巴戟天等同用。

【用法用量】研末服，每次 1～2g，日服 3 次。亦可浸酒服，或入丸、散。

【使用注意】风寒或实热咳喘忌服。

第三节　补血药

补血药大多甘温或甘平，质地滋润，主入肝经血分，具有补血的作用，主要用于心肝血虚所致的面色萎黄、唇爪苍白、眩晕耳鸣、心悸怔忡、失眠健忘，或月经量少色淡，甚至经闭、脉细弱等。部分补血药还具有滋阴、润肠、活血等功能，可用于肺燥咳嗽、肠燥便秘、跌打损伤等证。

本类药物滋腻黏滞，易妨碍运化，故湿滞脾胃、脘腹胀满、食少便溏者慎用。

当　归《神农本草经》

为伞形科植物当归 *Angelica sinensis* (Oliv.) Diels. 的根。主产于甘肃、陕西、四川等地。切片生用，或经酒拌、酒炒用。

【药性】甘、辛，温。归肝、心、脾经。

【功效】补血，活血，调经，止痛，润肠。

【应用】

1. 用于血虚诸证。本品甘温质润，功擅补血，为补血要药。若气血两虚，常配黄芪、人参补气生血，如当归补血汤、人参养荣汤；若血虚萎黄、心悸失眠，常配伍熟地黄、白芍、川芎等同用，如四物汤。

2. 用于血虚或兼有瘀滞之月经不调、经闭、痛经等。本品补血活血，又能止痛，善于调经，无论血虚或血瘀所致的月经不调、痛经、经闭，皆为常用，是妇科调经要药。常配伍其他补血调经药同用，如四物汤，既为补血良方，亦为调经主方。若兼气虚者，可配人参、黄芪；若兼气滞者可配香附、延胡索；若兼血热者，可配牡丹皮、赤芍；若血瘀经闭不通者，可配桃仁、红花；若血虚寒滞者可配阿胶、艾叶等。

3. 用于血虚或血瘀兼有寒凝之腹痛、跌打损伤、风寒痹痛等疼痛证。本品辛行温通，善补血活血止痛，又能散寒。用治血虚血瘀寒凝之腹痛，常配桂枝、芍药、生姜等同用，如当归生姜羊肉汤、当归建中汤；用治跌打损伤、瘀血作痛，常配乳香、没药、桃仁、红花等同用，如复元活血汤、活络效灵丹；用治疮疡初起红肿疼痛，常配金银花、赤芍等同用，如仙方活命饮；用治痈疽溃后不敛，常配黄芪、人参等同用，如十全大补汤；用治脱疽溃烂，阴血伤败，亦可配金银花等同用；若风寒痹痛、肢体麻木，常配羌活、防风、黄芪等同用。

4. 用于疮疡痈疽。本品既能活血消肿止痛，又能补血生肌，宜于血虚气弱之疮疡脓成不溃或久溃不敛者。用治疮疡初期、热毒炽盛、红肿热痛，配伍金银花、天花粉等清热解毒、消肿疗疮之品，如仙方活命饮。用治疮疡久溃不敛，常与人参、熟地黄、肉桂等同用，如十全大补汤。

5. 用于血虚肠燥便秘。本品补血以润肠通便，用治血虚津亏之肠燥便秘，常配伍肉苁蓉、牛膝、升麻等同用，如济川煎。

【用法用量】煎服，5~15g。

【使用注意】湿盛中满、大便泄泻者忌服。

熟地黄《本草拾遗》

为玄参科植物地黄 *Rehmannia glutinosa* Libosch. 的块根，经加工炮制而成。通常以酒、砂仁、陈皮为辅料经反复蒸晒，至内外色黑油润，质地柔软黏腻。切片用，或炒炭用。

【药性】甘，微温。归肝、肾经。

【功效】补血养阴，填精益髓。

【应用】

1. 用于血虚诸证。本品甘而微温，味厚柔润，为补血要药，用治血虚萎黄、眩晕、心悸、失眠及月经不调、崩中漏下等证，常配伍当归、白芍、川芎同用，如四物汤。

2. 用于肝肾阴虚证。本品质润而善滋肝肾之阴，尤以滋肾、填精益髓见长，为治肾阴亏虚之常用药。用治肝肾阴虚，腰膝酸软、遗精盗汗、耳鸣耳聋或虚火内动，骨蒸潮热、手足心热及消渴等证，常配伍山药、山茱萸等同用，如六味地黄丸。本品又能益精血，主治精血亏虚，腰膝酸软、须发早白、小儿发育迟缓，常与补益肾精之品配伍，如何首乌、菟丝子等。

此外，熟地黄炭能止血，可用于崩漏等血虚出血证。

【用法用量】煎服，10~30g。

【使用注意】本品性质黏腻，有碍消化，凡气滞痰多、脘腹胀痛、食少便溏者忌服。

白 芍《神农本草经》

为毛茛科植物芍药 *Paeonia lactiflora* Pall. 的根。主产于浙江、安徽、四川等地。生用或酒炒、清炒用。

【药性】苦、酸，微寒。归肝、脾经。

【功效】养血敛阴，柔肝止痛，平抑肝阳。

【应用】

1. 用于血虚或阴虚有热的月经不调、崩漏，盗汗、自汗。本品味酸入肝收敛肝阴以养血，性凉能清血中虚热。用治肝血亏虚，面色苍白，眩晕心悸，爪甲不荣，或月经不调，崩中漏下等证，而尤以血虚有热或兼肝郁为宜，常配伍熟地黄、当归等同用，如四物汤。本品能养血敛阴止汗，治阴虚盗汗，常与生地黄、牡蛎等同用。用治营卫不和，表虚自汗者，常与桂枝同用以调和营卫，如桂枝汤。

2. 用于胸胁、脘腹疼痛，四肢挛急疼痛。本品能养肝阴，调肝气，平肝阳，缓急止痛，为治肝气失和、肝血亏虚、筋脉失养所致诸痛证之常用药。用治血虚肝郁，胁肋疼痛，常配柴胡、枳壳、香附等同用，如逍遥散；用治肝脾失和，腹痛泄泻，常配白术、陈皮等同用，如痛泻要方；用治阴血虚筋脉失养而致手足挛急作痛，常配甘草缓急止痛，即芍药甘草汤。

3. 用于肝阳上亢之头痛眩晕。本品入肝经能平抑肝阳，又兼清肝热，养血敛阴，用治肝阳上亢，头晕目眩、面红目赤，常配牛膝、赭石等同用，如镇肝息风汤。

【用法用量】煎服，5～15g；大剂量15～30g。

【使用注意】阳衰虚寒之证不宜用；反藜芦。

何首乌《日华子本草》

为蓼科植物何首乌 *Polygonum multiflorum* Thunb. 的块根。我国大部分地区有出产。秋后茎叶枯萎时或次年未萌芽前掘取其块根。削去两端，洗净，切片，晒干或微烘，称生首乌；若以黑豆煮汁拌蒸，晒后变为黑色，称制首乌。

【药性】苦、甘、涩，微温。归肝、肾经。

【功效】制首乌：补益精血，固肾乌须。生首乌：截疟解毒，润肠通便。

【应用】

1. 用于精血亏虚证。本品制用功善养血补肝、固肾益精、强筋骨、乌须发。用治精血亏虚，头晕眼花、须发早白、腰膝酸软、遗精、崩带，常配当归、枸杞子、菟丝子等同用，如七宝美髯丹。

2. 用于久疟、痈疽、瘰疬、肠燥便秘等。本品生用有截疟、解毒散结之功。用治疟疾日久，气血虚弱，可配人参、当归等同用，如何人饮；用治痈疽、瘰疬，可配伍金银花、夏枯草等同用。本品苦泄甘润，既润燥通便，又兼较弱的补益之功，用治精血亏虚，肠燥便秘，常配肉苁蓉、当归、火麻仁等同用。

【用法用量】煎服，10～30g。

【使用注意】大便溏泄及湿痰较重者不宜用。

阿　胶《神农本草经》

为马科动物驴 *Equus asinus* L. 的皮，经漂泡去毛后熬制而成的胶块。古时以产于山东省东阿县而得名。现主产于山东、浙江、江苏等地。以原胶块用，或将胶块打碎，用蛤粉或蒲黄炒成阿胶珠用。

【药性】甘，平。归肺、肝、肾经。

【功效】补血，止血，滋阴，润肺。

【应用】

1. 用于血虚证。本品味甘性平，为血肉有情之品，为补血要药，多用治血虚诸证，而尤以治疗出血而致血虚为佳。单用本品即效，亦常配熟地黄、当归、白芍等同用，如阿胶四物汤。

2. 用于多种出血证。本品味甘质黏，为止血要药，尤宜于出血兼见阴血亏虚者。用治阴虚血热吐衄，常配伍蒲黄、生地黄等同用；用治肺虚痨嗽咳血，常配人参、五味子、白及等同用，如阿胶散；用治妇人血虚血寒，月经过多、崩漏及妊娠或产后下血，常配熟地黄、当归等同用，如胶艾汤；若脾气虚寒便血或吐血等证，常配白术、灶心土等同用，如黄土汤。

3. 用于阴虚证。本品长于滋阴。用治热病伤阴，阴虚火旺，心烦不得眠等证，常配黄连、白芍等同用，如黄连阿胶汤；用治温热病后期，真阴欲竭，阴虚风动，手足瘈疭等证，可与龟甲、牡蛎、白芍、麦冬等同用，如大定风珠。本品善滋阴润肺，用治燥邪伤肺，干咳无痰，心烦口渴，鼻燥咽干等证，常配桑叶、杏仁、麦冬等同用，如清燥救肺汤。

【用法用量】5～15g。入汤剂宜烊化冲服。

【使用注意】本品黏腻，有碍消化，脾胃虚弱者慎用。

第四节　补阴药

补阴药大多药性甘寒质润，具有补阴、滋液、润燥的作用，部分药物兼可清热。主要用于阴液耗损所致的阴虚证，如肺阴虚之干咳少痰、咯血、口燥咽干，胃阴虚之口渴咽干、胃中嘈杂、舌红少苔，肝阴虚之眩晕目涩、少寐多梦及肾阴虚之腰膝酸软、手足心热、潮热盗汗、眩晕耳鸣、遗精等证，故有"甘寒养阴"之说。

本类药物大多甘寒滋腻，凡脾胃虚弱、腹满便溏、痰湿内阻者不宜应用。

北沙参《本草汇言》

为伞形科植物珊瑚菜 *Glehnia littoralis* Fr. Schmidt ex Miq. 的根。主产于山东、江苏、福建等地。生用。

【药性】甘、微苦，微寒。归肺、胃经。

【功效】养阴清肺，益胃生津。

【应用】

1. 用于肺阴虚证。本品甘凉入肺，既擅滋阴润肺，又能清解肺热。用治阴虚肺燥有热之干咳少痰、咳血或咽干音哑等证，常配麦冬、知母、杏仁等同用。用治燥热犯肺，干咳少痰、鼻燥咽干者，宜与清肺润燥之品配伍，常与南沙参、知母等同用。

2. 用于胃阴虚证。本品能益胃阴，生津止渴，兼能清胃热。用治胃阴虚或热伤胃阴，口燥咽干、舌红少津、胃脘隐痛、嘈杂等证，常与麦冬、玉竹、石斛等养阴益胃药同用。

【用法用量】煎服，10～15g。

【使用注意】不宜与藜芦同用。

南沙参《神农本草经》

为桔梗科植物轮叶沙参 *Adenophora tetraphylla*（Thunb.）Fisch. 或沙参 *A. Stricta* Miq. 的根。主产于安徽、江苏、浙江等地。生用。

【药性】甘，微寒。归肺、胃经。

【功效】养阴清肺，益胃生津，益气，化痰。

【应用】

1. 用于肺阴虚、肺燥、肺热咳嗽。本品味甘性凉，主入肺经，能补肺阴、润肺燥、清肺热、化痰止咳，为清润之品。用治阴虚劳嗽之干咳无痰、潮热盗汗，燥邪犯肺之干咳少痰或痰黏而少或肺热咳嗽，痰稠难咯诸证，常配北沙参、麦冬、杏仁等同用。其润肺清肺之力均略逊于北沙参。

2. 用于胃阴虚证。本品入胃经能养胃生津，并可清胃热。用治胃阴虚有热之口燥咽干、舌红少津、饥不欲食、胃脘隐痛等证，常配麦冬、生地黄、冰糖等同用，如益胃汤。其养胃阴、清胃热之力亦不及北沙参。

【用法用量】煎服，10～15g。

【使用注意】反藜芦。

百　合《神农本草经》

为百合科植物百合 *Lilium brownii* F. E. Brown var. *viridulium* Baker 或细叶百合 *L. Pumilum* DC. 的肉质鳞叶。主产于湖南、浙江等地。生用或蜜炙用。

【药性】甘，微寒。归肺、心、胃经。

【功效】养阴润肺，清心安神。

【应用】

1. 用于肺阴虚的燥热咳嗽，劳嗽咳血。本品味甘补虚，性凉清热，作用平和，善养阴润肺止咳，兼能清肺热。用治肺阴燥咳少痰或痰中带血，常与款冬花同用。用治阴虚劳嗽、干咳少痰、痰中带血、骨蒸盗汗等证，常配生地黄、桔梗、川贝母等同用，如百合固金汤。

2. 用于虚烦惊悸，失眠多梦。本品寒凉入心经，能养阴清心，宁心安神。用治热病余热未清，虚热上扰，虚烦惊悸，失眠多梦，或心神不安之精神恍惚不定，失眠心悸，常配生地黄、知母等同用，如百合地黄汤、百合知母汤。

此外，本品还能养胃阴、清胃热，亦可用治胃阴虚有热之胃脘疼痛证。

【用法用量】煎服，10～30g。蜜炙可增强润肺作用。

麦　冬《神农本草经》

为百合科植物麦冬 *Ophiopogon japonicus*（Thunb.）Ker – Gawl. 的块根。主产于四川、浙江、江苏等地。生用。

【药性】甘、微苦，微寒。归胃、肺、心经。

【功效】养阴润肺，益胃生津，清心除烦。

【应用】

1. 用于肺阴虚证。本品味甘入肺，善养肺阴，清肺热。用治阴虚肺燥有热的干咳少痰、咽干口燥、咳血咽痛等证，常配阿胶、石膏、桑叶等同用，如清燥救肺汤。用治阴虚劳嗽、咯血者，多与天冬配伍，如二冬膏。

2. 用于胃阴虚证。本品甘寒入胃，味甘柔润，功善滋养胃阴，生津止渴，兼清胃热。用治燥热伤胃，胃阴亏虚之口干舌燥，常配生地黄、玉竹、沙参等同用，如益胃汤；用治胃阴虚兼见呕恶者，可配伍半夏、粳米等同用以和胃降逆，如麦门冬汤。

3. 用于心阴虚证。本品入心经，既滋阴养心，又清心除烦。用治心阴虚之虚烦不眠、梦遗健忘、舌红少苔等证，常配生地黄、酸枣仁、柏子仁等同用，如天王补心丹；用治邪热入营，身热夜甚、心烦不眠者，常配生地黄、玄参、金银花等同用，如清营汤。

此外，本品亦能润肠通便，与养阴润燥药同用，治肠燥便秘。

【用法用量】煎服，10～15g。

天　冬 《神农本草经》

为百合科植物天冬 *Asparagus cochinchinensis*（Lour.）Merr. 的块根。主产于贵州、四川、广西等地。生用。

【药性】甘、苦，寒。归肺、肾、胃经。

【功效】养阴润燥，清火生津。

【应用】

1. 用于肺阴燥咳，劳嗽咳血。本品甘润苦寒之性较强，既养肺阴，润肺燥，又清肺热。其清润之力甚于麦冬。用治阴虚燥热咳嗽、燥邪伤肺咳嗽及阴虚劳嗽等证，常配麦冬、沙参、川贝母等同用。又可入肾，善滋肺肾之阴，兼清金降火，亦用治肺肾阴虚之咳嗽咯血。

2. 用于肾阴不足，内热消渴。本品能滋肾阴，降虚火。用治肾阴亏虚，眩晕耳鸣，腰膝酸痛，常配熟地黄、枸杞子、牛膝等同用；用治热病伤阴口渴、舌红少苔，常与麦冬、生地黄等养阴生津之品同用。

此外，本品柔润多汁，滋阴清热，亦用治热伤津液的肠燥便秘。

【用法用量】煎服，10～15g。

【使用注意】本品甘寒滋腻之性较强，脾虚泄泻、痰湿内盛者忌用。

石　斛 《神农本草经》

为兰科植物环草石斛 *Dendrobium loddigesii* Rolfe.、马鞭石斛 *D. fimbriatum* Hook. var. *oculatum* Hook.、黄草石斛 *D. chrysanthum* Wall.、铁皮石斛 *D. officinale* Kimra et Migo 或金钗石斛 *D. nobile* Lindl. 的茎。主产于四川、贵州、云南等地。生用。鲜者可栽于砂石内，以备随时取用。

【药性】甘，微寒。归胃、肾经。

【功效】养阴清热，益胃生津。

【应用】

1. 用于胃阴虚及热病伤津证。本品长于滋养胃阴，生津止渴，兼能清胃热，为治胃阴虚证之要药。用治胃热阴伤之口燥咽干、舌红少津、口舌生疮等证，常配麦冬、玉竹等同用；用治热病伤津，烦渴之证，常配天花粉、麦冬等同用。

2. 用于肾阴虚证。本品既滋肾阴，又退虚热，可降虚火。用治肾阴亏虚，目暗不明者，常配枸杞子、熟地黄、菟丝子等同用，如石斛夜光丸；经配伍尚可用治肾阴亏虚，筋骨痿软及肾虚火旺，骨蒸劳热等证。

此外，本品尚有养肝明目、强筋健骨之功，治肝肾亏虚，视物昏花，以及肾虚腰膝无力等。

【用法用量】煎服，10~15g。鲜用15~30g。

玉　竹《神农本草经》

为百合科植物玉竹 *Polygonatum odoratum* （Mill.）Druce 的根茎。主产于湖南、河南、江苏等地。生用。

【药性】甘，微寒。归肺、胃经。

【功效】养阴润燥，生津止渴。

【应用】

1. 用于肺阴虚证。本品甘凉入肺，长于滋润肺阴，略能清肺热。善治燥邪伤肺咳嗽及阴虚劳嗽等证。用治阴虚燥咳少痰、口燥咽干、咳血等证，常配沙参、麦冬、桑叶等同用，如沙参麦冬汤。治阴虚劳嗽，久咳不止，多与生地黄、知母、川贝母等同用。

2. 用于胃阴虚证。本品味甘质润，能养胃阴，清胃热，功能滋阴清热、生津止渴。用治热伤胃阴，口干舌燥，饥不欲食，常配麦冬、沙参等同用，如益胃汤。用治胃热津伤之消渴证，常配石膏、知母、麦冬、天花粉等同用。

此外，本品滋阴而不恋邪，用治阴虚之体外感风热。

【用法用量】煎服，10~15g。

黄　精《名医别录》

为百合科植物黄精 *Polygonatum sibiricum* Red.、滇黄精 *P. kingianum* Coll. et Hemsl. 或多花黄精 *P. cyrtonema* Hua 的根茎。黄精主产于河北、内蒙古、陕西；滇黄精主产于云南、贵州、广西；多花黄精主产于贵州、湖南、云南等地。生用或酒炙用。

【药性】甘，平。归脾、肺、肾经。

【功效】养阴补气，健脾，滋肾，润肺。

【应用】

1. 用于阴虚肺燥，干咳少痰及肺肾阴虚的劳嗽久咳。本品甘平，功能润肺燥，滋肾阴又兼益气，为治阴虚劳嗽之良药。常配沙参、川贝母、熟地黄等同用。

2. 用于脾胃虚弱证。本品既补脾胃之气，又养脾胃之阴，为治脾胃虚弱之良药。用治脾胃气虚之面色萎黄、倦怠乏力、食欲不振等证,可配党参、茯苓、白术等补气健脾药同用。用治脾胃阴伤津亏所致口干食少、饮食无味、舌红少苔者,多与玉竹、麦冬、石斛等同用。

3. 用于肾精亏虚证,消渴。本品能补肾益精。用治肾精亏虚,头晕耳鸣、腰膝酸软、须发早白等证,可单用本品熬膏服,亦可配枸杞子、何首乌等同用。治阴虚消渴,大量单用有效,或与滋阴清热之品,如生地黄、麦冬、石斛、天花粉等同用。

【用法用量】煎服,10～30g。

枸杞子《神农本草经》

为茄科植物宁夏枸杞 *Lycium barbarum* L. 的成熟果实。主产于宁夏、甘肃、新疆等地。生用。

【药性】甘,平。归肝、肾经。

【功效】补肝肾,益精明目。

【应用】

用于肝肾阴虚证。本品为平补肝肾精血之品,功能补肝肾,益精血,明目,止渴。用治肝肾亏虚、精血不足所致的视力减退、内障目昏、头晕目眩、腰膝酸软、遗精滑泄、耳聋、牙齿松动、须发早白、失眠多梦、潮热盗汗、消渴等证。可单用或配补肝肾、益精补血之品同用。

【用法用量】煎服,10～15g。

龟 甲《神农本草经》

为龟科动物乌龟 *Chinemys reevesii*(Gray)的腹甲及背甲。主产于浙江、湖北、湖南等地。全年均可捕捉。杀死,或用沸水烫死,剥取甲壳,除去残肉,晒干,以砂炒后醋淬用。

【药性】甘,寒。归肾、肝、心经。

【功效】滋阴潜阳,益肾健骨,养血补心,固经止血。

【应用】

1. 用于阴虚阳亢,阴虚内热,虚风内动。本品甘寒质重,入肝、肾经,既滋补肝肾之阴,又镇潜上越之浮阳。用治肝肾阴虚、肝阳上亢之头目眩晕、面红目赤、急躁易怒,常配天冬、白芍、牡蛎等同用,如镇肝息风汤。用治阴虚内热,骨蒸潮热,盗汗遗精者,常配熟地黄、知母、黄柏等同用,如大补阴丸;用治阴虚液亏,虚风内动,以致筋脉失养,神倦瘛疭者,宜配伍阿胶、鳖甲、生地黄等同用,如大定风珠。

2. 用于肾虚骨痿,囟门不合。本品功善滋补肝肾,强筋健骨,用治肝肾不足,筋骨不健,腰膝痿弱、步履乏力,或小儿行迟、囟门不合等证,常配熟地黄、知母、黄柏等同用,如虎潜丸。

3. 用于阴血亏虚,惊悸,失眠健忘。本品入心、肾经,养血补心,安神定志。用治阴血不足、心神失养之惊悸、失眠、健忘等证,常配石菖蒲、远志、龙骨等同用,如孔圣枕中丹。

4. 用于阴虚血热,冲任不固之崩漏、月经过多。本品滋养肝肾,固冲任,兼能止血,用治阴虚血热、冲任不固之崩漏、月经过多,可与白芍、黄芩、椿皮等同用,如固经丸。

【用法用量】煎服,15～30g。宜打碎先煎。

鳖　甲《神农本草经》

为鳖科动物鳖 *Trionyx sinensis* Wiegmann 的背甲。主产于湖北、湖南、安徽等地。全年均可捕捉，杀死后置沸水中烫至背甲上硬皮能剥落时取出，除去残肉，晒干，以砂炒后醋淬用。

【药性】甘、咸，寒。归肝、肾经。

【功效】滋阴潜阳，软坚散结。

【应用】

1. 用于肝肾阴虚证。本品咸寒质重入肝，为血肉有情之品，能滋养肝肾之阴而潜阳息风，用治肝肾阴虚所致阴虚内热、阴虚风动、阴虚阳亢诸证。用治阴虚骨蒸盗汗、唇红颧赤者，常与秦艽、知母、胡黄连等同用，如清骨散。用治温病后期，阴液耗伤，邪伏阴分，夜热早凉，热退无汗者，常配牡丹皮、生地黄、青蒿等同用，如青蒿鳖甲汤；用治阴虚液亏，筋脉失养之虚风内动，手足蠕动，甚则瘛疭者，常配阿胶、生地黄、麦冬等同用，如大定风珠。

2. 用于癥瘕积聚。本品味咸，长于软坚散结。用治癥瘕积聚，常配牡丹皮、桃仁、土鳖虫等同用，如鳖甲煎丸。

【用法用量】煎服，15~30g。宜打碎先煎。

表 30 –1　　　　　　　　　　　　补虚药参考药

分类	药名	药性	功效	主治	用法用量	使用注意
补气药	太子参	甘、微苦，平。归脾、肺经	补气生津	脾肺气阴两虚证	10~30g，煎服	
	白扁豆	甘，微温。归脾、胃经	补脾和中，化湿	脾气虚证；暑湿吐泻	10~15g，煎服。炒用健脾止泻作用增强	
补气药	大枣	甘，温。归脾、胃经	补中益气，养血安神，缓和药性	脾虚证；脏躁及失眠证	10~30g，或3~12枚，掰破煎服	
	蜂蜜	甘，平。归肺、脾、大肠经	补中缓急，润燥，解毒	中虚脘痛；肺虚燥咳，肠燥便秘；乌头类药毒	15~30g，煎服或冲服。制丸剂、膏剂或栓剂等，随方适量。外敷亦适量	

续表

分类	药名	药性	功效	主治	用法用量	使用注意
补阳药	刺五加	辛、微苦，温。归脾、肾经	健脾益气，补肾安神	脾肺气虚证；脾肾阳虚证；心脾两虚证	5~15g，煎服	热证、实证忌服
	巴戟天	辛、甘，微温。归肾、肝经	补肾阳，强筋骨，祛风湿	肾阳虚阳痿宫冷、小便频数；风湿腰膝疼痛及肾虚腰膝酸软	10~15g，煎服	阴虚火旺及有热者不宜服
	锁阳	甘，温。归肝、肾、大肠经	补肾阳，益精血，润肠通便	肾阳虚衰之阳痿，不孕，腰膝酸软；精血亏虚之肠燥便秘	10~15g，煎服	阴虚阳亢、脾虚泄泻、实热便秘者忌服
	仙茅	辛，热。有毒。归肾、肝经	温肾壮阳，祛寒除湿	肾阳不足，命门火衰，腰膝冷痛，筋骨无力	5~15g，煎服	阴虚火旺者忌服；有毒，不宜久服
	冬虫夏草	甘，温。归肾、肺经	补肾壮阳，益肺平喘，止血化痰	阳痿遗精，腰膝酸痛；久咳虚喘，劳嗽痰血	5~10g，煎服。或入丸、散	有表邪者不宜用
	核桃仁	甘，温。归肾、肺、大肠经	补肾温肺，润肠通便	肾阳虚衰，腰痛脚弱，小便频数；肺肾两虚喘咳；肠燥便秘	10~30g，煎服	阴虚火旺、痰热咳嗽及便溏者不宜服用

续表

分类	药名	药性	功效	主治	用法用量	使用注意
补阳药	海马	甘，温。归肝、肾经	补肾壮阳，调气活血	阳痿，遗精遗尿，肾虚作喘，癥瘕积聚，跌打损伤	1～1.5g，研末服	孕妇及阴虚火旺者忌服
	紫河车	甘、咸，温。归肺、肝、肾经	补肾益精，益气养血	阳痿遗精，腰酸耳鸣；气血不足诸证；肺肾两虚之咳喘	2～3g，研末服。亦入丸、散。或鲜品，每次半个至1个，水煮服食	阴虚火旺不宜单独应用
	海狗肾	咸，热。归肾经	暖肾壮阳，益精补髓	肾阳衰惫之阳痿精冷，腰膝酸软，精少不育等	2～3g，研末服。亦入丸、散或浸酒服，随方定量	
	沙苑子	甘，温。归肝、肾经	补肾固精，养肝明目	肾虚腰痛，阳痿遗精，遗尿尿频，白带过多；目暗不明，头昏目花	10～20g，煎服	阴虚火旺及小便不利者忌服
补血药	龙眼肉	甘，温。归心、脾经	补益心脾，养血安神	心脾虚损、气血不足的心悸、失眠、健忘等	10～15g，煎服。大剂量30～60g	湿盛中满或有停饮、痰、火者忌服
补阴药	桑椹	甘、酸，寒。归肝、肾经	滋阴补血，生津润燥	肝肾阴虚证，津伤口渴，消渴，肠燥便秘	10～15g，煎服	
	墨旱莲	甘、酸，寒。归肝、肾经	滋补肝肾，凉血止血	肝肾阴虚证，阴虚血热出血证	10～15g，煎服	
	女贞子	甘、苦，凉。归肝、肾经	滋补肝肾，乌须明目	肝肾阴虚证	10～15g，煎服	

第三十一章
收涩药

凡以收敛固涩为主要作用，用于治疗滑脱不禁证的药物，称为收涩药，又称固涩药。

本类药物以性质沉降，味多酸涩，性大多温或平，主入肺、脾、肾、大肠经为其性能特点。主要作用是收敛固涩，具体包括固表止汗、敛肺止咳、涩肠止泻、固精缩尿、收敛止血、止带等。主要适用于久病体虚、正气不固、脏腑功能衰退所致的自汗、盗汗、久咳虚喘、久泻久痢、遗精、滑精、遗尿、尿频、带下等滑脱不禁证。

收涩药属于治病之标，滑脱不禁病证的根本原因是正气虚弱，故临床应用本类药物时，须与相应的补益药配伍同用，以标本兼顾。若气虚自汗、阴虚盗汗者，可分别配伍补气药、补阴药；脾肾阳虚之久泻久痢者，应配伍温补脾肾药；肾虚遗精、滑精、遗尿、尿频者，当配伍补肾药；冲任不固，崩漏不止者，当配伍补肝肾、固冲任药；肺肾虚损，久咳虚喘者，宜配伍补肺益肾纳气药等。

本类药物酸涩收敛，故凡表邪未解，湿热内蕴所致之泻痢、带下，血热出血，以及郁热未清者，均不宜用。误用有"闭门留寇"之弊。但某些收涩药除收涩作用之外，兼有清湿热、解毒等功效，则又当分别对待。

五味子《神农本草经》

为木兰科植物五味子 *Schisandra chinesis*（Turcz.）Baill. 或华中五味子 *Schisandra sphenanthera* Rehd. et Wils. 的成熟果实。前者习称"北五味子"，主产于东北；后者习称"南五味子"，主产于西南及长江流域以南各省。生用或经醋、蜜拌蒸晒干用。

【药性】酸、甘，温。归肺、心、肾经。

【功效】敛肺滋肾，生津敛汗，涩精止泻，宁心安神。

【应用】

1. 用于久咳虚喘。本品酸能收敛，性温而润，上能敛肺气，下能滋肾阴，为治肺肾两虚，久咳虚喘之要药。用治肺虚久咳，常配伍罂粟壳等同用，共收益气敛肺止咳之效，如五味子丸；用治肺肾两虚喘咳，常伍以山茱萸、熟地黄、山药等同用，如都气丸；用治寒饮咳喘，可配伍干姜、细辛等同用，如小青龙汤。

2. 用于自汗、盗汗。本品善能敛肺止汗，治自汗、盗汗者，常配麻黄根、牡蛎等同用。

3. 用于遗精、滑精。本品有补肾涩精作用，为治肾虚精关不固遗精、滑精之常用药。用治梦遗者，常与熟地黄、山茱萸、麦冬等同用，共奏补肾滋阴、涩精止遗之功，如麦味地黄丸。用治精滑不固者，可配伍桑螵蛸、附子、龙骨等同用，以补肾助阳，涩精止遗，如桑螵蛸丸。

4. 用于久泻不止。本品具有涩肠止泻之功，用治脾肾虚寒久泻不止之五更泻，可配伍补骨脂、吴茱萸、肉豆蔻等温补固涩之品同用，共收温补脾肾、涩肠止泻之功，如四神丸。

5. 用于津伤口渴及消渴证。本品酸甘，可益气生津止渴，并能滋肾。用治热伤气阴，汗多口渴者，常配伍人参、麦冬等同用，如生脉散。用治阴虚内热，口渴多饮之消渴证，常配伍滋阴清热之山药、知母、天花粉等同用，以收清退虚热、养阴生津之功，如玉液汤。

6. 用于心悸、失眠、多梦。本品既能补益心肾，又能宁心安神。用治阴血亏虚，心神不安所致之虚烦心悸、失眠多梦，可配伍生地黄、麦冬、丹参、酸枣仁等同用，如天王补心丹。

【用法用量】煎服，5～10g；研末服，1～3g。

【使用注意】凡表邪未解，内有实热，咳嗽初起，麻疹初期，均不宜用。

乌 梅《神农本草经》

为蔷薇科植物梅 *Prunus mume* (Sieb.) Sieb. et Zucc. 的近成熟果实。主产于浙江、福建、云南等地。生用或炒炭用。

【药性】酸、涩，平。归肝、脾、肺、大肠经。

【功效】敛肺止咳，涩肠止泻，安蛔止痛，生津止渴。

【应用】

1. 用于肺虚久咳。本品酸涩收敛，入肺经而敛肺气，止咳嗽。用治肺虚久咳少痰或干咳无痰，可配伍罂粟壳、苦杏仁等同用，如一服散。

2. 用于久泻、久痢。本品酸涩，入大肠经，有良好的涩肠止泻痢作用。用治久泻、久痢者，可配伍肉豆蔻、诃子、罂粟壳等同用，如固肠丸。

3. 用于蛔厥腹痛、呕吐。本品味极酸，具有安蛔止痛、和胃止呕之功，因蛔得酸则静，故为安蛔之良药。用治蛔虫所致腹痛、呕吐、四肢厥冷之蛔厥证，常配伍细辛、川椒、黄连、附子等同用，如乌梅丸。

4. 用于虚热消渴。本品善能生津液，止烦渴。用治虚热消渴，可单用煎服，或配伍天花粉、麦冬、葛根、人参等同用，以收益气养阴、生津止渴之功，如玉泉散。

此外，本品尚具收敛止血、固冲止漏之功，可用治出血证而以下焦出血之崩漏、便血、尿血尤为多用；外敷能消疮毒，用治胬肉外突、头疮等证。

【用法用量】煎服，5～10g，大剂量可用至30g。外用适量，捣烂或炒炭研末外敷。止泻止血宜炒炭用。

【使用注意】外有表邪或内有实热积滞者，均不宜服。

肉豆蔻《药性论》

为肉豆蔻科植物肉豆蔻 *myristica fragrans* Houtt. 的成熟种仁。主产于马来西亚、印度尼西亚等地；我国广东、广西、云南亦有栽培。煨制去油用。

【药性】辛，温。归脾、胃、大肠经。

【功效】涩肠止泻，温中行气。

【应用】

1. 用于虚寒泻痢。本品辛温而涩，既能涩肠止泻，又能温中暖脾，为治疗虚寒性泻痢之要药。用治脾胃虚寒之久泻、久痢者，常配伍干姜、白术、肉桂、党参、诃子等同用，以温脾益气，涩肠止泻。用治脾肾阳虚，五更泄泻者，可配伍补骨脂、五味子、吴茱萸等同用，如四神丸。

2. 用于胃寒胀痛，食少呕吐。本品辛香温燥，具有温中理脾、行气止痛之功，用治胃寒气滞，脘腹胀痛、食少呕吐，常配伍木香、干姜、半夏等同用，以收温中行气、降逆止呕之功。

【用法用量】煎服，5~10g。入丸、散，0.5~1g。内服需煨熟去油。

【使用注意】湿热泻痢者忌用。

山茱萸《神农本草经》

为山茱萸科植物山茱萸 *Cornus officinalis* Sieb. et Zucc. 的成熟果肉。主产于浙江、安徽、河南等地。晒干或烘干用。

【药性】酸、涩、微温。归肝、肾经。

【功效】补益肝肾，收敛固涩。

【应用】

1. 用于肾虚证。本品味酸性微温质润，温而不燥，补而不峻，既能补肾益精，又能温肾助阳，为补益肝肾之要药。用治肝肾阴虚，头晕目眩，腰酸耳鸣者，常配伍熟地黄、山药等滋阴药同用，如六味地黄丸；用治肾阳不足，腰膝酸软，小便不利诸证，常配伍肉桂、附子等补阳药同用，如肾气丸；用治肾阳虚阳痿者，常伍以补骨脂、巴戟天、淫羊藿等同用。

2. 用于遗精滑精、遗尿尿频。本品酸涩，既能补肾益精，又能固精缩尿止遗，为固精止遗之要药，可收标本兼顾之妙。用治肾虚精关不固之遗精及肾虚膀胱失约之遗尿者，常配伍熟地黄、山药等同用，如六味地黄丸、肾气丸；或配伍覆盆子、金樱子、沙苑子、桑螵蛸等同用，以增强补肾固涩之力。

3. 用于崩漏下血、月经过多。本品能补肝肾，固冲任以止血，用治肝肾亏虚、冲任不固之崩漏下血及月经过多之证，常配伍黄芪、白术、龙骨、五味子等同用，如固冲汤。

4. 用于大汗不止、体虚欲脱。本品酸涩性温，能收敛止汗，固涩滑脱，大剂量应用可敛汗固脱，为防止元气虚脱之要药。用治大汗虚脱者，常配伍人参、附子、龙骨等同用，以大补元气，回阳固脱。

此外，本品亦治消渴证，多与生地黄、天花粉等同用。

【用法用量】煎服，5~10g。急救固脱，20~30g。

【使用注意】素有湿热、小便淋涩者，不宜使用。

覆盆子《名医别录》

为蔷薇科植物华东覆盆子 *Rubus chingii* Hu 的未成熟果实。主产于浙江、福建等地。生用。

【药性】甘、酸，微温。归肝、肾经。

【功效】固精缩尿，益肝肾明目。

406 中医学基础

【应用】

1. 用于肾虚不固所致的遗精滑精、遗尿尿频等证。本品甘酸微温，主入肝肾，既能收涩固精缩尿，又能补益肝肾。治肾虚遗精、滑精、阳痿、不孕者，常与枸杞子、菟丝子、五味子等同用，如五子衍宗丸；治肾虚遗尿、尿频者，常与桑螵蛸、益智、补骨脂等药同用。

2. 用于肝肾不足，目暗不明。本品能益肝肾明目。治疗肝肾不足，目暗不明者，可单用久服，或与枸杞子、桑椹、菟丝子等药同用。

【用法用量】煎服，5～10g。

桑螵蛸《神农本草经》

为螳螂科昆虫大刀螂 *Tenodera sinensis* Saussure、小刀螂 *Statilia maculata*（Thunberg）或巨斧螳螂 *Hierodula patellifera*（Serville）的卵鞘，分别习称"团螵蛸"、"长螵蛸"及"黑螵蛸"。全国大部分地区均产。置沸水浸杀其卵，或蒸透，晒干用。

【药性】甘、咸，平。归肝、肾经。

【功效】固精缩尿，补肾助阳。

【应用】

1. 用于遗精、遗尿等证。本品甘咸入肾，具有补肾固精缩尿之功。用治肾虚精关不固之遗精滑精者，常配伍山茱萸、菟丝子、沙苑子、覆盆子等同用。用治小儿遗尿者，可单用为末，米汤送服。用治心肾不交之心神恍惚，小便频数，遗尿白浊者，可伍以远志、龙骨、石菖蒲等同用，如桑螵蛸散。

2. 用于肾虚阳痿。本品能补肾助阳，用治肾虚阳痿，常伍以鹿茸、肉苁蓉、巴戟天、淫羊藿等同用，以增强补肾壮阳起痿之效。

【用法用量】煎服，5～10g。

【使用注意】本品助阳固涩，故阴虚火旺、膀胱有热而小便频数者忌用。

海螵蛸《神农本草经》

为乌贼科动物无针乌贼 *Sepiella maindroni* de Rochebrune 或金乌贼 *Sepia esculenta* Hoyle 的内壳。主产于辽宁、江苏、浙江沿海等地。生用。

【药性】咸、涩，微温。归肝、肾经。

【功效】固精止带，收敛止血，制酸止痛，收湿敛疮。

【应用】

1. 用于遗精、带下。本品温涩收敛，有固精止带之功。用治肾失固藏之遗精、滑精者，常伍以山茱萸、菟丝子、沙苑子、覆盆子等同用。用治妇女赤白带下，可配伍血余炭、白芷等同用。

2. 用于崩漏、吐血、便血及外伤出血。本品功可收敛止血。用治崩漏下血者，常配伍茜草、棕榈炭、五倍子等同用，如固冲汤。用治吐血、便血，常伍以白及同用。用治外伤出血，可单用研末外敷。

3. 用于胃痛吐酸。本品煅用，有良好的制酸止痛作用，用治胃脘痛胃酸过多者，常配伍延胡索、贝母、白及、瓦楞子等同用。

4. 用于湿疮、湿疹、溃疡不敛等。本品外用能收湿敛疮。用治湿疮、湿疹，可配伍清热燥湿药如黄柏、青黛、煅石膏等同用，研末外敷。用治溃疡多脓，久不愈合者，可单用研末外敷；或配煅石膏、枯矾、冰片等，共研细末，撒敷患处。

【用法用量】煎服，5～15g。散剂酌减。外用适量。

莲　子《神农本草经》

为睡莲科植物莲 *Nelumbo nucifera* Gaertn. 的成熟种子。主产于湖南、福建、江苏等地。生用。

【药性】甘、涩，平。归脾、肾、心经。

【功效】益肾固精、补脾止泻，止带，养心。

【应用】

1. 用于肾虚遗精、遗尿。本品味甘而涩，入肾经，功可益肾固精。用治肾虚精关不固之遗精、滑精者，常配伍芡实、龙骨、牡蛎等同用，如金锁固精丸。

2. 用于脾虚泄泻。本品甘补脾，涩止泻，既能补益脾气，又能涩肠止泻。用治脾虚泄泻，食欲不振者，常配伍党参、白术、茯苓等同用，如参苓白术散。

3. 用于带下证。本品既能补脾益肾，又可固涩止带。用治脾虚带下，常伍以茯苓、白术等同用。用治脾肾两虚带下，常伍以山茱萸、山药、芡实、党参等同用。

4. 用于虚烦、心悸、失眠。本品入心、肾经，功可养心益肾，交通心肾而安神。用治心肾不交之虚烦、心悸、失眠，常配伍酸枣仁、茯神、远志等同用。

【用法用量】煎服，10～15g，去心打碎用。

表31-1　　　　　　　　　　　　　　　收涩药参考药

药名	药性	功效	主治	用法用量	使用注意
麻黄根	甘，平。归肺经	敛肺止汗	自汗，盗汗	5～10g，煎服。外用适量	有表邪者忌用
浮小麦	甘，凉。归心经	敛汗，益气，除热	自汗，盗汗	15～30g，煎服。3～5g，研末服	表邪汗出者忌用
五倍子	酸、涩，寒。归肺、大肠、肾经	敛肺降火，止咳止汗，涩肠止泻，固精止遗，收敛止血，收湿敛疮	咳嗽，咯血；自汗盗汗；久泻，久痢；遗精，滑精；崩漏，便血痔血；湿疮肿毒	5～10g，煎服；每次1～1.5g，入丸、散服。外用适量。研末外敷或煎汤熏洗	湿热泻痢者忌用
罂粟壳	酸、涩，平。有毒。归肺、大肠、肾经	涩肠止泻，敛肺止咳，止痛	久泻，久痢；肺虚久咳；胃痛，腹痛，筋骨疼痛	5～10g，煎服。止咳蜜炙用，止血止痛醋炒用	易成瘾。咳嗽或泻痢初起邪实者忌用

续表

药名	药性	功效	主治	用法用量	使用注意
诃子	苦、酸、涩，平。归肺、大肠经	涩肠止泻，敛肺止咳，利咽开音	久泻，久痢，脱肛；久咳，失音	5～10g，煎服。涩肠止泻宜煨用，敛肺清热、利咽开音宜生用	外有表邪，内有湿热积滞者忌用
石榴皮	酸、涩，温。归大肠经	涩肠止泻，收敛止血，杀虫	久泻，久痢，虫积腹痛；崩漏，便血；遗精，带下	5～10g，煎服。入汤剂生用，入丸、散多炒用，止血多炒炭用	
赤石脂	甘、涩，温。归大肠、胃经	涩肠止泻，收敛止血，敛疮生肌	久泻，久痢；崩漏，带下，便血；疮疡久溃，湿疮流水，外伤出血	10～20g，煎服。外用适量，研细末撒患处或调敷	湿热积滞泻痢者忌服；孕妇慎用；畏官桂
金樱子	酸、涩，平。归肾、膀胱、大肠经	固精缩尿，涩肠止泻	遗精滑精，遗尿尿频，带下；久泻，久痢	5～15g，煎服	
椿皮	苦、涩，寒。归大肠、肝经	清热燥湿，止带止泻，收敛止血	赤白带下；久泻久痢，湿热泻痢；崩漏经多，便血痔血；蛔虫腹痛；疥癣	5～10g，煎服。外用适量	
芡实	甘、涩，平。归脾、肾经	益肾固精，健脾止泻，除湿止带	遗精滑精；脾虚久泻；带下	10～15g，煎服	

第三十二章
涌吐药

凡以促使呕吐，治疗毒物、宿食、痰涎等停滞在胃脘或胸膈以上所致病证为主要作用的药物，称涌吐药。

本类药物大多性寒，主入胃经，味苦酸或辛，具有涌吐毒物、宿食、痰涎等作用。适用于误食毒物，停留胃中；或宿食停滞，脘部胀痛；或痰涎壅滞于胸膈、咽喉而呼吸急促，以及痰蒙清窍癫痫发狂等病证。

本类药都具有毒性，易损伤正气，或产生中毒现象，应中病即止，不可久投。吐后应当休息，不宜立刻进食，待胃气恢复，肠胃功能正常后再进流食或易消化的食物。但凡老人、小儿、妇女胎前产后，以及素患失血、头晕、心悸、劳嗽喘咳者应忌用。

常　山《神农本草经》

为虎耳草科植物常山 *Dichroa febrifuga* Lour. 的根。主产于四川、贵州、湖南等地。生用，或酒炙用。

【药性】苦、辛，寒。有毒。归肺、心、肝经。

【功效】涌吐痰涎，截疟。

【应用】

1. 用于胸中痰饮。本品辛开苦泄，善开泄痰结，其性上行，能引吐胸中痰饮，适用于痰饮停聚，胸膈壅塞，不欲饮食，欲吐而不能吐者。常以本品配甘草，水煎和蜜温服。然此法今已少用。

2. 用于疟疾。本品善祛痰而截疟，为治疟之要药。适用于各种疟疾，尤以治间日疟、三日疟为佳。常配槟榔、厚朴、草豆蔻等同用，如截疟七宝饮。

【用法用量】煎服，5～10g；入丸、散酌减。涌吐可生用，截疟宜酒炙用。治疟宜在病发作前半天或2小时服用，并配伍陈皮、半夏等减轻其致吐的副作用。

【使用注意】本品有毒，且能催吐，故用量不宜过大，体虚及孕妇不宜用。

瓜　蒂《神农本草经》

为葫芦科植物甜瓜 *Cucumis melo* L. 的果蒂。全国各地均产。生用或炒黄用。

【药性】苦，寒。有毒。归胃经。

【功效】涌吐痰食，祛湿退黄。

【应用】

1. 用于风痰、宿食停滞及食物中毒诸证。本品味苦涌泻，能催吐其壅塞之痰，或未化之食，或误食之毒物。凡宿食停滞胃脘，胸脘痞硬，气逆上冲者，或误食毒物不久，尚停留于胃者，皆可单用本品取吐，或与赤小豆为散，用香豉煎汁和服，共奏酸苦涌吐之效，如瓜蒂散；若风痰内扰，上蒙清窍，发为癫痫，发狂欲走者，或痰涎涌喉，喉痹喘息者，亦可单用本品为末取吐。

2. 用于湿热黄疸。本品能祛湿退黄，用于湿热黄疸，多单用本品研末吹鼻，令鼻中黄水出而达祛湿退黄之效。或单用本品煎汤内服、研末送服，均能退黄。

【用法用量】煎服，2.5～5g。入丸、散服，每次0.3～1g。外用适量，研末吹鼻，待鼻中流出黄水即可停药。

【使用注意】体虚、吐血、咯血、胃弱、孕妇及上部无实邪者忌用。

胆　矾《神农本草经》

为天然的硫酸盐类矿物胆矾 Chalcanthite 的晶体，或为人工制成的含水硫酸铜（$CuSO_4 \cdot 5H_2O$）。主产于云南、山西、江西等地。研末或煅后研末用。

【药性】酸、涩、辛，寒。有毒。归肝、胆经。

【功效】涌吐痰涎，解毒收湿，祛腐蚀疮。

【应用】

1. 用于喉痹、癫痫、误食毒物。本品味酸涩而辛，其性上行，具有涌吐的作用，能够涌吐风痰及毒物。用治喉痹，喉间痰壅闭塞，可与僵蚕共为末，吹喉，使之痰涎吐而喉痹开；用治风痰癫痫，可单用本品研末，温醋调下，服后吐出涎便醒；若误食毒物，可单用本品取吐，以排出胃中毒物。

2. 用于风眼赤烂、口疮、牙疳。本品少量外用，有解毒收湿之功，临床以外用治疗口、眼诸窍火热之证为宜。治风眼赤烂，可用本品煅研，泡汤洗眼；治口疮，以之与蟾皮共研末，外敷患处；治牙疳，以本品研末，加麝香少许和匀、外敷。

3. 用于胬肉、疮疡。本品外用，有祛腐蚀疮作用。用治上述诸证，可以本品煅研外敷患处。

【用法用量】温水化服，0.3～0.6g。外用适量，研末撒或调敷，或以水溶化后外洗。

【使用注意】体虚者忌用。

第三十三章
外用药

外用药是指常以外用为主的一类药物。

本类药物多具有一定毒性，以外用为主，兼可内服。主要作用是解毒消肿、杀虫止痒、拔毒化腐、生肌敛疮等，适用于痈疽疮疖、疥癣、湿疹、梅毒、外伤、虫蛇咬伤以及五官疾患等病证。

临床中应根据病情和用途制成多种剂型使用，如研末外敷；或用香油及茶水调敷；或制成软膏涂抹；或作为药捻、栓剂栓塞；或煎汤洗渍及热敷等，因病因药而异。本类药物作内服使用时，除无毒副作用的药物外，宜作丸剂使用，以便其缓慢溶解吸收。

本类药物因多具有不同程度的毒性，故无论外用或内服，均应严格掌握剂量及用法，不宜过量或持续使用，以防发生毒副作用。制剂时应严格遵守炮制和制剂法度，以减低毒性而确保用药安全。内服宜制成丸、散应用。均当注意控制用量防止发生中毒。

雄　黄《神农本草经》

为硫化物类矿物雄黄的矿石。主含二硫化二砷（As_2S_2）。主产于广东、湖南、湖北等地。随时可采，采挖后除去杂质。研成细粉或水飞，生用。

【药性】辛，温。有毒。归肝、胃、大肠经。

【功效】解毒，杀虫。

【应用】

1. 用于痈肿疔疮，湿疹疥癣，蛇虫咬伤。本品温燥有毒，外用或内服均可以毒攻毒而解毒杀虫疗疮。治痈肿疔毒，可单用或入复方，且较多外用研末外敷。治蛇虫咬伤，轻者单用本品香油调涂患处；重者内外兼施，当与五灵脂共为细末，酒调灌服，并外敷。

2. 用于虫积腹痛。本品能杀虫，也可用于蛔虫等寄生虫病。可配牵牛子、槟榔等同用，如牵牛丸。

此外，本品内服能祛痰截疟，可用于哮喘、疟疾、惊痫等证。

【用法用量】外用适量，研末敷，香油调搽或烟熏。内服 0.05 ~ 0.1g，入丸、散用。

【使用注意】内服宜慎，不可久服。外用不宜大面积涂擦及长期持续使用。孕妇禁用。切忌火煅。

硫　黄《神农本草经》

为自然元素类矿物硫族自然硫。主产于山西、山东、陕西等地。采挖后加热熔化，除去杂质，或用含硫矿物经加工制得。生硫黄只作外用，内服常与豆腐同煮后阴干用。

【药性】酸，温。有毒。归肾、大肠经。

【功效】解毒杀虫止痒，补火助阳通便。

【应用】

1. 用于疥癣、秃疮、湿疹、皮肤瘙痒。本品性温而燥，有毒，外用能杀虫攻毒，燥湿止痒，尤长于杀疥虫，为治疥疮之要药。用治疥疮，可单取硫黄为末，麻油调敷患处；或与其他杀疥虫药如大风子、轻粉等同用，以增强其杀虫止痒之功。用治顽癣瘙痒，可配伍其他疗癣药如铅丹、石灰等同用，共研细粉调敷患处。用治湿疹瘙痒，可单用硫黄粉外敷；或配伍蛇床子、明矾、青黛等同用，以增强收湿止痒之效。

2. 用于寒喘、阳痿、虚寒便秘等证。本品乃纯阳之品，内服具有补火助阳的作用，用治肾阳衰微、下元虚冷诸证。如肾阳虚而肾不纳气之寒喘者，常配伍附子、肉桂、黑锡、沉香等补肾纳气药同用，以收补肾助阳、纳气平喘之功。如肾阳虚阳痿、小便频数者，可配伍鹿茸、补骨脂等壮阳药同用，共奏补肾益火、壮阳起痿之功。如肾阳不足，虚寒便秘者，常伍以半夏，如半硫丸。

【用法用量】外用适量，研末敷或香油调敷患处。内服1~3g，炮制后入丸散。

【使用注意】阴虚火旺及孕妇慎用。不宜与芒硝、玄明粉同用。

白　矾 《神农本草经》

为硫酸盐类矿物明矾石经加工提炼制成，主含含水硫酸铝钾 $[KAl(SO_4)_2 \cdot 12H_2O]$。主产于安徽、浙江、山西等地。将采得的明矾石用水溶解，滤过，滤液加热浓缩，放冷后所得结晶即为白矾。生用或煅用。煅后称枯矾。

【药性】酸、涩，寒。归肺、脾、肝、大肠经。

【功效】外用解毒杀虫，燥湿止痒；内服止血，止泻，化痰。

【应用】

1. 用于湿疹瘙痒，疮疡疥癣。本品性燥酸涩，而善收湿止痒。尤宜治疮面湿烂或瘙痒者，常配朴硝、硫黄、乳香等研末外用。

2. 用于吐衄下血、泻痢不止。本品性涩，入肝经血分，有收敛止血作用，可用治多种出血证。取其涩肠止泻作用，用治久泻久痢，常配诃子等同用。

3. 用于痰厥癫狂痫证。本品酸苦涌泻而能祛除风痰，治痰壅心窍癫痫发狂，配郁金，二药为末糊丸服，如白金丸。

此外，本品有去湿退黄之功，可治湿热黄疸。

【用法用量】外用适量，研末撒布、调敷或化水洗患处。内服0.6~1.5g，入丸、散服。

【使用注意】体虚胃弱及无湿热痰火者忌服。

蛇床子 《神农本草经》

为伞形科植物蛇床 *Cnidium monnieri* (L.) Cuss. 的成熟果实。主产于河北、山东、浙江等地。生用。

【药性】辛、苦，温。归肾经。

【功效】杀虫止痒，温肾壮阳。

【应用】

1. 用于阴部湿痒，湿疹，疥癣。本品辛苦温燥，外用具有燥湿杀虫止痒之功，乃外治瘙痒性疾病之常用药。用治妇女阴痒，男子阴囊湿痒，可单用或配伍明矾、苦参、黄柏等同用，煎汤熏洗。用治湿疹、疥癣，可单用煎汤熏洗，或研末外掺或制成油膏搽敷，亦可配伍枯矾、苦参、黄柏、硼砂等研末，油调外涂。

2. 用于阳痿，不孕。本品性温入肾，内服可温肾暖宫，壮阳起痿，适用于肾阳衰微、下元虚寒所致之阳痿、宫冷不孕等证。常配伍熟地黄、菟丝子、肉桂、五味子等同用，以温肾益精。

此外，本品尚有散寒祛风燥湿之功，可用于寒湿带下、湿痹腰痛等证。

【用法用量】煎汤外洗，15～30g；或适量研末外搽；或制成油膏、软膏、栓剂外用。煎服，3～10g。

【使用注意】阴虚火旺或下焦有湿热者不宜内服。

炉甘石 《外丹本草》

为碳酸盐类矿物菱锌矿石，主含碳酸锌（$ZnCO_3$）。主产于广西、湖南、四川等地。采挖后，除去泥土杂石，洗净，晒干。有火煅、醋淬及火煅后用三黄汤（黄连、黄柏、大黄）淬等制法。水飞用。

【药性】甘，平。归肝、胃经。

【功效】解毒明目退翳，收湿止痒敛疮。

【应用】

1. 用于目赤翳障。本品甘平无毒，可解毒明目退翳，收湿止痒。为眼科外用常用药。治目赤暴肿，与玄明粉各等份为末点眼；治风眼流泪，可配海螵蛸、冰片为细末点眼。

2. 用于溃疡不敛，湿疮，湿疹，眼睑溃烂。本品有生肌敛疮、收湿止痒、解毒作用。常配煅石膏、龙骨、青黛、黄连等同用，以提高药效。

【用法用量】外用适量，研末撒布或调敷。水飞点眼、吹喉。一般不内服。

【使用注意】宜炮制后用。

马钱子 《本草纲目》

为马钱科植物云南马钱 *Strychnos pierriana* A. W. Hill，或马钱 *S. nux - vomica* L. 的成熟种子。前者主产于云南、广东、海南等地；后者主产于印度、越南、缅甸等地。炮制后入药。

【药性】苦，寒。有大毒。归肝、脾经。

【功效】散结消肿，通络止痛。

【应用】

1. 用于跌打损伤，骨折肿痛。本品善散结消肿止痛，为伤科疗伤止痛之佳品。治跌打损伤，骨折肿痛，可配麻黄、乳香、没药，等份为丸，如九分散；亦可与穿山甲等同用，如青龙丸。

2. 用于痈疽疮毒，咽喉肿痛。本品苦泄有毒，能散结消肿，攻毒止痛。治痈疽疮毒，多作外用，单用即效。治喉痹肿痛，可配青木香、山豆根等份为末吹喉。

3. 用于风湿顽痹，麻木瘫痪。本品善能搜筋骨间风湿，开通经络，透达关节，止痛力强，是治疗风湿顽痹、拘挛疼痛、麻木瘫痪之常用药，单用有效，亦可配麻黄、乳香、全蝎等为丸服。

【用法用量】内服，0.3~0.6g，炮制后入丸、散用。外用适量，研末调涂。

【使用注意】内服不宜生用及多服久服。本品所含有毒成分能被皮肤吸收，故外用亦不宜大面积涂敷。孕妇禁用，体虚者忌用。运动员慎用。

表24-1　　　　　　　　　　外用药参考药

药名	药性	功效	主治	用法用量	使用注意
大蒜	辛，温。归脾、胃、肺经	解毒杀虫，消肿，止痢	痈肿疔毒，疥癣；痢疾，泄泻，肺痨，顿咳；钩虫病，蛲虫病；脘腹冷痛，食欲减退或饮食不消	外用适量，捣敷，切片擦或隔蒜灸。内服5~10g，或生食，或制成糖浆服	外敷不可过久。阴虚火旺及有目、舌、喉、口齿诸疾不宜服用。孕妇忌灌肠用
土荆皮	辛，温。有毒。归肺、脾经	杀虫，止痒	癣、手足癣、头癣等；湿疹，皮炎，皮肤瘙痒	外用适量，酒或醋浸涂擦，或研末调涂患处	只供外用，不可内服
猫爪草	甘、辛，微温。归肝、肺经	化痰散结，解毒消肿	瘰疬痰核；疔疮，蛇虫咬伤；偏头痛，牙痛，疟疾	10~15g，煎服。外用适量，捣敷或研末调敷	
升药	辛，热。有大毒。归肺、脾经	拔毒，去腐	痈疽溃后，脓出不畅，或腐肉不去，新肉难生；湿疮、黄水疮、顽癣及梅毒等	外用适量。只供外用，不能内服。且不用纯品，而多配煅石膏外用。用时，研极细粉末，干掺或调敷，或以药捻沾药粉使用	外用亦不可过量或持续使用。外疡腐肉已去或脓水已尽者，不宜用
轻粉	辛，寒。有毒。归大肠、小肠经	外用攻毒杀虫，敛疮；内服逐水通便	疮疡溃烂，疥癣瘙痒，湿疹，酒渣鼻，梅毒下疳；水肿胀满，二便不利	外用适量，研末调涂或干掺，制膏外贴。内服每次0.1~0.2g，入丸、散服	可致汞中毒，内服宜慎，且服后应漱口。体虚及孕妇忌服
砒石	辛，大热。有大毒。归肺、肝经	外用攻毒杀虫，蚀疮去腐；内服劫痰平喘，截疟	腐肉不脱之恶疮，瘰疬，顽癣，牙疳，痔疮；寒痰哮喘；疟疾	外用适量，研末撒敷，宜作复方散剂或入膏药、药捻用。内服一次0.002~0.004g，入丸、散服	剧毒，内服宜慎；外用亦应注意局部吸收中毒。孕妇忌服。不可作酒剂服。忌火煅

续表

药名	药性	功效	主治	用法用量	使用注意
铅丹	辛，微寒。有毒。归心、肝经	拔毒生肌，杀虫止痒	疮疡溃烂，湿疹瘙痒，疥癣，狐臭，酒渣鼻；惊痫癫狂，疟疾	外用适量，研末撒布或熬膏贴敷。内服每次0.3～0.6g，入丸、散服	可引起铅中毒，宜慎用；不可持续使用以防蓄积中毒
斑蝥	辛，热。有大毒。归肝、肾、胃经	破血逐瘀，散结消癥，攻毒蚀疮	癥瘕，经闭；痈疽恶疮，顽癣，瘰疬	0.03～0.06g，多入丸、散。外用适量，研末敷贴，或酒、醋浸涂，或作发泡用。内服需以糯米同炒，或配青黛、丹参以缓其毒	内服宜慎，严格掌握剂量，体弱忌用，孕妇禁用。外用不宜久敷和大面积使用
蟾酥	辛，温。有毒。归心经	解毒，止痛，开窍醒神	痈疽疔疮，瘰疬；咽喉肿痛，牙痛；痧胀腹痛，神昏吐泻	0.015～0.03g，入丸、散。外用适量	内服慎勿过量。外用不可入目。孕妇忌用
硼砂	甘，咸，凉。归肺、胃经	外用清热解毒；内服清肺化痰	咽喉肿痛，口舌生疮，目赤翳障；痰热咳嗽	外用适量，研极细末干撒或调敷患处；或化水含漱。内服，1.5～3g，入丸、散用	以外用为主，内服宜慎

第四篇　方剂学基础

第三十四章　方剂学基本知识

方剂学是中医学理、法、方、药的重要组成部分，是研究治法与方剂配伍规律及其临证运用的一门学科。处方遣药是中医临床辨证之后进行治疗的主要措施之一。辨证明理是施治的前提，治法是组方的依据，遣药是组方的基础。

在现存医籍中，最早记载方剂的著作是《五十二病方》，它标志着中医方剂已具雏形。《黄帝内经》是现存最早的中医理论经典著作，为方剂学的发展奠定了理论基础。东汉《伤寒杂病论》融理、法、方、药于一体，被后世医家奉为制方之圭臬，誉为"方书之祖"，对方剂学的发展具有深远的影响。《太平惠民和剂局方》是宋代官府药局的成药配方范本，是我国历史上第一部由政府编制的成药药典，其中许多方剂至今仍在临床中广泛应用。方剂学是在历代医学家广泛实践基础上逐步发展成熟的，不仅积累了大量行之有效的方剂，而且已经形成了能够指导临床实践的理论体系。因此，学习和研究方剂学是继承和发展中医药学遗产的一个重要方面。

第一节　方剂与治法

辨证论治是中医诊治疾病的基本原则，理、法、方、药是辨证论治的全部过程。中医治病首先是"辨证"，然后才能"论治"。论治就是在辨证的基础上，对该病确定恰当的治疗方法，在治法的指导下选用适宜的药物组成方剂。治法是组方的依据，方剂是治法的体现，即"方从法出"，"法随证立"。因此，方剂的功用与治法是一致的。方剂的功用、治法与病证相符，则能邪去正复，药到病除。否则，治法与辨证不一，方药与治法相悖，或辨证不清，治法不详，方剂不当，非但失去了辨证论治的意义，而且必然导致治疗无效，甚至使病情恶化。因此，辨证、治法、方剂三者必须紧密结合，任何一环发生舛错，则一切枉然。

关于治法，早在《黄帝内经》中就有详细的论述，汉代张仲景创造性地使理法方药融为一体，著《伤寒杂病论》总结了一整套临床辨证论治的体系，其后历代医家在长期医疗实践中又制定了许多治法，以治疗复杂多变的各种疾病。"八法"由清代医家程钟龄在总结前人治法的基础上概括而成，他在《医学心悟》中说："论病之原，以内伤外感四字括之。论病之情，则以寒热虚实表里阴阳八字统之。而论治病之方，则又以汗、和、下、消、吐、清、温、补八法尽之。"现将"八法"的内容简要介绍如下。

1. 汗法 是通过发汗解表、宣肺散邪的方法，使在表的六淫之邪随汗而解的一种治法。凡外感表证、疹出不透、疮疡初起以及水肿、泄泻、咳嗽、疟疾而见恶寒发热、头痛身疼等表证者，均可用汗法治疗。由于其病情有寒热，邪气有兼夹，体质有强弱，故汗法又有辛温、辛凉的区别，以及汗法与补法、下法、消法、清法、温法等其他治法的结合运用。

2. 吐法 是通过涌吐的方法，使停留在咽喉、胸膈、胃脘的痰涎、宿食以及毒物等从口中吐出的一种治法。中风痰壅，宿食壅阻胃脘，毒物尚在胃中，痰涎壅盛的癫狂、喉痹，以及干霍乱吐泻不得等，属于病情急迫而又急需吐出之证，均可使用吐法治之。但吐法易伤胃气，故体虚气弱、妇人新产、孕妇均应慎用。

3. 下法 是通过荡涤肠胃、通泄大便的方法，使停留在肠胃的有形积滞从大便排出的一种治法。凡燥屎内结，冷积不化，瘀血内停，宿食不消，结痰停饮以及虫积等，均可用下法治之。由于积滞有寒热，正气有盛衰，邪气有夹杂，故下法有寒下、温下、润下、逐水、攻补兼施之别，以及与汗法、消法、补法、清法、温法等的配合运用。

4. 和法 是通过和解与调和的方法，使半表半里之邪，或脏腑、阴阳、表里失和之证得以解除的一种治法。适用于邪犯少阳，肝脾不和，寒热错杂，表里同病等。常用的有和解少阳、开达膜原、调和肝脾、疏肝和胃、调和寒热、表里双解等。

5. 清法 是通过清热、泻火、凉血等方法，使在里之热邪得以解除的一种治疗方法。凡是热证、火证、热甚成毒以及虚热等证，均可用清法治之。由于里热证有热在气分、热入营血、气血俱热，以及热在某一脏腑之分，因而清法中又有清气分热、清营凉血、气血两清、清热解毒、清脏腑热之别。热证最易伤阴，大热又能耗气，所以清热剂中常配伍生津、益气之品，此时切不可纯用苦寒泻火之法，苦能化燥伤阴，服之热反不退。根据病情之虚实、邪气之兼夹，清法又常与汗法、下法、温法、消法、补法配合应用。

6. 温法 是通过温里祛寒的方法，使在里之寒邪得以消散的一种治疗方法。凡脏腑间的沉寒痼冷，寒饮内停，寒湿不化，以及阳气衰微等，均可用温法治之。由于寒邪所在部位不同，寒邪与阳虚的程度不同，因而温法中又有温中散寒、温暖肝肾、回阳救逆之区分。其他尚有温肺化痰、温胃降逆、温肾纳气、温中行气、温阳活血、温阳止血、温里解表等，这又是温法与汗法、下法、消法、补法的配合运用。

7. 消法 是通过消食导滞、行气活血、化痰利水，以及驱虫的方法，使气、血、痰、食、水、虫等所结成的有形之邪渐消缓散的一种治法。凡是饮食停滞，气滞血瘀，癥瘕积聚，水湿内停，痰饮不化，疳积虫积等，均可用消法治之。消法与下法虽皆治有形之实邪，但两者有所不同。下法是在病势急迫，形证俱实，必须急下，并且可以从下窍而出的情况下使用。消法则是对病在脏腑、经络、肌肉之间渐积而成，病势较缓，且多虚实夹杂，必须渐消缓散而不能急于排除的病情而设。但两者亦可配合使用，并依据病情之寒热，与温法、清法合用，若涉正虚者，又需与补法配合应用。

8. 补法 是通过补养的方法，恢复人体正气的一种治法。凡是各种虚证，均可用补法治之。由于虚证有气虚、血虚、阴虚、阳虚以及脏腑虚损之分，所以补法有补气、补血、气血双补、补阴、补阳、阴阳并补以及补心、补肝、补肺、补脾、补肾、滋补肝肾、补脾养心等。若正虚感受外邪，肺虚停饮，脾虚停湿，宿食，气虚留瘀等，则补法又需与汗法、消法合用。此外，尚有峻补、缓补、温补、清补以及"虚则补其母"等法。

上述八种治法，适应了表里寒热虚实不同的证候。但病情往往是复杂的，单独一种治法常不能奏效，多需数种方法配合运用，才能无遗邪，无失正，照顾全面。数法合用应有主次之分，一法为主，多法配合，多法之中又有轻重之别。所以虽为八法，但配合之后变化多端。正如《医学心悟》中所说："一法之中，八法备焉，八法之中，百法备焉。"因此，临证处方，能够针对具体病证，灵活运用八法，使之切合病情，方能收到满意的疗效。

第二节　方剂的分类

方剂及方书数量之多，不可胜数。或因制方者学术观点不尽相同，或因编写体例各具特色，更因某些方剂的主治病证较多，故方剂的分类历代不一，仁智互见。有以病证分类，有以病因分类，有以脏腑分类，有以组成分类，有以治法（功能）分类等。分述如下。

1. 病证分类法　以病证分类的首推《五十二病方》，该书记载了52类疾病、医方283首，涉及内、外、妇、儿、五官等科。《伤寒杂病论》、《外台秘要》、《太平圣惠方》、《普济方》、《医宗金鉴》、《兰台轨范》等，都是按病证分类方剂的代表作。这种分类方法，便于临床以病索方。

2. 病因分类法　以病因分类的首见于《三因极一病证方论》，如卷九所载"失血"项下列外因衄血证治、内因衄血证治、不内外因证治、三因吐血证治，并有伤胃吐血证治、肺疽吐血证治、折伤吐血证治、折伤瘀血证治、病余瘀血证治、汗血证治、便血证治、风痢下血证治、尿血证治等。每一证治之下又有不同的病证与方剂。《医学正传》、《张氏医通》等，既是病因分类亦系病证分类。

3. 脏腑分类法　以脏腑分类首推《备急千金要方》，该书卷十一至卷二十以脏腑为纲，分别记载若干方剂的主治病证。《普济方》、《古今图书集成·医部全录》等"脏腑身形"分类方法对于临证按病位选方较为方便。

4. 组成分类法　以组成分类的上可追溯至《内经》，《素问·至真要大论》中就有大、中、小、缓、急、奇、偶等记载，是最早的方剂分类法。至金代成无己明确提出"七方"。

5. 功能分类法　以功能分类，亦称治法分类。始于北齐徐之才的《药对》；金代成无己提出"十剂"概念；明代张景岳以"八阵"分类；清代汪昂著《医方集解》开创了新的功能分类法，分为补养、发表、涌吐、攻里、表里、和解、理气、理血、祛风、祛寒、清暑、利湿、润燥、泻火、除痰、消导、收涩、杀虫、明目、痈疡、经产及救急良方共22剂。这种分类方法，概念比较明确，切合临床与教学的实际需要。所以后来吴仪洛的《成方切用》、张秉成的《成方便读》以及全国中医药院校《方剂学》教材等，大都仿其法而加以增改。

本教材从有利于教学出发，参考汪氏分类法和历版《方剂学》教材，依据以法统方的原则，选择常用类型分为17节，择其具有代表性的常用方剂112首。由于一些方剂功用不止一端，编著者仁智互见，各版本教材及方书归类不尽一致，尚待进一步完善。

第三节　方剂的组成

方剂是由药物组成的，但不是随意组合药物，而是依据中医理论在辨证立法的基础上，选择适宜的药物组合成方。药物的功用各有所长，也各有所偏，通过合理的配伍，增强或改变其原有的功用，调其偏性，制其毒性，消除或减缓其对人体的不利因素，使各具特性的药物发挥综合作用。徐大椿在《医学源流论·方药离合论》中说："方之与药，似合而实离也……圣人为之制方，以调剂之，或用以专攻，或用以兼治，或以相辅者，或以相反者，或以相用者，或以相制者，故方之既成，能使药各全其性，亦能使药各失其性，操纵之法，有大权焉，此方之妙也。"

一、组方原则

方剂的组方原则是，根据病情在辨证立法的基础上，选用适当药物及必要剂量组织而成，即依法立方。一般方剂的结构多由"君、臣、佐、使"组成。方剂的组方原则最早见于《黄帝内经》："主病之谓君，佐君之谓臣，应臣之谓使。"张元素则明确说："力大者为君。"李杲在《脾胃论》中再次申明："君药分量最多，臣药次之，使药又次之。不可令臣过于君，君臣有序，相与宣摄，则可以御邪除病矣。"根据历代医家的论述，现归纳分析如下。

1. 君药　是针对主症或主病起主要治疗作用的药物。其药力居方中之首，用量较作为臣、佐药应用时要大。在一个方剂中，君药是首要的，是不可缺少的药物。

2. 臣药　其意有二，一是辅助君药加强治疗主症或主病的药物。二是针对主要兼症或兼病起治疗作用的药物。它的药力小于君药。

3. 佐药　其意有三，一是佐助药，即协助君、臣药以加强治疗作用，或直接治疗次要的兼症；二是佐制药，即用以消除或减缓君、臣药的毒性与烈性；三是反佐药，即根据病情需要，使用与君药性味相反，而又能在治疗中起相成作用的药物。佐药的药力小于臣药，一般用量较轻。

4. 使药　有两种意义。一是引经药，即能引方中诸药以达病所的药物；二是调和药，即具有调和药性作用的药物。一般使药的药力较小，用量亦轻。

综上所述，除君药外，臣、佐、使药各具两种以上含义。在每首方剂中不一定每种意义的臣、佐、使药都具备，也不一定每味药只任一职。如病情比较单纯，用一两味药即可奏效，或君臣药无毒烈之性，便不需加用佐药。主病药物能至病所，则不必再加引经的使药。在组方体例上，君药宜少，一般只用一味。若病情比较复杂，亦可用至两味。但君药不宜过多，多则药力分散，而且互相牵制，影响疗效。总之，每一方剂的药味多少，以及臣、佐、使是否齐备，当视病情与治法的需要，并与所选药物的功用、药性密切相关。

为了进一步理解君、臣、佐、使的含义及其具体运用，现以麻黄汤为例分析如下。

麻黄汤出自《伤寒论》，主治外感风寒表实证，见有恶寒发热，头痛身疼，无汗而喘，苔薄白，脉浮紧等。其病机是风寒外束，卫闭营郁，毛窍闭塞，肺气失宣，治宜发汗解表、宣肺平喘之法。方用麻黄三钱（9g）、桂枝二钱（6g）、杏仁七个（6g）、炙甘草一钱（3g）。根据药物性能及用量分析，其药力最大的为麻黄，依次为桂枝、杏仁、甘草。其君、臣、佐、使与方义如下。

君药——麻黄，味辛性温，入肺与膀胱经，善开腠理，功用为发汗散风寒，兼宣肺平喘。

臣药——桂枝，性味辛甘温，有解肌发表、调和营卫之功，能助麻黄发汗。与麻黄合用，可使风寒去，营卫和。

佐药——杏仁，可宣利肺气，配合麻黄宣肺散邪，利肺平喘。一宣一降，可使邪气去，肺气和，其喘自愈。

使药——炙甘草，性味甘平，既能调和诸药，又能缓和麻、桂峻烈之性，使汗出不致伤耗正气。

通过以上对麻黄汤的大略分析，可知组成一首方剂，应该依据辨证、治法的需要，选定恰当的药物，并酌定用量，明确君、臣、佐、使的不同地位及其相互配伍关系，发挥其综合作用，制约其不利因素，使之用药适宜，配伍严谨，主次分明，恰合病情，无实实虚虚之蔽，才能取得良好的治疗效果。

二、组成变化

方剂的组成既有严格的原则性，又有极大的灵活性。临证组方时在遵循君、臣、佐、使的原则下，要结合患者的病情、体质、年龄、性别与季节、气候，以及生活习惯等，组成一首精当的方剂。在选用成方时，亦须根据病人的具体情况，予以灵活化裁，加减运用，做到"师其法而不泥其方"。但药物加减、用量多寡、剂型更换都会使其功用发生不同变化，这一点必须十分重视。

1. 药味增减变化　方剂是由药物组成的，药物是决定方剂功用的主要因素。因此，方剂中药味的增减，必然使方剂的功效发生变化。药味增减变化有两种情况，一种是佐使药的加减，因为佐使药在方中的药力较小，不至于引起功效的根本改变，所以这种加减是在主症不变的情况下，对某些药进行增减，以适应一些次要兼症的需要。另一种是臣药的加减。这种加减改变了方剂的配伍关系，会使方剂的功效发生根本变化。如三拗汤，即麻黄汤去桂枝。此方仍以麻黄为君，但无桂枝的配合，则发汗力弱，且配以杏仁为臣，其功专主宣肺散寒、止咳平喘，是一首治疗风寒犯肺咳喘的基础方。再如麻黄加术汤，即麻黄汤原方加入白术四钱（12g），此方白术亦为臣药，形成一君二臣的格局。麻黄、桂枝发散风寒，白术祛湿，组成发汗祛风寒湿邪之方，是治疗痹证初起的主要方剂。

通过上述分析可以看出，三拗汤与麻黄加术汤虽均以麻黄汤为基础，但由于臣药的增减，其主要药物的配伍关系发生了变化，所以其功用与主治则截然不同。

2. 药量增减变化　药量是标识药力的。方剂的药物组成虽然相同，但药物的用量各不相同，其药力则有大小之分，配伍关系则有君臣佐使之变，从而其功用、主治各有所异。如小承气汤与厚朴三物汤虽均由大黄、厚朴、枳实三药组成，但小承气汤以大黄四两为君，枳实三枚为臣，厚朴二两为佐，其功用为攻下热结，主治阳明里实热结证的潮热、谵语，大便秘结，胸腹痞满，舌苔老黄，脉沉数。而厚朴三物汤以厚朴八两为君，枳实五枚为臣，大黄四两为佐使，其功用为行气消满，主治气滞腹满，大便不通。前者行气以助攻下，病机是因热结而浊气不行；后者是泻下以助行气，病机是因气郁而大便不下。

由此可见，方剂中的用量是很重要的，不能认为只要药物选用适宜，就可以达到预期治疗目的，若用量失宜则药亦无功。所以方剂必须有用量，无量则是"有药无方"，无量则不能说明其确切的功用、主治。

3. 剂型更换变化　方剂的剂型各有特点，同一方剂，尽管用药、用量完全相同，但剂型不同，其作用亦异。但这种差异只是药力大小与峻缓的区别，在主治病情上有轻重缓急之分而已。如理中丸与人参汤，两方组成、用量完全相同，前者主治中焦虚寒，脘腹疼痛，自利不渴，或病后喜唾；后者主治中上二焦虚寒之胸痹，症见心胸痞闷，气从胁下上逆抢心。前者虚寒较轻，病势较缓，取丸以缓治；后者虚寒较重，病势较急，取汤剂作用快、药力强以速治。

从以上三种变化形式可以看出，方剂的药味加减、药量增减、剂型更换都会对其功用产生不同影响，特别是主要药的更易与药量的增减，会改变其君、臣的配伍关系，从而改变作用部位和药物性能，因而其功用与主治则迥然有别。

第四节　方剂的常用剂型

中药剂型由来已久，《黄帝内经》中有汤、丸、散、膏、酒、丹等剂型，历代医家又有很多发展，《本草纲目》所载剂型已有40余种。随着制药工业的发展，又研制了许多新的剂型，如片剂、冲剂、注射剂等。现将常用剂型简介如下。

1. 汤剂　古称汤液，是将药物饮片加水或酒浸泡后，再煎煮一定时间，去渣取汁，制成的液体剂型。主要供内服，如桂枝汤、归脾汤等。外用的多作洗浴、熏蒸及含漱。汤剂的特点是吸收较快，能迅速发挥药效，充分体现以人为本的科学文化内涵和因人、因时、因地而异的辨证施治理念。使用灵活，可依据病情的变化而随证加减，适用于病证较重或病情不稳定的患者。李杲说："汤者荡也，去大病用之。"汤剂的不足之处是量大、苦口，不利于服用。某些药物的有效成分不易煎出或易挥发而散失，不适于规模性生产，亦不便于携带。

2. 散剂　是将药物粉碎，混合均匀，制成粉末状制剂。分为内服与外用两类。内服散剂一般是研成细粉，以温开水冲服，量小者亦可直接吞服，如七厘散。亦有制成粗末者，以水煎取汁服，称为煮散，如银翘散。散剂的特点是制作简便，吸收较快，节省药材，便于服用与携带。李杲说："散者散也，去急病用之。"外用散剂一般作为外敷，掺撒疮面或患病部位，如金黄散、生肌散。亦有作点眼、吹喉等，如八宝眼药、冰硼散等。外用时应研成极细粉末，以防刺激疮面。传统散剂的不足之处是生药直接入药，且粉末粒径较大，吸收度受限。

3. 丸剂　是将药物研成细粉或取药材提取物，加适宜的黏合剂制成球形固体剂型。丸剂与汤剂相比，吸收较慢，药效持久，节省药材，便于携带与服用。李杲说："丸者缓也，舒缓而治之也。"适用于慢性、虚弱性疾病，如六味地黄丸等。但也有些丸剂药性比较峻急，此则多为含芳香类药物与有毒药物，不宜作汤剂煎服，如安宫牛黄丸、舟车丸等。常用的丸剂有蜜丸、水丸、糊丸、浓缩丸、滴丸、微丸等。

4. 膏剂　是将药物用水或植物油煎熬去渣而制成的剂型。有内服和外用两种。内服膏剂有流浸膏、浸膏、煎膏三种；外用膏剂分软膏、硬膏两种。其中流浸膏与浸膏多数用作调配其他制剂使用，如合剂、糖浆剂、冲剂、片剂等。

5. 酒剂　又称药酒，古称酒醴。是将药物用白酒或黄酒浸泡，或加温隔水炖煮，去渣取液供内服或外用。酒有活血通络、易于发散和助长药效的特性，故适用于祛风通络和补益剂中使用，如风湿药酒、参茸药酒、五加皮酒等。外用酒剂尚可祛风活血，止痛消肿。

6. 丹剂　有内服与外用两种。内服丹剂没有固定剂型，有丸剂，也有散剂，每以药品贵重或药效显著而名之曰丹，如至宝丹、活络丹等。外用亦称丹药，是以矿物类药经高温烧炼制成的不同结晶形状的制品。常研粉涂撒疮面，亦可制成药条、药线和外用膏剂应用。

7. 冲剂（颗粒剂）　是将药材提取物加适量赋形剂或部分药物细粉制成的干燥颗粒或块状制剂，用时以开水冲服。冲剂具有作用迅速、服用方便等特点。

8. 片剂　是将药物细粉或药材提取物与辅料混合压制而成的片状制剂。片剂体积小，用量准确。常见片剂有普通压制片、包衣片、泡腾片、咀嚼片、多层片、分散片、舌下片、口含片、植入片、溶液片、缓释片等。包衣片的作用是增加药物的稳定性，以防潮、避光、隔离空气；掩盖不良气味，减少刺激；改善外观，便于识别；控制药物释放部位，如避免胃液影响，使其在肠中释放；控制药物扩散、溶出速度，以达长效；克服配伍禁忌；调节药效等。现常用的包衣类型有糖衣、半薄膜衣、薄膜衣和肠溶衣4种。

9. 胶囊剂　根据囊材的性质，胶囊剂主要分为硬胶囊、软胶囊和特殊品种胶囊三类。硬胶囊常用规格有6种（0~5号），空胶囊由专业厂家生产。可根据用药剂量、堆密度等选择胶囊。软胶囊是以软质囊材包裹液态物料为主，分滴制法和压制法两种。特殊品种胶囊是通过药剂学修饰，改变囊材的结构与性质，如抗湿性包衣胶囊、保护性包衣胶囊、抗黏结性包衣胶囊、直肠胶囊等；或改变内容物的组成与性质，如磁性胶囊、泡腾胶囊、骨架胶囊等。

10. 锭剂　是将药物研成细粉，加适当的黏合剂制成规定形状的固体剂型。可供外用与内服，研末调服或磨汁服，外用则磨汁涂患处，常用的有紫金锭、万应锭、蟾酥锭等。

11. 茶剂　是将药物经粉碎加工而制成的粗末状制品，或加入适宜黏合剂制成的块状制剂。用时以沸水泡汁或煎汁，不定时饮用。大多用于治疗感冒、食积、腹泻，近年来又有许多健身、减肥的新产品，如午时茶、刺五加茶、减肥茶等。

12. 露剂　亦称药露，多用新鲜含有挥发性成分的药物，通过蒸馏法制成具有芳香气味的澄明水溶液。一般作为饮料及清凉解暑剂，常用的有金银花露、青蒿露等。

13. 搽剂　是将药物与适宜溶媒制成的专供揉搽皮肤表面或涂于敷料贴用的溶液、乳状液或混悬液制剂。有保护皮肤和镇痛、抗刺激作用，常用的有松节油搽剂、樟脑搽剂等。

14. 栓剂　古称坐药或塞药，是将药物细粉与基质混合制成的一定形状固体制剂。用于腔道并在其间融化或溶解而释放药物，有杀虫止痒、润滑、收敛等作用。近年来栓剂发展较快，可用以治疗全身性疾病。婴幼儿直肠给药尤为方便。常用的有小儿解热栓、消痔栓等。

15. 糖浆剂　是将药物煎煮去渣取汁浓缩后，加入适量蔗糖溶解制成的浓蔗糖水溶液。糖浆剂具有服用方便、吸收较快等特点，尤适用于儿童服用，如止咳糖浆、桂皮糖浆等。

16. 口服液　是将药物提取精制而成的内服液体制剂。该制剂集汤剂、糖浆剂、注射剂的制剂特色，具有剂量较小、吸收较快、服用方便、口感适宜等优点。

17. 注射剂　亦称针剂，是将药物经过提取、精制、配制等步骤而制成的供皮下、肌内、静脉注射的一种制剂。具有剂量准确、药效迅速、适于急救、不受消化系统影响等特点。

以上诸剂型，各有特点，临证可根据病情与方剂特点酌以选用。此外，尚有条剂（亦称药捻）、线剂（亦称药线）、灸剂、熨剂、灌肠剂、气雾剂等，临床中都在广泛应用，而且还在不断研制新剂型，以提高药效，便于临床使用。

第三十五章

解表剂

凡以解表药为主组成，具有发汗、解肌、透疹等作用，可以治疗表证的方剂，统称解表剂。属"八法"中的"汗法"。

解表剂主要用于六淫病邪侵袭肌表、肺卫所致的表证，故凡风寒所伤或温病初起，以及麻疹、疮疡、水肿、疟疾、痢疾等初起之时，症见恶寒、发热、头痛、身疼、苔白或黄、脉浮等表证者，均可用解表剂治疗。

由于外感六淫有寒热之别，人体有虚实之异，因此解表剂分为辛温解表（麻黄汤、桂枝汤、小青龙汤、九味羌活汤）、辛凉解表（银翘散、桑菊饮、麻杏甘石汤）和扶正解表（败毒散）三类，分别适用于表寒证、表热证和虚人外感证等。外感表证须及时解表以防传变。

解表剂多由辛散轻扬之品组成，宜于轻煎，不可过煮，以免药性耗散，作用减弱。服解表剂后，应注意避风寒，增加衣被，以助发汗。同时，应忌食生冷、油腻之品，以免影响药物的吸收。

麻黄汤《伤寒论》

【组成】麻黄9g，桂枝、杏仁各6g，炙甘草3g。

【功效】发汗解表，宣肺平喘。

【主治】外感风寒表实证。恶寒发热，头身疼痛，无汗而喘，舌苔薄白，脉浮紧。

【现代应用】常用于感冒、流行性感冒、急性支气管炎、支气管哮喘等属风寒表实证者。

【辨证要点】本方是治疗外感风寒表实证的代表方。以恶寒发热、无汗而喘为辨证要点。

桂枝汤《伤寒论》

【组成】桂枝、芍药、生姜各9g，炙甘草6g，大枣3枚。

【功用】解肌发表，调和营卫。

【主治】外感风寒表虚证。恶风发热，汗出头痛，鼻鸣干呕，苔白不渴，脉浮缓或浮弱。

【现代应用】常用于感冒、流行性感冒、汗出异常、荨麻疹、产后低热及妊娠恶阻等属阴阳营卫不和者。

【辨证要点】本方为治疗外感风寒表虚证的基础方，又是调和营卫、调和阴阳治法的代表方。以营卫不和、发热恶风、自汗出、脉浮缓或浮弱为辨证要点。

小青龙汤《伤寒论》

【组成】麻黄、芍药、桂枝、清半夏各9g，细辛、干姜、炙甘草、五味子各6g。

【功效】解表散寒，温肺化饮。

【主治】外寒内饮证。恶寒发热，头身疼痛，无汗，喘咳，痰涎清稀而量多，胸痞，或干呕，或痰饮喘咳，不得平卧，或身体疼重，头面四肢浮肿，舌苔白滑，脉浮。

【现代应用】常用于慢性气管炎、肺气肿、支气管哮喘等属外寒内饮证者。

【辨证要点】本方是治疗外感风寒、水饮内停咳喘的常用方。以咳嗽喘息、痰涎清稀、恶寒发热、无汗为辨证要点。

九味羌活汤 张元素方，录自《此事难知》

【组成】羌活、防风、苍术各9g，细辛3g，川芎、白芷、生地黄、黄芩、甘草各6g。

【功效】发汗祛湿，兼清里热。

【主治】外感风寒湿邪，兼有里热。恶寒发热，无汗，头痛项强，肢体酸楚疼痛，口苦微渴，舌苔白或微黄，脉浮。

【现代应用】常用于感冒、流行性感冒、风湿性关节炎等属外感风寒湿邪，兼有里热证候者。

【辨证要点】本方是主治外感风寒湿邪而兼有里热证的常用方，亦是体现"分经论治"思想的代表方。以发热恶寒、无汗头痛、肢体酸楚疼痛、口苦微渴为辨证要点。

银翘散 《温病条辨》

【组成】金银花、连翘各30g，苦桔梗、薄荷、牛蒡子各18g，生甘草、淡豆豉各15g，荆芥穗、竹叶各12g。

【功效】辛凉透表，清热解毒。

【主治】温病初起。发热，微恶风寒，无汗或有汗不畅，头痛口渴，咳嗽咽痛，舌尖红，苔薄白或薄黄，脉浮数。

【现代应用】常用于感冒、流行性感冒、急性扁桃体炎、流行性脑炎、腮腺炎，以及麻疹、风疹、疮疡初起属卫分风热证候者。

【辨证要点】本方为"辛凉平剂"，是治疗外感风热表证的常用方。以温病初起，邪在肺卫上焦，发热，微恶风寒，咽痛，口渴，脉浮数为辨证要点。

桑菊饮 《温病条辨》

【组成】桑叶7.5g，杏仁、苦桔梗、苇根各6g，连翘5g，菊花3g，薄荷、生甘草各2.5g。

【功效】疏风清热，宣肺止咳。

【主治】风温初起，表热轻证。咳嗽，身热不甚，口微渴，脉浮数。

【现代应用】常用于感冒、急性支气管炎、上呼吸道感染、肺炎、结膜炎等属风热犯肺或肝经风热者。

【辨证要点】是主治风热犯肺之咳嗽证的常用方。以咳嗽、身微热、口微渴、脉浮数为辨证要点。

麻杏甘石汤 《伤寒论》

【组成】麻黄、杏仁各9g，炙甘草6g，石膏18g。

【功效】辛凉疏表，清肺平喘。

【主治】外感风邪，邪热壅肺证。身热不解，咳逆气急，甚则鼻煽，口渴，有汗或无汗，舌苔薄白或黄，脉浮而数。

【现代应用】常用于急性气管炎、肺炎、百日咳等病属表证未解，邪热壅肺者。

【辨证要点】本方为治疗表邪未解、肺热咳喘的基础方。以风热袭肺，或风寒化热壅肺，身热不解，咳喘气急，口渴为辨证要点。

败毒散 《太平惠民和剂局方》

【组成】柴胡、前胡、川芎、枳壳、羌活、独活、茯苓、桔梗、人参、甘草各9g。

【功效】散寒祛湿，益气解表。

【主治】气虚外感风寒湿邪证。憎寒壮热，头项强痛，肢体酸痛，无汗，鼻塞声重，咳嗽有痰，胸膈痞满，舌淡苔白，脉浮而按之无力。

【现代应用】常用于感冒、流行性感冒、痢疾等属外感风寒湿邪兼气虚者。

【辨证要点】本方为益气解表的常用方，亦称人参败毒散。以正气不足，外感风寒湿邪，憎寒壮热，头痛无汗，肢体酸痛，脉浮无力，舌苔白腻为辨证要点。

第三十六章

泻下剂

凡以泻下药为主组成，具有通便、泻热、攻积、逐水等作用，治疗里实证的方剂，称为泻下剂。属于"八法"中的"下法"。

泻下剂是为里实证而设，由于里实积滞证的病因、病机不同，证候表现有热结、寒结、燥结、水结的区别，因此其立法处方亦随之不同。

根据泻下剂的不同作用，本章方剂分为寒下（大承气汤、大黄牡丹汤）、温下（温脾汤）、润下（麻子仁丸）、逐水（十枣汤）、攻补兼施（黄龙汤）等五类。

使用泻下剂，必待表邪已解，里实已成。若表证未解、里未成实者不宜用。若表证未解，里实已成，应视表里证的轻重，先表后里，或表里双解；若兼瘀血，虫积或痰浊，宜分别配伍相应药物治之；对年老体虚、孕妇、产妇或正值经期、病后伤津及亡血证，均应慎用或禁用。另外，泻下剂易伤胃气，得效即止，慎勿过剂。同时，服药期间应调饮食，忌进油腻及不易消化食物，以防重伤胃气。

大承气汤 《伤寒论》

【组成】大黄、枳实各 12g，炙厚朴 24g，芒硝 6g。

【功效】峻下热结。

【主治】① 阳明腑实证。大便不通，频转矢气，脘腹痞满，腹痛拒按，日晡潮热，神昏谵语，手足濈然汗出，舌苔黄燥起刺或焦黑燥裂，脉沉实有力。② 热结旁流，下利清水，色纯清，其气臭秽，脐腹疼痛，按之坚硬有块，口舌干燥，脉滑数。

【现代应用】常用于急性单纯性肠梗阻、细菌性痢疾、急性胆囊炎、急性胰腺炎，以及某些热性疾病过程中出现高热、谵语、神昏、惊厥、发狂而见大便不通、苔黄脉实等属于里热积滞实证者。

【辨证要点】本方为治疗阳明腑实证的基础方，又是寒下法的代表方。临床运用以数日不大便，脘腹胀满，舌苔黄厚而干，或焦黑燥裂，脉沉实有力为辨证要点。

大黄牡丹汤 《金匮要略》

【组成】大黄、桃仁各 12g，冬瓜仁 30g，牡丹、芒硝各 9g。

【功效】泻热破瘀，散结消肿。

【主治】肠痈初起。右下腹疼痛拒按，甚则局部肿痞，小便自调，或右足屈而不伸，伸则痛甚，或时时发热，自汗恶寒，舌苔薄腻而黄，脉滑数。

【现代应用】常用于急性单纯性阑尾炎、肠梗阻、盆腔炎等属湿热蕴蒸、血瘀气滞者。

【辨证要点】本方为治疗湿热、血瘀之肠痈初起的常用方。临床以右少腹疼痛拒按，右足屈而不伸，苔黄，脉滑数为辨证要点。

温 脾 汤 《备急千金要方》

【组成】大黄15g，当归、干姜各9g，附子、人参、芒硝、甘草各6g。

【功效】攻下寒积，温补脾阳。

【主治】阳虚寒积证。便秘腹痛，脐下绞结，绕脐不止，手足欠温，苔白不渴，脉沉弦而迟。

【现代应用】多用于急性单纯性肠梗阻或不完全梗阻等属寒积内停证者；亦可用于慢性结肠炎、尿毒症等属于脾阳不足、寒积内结者。

【辨证要点】本方为治疗脾阳不足、寒积中阻的常用方。临床以腹痛便秘、手足不温、畏寒喜热、苔白、脉沉弦而迟为辨证要点。

麻子仁丸 《伤寒论》

【组成】麻子仁20g，芍药9g，枳实9g，大黄12g，炙厚朴9g，杏仁10g。

【功效】润肠泻热，行气通便。

【主治】脾约证。肠胃燥热，脾津不足，大便秘结，小便频数。

【现代应用】常用于习惯性便秘、老人与产后便秘、痔疮术后便秘等属于胃热肠燥者。

【辨证要点】本方为治疗肠胃燥热、脾津不足之"脾约"证的代表方。临床以大便秘结、小便频数、苔微黄为辨证要点。

十枣汤 《伤寒论》

【组成】芫花、甘遂、大戟各0.5g，大枣肥者10枚。

【功效】攻逐水饮。

【主治】悬饮。咳唾胸胁引痛，心下痞硬，干呕短气，头痛目眩，或胸背掣痛不得息，舌苔滑，脉沉弦；或水肿，一身悉肿，尤以下半身为重，腹胀喘满，二便不利。

【现代应用】常用于渗出性胸膜炎、肝硬化腹水、肾性水肿，以及晚期血吸虫病所致的腹水等属于水饮壅盛、形气俱实者。

【辨证要点】本方为攻逐水饮之峻剂。临床以咳唾胸胁引痛，或水肿腹胀，二便不利，脉沉弦为辨证要点。孕妇忌用。

第三十七章

和解剂

　　凡具有和解少阳、调和肝脾、调和胃肠、表里双解等作用，治疗伤寒邪在少阳、肝脾不和、寒热错杂，以及表里同病的方剂，统称和解剂。属于"八法"中的"和法"。

　　和解剂原为伤寒邪入少阳而设，少阳属胆，位于半表半里，既不宜汗法，又不宜下法，更不能用吐法，唯有和解一法最为恰当。

　　凡属治疗肝脾不和、寒热互结以及表里同病的方剂，均列入和解剂的范围，所以本章方剂分为和解少阳（小柴胡汤、蒿芩清胆汤）、调和肝脾（四逆散、逍遥散）、调和寒热（半夏泻心汤）、表里双解（大柴胡汤）等四类。

　　凡邪在肌表，未入少阳，或邪已入里，阳明热盛者，皆不宜使用和解剂。脏腑极虚，气血不足之寒热亦不宜使用，以免延误病情。

小柴胡汤 《伤寒论》

　　【组成】柴胡24g，黄芩、人参、半夏、甘草、生姜各9g，大枣4枚。

　　【功效】和解少阳。

　　【主治】①伤寒少阳证。往来寒热，胸胁苦满，默默不欲饮食，心烦喜呕，口苦，咽干，目眩，脉弦者。②妇人热入血室，经水适断，寒热发作有时；以及疟疾、黄疸等病见少阳证者。

　　【现代应用】常用于治疗感冒、流行性感冒、慢性肝炎、肝硬化、胆囊炎、胆结石、胰腺炎、胸膜炎、乳腺炎、产褥热、睾丸炎、胆汁反流性胃炎等属邪踞少阳，或胆胃不和者。

　　【辨证要点】本方为治伤寒少阳证的主方，又是和解少阳法代表方。临床以往来寒热、胸胁苦满、苔白、脉弦为辨证要点。

蒿芩清胆汤 《重订通俗伤寒论》

　　【组成】青蒿脑4.5~6g，青子芩4.5~9g，仙半夏、生枳壳、广陈皮各4.5g，淡竹茹、赤茯苓、碧玉散（滑石、甘草、青黛）各9g。

　　【功效】清胆利湿，和胃化痰。

　　【主治】少阳湿热证。寒热如疟，寒轻热重，口苦膈闷，吐酸苦水，或呕黄涎而黏，甚则干呕呃逆，胸胁胀痛，小便黄少，舌红苔白腻，间现杂色，脉数而右滑左弦。

　　【现代应用】常用于肠伤寒、急性胆囊炎、急性黄疸型肝炎、胆汁反流性胃炎、肾盂肾炎、疟疾、盆腔炎、钩端螺旋体病等属于少阳胆与三焦湿遏热郁者。

　　【辨证要点】本方为治疗少阳湿热证，热重于湿的代表方。临床以寒热如疟、寒轻热重、胸膈胀闷、吐酸苦水、舌红苔腻、脉弦滑数为辨证要点。

四逆散 《伤寒论》

【组成】炙甘草、枳实、柴胡、芍药各6g。

【功效】透邪解郁，疏肝理气。

【主治】①阳郁厥逆证。手足不温，或腹痛，或泄痢下重，脉弦。②肝脾不和证。胁肋胀闷，脘腹疼痛，脉弦等。

【现代应用】常用于慢性肝炎、胆囊炎、胆石症、胆道蛔虫症、肋间神经痛、急性乳腺炎、胃溃疡、胃炎、附件炎、输卵管阻塞等属于肝胆气郁，肝脾不和者；亦可用于雷诺病、经前期紧张综合征、多发性神经炎等见有手足不温属于阳气内郁者。

【辨证要点】本方原治阳郁厥逆证，后世多用作疏肝理脾的基础方。临床以手足不温，或胁肋、脘腹疼痛，脉弦为辨证要点。

逍遥散 《太平惠民和剂局方》

【组成】柴胡、芍药、当归、白术、茯苓各30g，炙甘草15g。

【功效】疏肝解郁，养血健脾。

【主治】肝郁血虚脾弱证。两胁作痛，头痛目眩，口燥咽干，神疲食少，或往来寒热，或月经不调，乳房胀痛，脉弦而虚。

【现代应用】常用于慢性肝炎、胆囊炎、胸膜炎、胰腺炎、胃肠神经官能症、消化性溃疡、慢性胃炎、经前期紧张综合征、痛经、月经不调、乳腺小叶增生、更年期综合征等属于肝郁脾弱血虚者。

【辨证要点】本方为疏肝健脾的代表方，又是妇科调经的常用方。临床以两胁作痛、神疲食少、月经不调、舌淡苔白、脉弦而虚为辨证要点。

半夏泻心汤 《伤寒论》

【组成】半夏12g，黄芩、干姜、人参各9g，黄连3g，甘草9g，大枣4枚。

【功效】寒热平调，散结除痞。

【主治】寒热互结之痞证。心下痞，但满而不痛，或呕吐，肠鸣下利，舌苔腻而微黄。

【现代应用】常用于急慢性胃肠炎、慢性结肠炎、慢性肝炎、早期肝硬化、胆囊炎、细菌性痢疾、口腔溃疡、妊娠恶阻等属于脾胃虚弱，寒热（或湿热）互结者。

【辨证要点】本方为治疗中气虚弱、寒热错杂、升降失常而致肠胃不和的常用方。临床以心下痞满、呕恶泻痢、苔腻微黄为辨证要点。

大柴胡汤 《金匮要略》

【组成】柴胡12g，黄芩、芍药、半夏、炙枳实各9g，大黄6g，生姜15g，大枣4枚。

【功效】和解少阳，内泻热结。

【主治】少阳阳明合病。往来寒热，胸胁苦满，呕不止，郁郁微烦，心下痞硬，或心下满痛，大便不解或下利，舌苔黄，脉弦数有力。

【现代应用】常用于治疗急性胆囊炎、急性胰腺炎、胆石症、消化性溃疡、阑尾炎、痢疾、肠系膜淋巴结炎等属于少阳阳明合病者。

【辨证要点】本方为治疗少阳阳明合病的常用方。临床以往来寒热、胸胁苦满、心下满痛、呕吐、便秘或下利不畅、苔黄、脉弦数有力为辨证要点。

葛根黄芩黄连汤《伤寒论》

【组成】葛根15g，炙甘草6g，黄芩9g，黄连9g。

【功效】解表清里。

【主治】表证未解，邪热入里，协热下利。身热下利，胸脘烦热，口中作渴，喘而汗出，舌红苔黄，脉数或促。

【现代应用】常用于胃肠型感冒、肠伤寒、急性肠炎、痢疾等属于表热未解，里热甚者。

【辨证要点】本方功能解表清里，以身热下利、舌红苔黄、脉数为辨证要点。本方以清里热为主，对于热泻、热痢，不论有无表证，皆可用之。

第三十八章
清 热 剂

　　凡以清热药为主组成，具有清热、泻火、凉血、解毒等作用，治疗里热证的方剂，统称清热剂。属"八法"中的"清法"。

　　里热有在气分、血分、脏腑之区别；有实热、虚热之分；有轻重缓急之殊。因此本章方剂按治法相应分为清气分热（白虎汤）、清营凉血（清营汤、犀角地黄汤）、清热解毒（黄连解毒汤、普济消毒饮、仙方活命饮）、清脏腑热（导赤散、龙胆泻肝汤、泻白散、清胃散、芍药汤、白头翁汤和玉女煎）、清虚热（青蒿鳖甲汤）、清热祛暑（清暑益气汤）等六类。

　　应用清热剂须注意以下事项：一是要辨别里热所在部位。若热在气而治血，则必将引邪深入；若热在血而治气，则无济于事。二是辨别热证真假，勿为假象所迷惑，若为真寒假热，不可误用寒凉。三是辨别热证的虚实，要注意屡用清热泻火之剂而热仍不退者，当改用甘寒滋阴壮水之法，使阴复则其热自退。四是权衡轻重，量证投药。热盛而药量太轻，无异于杯水车薪；热微而用量太重，势必热去寒生；对于平素阳气不足，脾胃虚弱，外感之邪虽已入里化热，亦应慎用，必要时配伍醒脾和胃之品，以免伤阳碍胃。五是对于热邪炽盛，服清热剂入口即吐者，可于清热剂中少佐温热药，或采用凉药热服法，此即反佐法。

白虎汤 《伤寒论》

【组成】石膏50g，知母18g，炙甘草6g，粳米9g。

【功效】清热生津。

【主治】气分热盛证。壮热面赤，烦渴引饮，汗出恶热，脉洪大有力。

【现代应用】常用于感染性疾病，如大叶性肺炎、流行性乙型脑炎、流行性出血热、牙龈炎，以及小儿夏季热、糖尿病、风湿性关节炎等属气分热盛者。

【辨证要点】本方为治阳明气分热盛证的基础方。以身大热、汗大出、口大渴、脉洪大，即"四大证"为辨证要点。

清营汤 《温病条辨》

【组成】水牛角（替代犀角）90g，生地黄15g，玄参、麦冬、金银花各9g，连翘、丹参各6g，黄连5g，竹叶心3g。

【功效】清营解毒，透热养阴。

【主治】热入营分证。身热夜甚，神烦少寐，时有谵语，目常喜开或喜闭，口渴或不渴，斑疹隐隐，脉细数，舌绛而干。

【现代应用】常用于乙型脑炎、流行性脑脊髓膜炎、败血症、肠伤寒或其他热性病证属热入营分者。

【辨证要点】本方为治疗热邪初入营分证的常用方。以身热夜甚、神烦少寐、斑疹隐隐、舌绛而干、脉数为辨证要点。

犀角地黄汤《备急千金要方》

【组成】水牛角（替代犀角）30g，生地黄24g，芍药9g，牡丹皮6g。

【功效】清热解毒，凉血散瘀。

【主治】① 热入血分证。身热谵语，斑色紫黑，舌绛起刺，脉细数；或喜忘如狂，漱水不欲咽，大便色黑易解等。②热伤血络证。吐血、衄血、便血、尿血等，舌红绛，脉数。

【现代应用】常用于重症肝炎、肝昏迷、弥散性血管内凝血、尿毒症、过敏性紫癜、急性白血病、败血症等属血分热盛者。

【辨证要点】本方是治疗温热病热入血分证的常用方。以各种失血，斑色紫黑，神昏谵语，身热舌绛为辨证要点。

黄连解毒汤《肘后备急方》

【组成】黄连9g，黄芩、黄柏各6g，栀子9g。

【功效】泻火解毒。

【主治】三焦火毒证。大热烦躁，口燥咽干，错语不眠；或热病吐血、衄血；或热甚发斑，或身热下利，或湿热黄疸；或痈疡疔毒，小便黄赤，舌红苔黄，脉数有力。

【现代应用】常用于败血症、痢疾、肺炎、泌尿系感染、流行性脑脊髓膜炎、乙型脑炎以及感染性炎症等属热毒为患者。

【辨证要点】本方为苦寒直折、清热解毒的基础方。临床应用以大热烦躁、口燥咽干、舌红苔黄、脉数有力为辨证要点。

普济消毒饮《东垣试效方》

【组成】酒炒黄芩、酒炒黄连各15g，陈皮、甘草、玄参、柴胡、桔梗各6g，连翘、板蓝根、马勃、牛蒡子、薄荷各3g，僵蚕、升麻各2g。

【功效】清热解毒，疏风散邪。

【主治】大头瘟。恶寒发热，头面红肿焮痛，目不能开，咽喉不利，舌燥口渴，舌红苔白兼黄，脉浮数有力。

【现代应用】常用于丹毒、腮腺炎、急性扁桃体炎、淋巴结炎伴淋巴管回流障碍等属风热邪毒为患者。

【辨证要点】本方为治疗大头瘟的常用方剂。以头面红肿焮痛、恶寒发热、舌红苔白兼黄、脉浮数为辨证要点。

仙方活命饮《校注妇人良方》

【组成】白芷3g，贝母、防风、赤芍药、当归尾、甘草、炒皂角刺、炙穿山甲、天花粉、乳香、没药各 6g，金银花、陈皮各 9g。

【功效】清热解毒，消肿溃坚，活血止痛。

【主治】阳证痈疡肿毒初起。红肿焮痛，或身热凛寒，苔薄白或黄，脉数有力。

【现代应用】常用于治疗化脓性炎症，如蜂窝织炎、化脓性扁桃体炎、乳腺炎、脓疱疮、疖肿、深部脓肿等属阳证、实证者。

【辨证要点】本方是治疗热毒痈肿的常用方，凡痈肿初起属于阳证者均可运用。以局部红肿焮痛，甚则伴有身热凛寒，脉数有力为辨证要点。

导赤散 《小儿药证直诀》

【组成】生地黄、木通、生甘草梢各 6g，竹叶 3g。

【功效】清心利水养阴。

【主治】心经火热证。心胸烦热，口渴面赤，意欲饮冷，以及口舌生疮；或心热移于小肠，小便赤涩刺痛，舌红，脉数。

【现代应用】常用于口腔炎、鹅口疮、小儿夜啼等属心经有热者；亦可加减治疗急性泌尿系感染属下焦湿热者。

【辨证要点】本方为治心经火热证的常用方，又是体现清热利水养阴治法的基础方。以心胸烦热、口渴、口舌生疮或小便赤涩、舌红脉数为辨证要点。

龙胆泻肝汤 《医方集解》

【组成】酒炒龙胆、柴胡、木通、生甘草各 6g，酒炒生地黄、炒黄芩、泽泻、酒炒栀子、车前子各 9g，酒炒当归 3g。

【功效】清泻肝胆实火，清利肝经湿热。

【主治】①肝胆实火上炎证。头痛目赤，胁痛口苦，耳聋耳肿，舌红苔黄，脉弦数有力。②肝经湿热下注证。阴肿，阴痒，筋痿，阴汗，小便淋浊，或妇女带下黄臭等，舌红苔黄腻，脉弦数有力。

【现代应用】常用于顽固性偏头痛、头部湿疹、高血压、急性结膜炎、虹膜睫状体炎、外耳道疖肿、鼻炎、急性黄疸型肝炎、急性胆囊炎，以及急性肾盂肾炎、急性膀胱炎、尿道炎、外阴炎、睾丸炎、急性盆腔炎、带状疱疹等病属肝经实火、湿热者。

【辨证要点】本方为治肝胆实火上炎、湿热下注的常用方。以口苦溺赤、舌红苔黄、脉弦数有力为辨证要点。

泻白散 《小儿药证直诀》

【组成】地骨皮、桑白皮（炒）各 30g，甘草（炙）3g。

【功效】清泻肺热，止咳平喘。

【主治】肺热喘咳证。气喘咳嗽，皮肤蒸热，日晡尤甚，舌红苔黄，脉细数。

【现代应用】常用于小儿麻疹初期、肺炎或支气管炎等属肺中伏火郁热者。

【辨证要点】本方是治疗肺热喘咳的常用方剂。以咳喘气急，皮肤蒸热，舌红苔黄，脉细数为辨证要点。本方之特点是清中有润、泻中有补，既不是清透肺中实热以治其标，也不是滋阴润肺以治其本，而是清泻肺中伏火以消郁热。本方药性平和，尤宜于正气未伤，伏火不甚者。风寒咳嗽或肺虚咳嗽者不宜使用。

清胃散 《脾胃论》

【组成】生地黄、当归身、黄连（夏季倍之）各6g，牡丹皮、升麻各9g。

【功效】清胃凉血。

【主治】胃火牙痛。牙痛牵引头疼，面颊发热，其齿喜冷恶热，或牙宣出血，或牙龈红肿溃烂，或唇舌腮颊肿痛，口气热臭，口干舌燥，舌红苔黄，脉滑数。

【现代应用】常用于口腔炎、牙周炎、三叉神经痛等属胃火上攻者。

【辨证要点】本方为治胃火牙痛的常用方，凡胃热证或血热火郁者均可使用。以牙痛牵引头痛、口气热臭、舌红苔黄、脉滑数为辨证要点。

芍药汤 《素问病机气宜保命集》

【组成】芍药30g，当归、黄芩、黄连各15g，槟榔、木香、炙甘草各6g，大黄9g，官桂5g。

【功效】清热燥湿，调气和血。

【主治】湿热痢疾。腹痛，便脓血，赤白相间，里急后重，肛门灼热，小便短赤，舌苔黄腻，脉弦数。

【现代应用】常用于细菌性痢疾、阿米巴痢疾、过敏性结肠炎、急性肠炎等属湿热为患者。

【辨证要点】本方为治疗湿热痢疾的常用方。以下利赤白、腹痛里急、苔腻微黄为辨证要点。痢疾初起有表证者忌用。

白头翁汤 《伤寒论》

【组成】白头翁15g，黄柏、黄连、秦皮各12g。

【功效】清热解毒，凉血止痢。

【主治】热毒痢疾。腹痛，里急后重，肛门灼热，下利脓血，赤多白少，渴欲饮水，舌红苔黄，脉弦数。

【现代应用】常用于细菌性痢疾、阿米巴痢疾等属热毒偏盛者。

【辨证要点】本方为治疗热毒血痢之常用方。以下利赤多白少、腹痛、里急后重、舌红苔黄、脉弦数为辨证要点。

玉女煎 《景岳全书》

【组成】石膏9~15g，熟地黄9~30g，麦冬6g，知母、牛膝各5g。

【功效】清胃热，滋肾阴。

【主治】胃热阴虚证。头痛，牙痛，齿松牙衄，烦热干渴，舌红苔黄而干。亦治消渴，消谷善饥等。

【现代应用】常用于牙龈炎、糖尿病、口腔炎、舌炎等属胃热阴虚者。

【辨证要点】本方是治疗胃热阴虚牙痛的常用方，凡胃火炽盛、肾水不足之牙病皆可用本方加减治疗。以牙痛齿松、烦热干渴、舌红苔黄而干为辨证要点。

青蒿鳖甲汤 《温病条辨》

【组成】青蒿、知母各 6g，鳖甲 15g，细生地 12g，牡丹皮 9g。

【功效】养阴透热。

【主治】温病后期，邪伏阴分证。夜热早凉、热退无汗、舌红苔少、脉细数。

【现代应用】常用于无名热、各种传染病恢复期低热、肾结核等属阴虚内热，低热不退者。

【辨证要点】本方适用于温热病后期，余热未尽而阴液不足之虚热证。以夜热早凉、热退无汗、舌红少苔、脉细数为辨证要点。

清暑益气汤 《温热经纬》

【组成】西洋参 5g，石斛、荷梗、粳米各 15g，麦冬 9g，竹叶、知母各 6g，黄连、甘草各 3g，西瓜翠衣 30g。

【功效】清暑益气，养阴生津。

【主治】暑热气津两伤证。身热汗多，口渴心烦，小便短赤，体倦少气、精神不振、脉虚数。

【现代应用】常用于小儿夏季热属气津不足者。

【辨证要点】本方用于夏月伤暑，气阴两伤之证。以体倦少气、口渴汗多、脉虚数为辨证要点。

第三十九章

温里剂

凡以温热药为主组成，具有温里助阳、散寒通脉作用，主治里寒证的方剂，统称温里剂。是"八法"中温法的具体运用。

里寒证。指寒邪深入脏腑经络，导致中焦虚寒，阴盛阳衰，亡阳欲脱，以及经脉寒凝等。其治法以"寒者热之"为原则。

里寒证有脏腑经络之别，病情有缓急轻重之分，故本章方剂分为温中祛寒（理中丸、小建中汤、吴茱萸汤）、回阳救逆（四逆汤）和温经散寒（当归四逆汤、阳和汤）三类。

使用温里剂首先要辨别寒邪所在部位，以便有的放矢。其次要辨别寒热的真假，若真热假寒证用之，则如负薪救火。对于素体阴虚或失血之人亦应慎用，以免重伤阴血。

理中丸《伤寒论》

【组成】人参、干姜、白术、炙甘草各9g。

【功效】温中散寒，补气健脾。

【主治】脾胃虚寒证。脘腹疼痛，喜温欲按，手足不温，不欲饮食，自利不渴，或呕吐，舌淡苔白，脉沉迟或细。或小儿慢惊，或病后喜唾，或阳虚失血，以及胸痹等由中焦虚寒所致者。

【现代应用】常用于急慢性肠炎、消化性溃疡、胃下垂、慢性结肠炎等属于脾胃虚寒者。

【辨证要点】本方为温中祛寒的代表方，主要用于脾胃虚寒、运化失司所致之证。除见吐、利、冷、痛之主症外，应以畏寒肢冷、舌淡苔白、脉沉迟或沉细为辨证要点。

小建中汤《伤寒论》

【组成】芍药18g，桂枝9g，炙甘草6g，大枣4枚，生姜9g，胶饴30g。

【功效】温中补虚，和里缓急。

【主治】虚劳里急证。腹中时痛，喜温欲按，或心悸而烦，或兼见四肢酸痛，手足烦热，咽干口燥，舌淡苔白，脉弦细而缓。

【现代应用】常用于消化性溃疡、慢性肝炎、神经衰弱、再生障碍性贫血、功能性发热等属中虚阴阳不和者。

【辨证要点】本方是治疗虚劳里急腹痛的常用方剂，临床以腹痛喜温欲按、面色无华、舌质淡、脉沉弱或弦细而缓为辨证要点。

吴茱萸汤《伤寒论》

【组成】吴茱萸15g，人参9g，生姜18g，大枣4枚。

【功效】温中补虚，降逆止呕。

【主治】虚寒呕吐。阳明胃寒，食谷欲呕，畏寒喜热，或厥阴头痛，干呕吐涎沫，或少阴吐利，手足逆冷，烦躁欲死。

【现代应用】常用于慢性胃炎、妊娠呕吐、神经性头痛、梅尼尔症、耳源性眩晕等属中虚寒气上逆者。

【辨证要点】本方为肝胃虚寒，浊阴上逆之证而设，以畏寒喜热、口不渴、四肢欠温、干呕吐涎沫、舌淡苔滑、脉细为辨证要点。

四逆汤 《伤寒论》

【组成】附子15g，干姜9g，炙甘草6g。

【功效】回阳救逆。

【主治】少阴病。四肢厥逆，恶寒蜷卧，神衰欲寐，腹痛下利，呕吐不渴，舌苔白滑，脉微细；或太阳病误汗亡阳。

【现代应用】常用于心肌梗死、心力衰竭、急慢性胃肠炎吐泻过多或某些急证大汗出等出现休克，属亡阳虚脱证者的急救。

【辨证要点】本方为回阳救逆的代表方剂。除四肢厥冷外，应以神疲欲寐、舌淡苔白、脉微为辨证要点。

当归四逆汤 《伤寒论》

【组成】当归12g，桂枝、芍药各9g，细辛3g，炙甘草、通草各6g，大枣8枚。

【功效】温经散寒，养血通脉。

【主治】血虚寒厥证。手足厥寒，口不渴，或腰、股、胫、足疼痛，舌淡苔白，脉沉细或细而欲绝。

【现代应用】常用于雷诺病、无脉症、血栓闭塞性脉管炎、肩周炎、坐骨神经痛、风湿性关节炎、冻疮、痛经等属血虚寒凝者。

【辨证要点】本方为素体血虚，感受寒邪，寒凝经脉之证而设。以手足厥寒、舌淡苔白、脉细欲绝为辨证要点。

阳和汤 《外科证治全生集》

【组成】熟地30g，肉桂、鹿角胶各9g，白芥子6g，麻黄、姜炭各2g，生甘草3g。

【功效】温阳补血，化痰通络。

【主治】阴疽。漫肿无头，皮色不变，酸痛无热，口中不渴，舌淡苔白，脉沉细或细迟。

【现代应用】常用于骨结核、慢性骨髓炎、骨膜炎、慢性淋巴结炎、类风湿性关节炎、血栓闭塞性脉管炎、肌肉深部脓疡、坐骨神经痛、冻伤、妇女闭经等，属于血虚寒凝者。

【辨证要点】本方为治疗阴疽的常用方剂。以患部漫肿无头、皮色不变、酸痛无热，脉迟细或沉细为辨证要点。只适用于阴证，阳证忌用。

第四十章

补益剂

凡是以补益药物为主组成，具有补益人体气、血、阴、阳等作用，主治各种虚证的方剂，统称补益剂。属于"八法"中的"补法"。

虚证。是指人体因气、血、阴、阳等虚损不足而产生的病证。虚证的成因甚多，但总属先天不足，或是后天失调所致，以各脏腑的虚损为其具体的表现形式。

虚证有气虚、血虚、气血两虚、阴虚、阳虚、阴阳两虚等区别，所以补益剂相应分为补气（四君子汤、参苓白术散、补中益气汤、生脉散、玉屏风散）、补血（四物汤、归脾汤）、气血双补（八珍汤）、补阴（六味地黄丸、大补阴丸、炙甘草汤、一贯煎、百合固金汤）、补阳（肾气丸）、阴阳并补（地黄饮子）等六类。

使用补益剂时，应辨清虚证的性质和病位，还要辨清虚实的真假，亦要注意脾胃功能，可适当加入理气醒脾之品，使补而不滞。补益剂宜文火久煎，一般以空腹或饭前服用为佳。补益剂虽能增强体质，提高抗病能力，但滥用则无益。

四君子汤 《太平惠民和剂局方》

【组成】人参、白术、茯苓、炙甘草各9g。

【功效】益气健脾。

【主治】脾胃气虚证。面色萎白，气短乏力，语音低微，食少便溏，舌淡苔白，脉虚弱。

【现代应用】常用于慢性胃炎、消化性溃疡、胃肠功能减弱等属脾胃气虚者。

【辨证要点】本方是治疗脾胃气虚证的常用方，也是补气的基础方。以面白食少、气短乏力、舌淡苔白、脉虚弱为辨证要点。

参苓白术散 《太平惠民和剂局方》

【组成】人参、白术、白茯苓、炙甘草、山药各20g，莲子肉、薏苡仁、砂仁、炒桔梗各10g，炒白扁豆15g。

【功效】健脾益气，渗湿止泻。

【主治】脾虚夹湿证。饮食不化，胸脘痞闷，肠鸣泄泻，四肢无力，形体消瘦，面色萎黄，舌淡苔白腻，脉虚缓。

【现代应用】常用于一些慢性疾病，如慢性胃肠炎、贫血、慢性支气管炎、慢性肾炎以及妇女带下等属脾虚夹湿者。

【辨证要点】本方药性平和，温而不燥，是治疗脾虚夹湿泄泻的常用方。以食少难消、体虚吐泻、胸脘痞闷、苔腻脉缓为辨证要点。

补中益气汤《脾胃论》

【组成】黄芪 18g，人参、白术、炙甘草各 9g，当归、陈皮、升麻、柴胡各 6g。

【功效】补中益气，升阳举陷。

【主治】①脾胃气虚证。饮食减少，体倦肢软，少气懒言，面色㿠白，大便稀溏，舌淡苔白，脉虚软。②气虚下陷证。脱肛，子宫下垂，久泻、久痢、久疟以及崩漏等，气短乏力，语音低微，舌淡苔白，脉虚弱。③气虚发热证。身热有汗，渴喜热饮，气短乏力，食少，舌淡，脉虚大无力。

【现代应用】常用于治疗胃下垂、胃黏膜脱垂、重症肌无力、脱肛、眼睑下垂、功能性子宫出血、子宫脱垂、乳糜尿、产后小便不禁、功能性发热、血细胞减少症等属中气下陷或脾虚者。

【辨证要点】本方是治疗脾胃气虚、中气下陷，以及气虚发热的常用方，以体倦乏力、少气懒言、面色㿠白、舌淡苔白、脉虚软或虚大无力为辨证要点。

玉屏风散 录自《医方类聚》

【组成】蜜炙黄芪、白术各 12g，防风 6g。

【功效】益气固表止汗。

【主治】表虚自汗。汗出恶风，面色㿠白，舌淡苔薄白，脉浮虚。亦治虚人腠理不固，易于感冒。

【现代应用】常用于过敏性鼻炎、上呼吸道感染属表虚不固而外感风邪者，以及用于预防体弱反复上呼吸道感染者。

【辨证要点】本方为治疗表虚自汗的常用方剂。临床应用以自汗恶风、面色㿠白、舌淡脉虚为辨证要点。

生脉散《医学启源》

【组成】人参、麦冬各 9g，五味子 3g。

【功效】益气生津，敛阴止汗。

【主治】①温热暑热耗气伤阴证。汗多神疲，体倦乏力，气短懒言，咽干口渴，舌干红少苔，脉虚数。②久咳伤肺，气阴两伤虚证。干咳少痰，气短自汗，口干舌燥，脉虚细。

【现代应用】常用于肺结核、慢性支气管炎、神经衰弱所致失眠、心脏病心律不齐等属气阴两虚者。

【辨证要点】本方是治疗气阴两虚证的常用方剂。临床应用以体倦气短、咽干、舌红、脉虚为辨证要点。三药一补一润一敛，共奏益气养阴、生津止渴、敛阴止汗之效，使气复津生，汗止阴存，气充脉复，故名"生脉"。

四物汤《仙授理伤续断秘方》

【组成】熟地黄 12g，当归 9g，白芍 9g，川芎 6g。

【功效】补血调血。

【主治】营血虚滞证。头晕目眩，心悸失眠，面色无华，妇女月经不调，量少或经闭不行，脐腹作痛，舌淡，脉细弦或细涩。

【现代应用】常用于贫血、紫癜、妇女月经不调、荨麻疹等属营血虚滞者。

【辨证要点】本方是补血调经的基础方。临床应用以心悸、头晕、面色无华、舌淡、脉细为辨证要点。

归脾汤《济生方》

【组成】黄芪、龙眼肉、炒酸枣仁各12g，白术、茯神、当归各9g，人参、木香、远志各6g，炙甘草3g，生姜5片，大枣4枚。

【功效】益气补血，健脾养心。

【主治】①心脾气血两虚证。心悸怔忡，健忘失眠，盗汗虚热，体倦食少，面色萎黄，舌淡苔薄白，脉细弱。②脾不统血证。便血，皮下紫斑，妇女崩漏，月经超前，量多色淡，或淋沥不止，舌淡，脉细者。

【现代应用】常用于消化性溃疡出血、功能性子宫出血、再生障碍性贫血、血小板减少性紫癜、神经衰弱、心脏病等属心脾气血两虚者。

【辨证要点】本方是治疗心脾气血不足的常用方。临床应用以心悸失眠、体倦食少、便血及崩漏、舌淡、脉弱为辨证要点。

炙甘草汤 又名复脉汤，《伤寒论》

【组成】炙甘草12g，生地黄30g，麦冬、火麻仁各15g，生姜、桂枝各9g，人参、阿胶各6g，大枣10枚。

【功效】滋阴养血，益气温阳，复脉。

【主治】①阴血阳气虚弱，心脉失养证。脉结代，心动悸，虚羸少气，舌光少苔或质干而瘦小。②虚劳肺痿。咳嗽，涎唾多，形瘦短气，虚烦不眠，自汗，咽干舌燥，大便干结，脉虚数。

【现代应用】常用于治疗功能性心律不齐、期外收缩疗效较好；对于冠心病、风湿性心脏病、病毒性心肌炎、甲亢等所致心悸、气短、脉结代属阴亏血少，心气虚弱，心失所养者有效。

【辨证要点】本方为阴阳气血并补之剂。临床以脉结代、心动悸、虚羸少气、舌光少苔为辨证要点。本方滋心阴，养心血，益心气，温心阳。滋而不腻，温而不燥，刚柔相济，相得益彰，使阴血足而血脉充，阳气旺而心脉通，气血充足，阴阳调和，则悸定脉复，故本方又名"复脉汤"。

六味地黄丸 原名地黄丸，《小儿药证直诀》

【组成】熟地黄24g，山茱萸、山药各12g，泽泻、牡丹皮、茯苓各9g。

【功效】滋阴补肾。

【主治】肾阴虚证。腰膝酸软，头晕目眩，耳鸣耳聋，盗汗，遗精或骨蒸潮热，手足心热，口燥咽干，牙齿动摇，消渴以及小儿囟门不合，舌红少苔，脉细数。

【现代应用】常用于慢性肾炎、高血压、糖尿病、肺结核、甲状腺功能亢进、无排卵性功能性子宫出血、更年期综合征等属肾阴虚弱者。

【辨证要点】本方是治疗肾阴虚证的基础方。临床应用以腰膝酸软、头晕目眩、口燥咽干、舌红少苔、脉细数为辨证要点。

【配伍特点】一是肾、肝、脾三阴并补，以补肾为主；二是三补三泻，补中有泻，寓泻于补，以补为主。

大补阴丸 原名大补丸，《丹溪心法》

【组成】熟地黄、炙龟板各18g，炒黄柏、炒知母各12g，猪脊髓（蒸熟），炼蜜为丸。

【功效】滋阴降火。

【主治】阴虚火旺证。骨蒸潮热，盗汗遗精，咳嗽咯血，心烦易怒，足膝疼热，舌红少苔，尺脉数而有力。

【现代应用】常应用于甲状腺功能亢进、肾结核、骨结核、糖尿病等属阴虚火旺者。

【辨证要点】本方为滋阴降火的常用方。临床应用以骨蒸潮热、舌红少苔、尺脉数而有力为辨证要点。

一贯煎 《续名医类案》

【组成】北沙参、麦冬、当归身、枸杞子各9g，生地黄18g，川楝子4.5g。

【功效】滋阴疏肝。

【主治】肝肾阴虚，肝气郁滞证。胸脘胁痛，吞酸吐苦，咽干口燥，舌红少津，脉细弱。

【现代应用】常用于慢性肝炎、慢性胃炎、消化性溃疡、肋间神经痛、神经官能症等属阴虚气滞者。

【辨证要点】本方是治疗阴虚肝郁，气滞犯胃而致脘胁疼痛的常用方剂。临床应用以脘疼胁痛、吞酸吐苦、舌红少津、脉虚弦为辨证要点。

百合固金汤 《慎斋遗书》

【组成】百合12g，熟地黄、生地、当归身、麦冬各9g，白芍、桔梗、贝母各6g，玄参、甘草各3g。

【功效】滋肾润肺，止咳化痰。

【主治】肺肾阴亏，虚火上炎证。咳嗽气喘，痰中带血，咽喉燥痛，头晕目眩，午后潮热，舌红少苔，脉细数。

【现代应用】常用于肺结核、慢性支气管炎、支气管扩张、慢性咽喉炎、自发性气胸等属肺肾阴虚，虚火上炎者。

【辨证要点】本方为治疗咳嗽痰血证的常用方剂。临床应用以咳嗽、咽喉燥痛、舌红少苔、脉细数为辨证要点。

肾气丸 《金匮要略》

【组成】 生地黄24g，山药、山茱萸各12g，泽泻、茯苓、牡丹皮各9g，桂枝、附子各3g。

【功效】 补肾助阳。

【主治】 肾阳不足证。腰痛脚软，身半以下常有冷感，少腹拘急，小便不利或小便反多，入夜尤甚，阳痿早泄，舌淡而胖，脉虚弱，尺部沉细；以及痰饮、水肿、消渴、脚气、转胞等。

【现代应用】 常用于慢性肾炎、糖尿病、甲状腺功能减退、性神经衰弱、肾上腺皮质功能减退、慢性支气管哮喘、更年期综合征等属肾阳不足者。

【辨证要点】 本方为治疗肾阳不足的常用方剂。临床应用以腰痛脚软、小便不利或反多、舌淡而胖、脉虚而尺部沉细为辨证要点。

地黄饮子 《黄帝素问宣明论方》

【组成】 熟地黄12g，巴戟天、山茱萸、石斛、肉苁蓉各9g，炮附子、五味子、官桂、白茯苓、麦冬、石菖蒲、远志各6g，生姜5片，大枣1枚，薄荷1~2g。

【功效】 滋肾阴，补肾阳，开窍化痰。

【主治】 喑痱。舌强不能言，足废不能用，口干不欲饮，足冷面赤，脉沉细弱。

【现代应用】 常用于高血压病、脑动脉硬化、中风后遗症、脊髓炎等慢性病过程中出现阴阳两虚者。

【辨证要点】 本方为治疗肾虚喑痱的常用方。临床应用以舌强不语、足废不用、足冷面赤、脉沉细弱为辨证要点。

第四十一章

固涩剂

凡以固涩药为主组成，具有收敛固涩作用，治疗气血精津耗散滑脱证的方剂，统称固涩剂。属于"散者收之"、"涩可固脱"范畴。

耗散滑脱之证。由于病因及发病部位的不同，常见有自汗、盗汗、久咳不止、久泻不止、小便失禁、遗精滑泄、崩漏带下等。

根据所治病证的不同，分为固表止汗（牡蛎散）、敛肺止咳（九仙散）、涩肠固脱（真人养脏汤、四神丸）、涩精止遗（金锁固精丸）、固崩止带（固冲汤、完带汤）等五类。

应用固涩剂须根据患者气、血、精、津液耗伤程度的不同，应配伍相应的补益药，使之标本兼顾。对元气大虚、亡阳欲脱所致的大汗淋漓、小便失禁或崩中不止，则当急用大剂参附之类回阳固脱，非单纯固涩所能治疗。

固涩剂为正虚无邪者设，故凡外邪未去，或由实邪所致的热病多汗，火扰遗泄，热痢初起，食滞泄泻，实热崩带等证，均当禁用本类方剂。滥投固涩剂恐有"关门留寇"之弊。

牡蛎散《太平惠民和剂局方》

【组成】黄芪、麻黄根、煅牡蛎、小麦各30g。

【功效】益气固表，敛阴止汗。

【主治】诸虚不足。体常自汗，夜卧更甚，久而不止，心悸惊惕，短气烦倦，舌淡红，脉细弱。

【现代应用】常用于病后、手术后及产后自汗、盗汗属卫外不固，阴液外泄者。

【辨证要点】本方为治疗卫气不固，阴液外泄的自汗、盗汗常用方。以汗出、心悸、短气、舌淡、脉细弱为辨证要点。

真人养脏汤《太平惠民和剂局方》

【组成】人参、炙甘草各6g，当归、木香各9g，诃子、焙白术、煨肉豆蔻各12g，肉桂3g，白芍药15g，蜜炙罂粟壳20g。

【功效】涩肠止泻，温中补虚。

【主治】久泻久痢。大便滑脱不禁，或下利赤白，或便脓血，里急后重，脐腹疼痛，日夜无度，胸膈痞闷，胁肋胀满，全不思食，及脱肛坠下、酒毒便血诸药不效者，舌淡苔白，脉迟细。

【现代应用】常用于慢性肠炎、慢性痢疾日久不愈属脾肾虚寒者。

【辨证要点】本方为治疗脾肾虚寒，久泻久痢的常用方。以泻痢滑脱不禁、腹痛、食少神疲、舌淡苔白、脉迟细为辨证要点。

四神丸 《内科摘要》

【组成】补骨脂12g，肉豆蔻、炒吴茱萸、五味子各6g，生姜6~9g，红枣4~6g枚。

【功效】温肾暖脾，固肠止泻。

【主治】肾泄。五更泄泻，不思饮食，食不消化，或腹痛腰酸肢冷，神疲乏力，舌淡，苔薄白，脉沉迟无力。

【现代应用】常用于过敏性结肠炎、慢性非特异性结肠炎等属脾肾虚寒者。

【辨证要点】本方为治疗五更肾泄的常用方。临床以五更泄泻或久泻、不思饮食、舌淡苔白、脉沉迟无力为辨证要点。

金锁固精丸 录自《医方集解》

【组成】炒沙苑子、蒸芡实、莲须各12g，酥炙龙骨、煅牡蛎各6g。

【功效】补肾涩精。

【主治】肾虚精亏。遗精滑泄，神疲乏力，腰痛耳鸣，舌淡苔白，脉细弱。

【现代应用】常用于遗精、早泄、乳糜尿、带下、尿失禁等属肾虚下元不固者。

【辨证要点】本方为治疗肾亏精关不固之遗精的常用方。以遗精滑泄、腰痛耳鸣、舌淡苔白、脉细弱为辨证要点。

固冲汤 《医学衷中参西录》

【组成】炒白术30g，生黄芪18g，煅龙骨、煅牡蛎、山茱萸肉各24g，生杭芍、海螵蛸各12g，茜草9g，棕榈炭6g，五倍子（轧细，药汁送服）1.5g。

【功效】益气健脾，固冲摄血。

【主治】脾气虚弱，冲脉不固证。血崩或月经过多，色淡质稀，心悸气短，腰膝酸软，舌淡，脉微弱者。

【现代应用】常用于功能性子宫出血、经期或产后出血过多等属脾气虚弱，冲任不固者。

【辨证要点】本方为治疗崩漏的常用方。以出血量多、色淡质稀、腰膝酸软、舌淡、脉微弱为辨证要点。

完带汤 《傅青主女科》

【组成】炒白术、炒山药各30g，酒炒白芍15g，酒炒车前子、制苍术各9g，人参6g，陈皮、黑荆芥穗各2g，柴胡、甘草各3g。

【功效】补脾疏肝，化湿止带。

【主治】脾虚肝郁，湿浊带下。带下色白，清稀如涕，面色㿠白，倦怠便溏，舌淡苔白，脉缓或濡弱。

【现代应用】常用于阴道炎、宫颈糜烂、盆腔炎而属脾虚肝郁，湿浊下注者。

【辨证要点】本方为治脾虚肝郁，湿浊下注带下的常用方。以带下清稀色白、舌淡苔白、脉濡缓为辨证要点。

第四十二章
安神剂

　　凡以重镇安神或补养安神的药物为主组成，具有安神定志作用，用治神志不安的方剂，统称安神剂。属于"惊者平之"、"重可镇怯"、"虚者补之"等范畴。

　　本章方剂分为重镇安神（朱砂安神丸）与补养安神（天王补心丹、酸枣仁汤）两类。重镇安神剂适用于实证的神志不安证，多表现为惊狂善怒，烦躁不安；补养安神剂适用于虚损所致的神志不安证，多表现为心悸健忘，虚烦失眠。

　　应用安神剂须注意。对因火、因痰、因瘀等不同原因导致的神志不安，又当分别配伍清热泻火药、祛痰药和祛瘀药。重镇安神剂多由金石类药物组成，其性质重而碍胃，不宜久服。对素体脾胃虚弱者，当配合服用健脾和胃之品。某些安神药，如朱砂等具有一定毒性，久服能引起慢性中毒，亦应注意。

朱砂安神丸 《医学发明》

　　【组成】朱砂（水飞为衣）15g，黄连18g，炙甘草16g，生地黄、当归各8g。

　　【功效】重镇安神，清心泻火。

　　【主治】心火偏亢，阴血不足证。心烦神乱，失眠多梦，惊悸怔忡，甚则欲吐不果，胸中自觉懊恼，舌红，脉细数。

　　【现代应用】常用于神经衰弱、精神抑郁症、神经官能症等属心火偏亢、阴血不足者。

　　【辨证要点】本方为治疗心火偏亢、阴血不足之神志不宁的常用方。临床以惊悸失眠、舌红、脉细数为辨证要点。

天王补心丹 《摄生秘剖》

　　【组成】生地黄20g，炒远志、人参、桔梗、丹参、玄参、白茯苓、五味子各3g，酸枣仁、当归、天冬、麦冬、炒柏子仁各10g。

　　【功效】滋阴养血，补心安神。

　　【主治】阴虚血少。虚烦失眠，心悸神疲，梦遗健忘，大便干结，手足心热，口舌生疮，舌红少苔，脉细而数。

　　【现代应用】常用于神经衰弱、神经官能症、精神分裂症、心脏病、甲状腺功能亢进等属心经阴亏血少者。

　　【辨证要点】本方为治虚烦不安证的常用方。以心悸失眠、手足心热、舌红少苔、脉细数为辨证要点。

酸枣仁汤 《金匮要略》

　　【组成】炒酸枣仁15g，茯苓、知母、川芎各6g，甘草3g。

【功效】养血安神，清热除烦。

【主治】虚烦不眠证。失眠心悸，虚烦不安，头目眩晕，咽干口燥，舌红，脉弦细。

【现代应用】常用于神经衰弱、心脏神经官能症、更年期综合征等属肝血不足，虚热内扰，心神不安者。

【辨证要点】本方为治疗心肝失养、虚烦不眠证的常用方。以虚烦不眠、咽干口燥、舌红、脉弦细为辨证要点。

第四十三章

开窍剂

凡以芳香开窍药物为主组成，具有开窍醒神作用，治疗神昏窍闭证的方剂，统称开窍剂。

神昏之证有虚实之分。本章所述方剂适用于神昏之实证，即闭证，多由邪气壅盛，蒙蔽心窍所致。

依据其临床表现，可将闭证分为热闭和寒闭两类。热闭由温热之邪内陷心包所致，治宜清热开窍，简称凉开；寒闭由寒邪或气郁、中恶、痰浊蒙蔽心窍引起，宜温通开窍，简称温开。开窍剂通常相应地分为凉开（安宫牛黄丸、紫雪、至宝丹）和温开（苏合香丸）两类。

使用开窍剂，应根据病证寒热性质正确选用凉开剂或温开剂。注意辨别虚实，对于汗出肢冷、气微遗尿、口开目合、脉微欲绝的脱证不宜使用；对于表证未解而里窍已闭者也不可擅用，以防表邪内陷，加重病情；若邪陷心包者，可根据病情缓急，或先用寒下，或先用开窍，或开窍与寒下并用，而不可纯用开窍剂。开窍剂多由气味芳香、辛散走窜之品组成，久服易耗伤正气，故临床多用于急救，中病即止。开窍剂多制成丸、散剂，不宜加热煎煮，以免药性挥发，影响疗效。

安宫牛黄丸《温病条辨》

【组成】牛黄、郁金、黄连、朱砂、栀子、雄黄、黄芩各30g，水牛角浓缩粉（替代犀角）60g，冰片、麝香各7.5g，珍珠15g。

【功效】清热开窍，豁痰解毒。

【主治】温热病邪热内陷心包证。高热烦躁，神昏谵语，口干舌燥，舌红或绛，脉数；亦治中风昏迷，小儿惊厥，属邪热内闭者。

【现代应用】常用于流行性脑炎、乙型脑炎、脑血管意外、肝昏迷、尿毒症、中毒性肺炎等属邪热内陷心包，或痰热蒙闭心窍者。

【辨证要点】本方为清热开窍的代表方剂，主治高热神昏证，以高热烦躁、神昏谵语、舌红或绛、脉数为辨证要点。

紫雪丹《苏恭方》，录自《外台秘要》

【组成】黄金300g，石膏、寒水石、滑石、磁石各150g，水牛角浓缩粉、羚羊角屑、沉香、青木香各15g，玄参、升麻各50g，炙甘草25g，丁香3g，制芒硝500g，麝香0.15g，朱砂9g。

【功效】清热开窍，息风止痉。

【主治】温热病邪热内陷心包，热盛动风证。高热烦躁，神昏谵语，痉厥，斑疹吐衄，口渴引饮，唇焦齿燥，尿赤便秘，舌红绛苔干黄，脉数有力或弦数，以及小儿热盛惊厥。

【现代应用】常用于流行性脑脊髓膜炎、乙型脑炎、病毒性脑炎、重症肺炎、败血症、肝昏迷及小儿高热惊厥等，症见高热神昏抽搐者。

【辨证要点】本方为清热开窍、镇惊息风之主要方剂，以高热烦躁、神昏谵语、痉厥、便秘、舌红绛苔干黄、脉数有力为辨证要点。

至宝丹《灵苑方》引郑感方，录自《苏沈良方》

【组成】水牛角浓缩粉、水飞朱砂、水飞雄黄、生玳瑁屑、琥珀各30g，麝香、龙脑各0.3g，牛黄15g，安息香45g（为末，以无灰酒搅澄飞过，滤去渣，慢火熬成膏，约得净数30g），金箔（半入药，半为衣）、银箔各50片。

【功效】清热开窍，化浊解毒。

【主治】中暑、中风及温病痰热内闭心包证。神昏谵语，身热烦躁，痰盛气粗，舌红苔黄垢腻，脉滑数，以及小儿惊厥属于痰热内闭者。

【现代应用】常用于流行性脑脊髓膜炎、乙型脑炎、脑血管意外、肝昏迷、尿毒症、中毒性痢疾等，证属邪热、痰浊内闭者。

【辨证要点】本方开窍醒神、化浊辟秽，适用于痰热内闭心包证，以神昏谵语、身热烦躁、痰盛气粗为辨证要点。

苏合香丸《广济方》，录自《外台秘要》

【组成】苏合香、龙脑、制熏陆香各30g，麝香、安息香（用无灰酒1L熬膏）、青木香、香附、白檀香、丁香、沉香、荜茇、白术、煨诃黎勒、朱砂、水牛角浓缩粉各60g。

【功效】芳香开窍，行气温中。

【主治】寒闭证。突然昏倒，牙关紧闭，不省人事，苔白，脉迟；心腹卒痛，甚则昏厥。亦治中风、中气及感受时行瘴疠之气，属于寒凝气滞之闭证者。

【现代应用】常用于脑血管意外、癔病性昏厥、癫痫、心肌梗死、心绞痛、肝昏迷等，证属寒痰凝滞，气血瘀阻者。

【辨证要点】本方是温开剂的代表方，主治寒痰阴浊之邪蒙闭清窍之证，以突然昏倒、不省人事、牙关紧闭、苔白、脉迟为辨证要点。

第四十四章

理气剂

凡以理气药为主组成，具有行气或降气作用，治疗气滞或气逆病证的方剂，统称理气剂。

气为一身之主，五脏六腑、四肢百骸皆赖气之充养，以维持正常的生理功能。气又是人体生命活动的动力，必须不断地运行，才能推动人体各种机能活动及新陈代谢的正常进行。若情志失常，饮食失节，寒温失宜等，均可使气机郁结，当升不升，当降不降，结聚为病。故《丹溪心法》云："气血冲和，万病不生，一有怫郁，诸病生焉。"

气机失常，大抵可分为气郁和气逆两类。气郁者多见于肝气郁滞及脾胃气滞，气逆常见于肺气上逆与胃气上逆。治疗大法，郁者以行，逆者以降，故本章方剂分为行气（越鞠丸、半夏厚朴汤）与降气（苏子降气汤、定喘汤、旋覆代赭汤）两类。

应用本类方剂，首先应辨清气郁和气逆，而选用相应的理气剂。若兼正气不足者，宜适当配伍补益之品，以防进一步损伤正气。此外，理气剂多由芳香辛燥药物组成，易耗津伤气，故应中病即止，慎勿过剂，尤其对素体阴亏气弱者，用之更须谨慎。

越鞠丸 又名芎术丸，《丹溪心法》

【组成】香附、川芎、苍术、神曲、栀子各6g。

【功效】行气解郁。

【主治】郁证。胸膈痞闷，脘腹胀痛，嗳腐吞酸，恶心呕吐，饮食不消等。

【现代应用】常用于慢性胃炎、消化性溃疡、胃肠神经官能症、胆囊炎、胆石症、慢性肝炎、肋间神经痛、妇女痛经、月经不调等而有六郁见证者。

【辨证要点】本方为治疗郁证的代表方剂。以胸膈痞闷、脘腹胀痛、饮食不消为辨证要点。

半夏厚朴汤 《金匮要略》

【组成】半夏12g，厚朴9g，茯苓12g，生姜15g，苏叶6g。

【功效】行气散结，降逆化痰。

【主治】梅核气。咽中如有物阻，咯吐不出，吞咽不下，或咳或呕，舌苔白润或白腻，脉弦缓或弦滑。

【现代应用】常用于胃神经官能症、食道痉挛、慢性咽喉炎等属于气滞痰阻者。

【辨证要点】本方主治梅核气。以咽如物阻，吞吐不得，但饮食吞咽无碍，苔白腻，脉弦滑为辨证要点。

苏子降气汤《太平惠民和剂局方》

【组成】紫苏子、半夏各9g，当归、炙甘草、前胡、姜制厚朴各6g，肉桂3g，生姜2片，大枣1枚，苏叶5片。

【功效】降气平喘，祛痰止咳。

【主治】实喘。气喘咳嗽，痰涎壅盛，胸膈满闷，大便涩滞，或腰疼脚软，或肢体浮肿，舌苔白滑或白腻，脉弦滑。

【现代应用】常用于慢性支气管炎、肺气肿、支气管哮喘等属痰气壅盛者。

【辨证要点】本方是治疗痰涎壅盛、上实下虚之喘咳的常用方剂。以胸膈满闷、痰多稀白、苔白滑或滑腻为辨证要点。

定喘汤《摄生众妙方》

【组成】炒白果、麻黄、款冬花、蜜炙桑白皮、法制半夏各9g，紫苏子6g，杏仁、炒黄芩各5g，甘草3g。

【功效】宣肺降气，清热化痰。

【主治】哮喘。咳嗽痰多气急，痰稠色黄，微恶风寒，舌苔黄腻，脉滑数。

【现代应用】常用于支气管哮喘、慢性支气管炎等属痰热蕴肺者。

【辨证要点】本方主治外感风寒、痰热内蕴之哮喘。以痰多色黄、微恶风寒、苔黄腻、脉滑数为辨证要点。

旋覆代赭汤《伤寒论》

【组成】旋覆花、赭石、清半夏各9g，人参、炙甘草各6g，生姜15g，大枣4枚。

【功效】降逆化痰，益气和胃。

【主治】胃气虚弱，痰浊内阻证。心下痞硬，噫气不除，或反胃呃逆，舌淡，苔白滑，脉弦而虚。

【现代应用】常用于胃神经官能症、慢性胃炎、胃扩张、消化性溃疡、幽门不完全梗阻、神经性呃逆等属胃虚痰阻者。

【辨证要点】本方主治胃虚痰阻、气逆不降之证。以心下痞硬、噫气频作、呕呃、苔白滑、脉弦虚为辨证要点。

第四十五章
理血剂

凡以理血药为主组成，具有活血化瘀或止血作用，治疗瘀血或出血病证的方剂统称理血剂。

血是营养人体的重要物质，在正常情况下，周流不息地循行于脉中，灌溉五脏六腑，濡养四肢百骸，一旦某种原因致使血行不畅；或血不循经，离经妄行；或亏损不足，均可造成血瘀或出血或血虚之证。血瘀治宜活血祛瘀，出血宜以止血为主，血虚应当补血，而补血已在补益剂中叙述。

本章方剂根据治法不同，分为活血祛瘀（核桃承气汤、血府逐瘀汤、补阳还五汤、温经汤、生化汤）与止血（十灰散、小蓟饮子、黄土汤）两类。

使用理血剂时，首先必须辨清瘀血或出血的原因，分清标本缓急，做到急则治标，缓则治本，或标本兼顾。同时应该注意，逐瘀过猛或久用逐瘀，均易耗血伤正，因此，在使用活血祛瘀剂时，常辅以养血益气之品，使祛瘀而不伤正。

峻猛逐瘀，只能暂用，不可久服，当中病即止，勿使过之。此外，活血祛瘀剂虽能促进血行，但其性破泄，易于动血、伤胎，故凡妇女月经期、妊娠期及月经过多均当慎用或忌用。

桃核承气汤 《伤寒论》

【组成】桃仁、大黄各12g，桂枝、炙甘草、芒硝各6g。

【功效】破血下瘀。

【主治】下焦蓄血证。少腹急结，小便自利，至夜发热，其人如狂甚则谵语烦渴，以及血瘀经闭，痛经，脉沉实或涩。

【现代应用】常用于急性盆腔炎、胎盘滞留、附件炎、肠梗阻、盆腔炎、子宫内膜异位症、急性脑出血等属瘀热互结下焦者。

【辨证要点】本方乃瘀热互结、下焦蓄血证的常用方剂。以少腹急结、小便自利、脉沉实或涩为辨证要点。

血府逐瘀汤 《医林改错》

【组成】桃仁12g，红花、生地黄、当归、牛膝各9g，赤芍、枳壳各6g，川芎、桔梗各4.5g，柴胡、甘草各3g。

【功效】活血祛瘀，行气止痛。

【主治】胸中血瘀证。胸痛，头痛，日久不愈，痛如针刺而有定处，或呃逆日久不止，或内热瞀闷，或心悸怔忡，失眠多梦，急躁易怒，入暮潮热，唇暗或两目暗黑，舌质暗红，或舌有瘀斑、瘀点，脉涩或弦紧。

【现代应用】常用于冠心病心绞痛、胸部挫伤及肋软骨炎之胸痛，高血压病，高脂血症，血栓闭塞性脉管炎，神经官能症，脑震荡后遗症之头痛、头晕等属瘀阻气滞者。

【辨证要点】本方为治疗血瘀胸中的常用方剂，临床应用以胸痛、头痛，痛有定处，舌暗红或有瘀斑，脉涩或弦紧为辨证要点。

补阳还五汤《医林改错》

【组成】生黄芪120g，当归尾6g，赤芍5g，地龙、川芎、红花、桃仁各3g。

【功效】补气，活血，通络。

【主治】气虚血瘀之中风证。半身不遂，口眼㖞斜，语言謇涩，口角流涎，小便频数或遗尿不禁，舌暗淡，苔白，脉缓无力。

【现代应用】常用于脑血管意外后遗症、冠心病、小儿麻痹后遗症，以及其他原因引起的偏瘫、截瘫，或单侧上肢或下肢痿软，辨证属气虚血瘀者。

【辨证要点】本方既是益气活血法的代表方，又是治疗气虚血滞，中风后遗症的常用方。临床应用以半身不遂、口眼㖞斜、舌暗淡、苔白、脉缓无力为辨证要点。

【配伍特点】重用生黄芪，量大力专，使营卫之气充足以鼓动血脉，配以小量活血通络之品，使全方祛瘀而不伤正，体现补气为主、化瘀为辅的立法宗旨。

温经汤《金匮要略》

【组成】吴茱萸9g，当归、芍药、川芎、人参、桂枝、阿胶、牡丹皮、生姜、甘草各6g，半夏8g，麦冬12g。

【功效】温经散寒，养血祛瘀。

【主治】冲任虚寒，瘀血阻滞证。漏下不止，血色暗而有块，淋沥不畅，或月经超前或延后，或逾期不止，或一月再行，或经停不至，而见少腹里急，腹满，傍晚发热，手心烦热，唇口干燥，舌质暗红，脉细而涩。亦治妇人宫冷，久不受孕。

【现代应用】常用于功能性子宫出血、慢性盆腔炎、痛经、不孕症等属冲任虚寒，瘀血阻滞者。

【辨证要点】本方为妇科调经的常用方剂，主要用于冲任虚寒，瘀血阻滞，阴血不足，虚热内生的月经不调、痛经、崩漏、不孕等证。以月经不调、小腹冷痛、经血夹有瘀块、时有烦热、舌质暗红、脉细涩为辨证要点。

生 化 汤《傅青主女科》

【组成】全当归24g，川芎、桃仁各9g，炮姜、炙甘草各2g。

【功效】活血养血，温经止痛。

【主治】血虚寒凝，瘀血阻滞之腹痛证。产后恶露不行或量少色紫暗，夹有血块，小腹冷痛，舌淡苔白，脉沉弦或沉紧。

【现代应用】常用于产后子宫复旧不良、产后子宫收缩痛、胎盘残留等属产后血虚寒凝，瘀血内阻证者。

【辨证要点】本方为妇女产后常用方，以产后恶露不行、小腹冷痛、舌淡苔白、脉沉弦为辨证要点。

十 灰 散《十药神书》

【组成】大蓟、小蓟、荷叶、侧柏叶、白茅根、茜草根、栀子、大黄、牡丹皮、棕榈皮各9~12g，藕汁或萝卜汁磨京墨适量调服。

【功效】凉血止血。

【主治】血热妄行之上部出血证。呕血、吐血、咯血、嗽血、衄血等，血色鲜红，来势急暴，面赤唇红，心烦口渴，小便短赤，舌红，脉数。

【现代应用】常用于上消化道出血、支气管扩张及肺结核咯血等属热迫血妄行者。

【辨证要点】本方为主治上部出血证的常用方剂。以来势急骤之上部出血、血色鲜红、舌红苔黄、脉数为辨证要点。

小蓟饮子《济生方》，录自《玉机微义》

【组成】生地黄30g，小蓟、滑石、炒蒲黄、藕节、淡竹叶、酒当归、栀子各9g，木通、炙甘草各6g。

【功效】凉血止血，利水通淋。

【主治】下焦瘀热之血淋、尿血。尿中带血，小便频数，赤涩热痛，或尿血，舌红，脉数。

【现代应用】常用于急性泌尿系感染，泌尿系结石，肾结核等属下焦瘀热，蓄聚膀胱者。

【辨证要点】本方为治疗血淋、尿血属实热证的代表方剂。临床应用以尿中带血、小便赤涩热痛、舌红、脉数为辨证要点。

黄土汤《金匮要略》

【组成】甘草、生地黄、白术、炮附子、阿胶、黄芩各9g，灶心黄土100g。

【功效】温阳健脾，养血止血。

【主治】脾阳不足，脾不统血证。大便下血，先便后血，或吐血、衄血，及妇人崩漏、血色暗淡，四肢不温，面色萎黄，舌淡苔白，脉沉细无力。

【现代应用】常用于上消化道出血及功能性子宫出血等属脾阳不足者。

【辨证要点】本方主要用于脾阳不足所致的便血或崩漏。临床应用以血色暗淡、舌淡苔白、脉沉细无力为辨证要点。凡热迫血妄行所致出血者忌用。

第四十六章
治风剂

　　凡以辛散祛风或息风止痉药为主组成，具有疏散外风或平息内风作用，治疗风病的方剂，统称治风剂。

　　风病的范围很广，病情变化也较复杂，临证大抵可分为外风与内风两大类。外风是指风邪外袭人体，留着于肌表、经络、筋肉、骨节所致的病证。其他如皮肉破伤，风毒之邪从伤处侵入人体所致的破伤风，亦属外风的范围。其主要表现为头痛，恶风，肌肤瘙痒，肢体麻木，筋骨挛痛，关节屈伸不利，或口眼㖞斜，甚则角弓反张等。内风是由脏腑功能失调所致的风病，其发病机理有热极生风、阳亢化风、阴虚风动以及血虚生风等。常表现为眩晕，震颤，四肢抽搐，口眼㖞斜，语言謇涩，半身不遂，甚或突然昏倒，不省人事等。

　　风病的治疗，外风宜疏散，内风宜平息，故治风剂分为疏散外风（川芎茶调散、独活寄生汤、消风散）和平息内风（羚角钩藤汤、镇肝息风汤、天麻钩藤饮、大定风珠）两类。

　　治风剂的运用，首先应辨清风病之属内、属外。外风治宜疏散，而不宜平息；内风只宜平息，而忌用疏散。但外风与内风之间，亦可相互影响，外风可以引动内风，内风亦可兼感外风，对这种错综复杂的证候，应分清主次，兼而治之。此外，疏散外风剂，性多温燥，易伤津助火，故阴津不足者，当慎用。

川芎茶调散 《太平惠民和剂局方》

　　【组成】川芎、荆芥、薄荷各12g，白芷、羌活、甘草各6g，细辛3g，防风5g，清茶送服。

　　【功效】疏风止痛。

　　【主治】外感风邪头痛。偏正头痛或颠顶作痛，恶寒发热，目眩鼻塞，舌苔薄白，脉浮。

　　【现代应用】常用于治疗偏头痛、血管神经性头痛、慢性鼻炎头痛等属于风邪所致者。

　　【辨证要点】本方是治疗外感风邪头痛之常用方。临床以头痛、鼻塞、舌苔薄白、脉浮为辨证要点。

独活寄生汤 《备急千金要方》

　　【组成】独活9g，桑寄生、杜仲、牛膝、细辛、秦艽、茯苓、桂心、防风、川芎、人参、甘草、当归、芍药、生地黄各6g。

　　【功效】祛风湿，止痹痛，益肝肾，补气血。

　　【主治】痹证日久，肝肾两虚，气血不足证。腰膝疼痛、痿软，肢节屈伸不利，或麻木不仁，畏寒喜温，心悸气短，舌淡苔白，脉细弱。

【现代应用】 常用于慢性关节炎、类风湿性关节炎、风湿性坐骨神经痛、腰肌劳损、骨质增生症、小儿麻痹等属风寒湿痹日久，正气不足者。

【辨证要点】 本方为治疗久痹而致肝肾两虚、气血不足证之常用方。以腰膝冷痛、肢节屈伸不利、心悸气短、脉细弱为辨证要点。

消风散 《外科正宗》

【组成】 当归、生地黄、防风、蝉蜕、知母、苦参、胡麻仁、荆芥、苍术、牛蒡子、石膏各6g，木通、甘草各3g。

【功效】 疏风除湿，清热养血。

【主治】 风疹、湿疹。皮肤瘙痒，疹出色红，或遍身云片斑点，抓破后渗出津水，苔白或黄，脉浮数。

【现代应用】 常用于急性荨麻疹、湿疹、过敏性皮炎、稻田性皮炎、药物性皮炎、神经性皮炎等属于风热或风湿所致者。

【辨证要点】 本方是治疗风疹、湿疹的常用方。以皮肤瘙痒、疹出色红、脉浮为辨证要点。

羚角钩藤汤 《通俗伤寒论》

【组成】 羚角片（先煎）5g，双钩藤（后入）、滁菊花、生白芍、茯神木各9g，川贝母12g，生地黄、淡竹茹（先煎）各15g，霜桑叶6g，生甘草3g。

【功效】 凉肝息风，增液舒筋。

【主治】 热盛动风证。高热不退，烦闷躁扰，手足抽搐，发为痉厥，甚则神昏，舌绛而干，或舌焦起刺，脉弦而数。

【现代应用】 常用于流行性脑炎、乙型脑炎以及妊娠子痫、高血压所致的头痛、眩晕、抽搐等属肝经热盛，热极动风，或阳亢动风者。

【辨证要点】 本方是治疗肝经热盛动风的常用方。以高热烦躁、手足抽搐、舌绛而干、脉弦数为辨证要点。

镇肝息风汤 《医学衷中参西录》

【组成】 怀牛膝、生赭石（轧细）各30g，生龙骨、生牡蛎、生龟板、生杭芍、玄参、天冬各15g，川楝子、生麦芽、茵陈各6g，甘草5g。

【功效】 镇肝息风，滋阴潜阳。

【主治】 类中风。头目眩晕，目胀耳鸣，脑部热痛，心中烦热，面色如醉，或时常噫气，或肢体渐觉不利，口角渐形㖞斜；甚或眩晕颠仆，昏不知人，移时始醒，或醒后不能复元，脉弦长有力者。

【现代应用】 常用于高血压、脑血栓形成、血管神经性头痛等属于肝肾阴虚，肝风内动者。

【辨证要点】 本方是治疗类中风之常用方。亦可应用于中风的全过程。以头目眩晕、脑部热痛、面色如醉、脉弦长有力为辨证要点。

天麻钩藤饮 《杂病证治新义》

【组成】石决明（先煎）18g，钩藤（后下）、川牛膝各 12g，天麻、栀子、黄芩、杜仲、益母草、桑寄生、首乌藤、朱茯神各 9g。

【功效】平肝息风，清热活血，补益肝肾。

【主治】肝阳偏亢，肝风上扰证。头痛，眩晕，失眠，舌红苔黄，脉弦。

【现代应用】常用于高血压、内耳性眩晕等属于肝阳上亢，肝风上扰者。

【辨证要点】本方是治疗肝阳偏亢，肝风上扰的常用方。临床以头痛、眩晕、失眠、脉弦为辨证要点。

大定风珠 《温病条辨》

【组成】生地黄、生白芍、麦冬各 18g，生鳖甲、生龟板、生牡蛎、炙甘草各 12g，阿胶 9g，火麻仁、五味子各 6g，鸡子黄（生）2 枚。

【功效】滋阴息风。

【主治】阴虚动风证。神倦瘛疭，脉气虚弱，舌绛苔少，有时时欲脱之势。

【现代应用】常用于乙型脑炎后遗症、放疗后舌萎缩、甲状腺功能亢进及其术后手足搐搦症、神经性震颤等属于阴虚风动者。

【辨证要点】本方是治疗温病后期，真阴大亏，虚风内动之常用方。以神倦瘛疭、舌绛苔少、脉虚弱为辨证要点。若阴液虽亏而邪热尤盛者，非其所宜。

第四十七章
治 燥 剂

凡以轻宣辛散或甘凉滋润的药物为主组成，具有轻宣外燥或滋阴润燥等作用，用以治疗燥证的方剂，统称治燥剂。

燥证有外燥与内燥之分。外燥指感受秋令燥邪所发生的病证，其病常始于肺卫。由于秋令气候温凉有异，因而外燥又有凉燥、温燥之分。一般而论，初秋承暑余热，故多见温燥；深秋又有近冬之寒，故常见凉燥。内燥是属于脏腑津亏液耗所致的病证。就疾病部位而言，有上、中、下之别。燥在上者多责之于肺；燥在中者多责之于胃；燥在下者多责之于肾。

在治疗上应分清外燥与内燥，外燥宜轻宣，内燥宜滋润，故本章方剂分为轻宣外燥（杏苏散、桑杏汤、清燥救肺汤）和滋润内燥（麦门冬汤、养阴清肺汤）两类。

燥邪最易化热，伤津耗气，故治燥剂主要以润燥为主，在"十剂"中属于"湿可去枯"范畴，临床常须酌情配伍清热泻火或生津益气之品。至于辛香耗津、苦寒化燥之品，均非燥病所宜。本章方剂药性多甘润，凡湿痰内阻或脾胃虚弱，胃纳不佳者，均当慎用。

杏苏散 《温病条辨》

【组成】苏叶、杏仁、前胡、茯苓 9 ~ 15g，半夏、陈皮、苦桔梗、枳壳 6 ~ 10g，甘草 3 ~ 5g，生姜 3 ~ 5 片，大枣 3 ~ 5 枚。

【功效】轻宣凉燥，理肺化痰。

【主治】外感凉燥证。恶寒无汗，头微痛，咳嗽痰稀，鼻塞咽干，苔白，脉弦。

【现代应用】常用于治疗流感、慢性支气管炎、肺气肿等，属外感凉燥或风寒咳嗽轻证者。

【辨证要点】本方是治疗凉燥证的代表方剂。临床亦可用于外感风寒，肺气不宣之咳嗽，以恶寒无汗、咳嗽痰稀、咽干、苔白、脉弦为辨证要点。

桑杏汤 《温病条辨》

【组成】杏仁 5g，桑叶、象贝、香豉、栀皮、梨皮各 3g，沙参 6g。

【功效】轻宣温燥。

【主治】外感温燥证。头痛，身热不甚，口渴，咽干，鼻燥，干咳无痰，或痰少而黏，舌红，苔薄白而干，脉浮数而右脉大。

【现代应用】常用于上呼吸道感染、急性支气管炎、百日咳等属温燥伤肺者。

【辨证要点】本方是治疗温燥初起，邪袭肺卫的代表方，以发病于夏末秋初之令，表现为身微热，干咳无痰，或痰少而黏，脉浮为辨证要点。

清燥救肺汤 《医门法律》

【组成】经霜桑叶9g，煅石膏8g，人参、真阿胶各2.5g，麦冬4g，炒杏仁2g，蜜炙枇杷叶、炒胡麻仁、甘草各3g。

【功效】清燥润肺。

【主治】温燥伤肺证。头痛身热，干咳无痰，气逆而喘，咽喉干燥，口渴鼻燥，胸膈满闷，舌干少苔，脉虚大而数。

【现代应用】常用于治疗肺炎、支气管哮喘、急慢性支气管炎、肺气肿、肺癌等属燥热壅肺，气阴两伤者。

【辨证要点】本方是治疗燥热伤肺的代表方剂，以身热、干咳无痰、气逆而喘、舌干少苔、脉虚大而数为辨证要点。

麦门冬汤 《金匮要略》

【组成】麦冬85g，半夏12g，人参9g，甘草6g，粳米5g，大枣4枚。

【功效】润肺益胃，降逆下气。

【主治】肺痿。咳唾涎沫，短气喘促，咽喉干燥，舌干红少苔，脉虚数。

【现代应用】常用于慢性支气管炎、支气管扩张、慢性咽喉炎、矽肺、肺结核等属肺胃阴虚，气火上逆者；或消化性溃疡、慢性萎缩性胃炎属胃阴不足，气逆呕吐者。

【辨证要点】本方为主治虚热肺痿的基础方，以咳唾涎沫，短气喘促，口干咽燥，舌干红少苔，脉虚数为辨证要点。

养阴清肺汤 《重楼玉钥》

【组成】生地黄12g，麦冬、玄参各9g，炒白芍、贝母、丹皮各5g，薄荷、生甘草各3g。

【功效】养阴清肺，解毒利咽。

【主治】白喉。喉间起白如腐、不易拭去，咽喉肿痛，初起或发热或不发热，鼻干唇燥，或咳或不咳，呼吸有声，似喘非喘，脉数无力或细数。

【现代应用】常用于白喉、急慢性扁桃体炎、咽喉炎、鼻咽癌等证属阴虚燥热者，可运用本方加减治疗。

【辨证要点】本方为治疗白喉的常用方，以喉间起白如腐、不易拭去，咽喉肿痛，鼻干唇燥，脉数为辨证要点。

第四十八章
祛湿剂

凡以祛湿药为主组成,具有化湿利水、通淋泄浊等作用,治疗水湿病证的方剂,统称祛湿剂。属于"八法"中的"消法"。

湿邪为病,除有内、外之因外,病位有表里上下之分;病情有寒化、热化之异;感受者体质又有虚实强弱的不同;且湿邪侵袭,又常与风、寒、暑、热相兼为患。因此,湿邪为病较为复杂,祛湿之法亦种类繁多。大抵湿邪在外在上者,可表散微汗以解之;在内在下者,可芳香苦燥以化之,或甘淡渗利以除之;水湿壅盛,形气俱实者,又可攻下以逐之;从寒化者,宜温阳化湿;从热化者,宜清热祛湿;体虚湿盛者,又当祛湿与扶正兼顾。

本章方剂分为燥湿和胃(藿香正气散、平胃散)、清热祛湿(茵陈蒿汤、八正散、三仁汤)、利水渗湿(五苓散)、温化水湿(苓桂术甘汤、真武汤、实脾散)、祛湿化浊(萆薢分清饮)五类。攻逐水湿在泻下剂中已述,可互参。

湿属阴邪,其性重浊黏腻,最易阻碍气机,而气滞不行,又使湿邪不得运化,故祛湿剂中常常配伍理气之品,以求气化则湿化。祛湿剂多由芳香温燥或甘淡渗利之药组成,易于耗伤阴津,故素体阴虚津亏,病后体弱,以及孕妇等,均应慎用。

藿香正气散 《太平惠民和剂局方》

【组成】藿香15g,半夏曲、白术、陈皮、姜炙厚朴、苦桔梗各10g,大腹皮、白芷、紫苏、茯苓各5g,炙甘草12g,生姜、大枣各适量。

【功效】解表化湿,理气和中。

【主治】外感风寒,内伤湿滞证。霍乱吐泻,恶寒发热,头痛,胸膈满闷,脘腹疼痛,舌苔白腻,以及山岚瘴疟等。

【现代应用】常用于急性胃肠炎或四时感冒属湿滞脾胃,外感风寒者。

【辨证要点】本方主治外感风寒、内伤湿滞所致霍乱吐泻以及山岚瘴疟等。以恶寒发热、上吐下泻、舌苔白腻为辨证要点。

本方重在化湿和胃,而解表散寒之力稍逊,对夏月伤湿感寒,脾胃失和者最宜。若感触山岚瘴气,以及水土不服,而发寒热吐泻者,用此方化浊辟秽,理气和中而调脾胃,故可一并治之。

平胃散 《太平惠民和剂局方》

【组成】苍术15g,姜制厚朴、陈皮各9g,炙甘草5g,生姜、大枣各适量。

【功效】燥湿运脾,行气和胃。

【主治】湿滞脾胃证。脘腹胀满,不思饮食,口淡无味,呕吐恶心,嗳气吞酸,肢体沉重，怠惰嗜卧，常多自利，舌苔白腻而厚，脉缓。

【现代应用】　常用于慢性胃炎、消化道功能紊乱、胃及十二指肠溃疡等属湿滞脾胃者。

【辨证要点】　本方燥湿和胃，为治湿滞脾胃证之基础方。以脘腹胀满、舌苔厚腻为辨证要点。

茵陈蒿汤《伤寒论》

【组成】　茵陈18g，栀子9g，大黄6g。

【功效】　清热利湿退黄。

【主治】　湿热黄疸。一身面目俱黄，黄色鲜明，发热，无汗或但头汗出，口渴欲饮，腹微满，小便短赤，舌苔黄腻，脉沉数。

【现代应用】　常用于急性黄疸性肝炎、胆囊炎、胆石症、钩端螺旋体病等所引起的黄疸，证属湿热内蕴者。

【辨证要点】　本方为治疗湿热黄疸之常用方，其证属湿热并重。以一身面目俱黄、黄色鲜明、舌苔黄腻、脉沉数有力为辨证要点。

八正散《太平惠民和剂局方》

【组成】　车前子、瞿麦、萹蓄、滑石、栀子、炙甘草、木通、煨大黄各9g，灯心草适量。

【功效】　清热泻火，利水通淋。

【主治】　湿热淋证。尿频尿急，溺时涩痛，淋沥不畅，尿色浑赤，甚则癃闭不通，小腹急满，口燥咽干，舌苔黄腻，脉滑数。

【现代应用】　常用于膀胱炎、尿道炎、急性前列腺炎、泌尿系结石、肾盂肾炎、术后或产后尿潴留等属湿热下注者。

【辨证要点】　本方为治疗湿热淋证之常用方。以尿频尿急、溺时涩痛、舌苔黄腻、脉滑数为辨证要点。

三仁汤《温病条辨》

【组成】　杏仁、半夏各15g，生薏苡仁、飞滑石各18g，白通草、白蔻仁、竹叶、厚朴各6g。

【功效】　宣畅气机，清利湿热。

【主治】　湿温初起及暑温夹湿，湿重于热证。头痛恶寒，身重疼痛，面色淡黄，胸闷不饥，午后身热，苔白不渴，脉弦细而濡。

【现代应用】　常用于肠伤寒、胃肠炎、肾盂肾炎、肾炎及关节炎等属湿重于热者。

【辨证要点】　本方主治属湿温初起，湿重于热之证。以头痛恶寒、身重疼痛、午后身热、苔白不渴为辨证要点。

五苓散《伤寒论》

【组成】　猪苓、茯苓、白术各9g，泽泻15g，桂枝6g。

【功效】利水渗湿，温阳化气。

【主治】①蓄水证。小便不利，头痛微热，烦渴引饮，甚则水入即吐，舌苔白，脉浮。②水湿内停。水肿，泄泻，小便不利及霍乱等。③痰饮。脐下动悸，吐涎沫而头眩；或短气而咳。

【现代应用】常用于急慢性肾炎、水肿、肝硬化腹水、心源性水肿、急性肠炎、尿潴留、脑积水等属水湿内停者。

【辨证要点】本方为利水化气之剂。以小便不利、舌苔白、脉浮或缓为辨证要点。

苓桂术甘汤《金匮要略》

【组成】茯苓12g，桂枝、白术各9g，甘草6g。

【功效】温阳化饮，健脾利湿。

【主治】痰饮。胸胁支满，目眩心悸，或短气而咳，舌苔白滑，脉弦滑。

【现代应用】常用于慢性支气管炎、支气管哮喘、心源性水肿、慢性肾小球肾炎、梅尼尔症、神经官能症等属水饮停于中焦者。

【辨证要点】本方为治疗中阳不足痰饮病之代表方。以胸胁支满、目眩心悸、舌苔白滑为辨证要点。

真武汤《伤寒论》

【组成】茯苓、芍药、生姜、炮附子各9g，白术6g。

【功效】温阳利水。

【主治】阳虚水泛证。小便不利，四肢沉重疼痛，腹痛下利，或肢体浮肿，或心下悸，头眩，身瞤动，振振欲擗地，苔白不渴，脉沉。

【现代应用】常用于慢性肾炎、心源性水肿、甲状腺功能减退、慢性支气管炎、慢性肠炎、肠结核等属脾肾阳虚，水湿内停者。

【辨证要点】本方为温阳利水的基础方。以小便不利、肢体沉重或浮肿、舌质淡胖、苔白脉沉为辨证要点。

实脾散《重订严氏济生方》

【组成】姜制厚朴、白术、木瓜、木香、草果仁、槟榔、炮附子、白茯苓、炮姜各6g，炙甘草3g，生姜、大枣各适量。

【功效】温阳健脾，行气利水。

【主治】阳虚水肿。身半以下肿甚，手足不温，口中不渴，胸腹胀满，大便溏薄，舌苔白腻，脉沉弦而迟。

【现代应用】常用于慢性肾炎、心源性水肿、肝硬化腹水等属脾肾阳虚气滞者。

【辨证要点】本方为治疗脾肾阳虚水肿之常用方。以身半以下肿甚、胸腹胀满、舌淡苔腻、脉沉迟为辨证要点。

萆薢分清饮 《丹溪心法》

【组成】 益智仁、川萆薢、石菖蒲、乌药各9g，食盐少许。

【功效】 温肾利湿，分清化浊。

【主治】 虚寒白浊。小便频数，浑浊不清，白如米泔，凝如膏糊，舌淡苔白，脉沉。

【现代应用】 常用于乳糜尿、慢性前列腺炎、慢性肾盂肾炎、慢性肾炎、慢性盆腔炎等属下焦虚寒，湿浊不化者。

【辨证要点】 本方为主治下焦虚寒淋浊的常用方。以小便浑浊频数、舌淡苔白、脉沉为辨证要点。

第四十九章

祛痰剂

凡以祛痰药为主组成，具有消除痰饮作用，治疗各种痰病的方剂，统称为祛痰剂。属于"八法"中的"消法"。

痰病极为复杂，成因很多，治法因之各异。如脾失健运，湿郁成痰者，治宜燥湿健脾化痰法；火热内盛，灼津为痰者，治宜清热化痰法；肺燥津亏，虚火灼液为痰者，治宜润燥化痰法；脾肾阳虚，寒饮内停，或肺寒留饮者，治宜温化寒痰法；痰浊内生，肝风内动，夹痰上扰者，治宜化痰息风法。

本章方剂分为燥湿化痰（二陈汤、温胆汤）、清热化痰（清气化痰丸）、润燥化痰（贝母瓜蒌散）、温化寒痰（苓甘五味姜辛汤、三子养亲汤）、化痰息风（半夏白术天麻汤）五类。

应用祛痰剂当以祛痰药为主，以消除已生之痰，常配伍健脾、补肾、理气药，以杜生痰之本源。运用祛痰剂时，应辨别痰之性质。还应注意病情，分清标本缓急。有咳血倾向者，不宜用燥烈之剂，以免引起大量咯血；表邪未解或痰多者，慎用滋润之品，以防壅滞留邪，病久不愈。

二陈汤《太平惠民和剂局方》

【组成】清半夏、橘红各 15g，白茯苓 9g，炙甘草 5g，生姜 3g，乌梅 1 枚。

【功效】燥湿化痰，理气和中。

【主治】湿痰咳嗽。痰多色白易咯，或呕吐恶心，或头眩心悸，或中脘不快，或发为寒热，或因食生冷，脾胃不和，舌苔白润，脉滑。

【现代应用】常用于慢性支气管炎、肺气肿、慢性胃炎、妊娠呕吐、神经性呕吐、耳源性眩晕等属湿痰或湿阻气机者。

【辨证要点】本方为治疗湿痰的常用方。以咳嗽痰多易咯，舌苔白腻或白润，脉缓、滑为辨证要点。方中半夏、橘红以陈久者良，故方以"二陈"为名。

温胆汤《三因极一病证方论》

【组成】陈皮 9g，清半夏、竹茹、麸炒枳实各 6g，白茯苓 4.5g，炙甘草 3g，生姜、大枣各适量。

【功效】理气化痰，清胆和胃。

【主治】胆胃不和，痰热内扰证。胆怯易惊，虚烦不宁，失眠多梦，呕吐呃逆，癫痫等证。

【现代应用】常用于神经官能症、急慢性胃炎、慢性支气管炎、梅尼尔症、妊娠呕吐、脑血管意外、癫痫、精神分裂症等属痰热内扰、胆胃不和者。

【辨证要点】本方为治疗胆胃不和，痰热内扰证的常用方。以舌苔白腻微黄，脉弦、滑或略数者为辨证要点。

清气化痰丸 录自《医方考》

【组成】陈皮、杏仁、麸炒枳实、酒炒黄芩、瓜蒌仁、茯苓各9g，胆南星、制半夏各6g，生姜适量。

【功效】清热化痰，理气止咳。

【主治】痰热咳嗽。痰稠色黄，咯之不爽，胸膈痞满，甚则气急呕恶，舌质红，苔黄腻，脉滑数。

【现代应用】常用于肺炎、支气管炎等属痰热者。

【辨证要点】本方为治疗热痰的常用方。以咳嗽痰稠色黄、苔黄、脉数为辨证要点。

半夏白术天麻汤《医学心悟》

【组成】半夏9g，天麻、茯苓、橘红各6g，白术18g，甘草3g，生姜3片，大枣2枚。

【功效】燥湿化痰，平肝息风。

【主治】风痰上扰证。眩晕头痛，胸闷呕恶，舌苔白腻，脉弦滑。

【现代应用】常用于耳源性眩晕、神经性眩晕、高血压病等属风痰者。

【辨证要点】本方为治疗风痰眩晕的常用方。以眩晕、呕恶、舌苔白腻为辨证要点。

第五十章
消食剂

凡以消食药物为主组成，具有消食健脾、除痞化积等作用，用以治疗食积停滞的方剂，统称为消食剂。亦属"消法"范畴。

消食剂适用于食积内停之证。症见脘腹痞满，嗳腐吞酸，恶食呃逆，腹痛泄泻等。常选用消食药如山楂、神曲、麦芽等为主组方。

食积停滞，治宜消食化滞；脾虚食滞，治当健脾消食。故此消食剂分为消食化滞（保和丸、枳实导滞丸）和健脾消食（健脾丸）两类。

消食剂与泻下剂均能消除体内有形之实邪，但在临床应用时二者应有区别。消食剂多属渐消缓散之剂，适用于病势较缓的食积证；而泻下剂多属攻逐之剂，适用于病势较急、积滞较重之证。若应泻而用消，则病重用药轻，其疾难瘳；若应消而用泻法，则病轻药重，易伤正气，病反深锢。此外，消食剂虽较泻下剂缓和，但终属攻伐之品，不宜长期使用。

保和丸《丹溪心法》

【组成】山楂 18g，神曲 12g，半夏、茯苓各 9g，陈皮、连翘、莱菔子各 6g。

【功效】消食和胃。

【主治】食积。脘腹痞满胀痛，嗳腐吞酸，恶食呕吐，或大便泄泻，舌苔厚腻，脉滑。

【现代应用】常用于急慢性胃肠炎、消化不良、婴儿腹泻等，属食积内停者。

【辨证要点】本方是消食化积之常用方，为消食轻剂，适用于食积不甚，正气未虚之证。以脘腹痞满胀痛、嗳腐吞酸、舌苔厚腻、脉滑为辨证要点。

枳实导滞丸《内外伤辨惑论》

【组成】大黄 30g，枳实、神曲各 15g，茯苓、黄芩、黄连、白术各 9g，泽泻 6g。

【功效】消导化积，清热祛湿。

【主治】湿热食积。脘腹胀痛，下利泄泻，或大便秘结，小便短赤，舌苔黄腻，脉沉有力。

【现代应用】常用于胃肠功能紊乱、慢性痢疾等属湿热积滞者，可加减用之。

【辨证要点】本方主治食积湿热内阻肠胃之证。以脘腹胀痛、大便失常、苔黄腻、脉沉有力为辨证要点。

健脾丸《证治准绳》

【组成】炒白术 15g，木香、酒炒黄连、甘草各 5g，白茯苓 12g，人参 9g，炒神曲、陈皮、砂仁、炒麦芽、山楂肉、山药、肉豆蔻各 6g。

【功效】健脾和胃，消食止泻。

【主治】脾虚停食证。食少难消，脘腹痞闷，大便溏薄，苔腻微黄，脉虚弱。

【现代应用】常用于慢性胃肠炎、消化不良等，属脾虚食滞者。

【辨证要点】本方主治脾虚食积之证，以食少便溏、脘腹痞闷、苔腻微黄、脉虚弱为辨证要点。因方中含四君子汤及山药等益气健脾之品居多，故补大于消，且食消脾自健，故方名"健脾"。

第五十一章
驱虫剂

凡以安蛔、驱虫药物为主组成，具有驱虫或者杀虫等作用，用于治疗人体消化道寄生虫病的方剂，统称驱虫剂。

驱虫剂常选用乌梅、槟榔、使君子等驱虫药为主组方。根据临证需要，常配伍泻下药以助排除虫体。还应根据人体寒热虚实的不同，适当配伍清热、温里、消导或补益药等，代表方剂如乌梅丸。

驱虫剂多宜空腹服药，应忌食油腻；驱虫药物多系攻伐或有毒之品，对年老、体弱、孕妇宜慎用或禁用。

乌梅丸《伤寒论》

【组成】乌梅30g，细辛3g，蜀椒5g，干姜9g，黄连12g，当归、炮附子、桂枝、人参、黄柏各6g。

【功效】温脏安蛔。

【主治】蛔厥证。腹痛时作，手足厥冷，时静时烦，时发时止，得食而呕，常自吐蛔。亦治久痢。

【现代应用】常用于胆道蛔虫症、肠道蛔虫症、慢性胃肠炎、慢性细菌性痢疾、慢性结肠炎等，属寒热错杂，正气虚弱者。

【辨证要点】本方为治寒热错杂，蛔动不安之蛔厥证的常用方，其功用以安蛔为主，杀虫力较弱。以腹痛时作，手足厥冷，时发时止，甚则吐蛔为辨证要点。亦治寒热错杂，正气虚弱之久泻、久痢。

肥儿丸《太平惠民和剂局方》

【组成】炒神曲、黄连各30g，煨肉豆蔻、使君子、炒麦芽各15g，槟榔12g，木香6g，猪胆汁为丸。

【功效】健脾消食，清热驱虫。

【主治】小儿疳积。消化不良，面黄体瘦，肚腹胀满，发热口臭，大便溏薄，以及虫积腹痛。

【现代应用】常用于小儿肠道蛔虫症、小儿慢性消化不良等，属脾虚食积、虫积者。

【辨证要点】本方为主治小儿疳积、虫积的常用方，以消化不良、面黄体瘦、肚腹胀满、发热口臭、大便溏薄为辨证要点。